Causas de...
Diagnóstico Diferencial

Causas de...
Diagnóstico Diferencial

SYLVIA LEMOS HINRICHSEN

Professora da Faculdade de Ciências Médicas da Universidade de Pernambuco (UPE)

Professora Associada IV do Departamento de Medicina Tropical da Universidade Federal de Pernambuco (UFPE)

Coordenadora do Núcleo de Ensino, Pesquisa e Assistência em Infectologia (NEPAI)/UFPE

Coordenadora da Disciplina Biossegurança e Controle de Infecções – Risco Sanitário Hospitalar/UFPE

Consultora em Qualidade e Segurança do Paciente

Gestão de Riscos/Acreditação

Mestrado e Doutorado em Medicina Tropical pela UFPE

Médica Infectologista pela Sociedade Brasileira de Infectologia (SBI)

Fellow's Leadership pelo Partners of America/Kellogg Foundation – Leadership Program at North/Central/South Americas

Master Business Administration (MBA) em Auditoria em Serviços de Saúde/Grupo Educacional Uninter

Coordenadora do Programa de Gestão de Riscos e Controle de Infecções do Hospital Memorial São José, Recife

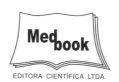

EDITORA CIENTÍFICA LTDA.

Causas de... Diagnóstico Diferencial
Direitos exclusivos para a língua portuguesa
Copyright © 2014 by
MEDBOOK – Editora Científica Ltda.

NOTA DA EDITORA. A autora desta obra verificou cuidadosamente os nomes genéricos e comerciais dos medicamentos mencionados e também conferiu os dados referentes à posologia, objetivando informações acuradas e de acordo com os padrões atualmente aceitos. Entretanto, em função do dinamismo da área da saúde, os leitores devem prestar atenção às informações fornecidas pelos fabricantes, a fim de se certificarem de que as doses preconizadas ou as contraindicações não sofreram modificações, principalmente em relação a substâncias novas ou prescritas com pouca frequência. A autora e a Editora não podem ser responsabilizadas pelo uso impróprio nem pela aplicação incorreta de produto apresentado neste livro.

Apesar de terem envidado o máximo esforço para localizar os detentores dos direitos autorais de qualquer material utilizado, a autora e os editores deste trabalho estão dispostos a acertos posteriores caso, inadvertidamente, a identificação de algum deles tenha sido omitida.

Editoração Eletrônica: REDB – Produções Gráficas e Editorial Ltda.

CIP-BRASIL. CATALOGAÇÃO NA FONTE
SINDICATO NACIONAL DOS EDITORES DE LIVROS, RJ

H555c
    Hinrichsen, Sylvia Lemos
      Causas de: diagnóstico diferencial/Sylvia Lemos Hinrichsen. - 1. ed. - Rio de Janeiro: Medbook, 2014.
    560 p.: il.; 23 cm.

    ISBN 978-85-8369-003-0

    1. Diagnóstico diferencial. I. Título.

14-12445   CDD: 616.07503
                                                                      CDU: 616-079.4(038)

22/05/2014   27/05/2014

Reservados todos os direitos. É proibida a duplicação ou reprodução deste volume, no todo ou em parte, sob quaisquer formas ou por quaisquer meios (eletrônico, mecânico, gravação, fotocópia, distribuição na Web ou outros), sem permissão expressa da Editora.

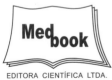

Rua Professora Ester de Melo, 178 – Benfica
20930-010 – Rio de Janeiro – RJ
Telefones: (21) 2502-4438 e 2569-2524
contato@medbookeditora.com.br – medbook@superig.com.br
www.medbookeditora.com.br

Estava outro dia buscando as causas de... pois tudo era novo, tudo era diferente... mas, de repente, percebi que tudo era o mesmo... eu é que havia mudado... Mas o paciente era o mesmo, sempre esperando a minha atenção, o meu sorriso, a minha compreensão e o meu diagnóstico...

A Paulo e Bruno, que sempre estiveram compreendendo as minhas escolhas, os meus caminhos, as minhas mudanças, *as causas de...*

A todos os meus professores...

"No final, lembraremos do silêncio dos nossos amigos."

Martin Luther King

COLABORADORES

Alexandre Leite de Souza

Médico Infectologista pelo Instituto de Infectologia Emílio Ribas (IIER/SP). Mestre pela Faculdade de Medicina da Universidade de São Paulo (FMUSP).

Ana Beatriz Lima Marins

Professora Adjunta IV (Aposentada) da Disciplina de Doenças Infecciosas e Parasitárias do Departamento de Medicina Clínica da Faculdade de Medicina da Universidade Federal Fluminense (UFF). Coordenadora da Disciplina de Doenças Infecciosas e Parasitárias da Universidade Iguaçu (UNIG) – *Campus* V – Itaperuna, RJ. Mestre em Doenças Infecciosas e Parasitárias pela UFF.

Angel Escobedo

Médico Parasitologista. Especialista em Microbiologia. Mestre em Epidemiologia. Mestre em Comunicação (Ênfase em Peiodismo). Vice-Presidente da Sociedade Cubana de Microbiologia e Parasitologia. Chefe do Departamento de Microbiologia e Parasitologia do Hospital Pediátrico Universitário Pedro Borras – Havana, Cuba.

Denise Temoteo da Rocha

Formada em Medicina pela Universidade Federal de Pernambuco (UFPE). Assistente de Pesquisa do Núcleo de Ensino, Pesquisa e Assistência em Infectologia (NEPAI) da UFPE.

Eduardo Caetano Brandão

Farmacêutico-Bioquímico pela Universidade Federal de Alagoas (UFAL). Mestre e Doutor em Medicina Tropical pela UFPE. Gerente de Qualidade do Ministério da Saúde – Fundação Oswaldo Cruz.

Estela Santos Gusmão

Professora Adjunta do Departamento de Medicina Oral da Faculdade de Odontologia da Universidade de Pernambuco (UPE). Doutora em Periodontia pela Universidade de São Paulo (USP).

José Thadeu Pinheiro

Professor Titular do Departamento de Prótese e Cirurgia Buco-facial da UFPE. Doutor em Endodontia pela Faculdade de Odontologia de Pernambuco (FOP) da UPE. Cirurgião-Dentista Especialista em Endodontia.

Josemir Belo dos Santos

Professor Adjunto e Chefe do Departamento de Medicina Tropical do Centro de Ciências da Saúde (CCS) da UFPE. Chefe do Serviço de Dermatologia do Hospital das Clínicas da UFPE. Supervisor da Residência de Dermatologia do Hospital das Clínicas da UFPE.

Marcia Helena de Oliveira

Médica Dermatologista do Serviço de Dermatologia do Hospital das Clínicas da UFPE. Especialista em Dermatologia pela Sociedade Brasileira de Dermatologia/Associação Médica Brasileira (AMB)/Conselho Federal de Medicina (CFM). Mestre em Ciências da Saúde pela UPE.

Marcos Vinicius da Silva

Professor Associado da Pontifícia Universidade Católica de São Paulo (PUC-SP) e Coordenador do Ambulatório de Doenças Tropicais, Zoonoses e de Febre a Esclarecer do Centro de Referência em Imunobiológicos Especiais. Médico do Núcleo de Saúde do Viajante do IIER/SP.

Maria da Conceição Lira

Enfermeira. Mestre em Tecnologia Ambiental pelo Instituto de Tecnologia de Pernambuco (ITEP). Professora da UFPE/Centro Acadêmico de Vitória (CAV). Pesquisadora do NEPAI da UFPE. Especialista em Gestão Ambiental pela UPE. Doutoranda do Programa de Ciências Farmacêuticas da UFPE.

Maria Tereza Freitas Tenório

Mestre em Ciências da Saúde pela UNIFESP e pela Universidade Estadual de Alagoas (UNCISAL). Especialista em Clínica Médica pela AMB. Especialista em Controle de Infecções Hospitalares pela USP. Médica Gerente de Riscos Sanitários e Boas Práticas Assistenciais da Santa Casa de Misericórdia de Maceió.

Marluce Florêncio do Rego Maciel

Médica do Serviço de Dermatologia do Hospital das Clínicas da UFPE. Especialista em Dermatologia pela Sociedade Brasileira de Dermatologia/CFM.

Renata Cimões

Professora Associada do Departamento de Prótese e Cirurgia Buco-facial da UFPE. Doutora em Odontologia em Saúde Coletiva pela FOP/UPE. Coordenadora do Curso de Especialização em Implantodontia da UFPE. Pós-Doutorado em Periodontia no Eastman Dental Institute – UCL, Londres. Vice-Coordenadora da Pós-Graduação em Odontologia da UFPE.

Colaboradores

Renato Satovschi Grinbaum

Médico Infectologista. Coordenador da Comissão de Controle de Infecções (CCIH) e Gerente de Práticas Médicas do Hospital da Beneficência Portuguesa – São Paulo, SP. Doutor em Infectologia pela UNIFESP.

Sérgio Cimerman

Professor de Infectologia da Faculdade de Medicina da Universidade de Mogi das Cruzes. Médico Assistente do IIER/SP. Doutor em Infectologia pela UNIFESP.

Sylvio Rodrigues Torres Filho

Professor Adjunto (Aposentado) de Doenças Infecciosas e Parasitárias da Faculdade de Medicina da UFF. Coordenador do Observatório de Saúde da Fundação Municipal de Saúde de Niterói, RJ. Mestre em Doenças Infecciosas e Parasitárias pela Universidade Federal do Rio de Janeiro (UFRJ).

Tatiana de Aguiar Santos Vilella

Farmacêutica e Biomédica. Especialista em Virologia pela UFRJ. Mestre em Medicina Tropical pela UFPE. Farmacêutica do Hospital Naval de Recife. Assistente de Pesquisa do NEPAI da UFPE.

Vera Lúcia Lopes dos Reis

Professora Adjunta (Aposentada) das Disciplinas de Doenças Infecciosas e Parasitárias das Faculdades de Medicina da UFRJ e da UFF. Mestre em Dermatologia pela UFRJ.

Walter Tavares

Professor Titular do Curso de Medicina do Centro Universitário Serra dos Órgãos, da Fundação Educacional Serra dos Órgãos (FESO) – Teresópolis, RJ –, do Curso de Medicina do Centro Universitário de Volta Redonda (UniFOA), da Fundação Educacional Oswaldo Aranha (FOA) – Volta Redonda, RJ –, da Universidade Severino Sombra – Vassouras, RJ. Professor Titular (Aposentado) da Disciplina de Doenças Infecciosas e Parasitárias da Faculdade de Medicina da UFF e da Faculdade de Medicina da UFRJ. Mestre e Doutor em Medicina (Doenças Infecciosas e Parasitárias) pela Universidade Federal do Rio de Janeiro (UFRJ). Especialista em Higiene e Medicina Tropical (DTM&H) pela Liverpool School of Tropical Medicine, University of Liverpool. Membro Titular da Seção de Medicina da Academia Nacional de Farmácia.

PREFÁCIO

"Não deixe de fazer tudo para satisfazer seu paciente:
Estude e trabalhe sempre, e muito."
Perseu Lemos

Fazer um diagnóstico clínico correto para um paciente é uma das mais importantes atividades que um profissional de saúde tem diante de si.

Várias são as etapas que se tem que seguir para chegar a alguma causa de...

Em primeiro lugar é necessário conhecer o paciente e a sua pessoa. Conversar com ele. Chegar junto, saber mais sobre sua vida, hábitos, doenças prévias, preferências, enfim, entender sua vida, suas mudanças e suas emoções.

Após uma boa conversa (*anamnese*), consegue-se relembrar todos os fatos que se relacionam com a doença e/ou suas queixas que, quando bem conduzidas, poderão em 85% das vezes sinalizar o diagnóstico clínico, deixando 10% para o exame físico e 5% para os exames complementares.

Na elaboração de um diagnóstico clínico é fundamental não ignorar qualquer que seja(m) o(s) dado(s) obtido(s) durante a avaliação do paciente, pois a síntese de todas as informações obtidas por meio do olhar, do escutar, do tocar ou do pensar... dará sentido a sua história e, assim, chegar-se-á a alguma conclusão do que ele tem como doença.

Quanto maior for o número de dados identificados e analisados, mais perfeito será o diagnóstico. E para isso é necessário pensar e sistematizar a investigação, sempre fazendo diagnósticos diferenciais que aumentem ainda mais a abrangência das possíveis *causas de...*

Lembro, logo no início das minhas primeiras aulas de semiologia, quando professores, insistentemente, repetiam que *"a clínica era soberana"* e que se fizéssemos uma boa anamnese teríamos com certeza o diagnóstico do nosso doente. E hoje, passados os anos e observando as mudanças dos tempos, ainda consigo acreditar que essa premissa é verdadeira, apesar dos avanços da tecnologia da informação, dos testes de laboratório e de imagens, que se não estudados em conjunto poderão levar a erros de interpretação.

Melhorar, portanto, o raciocínio diagnóstico, segundo a síntese das *causas de...,* sempre buscando uma única doença para explicar tudo, é sem a menor dúvida um bom começo para uma decisão clínica e/ou plano terapêutico.

Assim, conhecer as causas clínicas, laboratoriais e/ou síndromes que poderão auxiliar a composição de uma síntese clínica contribuirá, sem sombra de dúvida, para um rápido diagnóstico do paciente que busca no profissional de saúde o alívio de sintomas e sinais que o fazem sofrer.

Esperamos que este livro possa ajudá-lo na identificação das *causas de...*

Boa leitura!

Sylvia Lemos Hinrichsen

APRESENTAÇÃO

Quando se é atendido por uma instituição de saúde, na condição de paciente, espera-se ter a segurança de definição clínica para que o tratamento possa ser o mais efetivo e eficaz possível a partir das necessidades identificadas em nossa avaliação inicial ou anamnese.

Atuando profissionalmente, na área de avaliação e gestão da qualidade e segurança em saúde, segundo padrões internacionais, tem-se a oportunidade de participar de equipes que atuam em avaliações educativas e de acreditação (metodologia que acredita/certifica instituições de saúde quanto a sua qualidade e à segurança do paciente). Neste cenário é possível analisar os resultados obtidos nas avaliações que demonstram a ocorrência de discrepâncias entre diagnósticos iniciais e finais bastante significativos. Os resultados apontam, com predominância nas avaliações de caráter inicial nas instituições de saúde, que os dados coletados para o monitoramento dessas possíveis discrepâncias de diagnósticos clínicos não estão disponíveis ou não são, de fato, utilizados para este fim. Os registros feitos pelos profissionais de saúde, nos prontuários dos pacientes, são insuficientes ou precários para garantir uma análise consistente dos diagnósticos definidos na admissão e posteriormente na alta.

Uma constatação que pode ser feita a partir das avaliações realizadas nas instituições de saúde é que, em muitos casos, os registros da informação final sobre o diagnóstico clínico do paciente são feitos por profissionais administrativos que não têm conhecimento, experiência ou qualificação suficientes para proceder à correta utilização dos códigos da Classificação Internacional de Doenças (CID). Outra observação é que um elevado número de hospitais, cerca de 90% dos que são avaliados, não tem um núcleo, equipe ou profissionais que analisem ou validem dados por meio de estudos técnicos ou epidemiológicos que possam garantir a correta definição dos diagnósticos clínicos identificados na alta do paciente.

Estudos nacionais e internacionais também têm demonstrado que a ocorrência de erros e outras fragilidades nas definições de diagnósticos clínicos ainda são uma realidade preocupante nas instituições de saúde. O estudo *Discrepâncias clínico-patológicas e achados cardiovasculares em 409 autópsias consecutivas* (Fares et al., 2011)* apontou que em 56% das autópsias houve discrepâncias significativas,

---

*Fares AF, Fares J, Fares GF, Cordeiro JA, Nakazone MA, Cury PM. Discrepâncias clínico-patológicas e achados cardiovasculares em 409 autópsias consecutivas/Clinical and pathological discrepancies and cardiovascular findings in 409 consecutive *autopsies. Arq Bras Cardiol*, dez. 2011; 97(6):449-455. Portal de Revistas Científicas em Ciências da Saúde.

gerando diagnósticos equivocados de infarto mesentérico, infarto agudo do miocárdio, dissecção da aorta e embolia. Dados identificados nas avaliações educativas que preparam instituições para a obtenção de selos de acreditação apontam que, a partir da adoção de indicadores para monitorar a ocorrência de discrepâncias entre diagnósticos clínicos, cerca de 30% a 40% dos resultados, das instituições avaliadas, indicam a ocorrência de diferenças importantes entre o diagnóstico feito no momento da admissão e aquele registrado na alta do paciente.* Outros resultados também denotam importante variação nos diagnósticos pré- e pós-cirúrgicos, evidenciando relativa fragilidade nos processos de avaliação pré-operatória. Os achados das avaliações apontam que em muitos casos, mesmo em situações programadas ou eletivas, os pacientes chegam ao centro cirúrgico ou outros locais onde são realizados procedimentos diagnósticos sem que qualquer avaliação ou outra informação esteja registrada em seu prontuário, sendo, por vezes, identificadas ocorrências onde sequer uma hipótese diagnóstica esteja devidamente indicada.

As avaliações realizadas pelas equipes educativas e de acreditação internacional também mostram um alto número de não conformidades relacionadas com os prontuários dos pacientes, de onde são coletados e analisados os dados que possam sustentar a formulação de diagnósticos clínicos. Ausência, insuficiência, deficiência e precariedade dos registros são identificadas em mais de 90% das avaliações iniciais realizadas. Os prontuários não têm formatos ou conteúdos definidos e não são observados formulários que sejam devidamente utilizados ou especialmente projetados em sua função de registrar dados, o que condiciona uma desorganização generalizada das informações, diante do que a coleta para fins de análise ou estudo se torna uma tarefa quase impraticável. Além dessa questão referente a um formato inadequado do prontuário, os hospitais também não contam com comissões ou comitês de revisão de prontuário ou de óbitos, organismos que poderiam contribuir sobremaneira com a definição de métodos e instrumentos para a análise de possíveis discrepâncias de diagnósticos clínicos. São condições que denotam a preocupante fragilidade das instituições de saúde no que trata de informações clínicas relacionadas com as condições de saúde dos pacientes atendidos ou tratados em seus serviços.

Os padrões internacionais de acreditação preconizam a adoção de instrumentos e ferramentas que garantam a efetividade do processo de avaliação inicial ou anamnese do paciente. São indicados, por exemplo, a adoção de formulários com escopos e conteúdos definidos e preestabelecidos sob o consenso de equipes multiprofissionais, cujos dados sejam coletados de maneira direta e objetiva. O uso de *check* boxes e campos específicos, onde o profissional pode assinalar o dado sem que haja a possibilidade de não buscar ou de perder a oportunidade de obter a informação, é um método recomendado por práticas de bom desempenho. Um exemplo desse tipo de instrumento pode ser observado no Quadro 1.

Apresentação

Quadro 1. Modelo de ficha de avaliação inicial (parcial)**

II – EXAME FÍSICO/SINAIS VITAIS

Pressão arterial (PA): mmHg PA de base: mmHg	Pulso (P): bpm ( ) Filiforme ( ) Cheio ( ) Rítmico ( ) Arrítmico	Frequência respiratória (FR): mr/min SatO$_2$ %	O$_2$ L/min Dispositivo:	Temperatura: °C
DOR: ( ) Não ( ) Sim – Score: Local: Tipo: Escala de DOR utilizada:				Vide Protocolo Médico Assistencial de Gerenciamento da DOR

Neurológico: ( ) Alerta ( ) Orientado ( ) Desorientado ( ) Não verbaliza ( )Torporoso ( ) Sonolento ( ) Agitado

Escala de Coma de Glasgow: ――――――― ( ) Não se aplica   Outras alterações:

Emocional: ( ) Calmo ( ) Tenso ( ) Agitado ( ) Apático ( ) Eufórico ( ) Choroso ( ) Desesperançoso ( ) Outras alterações: ―――――――――――――――

CABEÇA E PESCOÇO

Alopécia	( ) Não	( ) Sim
Acuidade visual	( ) Normal	( ) Alterada – Especificar
Nariz	( ) Sem alteração	( ) Alterado – Especificar
Boca	( ) Sem alteração	( ) Alterada – Especificar
Prótese(s)	( ) Não	( ) Sim – Qual?

Acuidade Auditiva: ( ) Normal   ( ) Alterada   ( ) Ouvido D   ( ) Ouvido E
Aparelho Auditivo: ( ) Não ( ) Sim

Outras alterações:

TÓRAX

Murmúrio Vesicular: ( ) Presente ( ) Ausente ( ) Diminuído – Local: Ruídos aéreos: ( ) Roncos ( ) Estertores ( ) Sibilos ( )

Tosse: ( ) Não ( ) Sim ( ) Seca ( ) Produtiva – Aspecto de secreção:

Traqueostomia: ( ) Não ( ) Sim ( ) Metálica ( ) Plástica ( )
Data da Implantação: ___/___/___

Cateteres/Drenos: ( ) Não ( ) Sim – Local: Data da Implantação: ___/___/___

Outras alterações:

**Fonte: Costa Júnior H.

Outra condição identificada nas avaliações educativas e de acreditação consiste na identificação de pacientes já internados, em cujos prontuários não são observados registros de avaliação inicial ou de anamnese pelo médico, mesmo após períodos de 48 ou 72 horas de sua admissão. A ausência de dados compromete a tomada de decisões sobre o tratamento a ser proposto para o paciente, a qual deve ser a mais breve possível. Também se observa que muitos pacientes não têm seus exames realizados em períodos noturnos, de feriados ou finais de semana, em função da indisponibilidade de serviços diagnósticos nesses períodos, o que também implica prejuízo na mais oportuna definição de seu diagnóstico.

Mais uma vez os padrões internacionais de acreditação definem critérios que visam garantir a mais oportuna e apropriada avaliação inicial ou anamnese, considerando-se ainda a urgência ou prioridade, segundo as necessidades ou condições do paciente. No caso dos serviços intensivos ou de emergência, essa avaliação deve ocorrer imediatamente e, nas unidades de internação eletivas, os prazos não devem exceder a 24 horas. Quando pacientes chegam para um atendimento ou admissão com avaliações ou anamneses já encaminhadas por ouros profissionais, estas devem ser revistas e atualizadas por profissionais da instituição que recebem o paciente. Caso o prazo seja superior a 30 dias, essas avaliações ou anamneses devem ser totalmente refeitas, a fim de que os dados coletados sejam devidamente atualizados para garantir que o diagnóstico do paciente seja estabelecido com melhor grau de precisão em sua admissão.

Uma questão de elevada importância, mundialmente considerada pelos diferentes métodos de avaliação de qualidade e segurança em saúde, trata da definição e utilização de modelos de avaliação inicial de caráter multidisciplinar ou multiprofissional. O conteúdo das avaliações iniciais deve considerar não somente a coleta de dados objetivos pelos profissionais médicos, que são os elementos centrais da cadeia assistencial, mas também a de enfermeiros, nutricionistas, farmacêuticos, fisioterapeutas, psicólogos e outros. Os instrumentos de coleta, que serão utilizados para compor os prontuários, devem ser definidos sob consenso da equipe multidisciplinar ou multiprofissional, sem perder de vista que os achados das avaliações ou anamneses sejam devidamente integrados, garantindo assim que o diagnóstico seja definido de maneira consistente e segura, sendo este o ponto principal de elaboração de um plano terapêutico também multidisciplinar.

Os elementos que compõem o conteúdo de uma avaliação inicial do paciente admitido em uma instituição de saúde não devem incluir apenas dados da condição física ou da doença, mas também aspectos de suas condições sociais, econômicas, psicológicas, educacionais e de ambiente. O paciente deve ser atendido e avaliado como parte de um contexto onde esteja inserido. Além da avaliação de sua integralidade, os profissionais que tratam do paciente devem considerar suas relações com familiares, cuidadores e outras pessoas de relevância em seu contexto pessoal, familiar ou social, pois estes podem, em muitas situações, prestar informações importantes sobre a doença ou as necessidades do paciente.

Diante das constatações dos estudos e das avaliações educativas e de acreditação, das quais temos tido a oportunidade de participar por mais de 15 anos de experiência, fica evidente a relevância da identificação de **Causas de... Diagnóstico Diferencial**. O tratamento prático de seu conteúdo pode, de fato, auxiliar os profissionais de saúde a entender e se conscientizar da elevada importância da obtenção de um diagnóstico clínico seguro, a partir de uma avaliação inicial ou anamnese bem definida e conduzida, tendo o paciente como ponto central de coleta dos dados e o prontuário como fonte consistente dos registros que minimizem ou evitem possíveis discrepâncias, equívocos ou erros na sua concepção.

Heleno Costa Júnior
Enfermeiro. Especialista em Administração Hospitalar e Acreditação
Internacional/Joint Comission International. Mestre em Avaliação/Fundação
Cesgranrio – Universidade Federal do Rio de Janeiro (UFRJ). Membro do Comitê
Internacional de Padrões da International Society for Quality in Healthcare (IsQua).

SUMÁRIO

Apresentação xiii
Heleno Costa Júnior

Parte I
Causas de...
SINTOMAS & SINAIS – DIAGNÓSTICO CLÍNICO

1. Abdome Agudo	3	25. Convulsões	50
2. Adenomegalia	5	26. Coriza	52
3. Aerofagia	6	27. Crescimento (Alterações)	54
4. Alopecia	8	28. Delírio	56
5. Alterações do Apetite	10	29. Demência	58
6. Amaurose	12	30. Derrame Pleural	59
7. Amenorreia	14	31. Diabetes	62
8. Amiloidose	16	32. Diagnóstico de Causas Obscuras	65
9. Anemia	18	33. Diarreias	66
10. Aneurisma	22	34. Disfagia	59
11. Angiite (Arterite – Vasculite)	23	35. Dispneia	72
12. Artrite	25	36. Distúrbios Circulatórios Pulmonares	74
13. Ascite	27	37. Dor nas Costas	77
14. Asterixe (*Flapping*)	29	38. Dor no Olho	79
15. Atrito	31	39. Dor no Ombro	82
16. Boca Seca/Xerostomia	32	40. Dor Torácica	83
17. Câimbras	33	41. Edema	85
18. Calcificações	35	42. Emagrecimento	89
19. Câncer (Neoplasia)	37	43. Endocardite	91
20. Cataratas	39	44. Epistaxe	94
21. Cefaleia (Dor de Cabeça)	41	45. Eritema	96
22. Cianose	43	46. Esplenomegalia	99
23. Coma	45	47. Exantema	102
24. Constipação	47	48. Exoftalmia	104

xix

49. Febre de Origem Obscura (FOO)	105	83. Mediastinite	200
50. Fístulas	109	84. Meningite	201
51. Fotofobia	111	85. Miocardiopatias	203
52. Fraqueza (Fadiga Crônica – Adinamia)	112	86. Morte Súbita (Não Traumática)	207
53. Galactorreia	114	87. Neuropatia Periférica	28
54. Gangrena	116	88. Nistagmo	210
55. Ginecomastia	119	89. Noctúria/Nictúria (Enurese Noturna)	212
56. Halitose	122	90. Obesidade	215
57. Hemólise (Anemias Hemolíticas)	124	91. Olfato Alterado	219
58. Hemoptise	127	92. Oligúria	222
59. Hemorragia	130	93. Orquite	224
60. Hepatomegalia	134	94. Osteoartropatia Hipertrófica	226
61. Herpes-zóster/Varicela	136	95. Osteomalacia	228
62. Hiperpigmentação Cutânea e Oral ...	138	96. Osteoporose	230
63. Hipertensão Arterial e Portal	143	97. Paladar Alterado	232
64. Hipocratismo Digital	147	98. Paralisia Facial	234
65. Hipopigmentação Cutânea e Pilosa ..	150	99. Parótidas (Aumento)	236
66. Hipotensão Arterial Ortostática	153	100. Pericardite	238
67. Hipotermia	155	101. Poliúria	241
68. Hirsutismo	159	102. Presença de Ar	242
69. Icterícia	161	103. Prurido	245
70. Impotência	164	104. Púrpura	246
71. Incontinência Urinária	167	105. Quilúria	248
72. Infecção	169	106. Raynaud, Fenômeno de	249
73. Insuficiência Cardíaca/Insuficiência Renal	174	107. Retenção de Urina/Rigidez de Nuca/Rouquidão	251
74. Insulina: Reações e Resistência	180	108. Sialorreia/Síncope/Síndrome de Má Absorção	254
75. Intoxicação pela Água	182		
76. Lábios (Doenças)	185	109. Soluço	258
77. Lágrimas	189	110. Suor	260
78. Linfedema	191	111. Surdez (Disacusia)	262
79. Litíase Urinária	193	112. Tetania/Tremor/Trismo	264
80. Lues (Falso-positivo para Sífilis)	196	113. Trombose Venosa	267
81. Macroglossia	197	114. Úlcera Péptica	269
82. Massas Mediastínicas	198	115. Vertigem	271

Sumário

Parte II
Causas de...
SINTOMAS & SINAIS – ALTERAÇÕES LABORATORIAIS

1. Amilase Sérica 276
2. Cálcio 278
3. Carotenemia 281
4. Cloro 283
5. Colesterol 285
6. Crioglobulinemias 287
7. Desidrogenase Láctica 289
8. Disproteinemias 291
9. Eosinofilia 293
10. Eosinopenia 295
11. Fosfatase Ácida 296
12. Fosfatase Alcalina 298
13. Fósforo Sérico 300
14. Glicosúria 302
15. Hematúria 304
16. Hemoglobinúria 306
17. Hiperbilirrubinemia 308
18. Hiperglicemia 310
19. Hiperglobulinemia 312
20. Hiperuricemia 314
21. Hipoglicemia 316

22. Linfocitose 318
23. Linfopenia 320
24. Macrocitose 322
25. Microcitose 324
26. Monocitose 326
27. Neutrofilia 328
28. Neutropenia 331
29. Policitemia 334
30. Policromasia 336
31. Potássio 338
32. Proteinúria 341
33. Proteína de Bence Jones 343
34. Sódio 345
35. Transaminases 348
36. Trombocitose 350
37. Trombocitopenia 352
38. Velocidade de Hemossedimentação .. 354
39. Urina com Alterações da
    Coloração 356
40. Uremia 359
41. Outras Alterações Laboratoriais 361

Parte III
Causas de...
DOENÇAS E SÍNDROMES

1. Aftas/Úlceras Orais
Diagnóstico Diferencial 367

2. Antropozoonoses
Diagnóstico Diferencial 375

3. Doenças Dermatológicas
Diagnóstico Diferencial 385

4. Exantemas Purpúricos
Diagnóstico Diferencial 419

5. Febre
Diagnóstico Diferencial 435

6. Infecções da Corrente Sanguínea
Diagnóstico Diferencial 444

7. Mau Hálito (Halitose)
Diagnóstico Diferencial 451

8. Parasitoses Intestinais
Diagnóstico Diferencial 459

9. Peritonite
Diagnóstico Diferencial 471

10. Vias Aéreas Superiores – Infecções
Diagnóstico Diferencial 474

11. Síndromes e Doenças – Epônimo
Diagnóstico Diferencial 477

Comentários Finais... 511

Índice Remissivo 513

Causas de...

Diagnóstico Diferencial

Parte I

Causas de...
SINTOMAS & SINAIS – DIAGNÓSTICO CLÍNICO

Sylvia Lemos Hinrichsen

"O único meio para estabelecer um diagnóstico correto é efetuar uma avaliação do paciente, utilizando-se de métodos precisos. Somente assim poderemos abranger adequadamente as quatro etapas fundamentais do diagnóstico (funcional, anatômica, patogênica e etiológica)."

M. Soriano Jimenez

"A doença em geral conta seus segredos entre parênteses."
Wilfred Batten Lewis Trotter (1872-1939)

A **Semiologia ou Propedêutica** estuda os sintomas e sinais das doenças humanas e animais, sendo muito importante para o diagnóstico da maioria das patologias. É realizada por meio de: (1) **anamnese** (entrevista realizada pelo profissional de saúde junto ao paciente com a intenção de ser um ponto inicial no diagnóstico de uma doença); (2) **exame clínico**; e (3) **exames complementares**.

Na construção de um diagnóstico clínico, o profissional de saúde faz a história (anamnese) e o exame do paciente à procura de sintomas e sinais que definam a síndrome da doença e o conduzam à solicitação de exames complementares conforme suas hipóteses diagnósticas, até chegar a um diagnóstico definitivo (etiológico) que o oriente na elaboração de um plano terapêutico (Quadro I.1).

Para se chegar a um diagnóstico é importante juntar todas as informações obtidas durante o processo investigativo junto ao paciente, que quer saber o que há de errado com ele.

É importante conhecer qual a queixa do paciente, o que orientará a busca de sinais no exame físico e/ou nos exames complementares.

A cronologia dos sintomas e dos sinais é fundamental na formulação de hipóteses diagnósticas, assim como sua procedência (se veio de casa, *home-care*, se houve hospitalização recente, viagens).

No exame físico, na busca de sinais, evidências que deem forças aos sintomas (queixas) referidos pelo paciente, devem ser examinados olhos, orelhas (canal auditivo, tímpano), nariz, boca, pescoço, tórax, coração, nodos linfáticos, mamas, abdome, pernas, condições neurológicas, pelve (região genital) e retal (exame da próstata).

Observar, tocar, escutar e, às vezes, cheirar o paciente são atitudes que podem oferecer pistas para, em combinação com a história, propiciar um diagnóstico na maioria dos casos.

> É importante manter-se atento, uma vez que o paciente deverá ser estudado como um todo, e analisar se os resultados dos exames complementares solicitados segundo hipóteses se encaixam no quadro geral, evitando casos em que um único número defina o desfecho, os quais são a exceção e não a regra.
>
> O paciente espera que sua vida seja definida. Portanto, o diagnóstico de sua doença deverá ser feito segundo as evidências clínicas, científicas e a percepção de quem o escuta, observa e cuida.

Quadro I.1. Definições usadas no diagnóstico clínico*

Sintoma: é toda informação subjetiva, uma queixa do paciente. É uma sensação, uma percepção referida pelo doente quando algo o aflige. Não é passível de confirmação pelo examinador. É parte essencial das informações necessárias para fazer um diagnóstico adequado. Em geral, um conjunto de sintomas pode sinalizar várias doenças.

Sinal: refere-se a toda alteração objetiva passível de ser percebida pelo examinador (uma lesão na pele, um sopro cardíaco, uma cor alterada na urina).

Doença (do latim *dolentia*, padecimento): designa um distúrbio das funções de um órgão, da psique ou do organismo como um todo que está associado a sintomas específicos.

Síndrome: é um conjunto de sinais e sintomas que define as manifestações clínicas de uma ou várias doenças, independentemente da etiologia que as diferencia.

Patologia: é a ciência que estuda as doenças e procura entendê-las.

Enfermidade: é a alteração danosa do organismo (estrutural ou funcional).

Diagnóstico diferencial: é um método sistemático utilizado para identificar doenças mediante um processo de eliminação, após formulações de hipóteses baseadas na sintomatologia (sinais e sintomas) apresentada pelo paciente durante o exame clínico.

*1 – Porto CC. Semiologia Médica. 6ª ed. Rio de Janeiro: Guanabara Koogan, 2009, p. 1300; 2 – Porto CC. 3 – Exame Clínico. Bases para a prática médica. Rio de Janeiro. 6ª ed. 2008, p. 544; Holtz A. A Ciência Médica de House. A verdade por trás dos diagnósticos da série de TV. 12ª ed. Rio de Janeiro: Bestseller, 2011, p. 283; 4 – Wikipédia Enciclopédia Livre. Disponível em: <http://pt.wikipedia.org/wiki/Wikip%C3%A9dia:P%C3%A1gina_principal>.

1. ABDOME AGUDO

Sylvia Lemos Hinrichsen
Denise Temoteo da Rocha

DEFINIÇÃO

Trata-se de toda condição dolorosa do abdome, de início súbito, que por sua intensidade requer solução urgente, seja clínica ou cirúrgica.

TIPOS DE DOR

Sintomática ou parietal

Do tipo constante, fixa, acentuada com os movimentos, faz o paciente ficar imóvel (p. ex., peritonite).

Visceral

Caracterizada por distensão ou contração da víscera, do tipo cólica, de difícil localização, deixando o paciente inquieto (p. ex., obstrução intestinal).

Referida ou irradiada

Inicia-se nos receptores especiais da dor, os quais estão distribuídos por todo o corpo, transmitindo as mensagens sob a forma de impulsos elétricos ao longo dos nervos até a medula espinhal e, em seguida, ao cérebro (p. ex., do tipo dor no ombro a partir de irradiação diafragmática, dor neuropática, dor do membro fantasma).

Tipos de dor abdominal

- **Inflamatória:** apendicite aguda, colecistite aguda, pancreatite aguda, diverticulite do cólon, doença inflamatória pélvica, abscessos intracavitários, peritonites primárias e secundárias, febre mediterrânea familiar.
- **Perfurante:** úlcera péptica, câncer gastrointestinal, febre tifoide, amebíase, divertículo do cólon, perfuração do apêndice, perfuração da vesícula biliar.
- **Obstrutiva:** obstrução pilórica, hérnia estrangulada, bridas, áscaris, corpos estranhos, cálculo biliar, volvo, intussuscepção.
- **Hemorrágica:** gravidez ectópica, ruptura de aneurisma abdominal, cisto hemorrágico de ovário, ruptura de baço, endometriose, necrose tumoral.
- **Vascular:** trombose da artéria mesentérica, torção do grande omento, torção do pedículo de cisto ovariano, infarto esplênico.

CAUSAS DE ABDOME AGUDO

- **Doenças neurológicas:** abscesso cerebral, compressões medulares, encefalites, epilepsia, meningites, poliomielite, *tabes dorsalis*, tumores cerebrais.
- **Doenças hematológicas:** anemia de células falciformes, outras anemias, anemias hemolíticas, doença de Hodgkin, linfadenite mesentérica, linfossarcoma, leucemia aguda, mononucleose infecciosa, púrpura alérgica, púrpura trombocitopênica trombótica.
- **Infecções:** gastroenterites agudas, febre tifoide, influenza, hepatite por vírus, herpes-zóster, malária *vivax*, sarampo, tularemia, tétano, triquinose, tuberculose miliar hepática, pleurodinia epidêmica.
- **Intoxicação e envenenamentos:** araneísmo, ofidismo, saturnismo.
- **Doenças cardiovasculares:** angina do peito, aneurisma dissecante da aorta, infarto do miocárdio, pericardite aguda.
- **Doenças do aparelho urinário:** cólica ureteral, glomerulonefrite aguda, pielonefrite aguda, retenção aguda de urina, síndrome nefrótica.
- **Doenças endócrinas:** acidose diabética, doença de Addison, hipertireoidismo, hipoparatireoidismo, hipoglicemia, insuficiência suprarrenal aguda.
- **Doenças metabólicas:** síndrome de depleção de sal, hiperlipemia essencial, porfiria aguda intermitente.
- **Colagenoses:** esclerodermia generalizada, febre reumática, lúpus eritematoso disseminado, periarterite nodosa.
- **Doenças respiratórias:** endotelioma de pleura, hematoma subpleural, pneumonias, pleuris, pneumotórax espontâneo.
- **Outras causas:** cólica biliar, endometriose peritoneal, histeria, infarto esplênico, pancreatite aguda, ruptura de músculo retoabdominal, ruptura de folículo maduro, salpingites, hepatomegalia súbita, febre mediterrânea familiar.

Bibliografia

Abrantes WL. Abdome Agudo: Noções Gerais. *In:* Dani R, Castro LP. Gastroenterologia Clínica. 3ª ed. Rio de Janeiro: Guanabara Koogan, 1993.

Amâncio A. Causas de... um guia de diagnóstico diferencial. 2ª ed. Rio de Janeiro: Atheneu, 1988.

Braundwald E, Fauci AS, Kasper DL et al. Medicina Interna de Harrison. 18ª ed. Vol I/II. São Paulo: McGraw Hill/Artmed, 2013.

Doherty GM, Boey JH. O Abdome Agudo. *In:* Way LW, Doherty GM. Cirurgia – Diagnóstico & Tratamento. 11ª ed. Rio de Janeiro: Guanabara Koogan, 2004.

Meneghelli UG. Elementos para o diagnóstico do abdômen agudo. *In:* Simpósio: Urgências e Emergências Digestivas – Capítulo IV. Ribeirão Preto. Disponível em: <http://www.fmrp.usp.br/revista/2003/36n2e 4/14abdomen%20_agudo.pdf>.

2. ADENOMEGALIA

Sylvia Lemos Hinrichsen
Denise Temoteo da Rocha

DEFINIÇÃO

Adenomegalia é o aumento dos gânglios linfáticos, ou seja, os órgãos de defesa do organismo que produzem anticorpos.

Considera-se um linfonodo aumentado quando maior do que 1 cm.

Na maioria das vezes, a adenomegalia representa uma resposta adaptativa normal a um estímulo imunológico. No entanto, também pode significar uma doença inflamatória ou neoplasia grave.

Define-se como linfonodomegalia generalizada quando há o acometimento de duas ou mais cadeias linfonodais não contíguas simultaneamente.

CAUSAS DE ADENOMEGALIA GENERALIZADA

- **Cervical, axilar e inguinal:**
  - **Infecções agudas:** mononucleose infecciosa, peste, furunculose, rubéola e outras viroses, esquistossomose mansônica na fase toxêmica.
  - **Infecções crônicas:** sífilis, tuberculose, brucelose, doença do sono, hanseníase.
  - **Reação de hipersensibilidade:** drogas/medicamentos, doença do soro.
  - **Colagenoses:** lúpus eritematoso disseminado, artrite reumatoide, doença de Still.
  - **Doença linfática primária:** doença de Hodgkin, linfossarcoma, reticulossarcoma, leucemia aguda e crônica.
  - **Outras:** histiocitose X, anemia aplástica, lipodistrofia intestinal, osteopetrose, macroglobulinemia, mastocitose, síndrome de Chediak-Higashi.

CAUSAS DE ADENOMEGALIA LOCALIZADA

- **Infecções:** sífilis, tuberculose, tularemia, linfadenopatias venéreas, estafilococcias, estreptococcias, blastomicose brasileira, histoplasmose, doença da arranhadura do gato (*sodoku*), difteria (submandibular), angina de Vincent, toxoplasmose adquirida.
- **Metástases ganglionares.**
- **Fase inicial de uma doença generalizada/sistêmica.**
- **Outras:** arterite temporal (cervical), eritema nodoso (hilar), sarcoidose (hilar), linfoepitelioma ou tumor de Schmincke, uso de anticonvulsivantes do grupo hidantoínico.

Bibliografia

Amâncio A. Causas de... um guia de diagnóstico diferencial. 2ª ed. Rio de Janeiro: Atheneu, 1988.

Braundwald E, Fauci AS, Kasper DL et al. Medicina Interna de Harrison. 18ª ed. Vol I/II. São Paulo: McGraw Hill/Artmed, 2013.

Cavalcanti EFA. Linfonodomegalia. *In:* Problemas Sistêmicos. Disponível em: http://www.manole.com.br/upload/tb_manole_arquivo/arquivo/070507132310linfonodomegalia.pdf. Acesso em: 12 out. 2007.

3. AEROFAGIA

Sylvia Lemos Hinrichsen
Denise Temoteo da Rocha

DEFINIÇÃO

A aerofagia ou deglutição de ar não é verdadeiramente uma doença de motilidade. Trata-se de um fenômeno universal de intensidade variável.

Consiste no ar deglutido com alimentos, principalmente se a deglutição é rápida e sem mastigação. Está, na maioria das vezes, associada a hábitos compulsivos ou é uma manifestação de tensão emocional, provocando respiração profunda e/ou, pela boca, suspiros (comum em idosos).

A eructação excessiva, na maioria das vezes, é com mais frequência resultado da aerofagia do que de problemas de esôfago e estômago. As consequências diretas de aerofagia são a distensão do estômago e a flatulência, já que o ar deglutido em grande quantidade é eliminado sob a forma de flatos cerca de 30 a 60 minutos após.

A aerofagia consiste, portanto, na deglutição excessiva de ar, causando distensão, desconforto e dor abdominal. Muitas vezes se observa anorexia, causando a desnutrição infantil.

CAUSAS DE AEROFAGIA

- **Excessiva deglutição de ar com saliva:** tensão emocional, ansiedade, gastroduodenites, desordens do trato biliar, úlcera péptica.
- **Induzido espontaneamente para alívio de desconforto:** úlcera péptica (com ou sem obstrução pilórica), hérnia hiatal, angina do peito, síndrome do colo irritável, gastroduodenites.
- **Deficiente hábito higiênico:** deglutição rápida sem mastigação, uso excessivo de bebidas gasosas e de antiácidos, hipersalivação provocada por goma de mascar, balas, tabagismo, dentes malconservados e prótese dentária defeituosa, respiração pela boca, uso de anticolinérgicos, xerostomia com desidratação.
- **Outras:** enfisema pulmonar, cardioespasmo.

Bibliografia

Amâncio A. Causas de... um guia de diagnóstico diferencial. 2ª ed. Rio de Janeiro: Atheneu, 1988.

Coelho MS, Zampier JA, Zanin SA, Silva EM, Guimarães PSF. Fístula Traqueoesofágica como Complicação Tardia de Traqueostomia. J. Pneumol. 2001; 27(2). Disponível em: < http://www.scielo.br/pdf/jpneu/v27n2/9242.pdf>. Acesso em: 12 out. 2007.

Braundwald E, Fauci AS, Kasper DL et al. Medicina Interna de Harrison. 18ª ed. Vol I/II. São Paulo: McGraw Hill/Artmed, 2013.

Aerofagia

Duarte EP. Mastigação e Deglutição do Idoso – Sistema Estomatognático. *In:* Monografia de Conclusão do Curso de Especialização em Motricidade Oral. São Paulo, 1998. Disponível em:< http://www.cefac.br/library/teses/9e3bb6fa8fec2e4 838aec15168201bac.pdf>. Acesso em: 12 out. 2007.

Duarte MA, Pinto PCG, Penna FJ. Distúrbios Gastrointestinais Funcionais da Infância e Adolescência. Rev. Med. Minas Gerais 2004; 14(1) (Supl. 1):S13-S9. Disponível em: <http://www.smp.org.br/atualizacao/download/revista/Rev_MedMinas%20Gerais_2004_14_1%20Supl_1_S13_s_19_Distúrbios Gastrointestinais_Funcionais.pdf>. Acesso em: 12 out. 2007.

4. ALOPECIA

Sylvia Lemos Hinrichsen
Denise Temoteo da Rocha

DEFINIÇÃO

Alopecia é a redução parcial ou total de pelos ou cabelos em determinada área da pele.

Na fase de crescimento, os cabelos do couro cabeludo crescem cerca de 10 a 15mm por mês. Eventos físicos, químicos e emocionais provocam flutuações no crescimento dos cabelos e, se intensos o suficiente, podem pará-lo completamente.

As duas formas principais de alopecia são com e sem cicatrização:

- **Alopecia cicatricial localizada** – quando deriva de lúpus eritematoso sistêmico, lúpus eritematoso discoide, morfeia, aplasia cutânea ou lesões físicas.
- **Alopecia cicatricial não localizada** – é produto do líquen plano, da pseudopedalada e da foliculite descalvante.
- **Alopecia não cicatricial localizada** – alopecia areata, tricotilomania, alopecia de tração, alopecia androgênica ou calvície.
- **Alopecia não cicatricial difusa** – alopecia de estresse ou eflúvio telógeno, alopecia tóxica ou eflúvio anágeno, alopecia por fraqueza da haste pilosa.

CAUSAS DE ALOPECIA

Familiar	Seborreia	Senil	Sífilis secundária e congênita
Irradiação	Lúpus eritematoso	Hanseníase	
Miotonia distrófica	Hipervitaminose A	Hipoparatireoidismo	Feridas e queimaduras cutâneas
	Alopecia *areata*	Esclerodermia	
Micoses cutâneas	Anemia de células falciformes	Polipose intestinal não familiar tardia	Acrodermatite enteropática
Doença de Takayasu	Dermatomiosite	Tricotilomania	Síndrome de má assimilação
Doença de Addison			Uso de drogas/ medicamentos/ intoxicações: tálio, metotrexato, aminopterina, heparina, arsênico
			Síndrome de Werner

Bibliografia

Amâncio A. Causas de... um guia de diagnóstico diferencial. 2ª ed. Rio de Janeiro: Atheneu, 1988.

Bolognia JL, Braverman IM. Manifestações Cutâneas de Doenças Internas. *In:* Braunwald E, Fauci AS, Kasper DL, Hauser SL, Longo DL, Jameson J. Harrison Medicina Interna. 15ª ed. Rio de Janeiro: Mcgraw-Hill, 2002.

Braundwald E, Fauci AS, Kasper DL et al. Medicina Interna de Harrison. 18ª ed. Vol I/II. São Paulo: McGraw Hill/Artmed, 2013.

5. ALTERAÇÕES DO APETITE

Sylvia Lemos Hinrichsen
Denise Temoteo da Rocha

DEFINIÇÃO

O apetite, fenômeno mais psíquico, exprime a sensação agradável ou, melhor, o desejo de se alimentar despertado pela lembrança da ingestão de alimentos que agradaram ao paladar.

Apetite é o desejo de ingerir alimento, haja ou não necessidade fisiológica de nutriente.

A fome, ao contrário, é a necessidade percebida de reposição de nutrientes e quase sempre está associada a uma sensação epigástrica específica de ânsia por alimento ("dores de fome").

A saciedade é a redução da sensação de apetite e de fome produzida pela alimentação, enquanto a anorexia é a falta de apetite e fome, geralmente em razão de doença, de fatores fisiológicos ou farmacológicos e de emoção.

Os centros da "alimentação" e da "saciedade" no hipotálamo, que representam importante papel na regulação do comportamento alimentar, parecem responder a alterações dos níveis plasmáticos de glicose e ácidos graxos livres, assim como, direta ou indiretamente, a concentração de mediadores humorais ou parácrinos, incluindo insulina, glucagon, aminas simpaticomiméticas α_2-agonistas, opioides, fator de liberação do hormônio do crescimento, polipeptídio pancreático e outros neuropeptídios.

A colecistocinina, liberada dos enterócitos na porção proximal do intestino pela ação de ácidos graxos e aminoácidos luminais, parece influenciar a sensação de saciedade pelo seu efeito no hipotálamo.

A base fisiológica dos efeitos supressores do apetite de muitas doenças, sobretudo das doenças digestivas, não é bem compreendida, embora provavelmente os fatores reguladores já observados e outros fatores possíveis também estejam envolvidos.

A anorexia nervosa, a bulimia e a hiperfagia parecem ser exemplos de uma base predominantemente emocional para o comportamento alimentar anormal, mas a fisiopatologia dessas doenças não é conhecida. Em raras ocasiões, a hiperfagia reflete uma doença hipotalâmica.

O apetite é influenciado por muitos fatores integrados pelo cérebro, principalmente no hipotálamo. Os sinais que afluem para o centro hipotalâmico incluem impulsos aferentes neuronais, hormônios e metabólitos.

Os estímulos vagais são particularmente importantes, trazendo informações das vísceras, como distensão intestinal.

Alterações do Apetite

Os sinais hormonais incluem a leptina, a insulina, o cortisol e os peptídios intestinais, como a colecistocinina, que envia sinais para o cérebro por meio do nervo vago. Os metabólitos, incluindo a glicose, podem influenciar o apetite, conforme visto pelo efeito da hipoglicemia de indução da fome; entretanto, a glicose normalmente não é um regulador importante do apetite.

Os fatores psicológicos e culturais também parecem exercer um papel na expressão final do apetite.

CAUSAS DE ALTERAÇÕES DO APETITE*

Aumento (hiperfagia)	Diminuição	Perversão
Hábito	Infecções agudas	Gravidez
Ansiedade	Infecções crônicas:	Psicoses
Psicose	tuberculose	Parasitoses
Diabetes melito	Tumores malignos:	
Hipertireoidismo	câncer gástrico	
Tumor do nervo vago	Insuficiência renal	
Parasitose intestinal	Cirrose hepática	
Menopausa	Alcoolismo	
Hiperinsulinismo por tumor ou	Tabagismo	
hiperplasia das ilhotas	Insuficiência cardíaca	
Lesão do hipotálamo: encefalite,	incipiente	
traumatismos, tumores	Intoxicação digitálica	
Lobotomia pré-frontal e frontal	Insuficiência hipofisária	
Uso de *Rauwolfia serpentina*	Doença de Addison	
Mulheres após epidemia de influenza	Mixedema	
Gravidez	Anorexia nervosa	
Uso de anticoncepcionais orais	Psicoses	
Síndrome de Cushing		

Anorexia nervosa: rejeição de manter o peso mínimo; *bulimia nervosa*: comer em excesso para depois vomitar; *bulimia*: comer em excesso sem vômitos.

Bibliografia

Amâncio A. Causas de... um guia de diagnóstico diferencial. 2ª ed. Rio de Janeiro: Atheneu, 1988.

Braundwald E, Fauci AS, Kasper DL et al. Medicina Interna de Harrison. 18ª ed. Vol I/II. São Paulo: McGraw Hill/Artmed, 2013.

Flier JS. Obesidade. *In:* Braunwald E, Fauci AS, Kasper DL, Hauser SL, Longo DL, Jameson J. Harrison: Medicina Interna. 15ª ed. Rio de Janeiro: McGraw-Hill, 2002.

Moraes J. Doenças da Boca. *In:* Dani R, Castro LP. Gastroenterologia Clínica. 3ª ed. Rio de Janeiro: Guanabara Koogan, 1993.

Ockner RK. Introdução às Doenças Gastrintestinais. *In:* Wyngaarden JB, Smith LH, Bennett JC. Cecil: Tratado de Medicina Interna. 19ª ed. Rio de Janeiro: Guanabara Koogan, 1992.

6. AMAUROSE

Sylvia Lemos Hinrichsen
Denise Temoteo da Rocha

DEFINIÇÃO

Amaurose é a perda total ou parcial da percepção visual pela falta de sangue na retina.

A amaurose fugaz se refere a uma crise isquêmica transitória da retina. A interrupção do fluxo sanguíneo para a retina por alguns segundos resulta em cegueira monocular transitória.

A perda da visão binocular por doença retiniana nos indivíduos mais jovens normalmente se deve a condições heredodegenerativas.

As doenças vasculares, o diabetes, a degeneração macular idiopática (senil) e os descolamentos retinianos bilaterais são as causas em grupos etários mais idosos.

Nas degenerações retinianas pigmentares, a perda visual começa perifericamente e prossegue centralmente, e amiúde muito lentamente, antes que a acuidade (visão central) fique comprometida. Contrastando com isso, as degenerações maculares comprometem a visão central precocemente.

A maioria das degenerações retinianas produz alterações oftalmológicas características e reconhecíveis. Nas degenerações pigmentares, o tamanho dos campos visuais diminui progressivamente. Já nas degenerações maculares os campos mostram escotomas centrais não congruentes.

A perda da visão monocular aguda ou subaguda em função da doença do nervo óptico é mais comumente produzida por distúrbios desmielinizantes, obstrução vascular ou por neoplasias.

A doença desmielinizante da cabeça do nervo (neurite óptica ou papilite) produz papiledema associado à perda da visão central apenas no olho afetado; escotomas subjetivamente não reconhecidos algumas vezes podem ser encontrados no outro olho.

A desmielinização no nervo óptico atrás de onde emerge a veia retiniana (neurite retrobulbar) inicialmente deixa um disco de aspecto normal, mas um escotoma central ou paracentral.

As lesões vasculares produzem tanto amaurose total como um defeito de campo setorial compatível com uma oclusão arterial intraocular (neuropatia isquêmica óptica).

Os tumores que invadem o nervo óptico ou as lesões expansivas que o comprimem causam diminuição gradual da visão central (lesões intrínsecas ou bastante avançadas) ou um defeito setorial do campo visual periférico.

A perda binocular aguda da visão devido à doença bilateral do nervo óptico é mais frequentemente causada por doença desmielinizante e menos amiúde por doença vascular retiniana ou do nervo óptico ou, ainda, por neuropatias ópticas tóxicas ou nutricionais.

Os sintomas são de início abrupto ou subagudo com embaçamento visual ou com perda da acuidade, que pode progredir rapidamente para cegueira em horas ou dias.

A perda da visão binocular subaguda ou crônica em razão da doença do nervo óptico resulta principalmente de causas tóxicas nutricionais e de atrofias ópticas hereditárias. A última situação algumas vezes acompanha a degeneração espinocerebelar ou afeta seletivamente os nervos ópticos tanto nos adolescentes como nos adultos (formas de Lember).

Em geral, a amaurose fugaz decorre de um êmbolo que se aloja dentro de uma arteríola retiniana. Quando o êmbolo se rompe ou prossegue, o fluxo é restaurado e a visão retorna rapidamente ao normal, sem lesão permanente. Com a interrupção prolongada do fluxo sanguíneo há infarto da parte interna da retina.

A oclusão completa da artéria central da retina acarreta a cessação do fluxo sanguíneo e a retina leitosa com fóvea vermelho-cereja. A origem mais comum é uma placa aterosclerótica na artéria carótida ou aorta, embora os êmbolos também possam se originar do coração, especialmente em pacientes com valvopatia, fibrilação atrial ou anormalidades dos movimentos nos que tenham estenose crítica da artéria carotídea. Por vezes há perda motora ou sensitiva contralateral, indicando a isquemia cerebral hemisférica concomitante.

A iminente oclusão de um ramo ou da veia central da retina pode provocar obscurecimentos visuais prolongados que se assemelham aos descritos por pacientes com amaurose fugaz.

CAUSAS DE AMAUROSE

Encefalite aguda	Eclâmpsia	Uremia	Malária
Diabetes	Tumor cerebral	Hipovitaminose A	Histeria
Esclerose múltipla	Mielose funicular	Síndrome de Jacod	Doença de Behçet
Glomerulonefrite aguda	Trombose da artéria carótida interna	Idiotia amaurótica familiar	Acidentes vasculares cerebrais
Doença de Albers-Schönberg	Doença de Takayasu	Síndrome da fossa pterigopalatina	Intoxicação por álcool metílico, quinina, arsênico, salicilato, mercúrio, chumbo
Doença de Jakob-Creutzfeldt	Endocardite bacteriana subaguda (unilateral)		

Bibliografia

Amâncio A. Causas de... um guia de diagnóstico diferencial. 2ª ed. Rio de Janeiro: Atheneu, 1988.

Baloh RW. Os Sentidos Especiais. *In:* Wyngaarden JB, Smith LH, Bennett JC. Cecil: Tratado de Medicina Interna. 19ª ed. Rio de Janeiro: Guanabara Koogan, 1992.

Braundwald E, Fauci AS, Kasper DL et al. Medicina Interna de Harrison. 18ª ed. Vol I/II. São Paulo: McGraw Hill/Artmed, 2013.

Horton JC. Distúrbios do Olho. *In:* Braunwald E, Fauci AS, Kasper DL, Hauser SL, Longo DL, Jameson J. Harrison: Medicina Interna. 15ª ed. Rio de Janeiro: McGraw-Hill, 2002.

7. AMENORREIA

Sylvia Lemos Hinrichsen
Denise Temoteo da Rocha

DEFINIÇÃO

Amenorreia é a ausência de menarca aos 15 anos, independentemente da presença ou ausência de características sexuais secundárias, ou ausência de menstruação por 6 meses em uma mulher com menstruações periódicas anteriores.

A amenorreia se refere à ausência de menstruação durante 3 meses ou mais em mulheres com menstruações anteriores (amenorreia secundária) ou à ausência de menarca até os 16 anos, independentemente da ausência ou presença de características sexuais secundárias (amenorreia primária).

A amenorreia é comumente classificada como primária (a mulher nunca teve menstruação) ou secundária (quando a menstruação esteve presente por um período variável no passado e cessou).

No entanto, alguns distúrbios podem causar amenorreia primária e secundária. Por isso, sua classificação em tipos primário e secundário é menos útil do que a baseada no desarranjo fisiológico subjacente: (1) defeitos anatômicos, (2) insuficiência ovariana e (3) anovulação crônica com ou sem presença de estrogênio.

A amenorreia constitui um sinal de vários distúrbios que afetam diferentes sistemas de órgãos. É fisiológica na menina antes da puberdade, durante a gravidez e no início da lactação, bem como depois da menopausa. Em qualquer outro período é patológica e exige avaliação.

A expressão *amenorreia pós-pílula*, referindo-se à ausência de menstruação em mulheres durante 3 meses após a suspensão de anticoncepcionais orais, não é adequada. Essas mulheres devem ser avaliadas da mesma maneira que qualquer outra com amenorreia.

De modo semelhante, as mulheres cujas menstruações ocorrem a intervalos infrequentes de mais de 40 dias, constituindo a denominada oligomenorreia, devem ser avaliadas de maneira idêntica às mulheres com amenorreia.

CAUSAS DE AMENORREIA

- **Causas hipotálamo-hipofisárias:** tumores do eixo hipotálamo-hipofisário, infecções, traumatismos, síndromes de Laurence-Moon-Biedl, Chiari-Frommel e Sheeran, doença de Cushing, síndrome adiposo-genital.
- **Causas ovarianas:** anomalias congênitas, tumores secretantes de androgênios ou estrogênios, processos inflamatórios, síndromes de Stein-Leventhal, Ahumada-Del Castilho e Kallman.
- **Causas suprarrenais:** pseudo-hermafroditismo, síndromes de Cushing e adrenogenital.

Amenorreia

- **Causas uterinas:** anomalias congênitas, hermafroditismo, atrofia endometrial, tuberculose genital, síndrome de Asherman (sinéquias pós-curetagens).
- **Outras:** ansiedade, caquexia, anemias graves, hepatopatias, doença de Addison, anorexia nervosa, hipotireoidismo, hipertireoidismo, diabetes, infecções agudas, hematocolpo, hematométrio e hematossalpinge, obesidade, iatrogenias, ciclo mudo, amenorreia espúria (imperfuração de hímen, atresia vaginal, aplasia vaginal).

Bibliografia

Amâncio A. Causas de... um guia de diagnóstico diferencial. 2ª ed. Rio de Janeiro: Atheneu, 1988.

Braundwald E, Fauci AS, Kasper DL et al. Medicina Interna de Harrison. 18ª ed. Vol I/II. São Paulo: McGraw Hill/Artmed, 2013.

Carr BR, Bradshaw KD. Distúrbios dos Ovários e do Trato Reprodutivo Feminino. *In:* Braunwald E, Fauci AS, Kasper DL, Hauser SL, Longo DL, Jameson J. Harrison Medicina Interna. 15ª ed. Rio de Janeiro: McGraw-Hill, 2002.

London DR. Distúrbios dos Sistemas Reprodutores. *In:* Weatherall DJ, Ledingham JGG, Warrell DA. Oxford – Tratado de Medicina Interna. 2ª ed. São Paulo: Roca, 1992.

Rebar RW. Os Ovários. *In:* Wyngaarden JB, Smith LH, Bennett JC. Cecil Tratado de Medicina Interna. 19ª ed. Rio de Janeiro: Guanabara Koogan, 1992.

8. AMILOIDOSE

Sylvia Lemos Hinrichsen
Denise Temoteo da Rocha

DEFINIÇÃO

O termo *amiloide* foi descrito por Virchow em virtude de o material, à semelhança do amido, dar uma coloração azul-escura quando tratado por iodo e ácido sulfúrico diluído. Essa proteína aparece como uma substância amorfa, homogênea à microscopia de luz, e se cora em rosa-pálido à hematoxilina-eosina. Caracteristicamente apresenta uma birrefringência verde após coloração com vermelho-congo e examinada à luz polarizada.

Todos os depósitos amiloides contêm um componente não fibrilar idêntico, a pentraxina amiloide sérica P (APS), e estão associados a glicosaminoglicanos. A flexibilidade e a montagem anormal das proteínas podem também resultar em depósito de proteína (no cérebro ou nos rins), que não apresenta a morfologia fibrilar clássica da substância amiloide e a presença da APS.

Na dependência da natureza bioquímica da proteína precursora de amiloide, as fibrilas amiloides podem se depositar localmente ou podem envolver praticamente todos os órgãos ou sistemas corporais. O depósito de fibrilas amiloides tanto pode não apresentar consequências clínicas aparentes como pode induzir alterações fisiopatológicas intensas.

Tipos de amiloidose

* **Amiloidose primária** – causa desconhecida, sem nenhuma evidência de doença coexistente. Pode estar associada a alterações das células plasmáticas, como mieloma múltiplo, agamaglobulemia, outra gamopatia monoclonal.
* **Amiloidose secundária** – resulta de outras doenças, como tuberculose, infecções dos ossos, artrite reumatoide, febre mediterrânea familiar, polineuropatia familiar amiloidótica ou ileíte granulomatosa.
* **Amiloidose hereditária** – afeta os nervos e certos órgãos e foi detectada em indivíduos provenientes de Portugal, da Suécia, do Japão e de muitos outros países.
* **Amiloidose senil** – associada ao envelhecimento normal, afeta sobretudo o coração e o cérebro, sendo em geral diagnosticada como um achado incidental e/ou como causa de sintomas como miocardiopatia e/ou demência senil.

CAUSAS DE AMILOIDOSE SECUNDÁRIA

* **Supuração:** tuberculose, osteomielite, bronquiectasias, abscesso pulmonar.
* **Doenças malignas:** carcinoma de células renais, doença de Hodgkin, leucemia, carcinomas brônquico, gástrico e de colo.

Amiloidose

- **Outras:** retocolite ulcerativa, enterite regional, artrite reumatoide, lúpus eritematoso disseminado, febre reumática, dermatomiosite, plasmocitose e hiperglobulinemia de hipersensibilidade, pielonefrite, hanseníase, úlceras de decúbito (em paraplégicos).
- **Amiloidose associada ao mieloma múltiplo** (ou para-amiloidose).
- **Tumor amilóideo localizado:** pele, brônquios, traqueia, laringe, tireoide.
- **Amiloidose familiar:** febre mediterrânea familiar, doença de Corino de Andrade, outras amiloidoses familiares (mais raras).

A amiloidose deve ser investigada nas seguintes eventualidades:

- Púrpura periorbital
- Insuficiência cardíaca congestiva refratária
- Síndrome nefrótica
- Opacidade vítrea
- Síndrome do túnel do carpo bilateral
- Macroglossia
- Placas hialinas nas dobras da pele
- Hipotensão ortostática
- Neuropatia periférica
- Proteinúria

Bibliografia

Amâncio A. Causas de... um guia de diagnóstico diferencial. 2ª ed. Rio de Janeiro: Atheneu, 1988.

Braundwald E, Fauci AS, Kasper DL et al. Medicina Interna de Harrison. 18ª ed. Vol I/II. São Paulo: McGraw Hill/Artmed, 2013.

Lima JP, Lima JCP. Trombose da Veia Porta, Síndrome de Budd-Chiari e Outras Doenças. *In:* Dani R, Castro LP. Gastroenterologia Clínica. 3ª ed. Rio de Janeiro: Guanabara Koogan, 1993.

Sipe JD, Cohen AS. Amiloidose. *In:* Braunwald E, Fauci AS, Kasper DL, Hauser SL, Longo DL, Jameson J. Harrison Medicina Interna. 15ª ed. Rio de Janeiro: McGraw-Hill, 2002.

9. ANEMIA

Sylvia Lemos Hinrichsen
Denise Temoteo da Rocha

DEFINIÇÃO

Anemia é a diminuição dos níveis de hemoglobina na circulação.

A principal função da hemoglobina, uma proteína presente nas hemácias, é o transporte de oxigênio dos pulmões para os tecidos.

Os valores de normalidade da hemoglobina variam com o sexo e a idade. Em indivíduos adultos (maiores de 16 anos) do sexo masculino, o limite inferior da normalidade é de 13,5g/dL. Em mulheres adultas, o valor é de 12,0g/dL.

É muito importante lembrar que o termo *anemia* reflete tão-somente o baixo nível de hemoglobina circulante, o que não firma o diagnóstico etiológico. Portanto, uma vez presente, é necessário seguir a investigação para determinar sua causa.

As anemias podem ser classificadas de acordo com o tamanho das hemácias, inferido pelo volume corpuscular médio (VCM).

No adulto, o VCM normal se situa entre 80 e 100fl. Assim, é possível se classificarem como anemias normocíticas aquelas que estão em conformidade com o valor de normalidade do VCM; microcíticas, as abaixo de 80fl; e macrocíticas, as acima de 100fl.

Anemias macrocíticas – anemia megaloblástica, alcoolismo, uso de certas medicações (metotrexato, zidovudina [AZT], entre outras).

Anemias microcíticas – anemia ferropriva (por deficiência de ferro), a mais comum, hemoglobinopatias (talassemia, hemoglobinopatias C, E e outras), secundárias a algumas doenças crônicas, e anemia sideroblástica.

Anemias normocíticas – hemorragias agudas, anemia aplástica, anemia falciforme, anemia ferropriva (fase inicial), secundárias a doenças crônicas.

9.1. ANEMIA MACROCÍTICA

DEFINIÇÃO

Caracteriza-se por aumento do tamanho do eritrócito, determinado pelo VCM maior do que 100, em que todas as dimensões da célula estão aumentadas: volume, diâmetro e espessura.

A quantidade de hemoglobina em cada célula está aumentada em proporção a seu tamanho; consequentemente, a concentração de hemoglobina permanece normal. Entretanto, sob o microscópio, o aumento da espessura da célula é percebido

Anemia

como perda da palidez central e, assim, o termo *hipercrômico* se aplica, às vezes, a células de indivíduos com anemias macrocíticas.

▨ CAUSAS DE ANEMIA MACROCÍTICA

- **Megaloblástica:**
  - **Deficiência de vitamina B$_{12}$:**
    - ○ Dieta deficiente em produtos animais.
    - ○ Absorção defeituosa: anemia perniciosa, gastrectomia total, gastropatia grave, grave deficiência de ferro, síndrome de má assimilação, síndrome da alça cega, difilobotríase.
    - ○ Consumo aumentado: hipertireoidismo, gravidez, neoplasias.
  - **Deficiência de ácido fólico:**
    - ○ Dieta deficiente.
    - ○ Absorção defeituosa: síndrome de má assimilação, síndrome da alça cega.
    - ○ Consumo aumentado: gravidez, anemia hemolítica, tumores malignos.
    - ○ Utilização deficiente: insuficiência hepática, uso de antagonistas de ácido fólico, uso de anticonvulsivantes, escorbuto.
  - **Anemias megaloblásticas *refratárias:***
    - ○ Tumores metastáticos para a medula.
    - ○ Leucemia.
    - ○ Deficiência de piridoxina.
    - ○ Insuficiência renal crônica.
    - ○ Doença de Di Guglielmo.
    - ○ Acidúria orótica.
    - ○ Hemocromatose.
- **Não megaloblástica:**
  - **Reticulocitose:** anemia pós-hemorragia, anemias hemolíticas e outras em geral associadas a anemias normocíticas.
  - **Alcoolismo:** alguns casos de hipotireoidismo, doença hepática e anemia aplástica.

▨ 9.2. ANEMIA MICROCÍTICA

▨ DEFINIÇÃO

Caracteriza-se pela presença de pequenos e frequentemente hipocrômicos eritrócitos no sangue periférico, sendo usualmente caracterizada por VCM baixo (menor do que 80).

A deficiência de ferro é a causa mais comum, juntamente com a anemia da doença crônica (ADC), seguida pelas talassemias e anemias sideroblásticas.

Como grupo, as anemias microcíticas são clinicamente importantes e altamente prevalecentes. Uma significativa microcitose é detectada em aproximadamente 4% de todos os pacientes que necessitam admissão no hospital.

CAUSAS DE ANEMIA MICROCÍTICA*

Carência de ferro (ferro sérico baixo)	Pseudoanemia ferropriva
Hemorragias crônicas	Talassemia
Deficiente ingestão de ferro	Anemia hipocrômica hereditária
Síndromes de má assimilação	Hipotransferrinemia
Utilização aumentada de ferro: durante o crescimento, gestações repetidas e menstruação	Anemia por intoxicação por chumbo, benzeno, fluoreto e cobre
Deficiência de piridoxina	Uso de anfotericina B
Perda de sangue sem sangramento externo: hemossiderose pulmonar idiopática; síndrome de Goodpasture; hemorragia retroperitoneal	Hipotransferrinemia

*Anemia microcítica na maioria dos casos é hipocrômica por carência de ferro devido a sangramentos. Frequentemente é a primeira evidência para o diagnóstico de um tumor maligno (digestivo ou genital). Assim, diante desse achado, insistir no diagnóstico!

9.3. ANEMIA NORMOCÍTICA

DEFINIÇÃO

Esse tipo de anemia ocorre em associação a um grande número de doenças, e os mecanismos responsáveis são bastante diversos.

Frequentemente, a anemia é apenas a manifestação menor de uma doença sistêmica. Contudo, é possível que a anemia seja a primeira evidência detectada de doença, e seu achado pode levar a exames que resultem no diagnóstico correto de um distúrbio subjacente.

As anemias normocíticas normocrômicas são aquelas nas quais os valores do VCM e a CHCM estão nos seus limites normais ou, pelo menos, não se desviam muito do normal.

CAUSAS DE ANEMIA NORMOCÍTICA

- **Hemorragia:**
  - Aguda
  - Crônica
- **Destruição aumentada de eritrócitos.**
- **Anemia por insuficiência osteomedular.**
- **Anemia aplástica:**
  - **Idiopática:** 50%.
  - **Secundária:** congênita ou familiar, tumores tímicos, agentes físicos e químicos:
    - Regulares: irradiação por RX, rádio, isótopos e explosões nucleares, benzeno, citolíticos (mostarda nitrogenada, bussulfan, uretana, 6-mercaptopurina e antagonistas do ácido fólico).

Anemia

o Eventuais: cloranfenicol, arsenobenzóis, mesantoína, trinitrotolueno, preparações com ouro, antitireoidianos, anti-histamínicos, inseticidas, quinacrina, fenilbutazona, clorpromazina, meprobamato, tintas para cabelo, tetracloreto de carbono, entre outros.

- **Mielofísicas:**
  - Carcinoma metastático, principalmente de mama, pulmões, próstata, estômago, rim e tireoide.
  - Mieloma múltiplo.
  - Linfomas.
  - Granulomatoses difusas.
  - Xantomatoses.
  - Mielofibroses.
- **Anemias das infecções e doenças crônicas:**
  - Infecções crônicas de qualquer etiologia.
  - Insuficiência renal.
  - Insuficiência hepática.
  - Artrite reumatoide.
  - Tumores malignos.
  - Leucemia crônica.
  - Linfomas.
  - Mieloma múltiplo.
  - Hipotireoidismo.
  - Pan-hipopituitarismo.
  - Desnutrição.
  - Doença de Addison.
  - Insuficiência testicular.

Bibliografia

Amâncio A. Causas de... um guia de diagnóstico diferencial. 2ª ed. Rio de Janeiro: Atheneu, 1988.

Braundwald E, Fauci AS, Kasper DL et al. Medicina Interna de Harrison. 18ª ed. Vol I/II. São Paulo: McGraw Hill/Artmed, 2013.

Correia CWB, Correia MCB. Anemias. *In:* Lucena VG, Albuquerque MFM, Lima TMA, Silva TFGM, Brito CAA, Filgueira NA, Ramos H. Condutas em Clínica Médica. 1ª ed. Recife: Universitária/UFPE, 1997.

Hoffbrand AV, Pettit JE, Moss PAH. Fundamentos em hematologia. Porto Alegre: Artmed, 2004.

Kushner JP. Anemias Normocíticas, Normocrômicas. *In:* Wyngaarden JB, Smith LH, Bennett JC. Cecil: Tratado de Medicina Interna. 19ª ed. Rio de Janeiro: Guanabara Koogan, 1993.

Lee GR. Microcitose e as Anemias Associadas com Síntese Prejudicada da Hemoglobina. *In:* Lee GR, Bithell TC, Foerster J, Athens JW, Lukens JN. Wintrobe: Hematologia Clínica. 9ª ed. São Paulo: Manole, 1998.

Lee GR. As Anemias Normocíticas, Normocrômicas. *In:* Lee GR, Bithell TC, Foerster J, Athens JW, Lukens JN. Wintrobe: Hematologia Clínica. 9ª ed. São Paulo: Manole, 1998.

Lee GR. Anemias Macrocíticas Megaloblásticas e Não Megaloblásticas. *In:* Lee GR, Bithell TC, Foerster J, Athens JW, Lukens JN. Wintrobe: Hematologia Clínica. 9ª ed. São Paulo: Manole, 1998.

Lippincott Willians & Wilkins. Manual de sinais e sintomas. 4ª ed. São Paulo: Gen/Roca, 2012.

10. ANEURISMA

Sylvia Lemos Hinrichsen
Denise Temoteo da Rocha

DEFINIÇÃO

Aneurisma é a dilatação vascular de uma artéria, podendo ocorrer basicamente em qualquer uma. Seu risco está no fato de poder se romper ou trombosar, provocando isquemia dos tecidos irrigados pela artéria atingida.

CAUSAS DE ANEURISMA*

Arteriosclerose	Hipertensão arterial
Sífilis (lues)	Aterosclerose
Tuberculose	Gravidez
Actinomicose	Síndrome de Marfan
Histoplasmose	Coarctação da aorta
Periarterite nodosa	Deformidades da caixa torácica
Congênito	Necrose mediocística
Traumatismos	Micoses
Necrose cística	
Endocardite bacteriana	
Pneumonia	
Febre tifoide	
Septicemia	

*O aneurisma sifilítico raramente disseca.

Na maioria dos casos, os aneurismas de aorta abdominal se rompem para o retroperitônio. Por vezes, entretanto, a ruptura se faz para a luz do duodeno (traduzida por hemorragia digestiva alta) ou para o interior da veia cava inferior (quando surge insuficiência cardíaca aguda).

Bibliografia

Amâncio A. Causas de... um guia de diagnóstico diferencial. 2ª ed. Rio de Janeiro: Atheneu, 1988.

Cohen LS. Doenças da Aorta. *In:* Wyngaarden JB, Smith LH, Bennett JC. Cecil: Tratado de Medicina Interna. 19ª ed. Rio de Janeiro: Guanabara Koogan, 1992.

Cotran RS, Schoen FJ. Vasos Sanguíneos. *In:* Cotran RS, Kumar V, Collins T. Robbins: Patologia Estrutural e Funcional. 6ª ed. Rio de Janeiro: Guanabara Koogan, 2000.

Lippincott Willians & Wilkins. Manual de sinais e sintomas. 4ª ed. São Paulo: Gen/Roca, 2012.

11. ANGIITE (ARTERITE – VASCULITE)

Sylvia Lemos Hinrichsen
Denise Temoteo da Rocha

DEFINIÇÃO

A inflamação das paredes dos vasos, denominada *vasculite*, é observada em diversas doenças e quadros clínicos. Qualquer tipo de vaso, em praticamente qualquer órgão, pode ser afetado, resultando num amplo espectro de manifestações clínicas, que quase sempre incluem sintomas e sinais constitucionais, como febre, mialgias, artralgias e mal-estar.

A vasculite é um processo clinicopatológico caracterizado por inflamação e lesão dos vasos sanguíneos. A luz dos vasos está geralmente comprometida e tal fato está associado à isquemia dos tecidos supridos pelo vaso implicado.

Um grupo amplo e heterogêneo de síndromes pode resultar desse processo, uma vez que vasos sanguíneos de qualquer tipo, dimensões e localizações podem ser acometidos.

A vasculite e suas consequências podem constituir manifestação primária ou única de uma doença; alternativamente, a vasculite pode ser um componente secundário de outra doença primária e também se confinar a um único órgão, como a pele, ou envolver simultaneamente vários sistemas orgânicos.

CAUSAS DE ANGIITE-VASCULITE*

- Periarterite nodosa.
- Angiite alérgica.
- Granulomatose angeítica.
- Arterite das colagenoses: artrite reumatoide, lúpus eritematoso disseminado, febre reumática, polimiosite, dermatomiosite, esclerodermia.
- Arterite temporal.
- Tromboangiite obliterante.
- Doença de Takayasu.
- Infecções: sífilis, febre tifoide, riquetsioses, tuberculose.
- Vacinação contra coqueluche.
- Inespecífica, sem causa aparente.

Pode ser sintoma de:
- Periarterite nodosa.
- Angiite alérgica: síndrome de Henoch-Schönlein, alergide cutâneo nodular de Gougerot, arteriolite *cutis* alérgica.

* Cefaleia e perda súbita da visão em idosos. Considerar arterite temporal.

24

Angiite (Arterite – Vasculite)

- Granulomatose angiítica: síndrome de Loeffler.
- Arterite das colagenoses: síndrome simuladora de periarterite nodosa (espontânea, induzida por corticoides, síndrome hidrazínica), dermatomiosite infantil.
- Arterite temporal (formas generalizadas): craniana, muscular, arco aórtico.

Síndromes possivelmente relacionadas com:
- Periarterite nodosa: arterite da hipertensão pulmonar; síndrome pós-operatória de coarctação da aorta.
- Angiite alérgica: alveolite necrosante; síndrome de Goodpasture.
- Granulomatose angiítica: granulomatose de Wegener; granuloma letal da linha média; pseudotumor da órbita; síndrome de Cogan.
- Arterite temporal: polimialgia reumática.

Bibliografia

Amâncio A. Causas de... um guia de diagnóstico diferencial. 2ª ed. Rio de Janeiro: Atheneu, 1988.

Cotran RS, Schoen FJ. Vasos Sanguíneos. *In:* Cotran RS, Kumar V, Collins T. Robbins: Patologia estrutural e Funcional. 6ª ed. Rio de Janeiro: Guanabara Koogan, 2000.

Fauci AS. As Síndromes de Vasculite. *In:* Braunwald E, Fauci AS, Kasper DL, Hauser SL, Longo DL, Jameson J. Harrison: Medicina Interna. 15ª ed. Rio de Janeiro: Mcgraw-Hill, 2002.

Lippincott Willians & Wilkins. Manual de sinais e sintomas. 4ª ed. São Paulo: Gen/Roca, 2012.

12. ARTRITE

Sylvia Lemos Hinrichsen
Denise Temoteo da Rocha

DEFINIÇÃO

Artrite é um processo inflamatório que se manifesta nas articulações, tendo como consequência alguns sinais clínicos, como "inchaço" nas articulações, rigidez e dor, decorrentes de lesões articulares.

A artrite acomete as grandes articulações, principalmente pulsos, cotovelos, joelhos e tornozelos. O acometimento dos quadris é menos frequente, o das pequenas articulações dos pés e mãos ocorre raramente, e o da coluna quase nunca.

Os sinais objetivos estão limitados a calor e edema leve, mas a dor pode ser extrema, especialmente com movimentos ou pressão.

Caracteristicamente, uma articulação é afetada por 2 a 3 dias e, então, a inflamação migra para outra região, embora frequentemente duas ou mais articulações sejam simultaneamente acometidas com a mesma intensidade. Ocasionalmente, os sintomas importantes serão uniarticulares, algumas vezes sugerindo artrite séptica ou traumática.

CAUSAS DE ARTRITE

- **Doenças reumáticas:**
  - **Inflamatórias:** febre reumática, artrite reumatoide, artrite psoriática, artrite reumatoide juvenil, artrite reumatoide com hiperesplenismo, síndrome de Sjögren, espondilite ancilosante, hidrartrose intermitente, reumatismo palindrômico.
  - **Infecciosas:** gonocócica, meningocócica, brucelose, sífilis, febre de Haverhill, salmonelose, shigelose, estafilococcias, estreptococcias, tuberculose, pneumococcia, linfogranuloma venéreo, rubéola, caxumba, mononucleose infecciosa, hepatite, influenza, sarampo, varicela, *sodoku*, triquinose, coccidiomicose, maduromicose, histoplasmose, blastomicose, criptococose, actinomicose, esporotricose.
  - **Degenerativas:** osteoartrite, osteocondrose, síndromes do disco intervertebral.
- **Doenças com aspectos reumáticos:**
  - **Colagenoses:** dermatomiosite, periarterite nodosa, lúpus eritematoso disseminado, esclerodermia.
  - **Hipersensibilidade a soro e drogas/medicamentos.**
  - **Traumatismos:** síndromes posturais, artropatia traumática.
  - **Artropatias associadas:** eritema multiforme, eritema nodoso, púrpura de *Henoch*, síndrome de Reiter, alcaptonúria, gota, acromegalia, hiperparatireoidismo, mixedema, menopausa, osteoporose, hemofilia, leucemia, osteoartropatia pulmonar hipertrófica, sarcoidose, neuropatias, distrofias reflexas, psiconeuroses, neoplasia articular ou periarticular (hemangioma, osteocondroma, sarcoma sinovial, sinovite

vilonodular pigmentada), osteocondrodistrofias, hipogamaglobulinemia, carcinoide, hipergamaglobulinemia na cirrose das moças de Kunkel, anemia das células falciformes, doença de Hodgkin, uso de hidralazina, uremia, diabetes, retocolite ulcerativa, porfiria, síndrome de Behçet, doença de Raynaud, síndrome pós-cardiotomia, pênfigo foliáceo, doença de Whipple, mieloma múltiplo, síndrome de Costen.

- **Condições para-articulares:** bursite, fascite, fibrosite, miosite, neurite, periartrite, tendinite, tenossinovite, paniculite, fratura, ruptura de meniscos, artralgia postural, síndrome do vértice torácico, pseudorreumatismo esteróideo.

Bibliografia

Amâncio A. Causas de... um guia de diagnóstico diferencial. 2ª ed. Rio de Janeiro: Atheneu, 1988.

Brandt KD. Osteoartrite. *In:* Braunwald E, Fauci AS, Kasper DL, Hauser SL, Longo DL, Jameson J. Harrison: Medicina Interna. 15ª ed. Rio de Janeiro: McGraw-Hill, 2002.

Lippincott Willians & Wilkins. Manual de sinais e sintomas. 4ª ed. São Paulo: Gen/Roca, 2012.

Neutze JM. Febre Reumática. *In:* Weatherall DJ, Ledingham JGG, Warrell DA. Oxford: Tratado de Medicina Interna. 2ª ed. São Paulo: Roca, 1992.

Rosenberg A. Ossos, Articulações e Tumores de Partes Moles. *In:* Cotran RS, Kumar V, Collins T. Robbins: Patologia Estrutural e Funcional. 6ª ed. Rio de Janeiro: Guanabara Koogan, 2000.

Spence AP. Articulações. *In:* Spence AP. Anatomia Humana Básica. 2ª ed. São Paulo: Manole, 1991.

13. ASCITE

Sylvia Lemos Hinrichsen
Denise Temoteo da Rocha

DEFINIÇÃO

Ascite é o acúmulo de líquido na cavidade peritoneal além do volume fisiologicamente encontrado (25 a 50mL).

Embora mais frequentemente encontrada nos pacientes com cirrose e outras formas de doença hepática grave, muitos outros distúrbios podem levar à ascite transudativa ou exsudativa.

Causas de gradiente elevado ("transudado"), caracterizado por fluido inflamatório com até 3ng/mL de proteína e baixa celularidade:

- Cirrose: 81% (de etiologia: alcoólica, 65%; viral, 10%, criptogênica, 6%).
- Insuficiência cardíaca: 3%.
- Síndrome de Budd-Chiari ou doença venoclusiva.
- Pericardite constritiva.

Causas de gradiente baixo ("exsudato"), caracterizado por derramamento de células inflamatórias e proteínas em grau significativo:

- Carcinomatose peritoneal primária e metástases: 10%.
- Tuberculose: 2%.
- Pancreatite: 1%.
- Serosite.
- Síndrome nefrótica.

Na diferenciação do aspecto do líquido ascítico é importante notar que:

- **Transudato:** é translúcido, incoagulável, com densidade entre 1,005 e 1,015 e conteúdo proteico que não excede 2,5g/100mL, sendo a albumina seu principal constituinte.
- **Exsudato:** é turvo e opaco, com densidade superior a 1,015, tendo concentração proteica e de colesterol relativamente elevada. A celularidade é abundante, representada até mesmo por células neoplásicas, quando for o caso.

CAUSAS DE ASCITE

- **Infecção peritoneal:** peritonite secundária à ruptura de víscera oca, tuberculose, cisto hidático.

28 Ascite

- **Obstrução da veia portal:**
  - **Doença hepática:** cirrose nutricional e pós-necrótica, *hepar lobatum*, hepatoma, hemocromatose, doença de Wilson, fasciolopsíase, amiloidose secundária.
  - **Trombose:** pileflebite, invasão neoplásica, doenças crônicas prolongadas.
  - **Compressão extrínseca:** adenomegalias (linfomas, tuberculose, sarcoidose, metástases e leucemias), tumores de órgãos próximos, aneurisma da artéria hepática.
- **Obstrução da veia cava inferior acima das veias hepáticas:** trombose, tumores mediastínicos, mediastinite crônica.
- **Doença cardíaca com hipertensão venosa:** insuficiência ventricular direita, pericardite constritiva, estenose tricúspide.
- **Obstrução linfática (ascite quilosa):** traumatismo abdominal, traumatismo torácico, filariose, obstrução linfática maligna.
- **Neoplasias peritoneais:** carcinomatose metastática, mesotelioma peritoneal, sarcoma peritoneal.
- **Peritonite biliar.**
- **Hemoperitônio:** carcinomatose, tuberculose, hipertensão porta, aderências vasculares em fígado cirrótico, traumatismo, rotura de víscera maciça.
- **Outras:** síndrome nefrótica, lúpus eritematoso disseminado, mixedema, beribéri, síndrome de Meigs, síndrome de Budd-Chiari, polisserosite, pseudomixoma peritoneal, febre mediterrânea familiar, "ascite pancreática" (pancreatite aguda, pancreatite crônica, câncer pancreático).

Bibliografia

Amâncio A. Causas de... um guia de diagnóstico diferencial. 2ª ed. Rio de Janeiro: Atheneu, 1988.

Braundwald E, Fauci AS, Kasper DL et al. Medicina Interna de Harrison. 18ª ed. Vol I/II. São Paulo: McGraw Hill/Artmed, 2013.

Chung RT, Podolsky DK. Cirrose e suas complicações. *In:* Braunwald E, Fauci AS, Kasper DL, Hauser SL, Longo DL, Jameson J. Harrison: Medicina Interna. 15ª ed. Rio de Janeiro: McGraw-Hill, 2002.

Filgueira NA, Figueiredo EAP. Ascite. *In:* Filgueira NA. et al. Condutas em Clínica Médica. 4ª ed. Rio de Janeiro: Guanabara Koogan, 2007.

Gines P, Cardenas A, Arroyo V, Rodés J. Management of cirrhosis and ascites. N Engl J Med, 2004.

Moore KP, Wong F, Gines P, Bernardi M, Ochs A, Salerno F, Angeli P, Porayko M, Moreau R, Garcia-Tsao G, Jimenez W, Planas R, Arroyo V. The management of ascites in cirrhosis: report on the consensus conference of the International Ascites Club. Hepatology, 2003.

Runyon BA, Montano AA, Akriviadis EA, Antillon MR, Irving MA, McHutchison JG. The serum-ascites albumin gradient is superior to the exudate-transudate concept in the differential diagnosis of ascites. Ann Intern Med, 1992.

Warrell DA, Cox TN, Firth JD, Benz ED. Oxford textbook of medicine. Oxford: Oxford University Press, 2003.

14. ASTERIXE (*FLAPPING*)

Sylvia Lemos Hinrichsen
Denise Temoteo da Rocha

DEFINIÇÃO

Asterixe é um movimento rápido, de amplitude variável, que ocorre nos segmentos distais. Descreve um movimento abrupto involuntário, anormal, irregular, distal, mais bem produzido com os braços estirados, mãos pronadas e dedos estendidos. Em casos graves, aproxima-se da mioclonia.

É um tipo peculiar de tremor de atitude. O movimento lembra o bater de asas de pássaro em voo lento (*flapping/*tremor de Adams e Foley), cujos batimentos são lentos e irregulares, porém síncronos.

Esse tipo de tremor, também conhecido pela denominação *asterixe* (do grego *sterigma*: incapacidade em manter uma postura fixa), acarreta a flexão parcial transitória e repetitiva dos pulsos durante a tentativa de mantê-los estendidos.

O asterixe pode estar associado a tremor postural, porém é mais adequadamente considerado uma forma de mioclonia do que um tremor, estando quase sempre presente após o aparecimento da turvação da consciência.

CAUSAS DE ASTERIXE (*FLAPPING*)

Insuficiência hepática grave	Policitemia com insuficiência cardíaca
Insuficiência renal	congestiva
Insuficiência pulmonar	Hipopotassemia
Cor pulmonale	Bromismo
Síndrome de má assimilação	Doença de Wilson
Hipomagnesemia	Hipertireoidismo
	Uso de difenilidantoína

Bibliografia

Amâncio A. Causas de... um guia de diagnóstico diferencial. 2ª ed. Rio de Janeiro: Atheneu, 1988.

Greenberg DA, Aminoff MJ, Simon RP. Distúrbios dos Movimentos. *In:* Greenberg DA, Aminoff MJ, Simon RP. Neurologia Clínica. 5ª ed. Porto Alegre: Artmed, 2005.

Lippincott Willians & Wilkins. Manual de sinais e sintomas. 4ª ed. São Paulo: Gen/Roca, 2012.

Olney RK, Aminoff MJ. Fraqueza, Mialgias, Distúrbios do Movimento e Desequilíbrio. *In:* Braunwald E, Fauci AS, Kasper DL, Hauser SL, Longo DL, Jameson J. Harrison: Medicina Interna. 15ª ed. Rio de Janeiro: McGraw-Hill, 2002.

Plum F. Alterações Persistentes da Consciência. *In:* Wyngaarden JB, Smith LH, Bennett JC. Cecil – Tratado de Medicina Interna. 19ª ed. Rio de Janeiro: Guanabara Koogan, 1993.

Porto CC. Exame Físico Geral. *In:* Porto CC. Exame Clínico – Bases para a Prática Médica. 5ª ed. Rio de Janeiro: Guanabara Koogan, 2004.

Raskin NH. Doenças Renais. *In:* Rowland LP. Merritt – Tratado de Neurologia. 10ª ed. Rio de Janeiro: Guanabara Koogan, 2002.

Sanvito WL. Movimentos Involuntários Anormais. *In:* Sanvito WL. Propedêutica Neurológica Básica. 7ª ed. São Paulo: Atheneu, 2003.

15. ATRITO

Sylvia Lemos Hinrichsen
Denise Temoteo da Rocha

DEFINIÇÃO

Em física, *atrito* é uma força natural que atua apenas quando um objeto está em contato mecânico com outro, sendo ambos microscópica ou macroscopicamente ásperos.

O atrito pericárdico é um ruído provocado pelo roçar dos folhetos pericárdicos quando deixam de ser lisos e levemente umedecidos, o que permite que eles deslizem um sobre o outro sem provocar de qualquer vibração.

A caracterização semiológica do atrito, necessária para diferenciá-lo de sopros e estalidos, compreende os seguintes elementos: o atrito pericárdico não coincide exatamente com nenhuma fase do ciclo cardíaco e pode ser ouvido tanto na sístole quanto na diástole. Não mantém relação fixa com as bulhas e, às vezes, dá a sensação de que é independente dos ruídos produzidos no coração. Habitualmente é contínuo, com reforço sistólico. Em algumas ocasiões se restringe à sístole.

Em condições normais, os folhetos visceral e parietal da pleura deslizam um sobre o outro, durante os movimentos respiratórios, sem produzir qualquer ruído.

Nos casos de pleurite, por se recobrirem de exsudato, pode ser produzido um ruído irregular, descontínuo, mais intenso na inspiração, com frequência comparado ao ranger de couro atritado, que recebe a denominação de *atrito pleural*, o qual representa um som de duração maior e frequência baixa, de tonalidade grave, difícil de ser distinguido dos estertores. Devido à sua proximidade com a pele, o atrito pleural pode ser percebido pelo tato, fenômeno ao qual se denomina frêmito pleural.

CAUSAS DE ATRITO

- **Precordial:** pericardite, hipertireoidismo, embolia pulmonar próxima do pericárdio.
- **Esplênico:** anemia de células falciformes.
- **Peritoneal:** peritonite fibrinosa.
- **Hepático:** câncer do fígado, linfoma hepático, goma hepática, abscesso piogênico, hepatite por vírus, cirrose nutricional, serosite peri-hepática lúpica, poliarterite, colecistite aguda, peritonite gonocócica, peritonite tuberculosa.

Bibliografia

Amâncio A. Causas de... um guia de diagnóstico diferencial. 2ª ed. Rio de Janeiro: Atheneu, 1988:279.

Lippincott Willians & Wilkins. Manual de sinais e sintomas. 4ª ed. São Paulo: Gen/Roca, 2012.

Porto CC. Tórax. *In:* Porto CC. Exame Clínico – Bases para a Prática Médica. 5ª ed. Rio de Janeiro: Guanabara Koogan, 2004.

16. BOCA SECA/XEROSTOMIA

Sylvia Lemos Hinrichsen
Denise Temoteo da Rocha

DEFINIÇÃO

A xerostomia (boca seca ou secura da boca) é um sintoma relacionado à disfunção das glândulas salivares (falta de saliva) que causa dificuldades em falar ou comer, podendo levar a halitose (mau hálito), cáries dentárias e processos infecciosos na mucosa oral.

Resulta, na verdade, de doenças locais ou sistêmicas, do uso de drogas/medicamentos e da radioterapia, caracterizada clinicamente pela secura da boca e da garganta, queimor da língua, alterações do gosto e dificuldades de deglutição.

CAUSAS DE BOCA SECA/XEROSTOMIA

Alterações locais	Condições sistêmicas
Faladores permanentes	Desidratação
Respiração pela boca, incluindo obstrução nasal	Síndrome de Plummer-Vinson
Prótese dentária nova	Depleção de sódio
Estomatite nicotínica	Leucemia crônica linfocítica (quando inclui as glândulas salivares)
	Hipercalcemia
Uso de drogas/medicamentos	Diabetes melito
	Hipovitaminose A e B
Atropina e anticolinérgicos	Anemia perniciosa
Dibenzilina	Sarcoidose
Metildopa	Síndrome de Sjögren
Anorexígenos	Intoxicação pelo zinco
	Caxumba
	Nefrites crônicas
	Alergia

Bibliografia

Amâncio A. Causas de... um guia de diagnóstico diferencial. 2ª ed. Rio de Janeiro: Atheneu, 1988.

Andrade MO. Doenças do Armazenamento de Ferro. *In:* Dani R, Castro LP. Gastroenterologia Clínica. 3ª ed. Rio de Janeiro: Guanabara Koogan, 1993.

Braundwald E, Fauci AS, Kasper DL et al. Medicina Interna de Harrison. 18ª ed. Vol I/II. São Paulo: McGraw Hill/Artmed, 2013.

Daniels TE. Doenças da Boca e das Glândulas Salivares. *In:* Wyngaarden JB, Smith LH, Bennett JC. Cecil: Tratado de Medicina Interna. 19ª ed. Rio de Janeiro: Guanabara Koogan, 1993.

Lalwani AK, Snow JB Jr. Distúrbios do Olfato, da Gustação e da Audição. *In:* Braunwald E, Fauci AS, Kasper DL, Hauser SL, Longo DL, Jameson J. Harrison: Medicina Interna. 15ª ed. Rio de Janeiro: McGraw-Hill, 2002.

17. CÂIMBRAS

Sylvia Lemos Hinrichsen
Denise Temoteo da Rocha

DEFINIÇÃO

Câimbras são espasmos musculares dolorosos, de início súbito, involuntários, de curta duração (segundos a minutos), localizados e caracterizados por um endurecimento visível ou palpável do músculo, o que costuma ocorrer em resposta a uma forte contração de um músculo já encurtado. São aliviados por manobras que produzem o estiramento do músculo acometido ou espontaneamente.

As causas das câimbras não são conhecidas, porém estão frequentemente associadas à fadiga e à privação de sal.

As câimbras noturnas causam tipicamente uma flexão vigorosa do tornozelo e dos artelhos, mas podem atingir praticamente todos os músculos voluntários.

Uma câimbra se inicia normalmente por fasciculações, que são seguidas por rigidez muscular e com nós, enquanto a contração involuntária diminui e aumenta de intensidade alternadamente, passando de uma parte do músculo para outra.

As câimbras musculares geralmente acompanham os distúrbios neurogênicos, em especial a doença do neurônio motor, as radiculopatias e as polineuropatias, sendo uma queixa frequente em pacientes com esclerose lateral amiotrófica.

Trabalhadores que suam profusamente e consomem água sem uma ingesta concomitante e adequada de sal podem experimentar câimbras musculares cruciantes, que são mais comuns em homens aclimatizados e fisicamente saudáveis, capazes de suar abundantemente. As câimbras tendem a comprometer a musculatura mantida durante o trabalho e frequentemente só se manifestam após o indivíduo ter cessado o esforço físico. O resfriamento muscular durante um banho frio pode precipitar a "crise".

As câimbras são frequentes durante exercícios físicos intensos em pessoas sem condicionamento adequado. Em idosos não é comum a queixa de câimbras noturnas, aparentemente sem uma causa bem definida. Nesses casos é importante avaliar com cuidado a possibilidade de baixa ingestão de alimentos que contenham potássio ou uso de diuréticos. Um tipo especial são as câimbras profissionais, denominadas de acordo com a profissão do paciente: pianistas, escritores, digitadores.

CAUSAS DE CÂIMBRAS

- **Carência de sódio:** sudorese excessiva, exercício físico exagerado, pessoas cardíacas com dieta hipossódica prolongada, pielonefrite crônica com dieta hipossódica.
- **Câimbra profissional:** de tipistas/digitadores, escritores, telegrafistas, pianistas e alfaiates.

34 Câimbras

- **Condições endocrinológicas:** mixedema, hipoparatireoidismo, lactação, gravidez, acromegalia, diabetes melito.
- **Condições metabólicas:** gota (aumento de ácido úrico), alcalose metabólica, uremia, hipocalcemia, síndrome de McArdle (ausência hereditária de fosforilase muscular), beribéri.
- **Infecções:** febres agudas, tétano, cólera, malária por *Plasmodium falciparum*, síndrome de Guillain-Barré.
- **Outras:** aterosclerose (principalmente a periférica), histeria, hiperventilação, neuropatia alcoólica, distrofia muscular progressiva do tipo infantil, síndrome do homem rígido, hemocromatose, esclerose múltipla, doença de Takayasu, idiopática, intoxicação (por clorofórmio, chumbo, ergotina e estricnina).

Bibliografia

Amâncio A. Causas de... um guia de diagnóstico diferencial. 2ª ed. Rio de Janeiro: Atheneu, 1988.

Braundwald E, Fauci AS, Kasper DL et al. Medicina Interna de Harrison. 18ª ed. Vol I/II. São Paulo: McGraw Hill/Artmed, 2013.

Knochel JP. Distúrbios Causados pelo Calor e pelo Frio. *In:* Wyngaarden JB, Smith LH, Bennett JC. Cecil – Tratado de Medicina Interna. 19ª ed. Rio de Janeiro: Guanabara Koogan, 1993.

Layzer BR, Rowland LP. Câimbras musculares e rigidez muscular. *In:* Rowland LP. Merritt – Tratado de Neurologia. 10ª ed. Rio de Janeiro: Guanabara Koogan, 2002.

Lippincott Willians & Wilkins. Manual de sinais e sintomas. 4ª ed. São Paulo: Gen/Roca, 2012.

Mendell JR. Avaliação do paciente com doença muscular. *In:* Braunwald E, Fauci AS, Kasper DL, Hauser SL, Longo DL, Jameson J. Harrison – Medicina Interna. 15ª ed. Rio de Janeiro: McGraw-Hill, 2002.

Olney KR, Aminoff MJ. Fraqueza, Mialgias, Distúrbios do Movimento e Desequilíbrio. *In:* Braunwald E, Fauci AS, Kasper DL, Hauser SL, Longo DL, Jameson J. Harrison – Medicina Interna. 15ª ed. Rio de Janeiro: McGraw-Hill, 2002.

Porto CC. Sinais e Sintomas. *In:* Porto CC. Exame Clínico – Bases para a Prática Médica. 5ª ed. Rio de Janeiro: Guanabara Koogan, 2004.

Sanvito WL. Movimentos Involuntários Anormais. *In:* Sanvito WL. Propedêutica Neurológica Básica. 7ª ed. São Paulo: Atheneu, 2003.

18. CALCIFICAÇÕES

Sylvia Lemos Hinrichsen
Denise Temoteo da Rocha

DEFINIÇÃO

A calcificação patológica significa o depósito anormal de sais de cálcio juntamente com quantidades menores de ferro, magnésio e outros sais minerais.

Trata-se de um processo comum que ocorre em uma variedade de distúrbios, em geral demonstrada pela radiologia.

Existem dois tipos de apresentação:

Calcificação distrófica

Encontrada em áreas de necrose, sejam do tipo coagulativo, caseoso ou liquefativo, e em focos de necrose enzimática da gordura. A calcificação é quase inevitável nos ateromas de aterosclerose avançada. Também se desenvolve comumente nas valvas cardíacas envelhecidas ou danificadas, prejudicando ainda mais sua função. Onde ocorrer o depósito, os sais de cálcio aparecerão macroscopicamente como grânulos ou grumos finos brancos, muitas vezes palpáveis como depósitos arenosos.

Calcificação metastática

Pode ocorrer em tecidos normais sempre que há hipercalcemia, que também acentua a calcificação distrófica. Há quatro causas principais no grupo de pacientes que apresentam hipercalcemia: (1) aumento da secreção de paratormônio (PTH) com subsequente reabsorção óssea, como no hiperparatireoidismo devido a tumores paratireóideos e secreção ectópica de PTH por tumores malignos; (2) destruição de tecido ósseo, que ocorre com tumores primários da medula óssea (p. ex., mieloma múltiplo, leucemia) ou metástases esqueléticas difusas (p. ex., câncer de mama), *turnover* ósseo acelerado (p. ex., doença de Paget) ou imobilização; (3) distúrbios relacionados à vitamina D, incluindo intoxicação por vitamina, sarcoidose (na qual macrófagos ativam um precursor da vitamina D) e hipercalcemia idiopática da lactância (síndrome de Williams), caracterizada por sensibilidade anormal à vitamina D; e (4) insuficiência renal, que causa retenção de fosfato, levando ao hiperparatireoidismo secundário. Causas menos comuns incluem intoxicação por alumínio, que ocorre em pacientes sob diálise renal crônica, e síndrome do leite-álcali, que resulta da ingestão excessiva de cálcio e antiácidos absorvíveis, como o leite ou o carbonato de cálcio.

CAUSAS DE CALCIFICAÇÕES

- **Fígado:** cisto hidático, hemangioma, tuberculoma, litíase intra-hepática, *hepar lobatum*, abscesso hepático curado, metástases calcificadas.
- **Pâncreas:** pancreatite crônica, pseudocisto pancreático, diabetes melito.
- **Baço:** tuberculose esplênica.
- **Pulmões:** raquitismo renal, histoplasmose, hamartoma, metástase de tumor ósseo, metástase de tumor tireoidiano, tuberculose.
- **Rins:**
  - **Nefrocalcinose:** difusa, geralmente bilateral: hiperparatireoidismo, acidose tubular renal, pielonefrite crônica, síndrome de Burnett, hipercalciúrias, glomerulonefrite crônica, hiperoxalúria primária, rim esponjoso medular, idiopática, necrose cortical aguda, sarcoidose, síndrome de Cushing, mieloma múltiplo, osteoporose grave, osteomielite, metástases (principalmente de mama e linfomas), hipervitaminose D, leucemia mieloide, sarcoma, hipertireoidismo.
  - **Localizadas:** tuberculose, tumores (carcinoma de células renais), cistos, infarto renal e litíase.
- **Intracranianas:**
  - **Normais:** pineal, plexo coroide, dura-máter, ligamento petroclinóideo, gânglios basais.
  - **Anormais:** doença de Sturge-Weber, hipoparatireoidismo, esclerose tuberosa, toxoplasmose.
- **Pele e músculos:** pseudoxantoma elástico, esclerodermia, síndrome de Werner, dermatomiosite, hiperparatireoidismo, hipoparatireoidismo, pseudo-hipoparatireoidismo, miosite ossificante, ocronose, síndrome de Harrison e McNee, calcifiláxis, macroglobulinemia com amiloidose.
- **Outras:**
  - **Estômago:** uso prolongado de pós de cálcio e magnésio, hiperparatireoidismo, mixoma.
  - **Coração:** pericardite constritiva, válvula mitral reumática.
  - **Tireoide:** bócio nodular antigo, carcinoma papilífero.
  - **Disco invertebral:** ocronose.
  - **Cartilagens, incluindo orelha (laringe e traqueia):** sarcoidose, ocronose, hiperparatireoidismo, acromegalia, doença de Addison, hipopituitarismo, diabetes melito, pseudo-hipoparatireoidismo, ceratose senil, hipertireoidismo, nanismo distrófico, condromalacia sistêmica de Meyenburg, gota, traumática, pós-infecciosa.
  - **Genital:** fibromioma uterino, carcinoma de ovário.
- **Outras:** tumor argentafínico do apêndice, fibroma do antro maxilar, retinoblastoma, sarcoma osteoblástico, hipertrofia prostática, hematoma calcificado, calcificações do epíplon, flebólito (pelve, baço, veias das pernas e hemangiomas).

Bibliografia

Amâncio A. Causas de... um guia de diagnóstico diferencial. 2ª ed. Rio de Janeiro: Atheneu, 1988.

Cotran RS, Kumar V, Collins T. Patologia Celular II: Adaptações, Acúmulos Intracelulares e Envelhecimento Celular. *In:* Cotran RS, Kumar V, Collins T. Robbins: Patologia Estrutural e Funcional. 6ª ed. Rio de Janeiro: Guanabara Koogan, 2000.

Lippincott Williams & Wilkins. Manual de sinais e sintomas. 4ª ed. São Paulo: Gen/Roca, 2012.

Wormsley KG. Doenças do Pâncreas. *In:* Weatherall DJ, Ledingham JGG, Warrell DA. Oxford: Tratado de Medicina Interna. 2ª ed. São Paulo: Roca, 1992.

19. CÂNCER (NEOPLASIA)

Sylvia Lemos Hinrichsen
Denise Temoteo da Rocha

DEFINIÇÃO

O termo *neoplasia* significa literalmente "crescimento novo", e esse novo crescimento é um *neoplasma*.

A palavra *tumor* foi originalmente associada ao intumescimento causado pela inflamação, e as neoplasias também podem induzir os intumescimentos.

A neoplasia é uma massa anormal de tecidos cujo crescimento excede aquele dos tecidos normais e não está coordenado com ele, persistindo da mesma maneira excessiva após o término do estímulo que induziu a alteração. A essa caracterização pode ser acrescentado que a massa anormal é predadora do hospedeiro, praticamente autônoma e que compete com as células e tecidos normais quanto ao suprimento de energia e substrato nutricional.

A palavra *câncer* é o termo comum utilizado para se referir a todos os tumores malignos. Embora as origens antigas desse termo sejam um tanto incertas, provavelmente deriva do latim *caranguejo*, *câncer*, presumivelmente pelo fato de um câncer "aderir a qualquer parte e se agarrar de modo obstinado, como um caranguejo".

Todos os cânceres têm um padrão de crescimento desenfreado e propensão a se desprender e enviar metástases. A maioria dos eventos que levam ao fenótipo do câncer está sob controle genético.

Duas características típicas definem um câncer: o crescimento celular não regulado por sinais externos (autônomo) e a capacidade de invadir tecidos e enviar metástases para colonizar locais distantes.

Embora algumas formas de câncer sejam hereditárias, a maioria das mutações ocorre em células somáticas e é causada por erros intrínsecos na replicação do DNA ou induzida por exposição a determinado carcinógeno. A ocorrência de uma única lesão genética não costuma ser suficiente para induzir a transformação neoplásica de uma célula. O fenômeno maligno só é adquirido depois de várias mutações (5 a 10), resultando em desarranjos numa variedade de produtos gênicos. Cada alteração genética pode causar alterações fenotípicas que se caracterizam pela progressão, nos tecidos epiteliais, de hiperplasia para adenoma, displasia, carcinoma *in situ* e, por fim, carcinoma invasivo. As células desenvolveram mecanismos para resistir à transformação neoplásica.

O câncer é mais comum nos tecidos de *turnover* rápido, sobretudo aqueles expostos a carcinógenos ambientais e cuja proliferação é regulada por hormônios.

A neoplasia pode ser benigna ou maligna. Se houver invasão, a segunda característica fundamental do câncer, a neoplasia é maligna.

38

Em geral, os tumores benignos são designados pelo sufixo *oma* acrescentado ao nome da célula de origem. Em geral, os tumores de células mesenquimatosas seguem essa regra. O termo *adenoma* é aplicado à neoplasia epitelial benigna, que forma padrões glandulares, bem como aos tumores derivados de glândulas, mas que não necessariamente reproduzem padrões glandulares.

A nomenclatura dos tumores malignos segue essencialmente o mesmo esquema utilizado para as neoplasias benignas, com alguns acréscimos. Os tumores malignos que surgem no tecido mesenquimatoso são geralmente denominados sarcomas (do grego *sar* = carnoso). As neoplasias malignas que se originam de células epiteliais, derivadas de qualquer uma das três camadas germinativas, são denominadas *carcinomas.*

CAUSAS DE MANIFESTAÇÕES PARANEOPLÁSICAS – SUSPEITAS DE CÂNCER

- **Neurológicas:** neuropatia periférica, neuropatia motora proximal, atrofia cerebelar subaguda, encefalopatia (incluindo a leucoencefalopatia multifocal progressiva), síndrome do neurônio motor.
- **Musculoesqueléticas:** dermatomiosite, esclerodermia, síndrome miastênica, osteoartropatia hipertrófica, hipocratismo digital, síndrome de Werner (sarcomas e meningeomas), osteomalacia.
- **Oculares:** retinopatia disórica.
- **Cutâneas:** acantose *nigricans*, amiloidose cutânea, verruga seborreica, *linea fusca*, ictiose, tilose, dermatomiosite, penfigoide, retículo-histiocitose multicêntrica.
- **Endócrinas:** mixedema, síndrome de Cushing (câncer de pulmão, timo, pâncreas, tireoide, feocromocitoma, carcinoide brônquico), hiperaldosteronismo, ginecomastia, puberdade precoce (hepatoblastoma em criança), hipertireoidismo (carcinoma embrionário de testículo, mola hidatiforme, coriocarcinoma), secreção inadequada de ADH.
- **Hematológicas:** anemia eritroblástica, eosinofilia, afibrinemia, eritrocitemia (hemangioblastoma cerebelar, rim, útero, hepatoma), anemia hemolítica, trombocitose.
- **Cardiovasculares:** flebite migratória e múltipla, endocardite trombótica não infecciosa.
- **Metabólicas:** disproteinemias, paraproteinemias, hipercalcemia (pulmão, rins e mamas), hipocalcemia, alcalose, hipoglicemia (tumores mesodérmicos), hiponatremia (pulmão).

Bibliografia

Amâncio A. Causas de... um guia de diagnóstico diferencial. 2ª ed. Rio de Janeiro: Atheneu, 1988.

Braundwald E, Fauci AS, Kasper DL et al. Medicina Interna de Harrison. 18ª ed. Vol I/II. São Paulo: McGraw Hill/Artmed, 2013.

Cotran RS, Kumar V, Collins T. Neoplasia. *In:* Cotran RS, Kumar V, Collins T. Patologia Estrutural e Funcional. 6ª ed. Rio de Janeiro: Guanabara Koogan, 2000.

Desch CE. Etiologia do Câncer: Oncogenes e Fatores Ambientais/Tóxicos. *In:* Andreoli TE, Carpenter CCJ, Griggs RC, Loscalzo J. Cecil – Medicina Interna Básica. 5ª ed. Rio de Janeiro: Guanabara Koogan, 2002.

Fenton RG, Longo DL. Biologia Celular do Câncer. *In:* Braunwald E, Fauci AS, Kasper DL, Hauser SL, Longo DL, Jameson J. Harrison Medicina Interna. 15ª ed. Rio de Janeiro: McGraw-Hill, 2002.

Longo DL. Distúrbios Neoplásicos. *In:* Braunwald E, Fauci AS, Kasper DL, Hauser SL, Longo DL, Jameson J. Harrison – Medicina Interna. 15ª ed. Rio de Janeiro: McGraw-Hill, 2002.

20. CATARATAS

Sylvia Lemos Hinrichsen
Denise Temoteo da Rocha

DEFINIÇÃO

Cataratas são opacidades do cristalino que constituem uma causa importante de perda visual e cegueira.

Consistem em uma turvação do cristalino suficiente para diminuir a visão. A maior parte da catarata se desenvolve lentamente em consequência do envelhecimento, levando ao comprometimento gradual da visão.

As cataratas são descritas de acordo com sua localização – nuclear (profunda no cristalino), cortical (mais superficial) e subcapsular (logo abaixo da cápsula) – e, de acordo com o grau de opacidade, poderão receber a denominação de incipiente, madura ou hipermadura.

Podem ser classificadas em:

- **Catarata congênita** – presente ao nascimento.
- **Catarata secundária** – aparece secundariamente, devido a fatores variados, tanto oculares (uveítes, tumores malignos intraoculares, glaucoma, descolamento de retina, alta miopia, pseudoesfoliação) como sistêmicos (traumatismos – físicos ou elétricos); doenças endócrinas – diabetes melito, hipoparatireoidismo, galactosemia, hipocalcemia, hipertireoidismo, doenças renais; causas tóxicas – corticoides tópicos e sistêmicos, cobre e ferro mióticos; exposição a radiações actínicas – infravermelho, raios X; substâncias tóxicas – nicotina; cirurgia intraocular prévia – fístula antiglaucomatosa, vitrectomia posterior; fatores nutricionais – desnutrição; infecção durante a gravidez – toxoplasmose, rubéola.
- **Catarata senil** – opacidade do cristalino em consequência de alterações bioquímicas relacionadas à idade.

Aproximadamente 85% das cataratas são classificadas como senis, com maior incidência na população acima de 50 anos. Nesses casos não é considerada uma doença, mas um processo normal de envelhecimento.

CAUSAS DE CATARATAS

- **Condições endócrinas e metabólicas:**
  - Diabetes melito.
  - Hipoparatireoidismo.
  - Doença de Wilson.
  - Galactosemia.

- **Condições musculoesqueléticas:**
  - Miotonia distrófica.
  - Miotonia atrófica.
  - Síndrome de Werner.
  - Osteopetrose.
- **Outras condições**
  - Mongolismo.
  - Síndrome de Marfan.
  - Síndrome de Lowe.
  - Nefrite hereditária.
  - Doença de Takayasu.
  - Síndrome de má assimilação.
  - Doença de irradiação.
  - Uso de triparanol.
  - Uso de antimaláricos.
  - Síndrome de Marinesco-Sjögren.

Bibliografia

Amâncio A. Causas de... um guia de diagnóstico diferencial. 2ª ed. Rio de Janeiro: Atheneu, 1988.

Albert DM, Dryja TP. O Olho. *In:* Cotran RS, Kumar V, Collins T. Patologia estrutural e funcional. 6ª ed. Rio de Janeiro: Guanabara Koogan, 2000.

Braundwald E, Fauci AS, Kasper DL et al. Medicina Interna de Harrison. 18ª ed. Vol I/II. São Paulo: McGraw Hill/Artmed, 2013.

CBO, "Catarata: Diagnóstico e Tratamento; Projeto Diretrizes; Associação Médica Brasileira e Conselho Federal de Medicina", 2003. Disponível em: http://www.projetodiretrizes.org.br/projeto_diretrizes/031. pdf. Consulta em: 08/02/10.

Horton JC. Distúrbios do Olho. *In:* Braunwald E, Fauci AS, Kasper DL, Hauser SL, Longo DL, Jameson J. Harrison: Medicina Interna. 15ª ed. Rio de Janeiro: McGraw-Hill, 2002.

21. CEFALEIA (DOR DE CABEÇA)

Sylvia Lemos Hinrichsen
Denise Temoteo da Rocha

DEFINIÇÃO

A cefaleia é um sintoma benigno, mas às vezes é a manifestação de uma doença grave, como tumor cerebral, hemorragia subaracnóidea, meningite ou arterite de células gigantes.

A maioria das dores de cabeça é vaga, profundamente localizada e contínua e, superpostos a essa dor indefinida, pode haver outros elementos que apresentam maior valor diagnóstico, como, por exemplo, dor aguda, breve, em pontadas, com frequência multifocal (dor em quebrador de gelo), que pode sugerir um distúrbio benigno, ou uma dor pulsátil associada a músculos tensos ao redor da cabeça, pescoço e cintura escapular, que é um acompanhamento inespecífico comum da cefaleia, podendo sugerir que as artérias intra- e extracranianas e os músculos esqueléticos da cabeça e do pescoço estejam ativados por um mecanismo genérico que produz dores de cabeça.

Dor de cabeça com aperto ou pressão tipo "faixa de chapéu" já foi considerada indicativa de ansiedade ou depressão, embora existam estudos que não apoiem essa afirmação.

As cefaleias agudas são aquelas que têm início recente e são claramente diferentes das cefaleias prévias que o paciente apresentou. Costumam ser um sintoma de doença séria e, portanto, demandam uma avaliação imediata.

As cefaleias subagudas, que ocorrem em um período de semanas ou meses, também podem significar distúrbios clínicos graves, especialmente quando a dor é progressiva ou se desenvolve em pacientes idosos.

Cefaleias que vêm ocorrendo há anos geralmente têm uma causa benigna, embora cada ataque agudo possa ser profundamente incapacitante.

O mecanismo gerador das cefaleias pode ser ativado por preocupação e ansiedade, mas o estresse emocional não é necessário para o surgimento dos sintomas.

Fatores genéticos podem potencializar esse sistema, de modo que algumas pessoas são suscetíveis a dores de cabeça mais frequentes ou mais intensas.

O termo *enxaqueca* é cada vez mais usado para se referir a um mecanismo desse tipo, ao contrário do uso prévio da palavra como um conjunto de determinados sistemas. Assim, as cefaleias relacionadas ao estresse ou de *tensão*, talvez a síndrome mais comum relatada pelos pacientes, são um exemplo da expressão desse mecanismo quando provocado por um estímulo adequado; também pode ser ativado em algumas pessoas pela ingestão de vinho tinto, por exposição à claridade ou odores fortes ou no período pré-menstrual.

CAUSAS DE CEFALEIA

- **Como dado predominante do quadro clínico:**
  - Comum e recorrente:
    - Cefaleia vascular do tipo enxaqueca: enxaquecas clássica, comum e oftalmoplégica, e cefaleia histamínica da metade inferior da face (nevralgia facial atípica).
    - Cefaleia por contração muscular (também chamada de tensão nervosa ou psicogênica).
    - Cefaleia de reação nasal vasomotora (cefaleia da rinite vasomotora).
    - Cefaleia dos estados ilusórios, hipocondríacos e de conversão.
- **Como dado associado ao quadro clínico:**
  - Temporariamente dominante:
    - Cefaleias vasculares não enxaquecosas: infecções sistêmicas (geralmente com febre), hipoxia, reação a monóxido de carbono, nitritos nitratos proteínas estranhas e alcoolismo, hipoglicemia, hipertensão arterial aguda (feocromocitoma, paraplegia, hipertensão essencial), pós-convulsões, pós-concussão cerebral.
    - Cefaleias de tração: tumores de meninges, vasos ou cérebro, hematomas epidurais, subdurais ou parenquimatosos, abscessos epidurais, subdurais ou parenquimatosos, cefaleia de drenagem (após punção lombar), edema cerebral.
    - Cefaleias de inflamação craniana: meningites, hemorragia subaracnóidea, reação pós-pneumoencefalográfica, arterites intra- e extracranianas, flebites intra- e extracranianas.
    - Cefaleias associadas a doenças de órgãos cranianos: oculares, auditivas, nasais e paranasais, dentárias e da coluna cervical.
    - Nevralgias: trigeminal, glossofaríngea.
    - Outras: uremia, hipotireoidismo, hiperaldosteronismo, púrpura trombocitopênica trombótica, síndrome de Costen, fome.

Bibliografia

Amâncio A. Causas de... um guia de diagnóstico diferencial. 2ª ed. Rio de Janeiro: Atheneu, 1988.

Greenberg DA, Aminoff MJ, Simon RP. Cefaleia e Dor Facial. *In:* Greenberg DA, Aminoff MJ, Simon RP. Neurologia Clínica. 5ª ed. Porto Alegre: Artmed, 2005.

Lippincott Willians & Wilkins. Manual de sinais e sintomas. 4ª ed. São Paulo: Gen/Roca, 2012.

Raskin NH. Cefaleia. *In:* Merrit: Tratado de Neurologia. 10ª ed. Rio de Janeiro: Guanabara Koogan, 2002.

Raskin NH, Peroutka SJ. Cefaleia, Enxaqueca e Cefaleia em Salvas. *In:* Braunwald E, Fauci AS, Kasper DL, Hauser SL, Longo DL, Jameson JL. Harrison: Medicina Interna. 15ª ed. Rio de Janeiro: McGraw-Hill, 2002: 1:76-86.

22. CIANOSE

Sylvia Lemos Hinrichsen
Denise Temoteo da Rocha

DEFINIÇÃO

Cianose significa coloração azulada da pele e das mucosas e é causada pelo aumento da hemoglobina reduzida no sangue capilar, ultrapassando 5g por 100mL.

A quantidade normal de hemoglobina reduzida é de 2,6g, e o grau e a tonalidade da coloração cianótica podem ser variáveis, podendo ser modificados pela cor do pigmento cutâneo, pela espessura da pele, assim como pelo estado dos capilares cutâneos.

A cianose se classifica quanto à intensidade em três graus: leve, moderada e intensa. Não há parâmetros que permitam estabelecer uma orientação esquemática para caracterizar seus vários graus. Somente a experiência dará ao examinador capacidade para dizer com segurança se uma cianose é leve, moderada ou intensa.

Existem quatro tipos de cianose segundo as alterações da hemoglobina.

CIANOSE DO TIPO CENTRAL

Mais frequente, esse tipo de cianose pode ocorrer nas seguintes condições:

- **Diminuição da tensão de O$_2$** no ar inspirado, como ocorre nas grandes altitudes.
- **Transtorno da ventilação pulmonar**, incluindo obstrução das vias aéreas por neoplasia ou corpo estranho, aumento da resistência nas vias aéreas, como ocorre na bronquite crônica grave, no enfisema pulmonar avançado e na asma brônquica; paralisia dos músculos respiratórios (drogas/medicamentos bloqueadoras neuromusculares, *miastenia gravis*, poliomielite); depressão do centro respiratório (em razão de drogas depressoras centrais); respiração superficial para evitar dor (pleurites); atelectasia pulmonar (hidrotórax, pneumotórax).
- **Transtorno da difusão**, por aumento da espessura da membrana alveocapilar; por infecções como as observadas nas broncopneumonias e bronquites; fibrose pulmonar; congestão pulmonar.
- **Transtorno na perfusão** em consequência de cardiopatia congênita, grave insuficiência ventricular direita, embolia pulmonar ou destruição da árvore vascular pulmonar.
- **Curto-circuito ou *shunt*** de sangue da direita para a esquerda, como se observa na tetralogia de Fallot, tronco comum, síndrome de Eisenmenger, transposição dos grandes vasos, atresia tricúspide, comunicação interatrial e interventricular, com hipertensão pulmonar e fístulas vasculares pulmonares.

◼︎─ CIANOSE DO TIPO PERIFÉRICO

Aparece em consequência da perda exagerada de oxigênio ao nível da rede capilar por estase venosa ou diminuição, funcional ou orgânica, do calibre dos vasos da microcirculação. Também aparece em áreas distais, principalmente nos membros inferiores, e sempre acompanhada de pele fria. A causa mais comum de cianose periférica é a vasoconstrição generalizada em razão da exposição ao ar ou à água fria.

◼︎─ CIANOSE DO TIPO MISTO

É assim chamada porque se associam os mecanismos da cianose do tipo central com os do tipo periférico.

◼︎─ CIANOSE POR ALTERAÇÃO DA HEMOGLOBINA

Deve-se a modificações químicas que impedem a fixação do oxigênio por esse pigmento. O nível de insaturação se eleva até atingir valores capazes de ocasionar cianose. Assim, a presença de metemoglobina vai dificultar a oxigenação porque esses derivados da hemoglobina não são facilmente dissociáveis em razão da perda de sua afinidade pelo oxigênio. Produzem uma coloração azul-acinzentada. A metemoglobina produz cianose quando atinge no sangue 20% da hemoglobina total. Essa alteração surge pela inalação ou ingestão de substâncias tóxicas que contêm nitritos, fenacetina, sulfanilamida e anilinas.

◼︎ CAUSAS DE CIANOSE

- **Generalizada:**
  - **Causa circulatória:** cardiopatias congênitas cianóticas, insuficiência cardíaca congestiva, insuficiência circulatória periférica.
  - **Causa respiratória:** pneumonias, infarto pulmonar, fibrose pulmonar, enfisema pulmonar, fístulas arteriovenosas pulmonares, síndrome de Pickwick, obstrução laringotraqueal, asma brônquica, pneumotórax agudo, edema pulmonar agudo.
  - **Causa hematológica:** policitemia *vera*, metemoglobinemia, sulfemoglobinemia, intoxicação por anilinas, asfixia por monóxido de carbono.
- **Localizada:**
  - **Defeito na circulação arterial:** doença de Raynaud, tromboangeíte obliterante, aterosclerose obliterante, acrocianose.
  - **Defeito na circulação venosa:** tromboflebite, obstruções da veia cava.

Bibliografia

Amâncio A. Causas de... um guia de diagnóstico diferencial. 2ª ed. Rio de Janeiro: Atheneu, 1988.

Lippincott Willians & Wilkins. Manual de sinais e sintomas. 4ª ed. São Paulo: Gen/Roca, 2012.

Porto CC. Exame Físico Geral. *In:* Porto CC. Exame Clínico – Bases para a Prática Médica. 5ª ed. Rio de Janeiro: Guanabara Koogan, 2004.

23. COMA

Sylvia Lemos Hinrichsen
Denise Temoteo da Rocha

DEFINIÇÃO

O coma consiste em um estado de sono no qual o paciente não tem respostas intencionais ao ambiente e do qual ele não pode ser acordado. Os olhos estão fechados e não se abrem espontaneamente, o paciente não fala e não há movimentos intencionais da face e dos membros. O estímulo verbal não produz respostas. A estimulação mecânica (dolorosa) pode não produzir respostas ou pode produzir movimentos reflexos não intencionais mediados por vias medulares ou do tronco cerebral.

O coma resulta de um distúrbio na função do sistema reticular ativador do tronco cerebral acima da porção média da ponte ou de ambos os hemisférios cerebrais, uma vez que essas regiões cerebrais são responsáveis pela manutenção da consciência.

O coma, um estado de inconsciência que difere da síncope por ser prolongado e do sono por ser mais difícil sua reversão, é clinicamente definido pelo exame neurológico, principalmente pelas respostas aos estímulos externos.

O uso de termos como *letargia*, *obnubilação*, *torpor* e *coma* geralmente depende da resposta do paciente a estímulos verbais normais, aos gritos, sacudidelas ou estímulos dolorosos. Esses termos não são definidos de forma rígida, sendo útil tanto o registro da resposta como do estímulo que os produziram.

O termo *estupor* é usado para descrever os graus mais leves de incapacidade de despertar, nos quais o paciente pode ser acordado apenas por estímulos vigorosos, acompanhados de comportamento motor que busca evitar os estímulos desconfortáveis ou provocadores.

A *sonolência*, estado familiar a qualquer pessoa, simula o sono superficial e se caracteriza pelo despertar imediato e pela persistência da vigília por breves períodos. Em geral, a sonolência e o estupor são acompanhados de certo grau de confusão.

Na prática clínica, esses termos devem ser complementados por uma descrição narrativa do nível de despertar e tipo das respostas provocadas por vários estímulos, exatamente como foram observadas à beira do leito.

Vários outros distúrbios tornam os pacientes aparentemente irresponsivos e simulam o coma, e alguns outros subtipos do coma devem ser considerados separadamente, tendo em vista seu significado especial. Dentre os últimos, o *estado vegetativo* significa um estado desperto, mas irresponsivo.

CAUSAS DE COMA

- **Condições que não determinam sinais neurológicos de lateralidade nem de localização focal, nem alterações da contagem celular do liquor:** intoxicações: álcool, barbitúricos, opiáceos, monóxido de carbono, chumbo, brometos, cloral, ácido acetilsalicílico, insulina, arsênico, ouro, fósforo, TNT (trinotrotolueno).
- **Distúrbios metabólicos e endócrinos:** coma diabético, uremia, crise addisoniana, coma hepático, hipoglicemia, hipoxia, mixedema.
- **Infecções gerais graves:** pneumonia, febre tifoide, malária, síndrome de Waterhouse--Friderichsen.
- **Distúrbios circulatórios gerais:** choque, insuficiência cardíaca terminal, síncope.
- **Epilepsia**
- **Eclâmpsia** e "encefalopatia hipertensiva".
- **Agentes físicos:** hipertermia (internação), hipotermia, hiperbaropatias, hipobaropatias.
- **Neurose e psicoses:** histeria, esquizofrenia.
- **Traumatismos cranioencefálicos** (podem dar sinais neurológicos e alterações no liquor).
- **Fase terminal** de doenças fatais.
- **Condições que não determinam sinais neurológicos de lateralização nem de localização focal, mas que têm irritação meníngea e aumento do número de células no liquor:** hemorragia subaracnóidea, meningites, encefalites, sífilis.
- **Condições que determinam sinais neurológicos focais ou de lateralização com ou sem alterações no liquor:** hemorragias cerebrais, trombose cerebral, embolia cerebral, abscesso cerebral, hemorragia extra- e subdural, tumores encefálicos, tromboflebite cerebral, arterites cerebrais, tuberculoma, goma, aneurisma.

Bibliografia

Amâncio A. Causas de... um guia de diagnóstico diferencial. 2ª ed. Rio de Janeiro: Atheneu, 1988.

Brust JCM. Coma. *In:* Merrit: Tratado de Neurologia. 10ª ed. Rio de Janeiro: Guanabara Koogan, 2002.

Greenberg DA, Aminoff MJ, Simon RP. Coma. *In:* Greenberg DA, Aminoff MJ, Simon RP. Neurologia Clínica. 5ª ed. Porto Alegre: Artmed, 2005.

Lippincott Willians & Wilkins. Manual de sinais e sintomas. 4ª ed. São Paulo: Gen/Roca, 2012.

Ropper AH. Estados Confusionais Agudos e Coma. *In:* Braunwald E, Fauci AS, Kasper DL, Hauser SL, Longo DL, Jameson JL. Harrison: Medicina Interna. 15ª ed. Rio de Janeiro: McGraw-Hill, 2002.

24. CONSTIPAÇÃO

Sylvia Lemos Hinrichsen
Denise Temoteo da Rocha

DEFINIÇÃO

Etimologicamente, constipação provém do vocábulo latino *constipatione*. Do ponto de vista fisiopatológico, a constipação intestinal pode ser definida como exagerada retenção de material fecal no cólon ou como a demora na exoneração do bolo fecal pelo reto.

A constipação intestinal pode também ser definida como exoneração pouco frequente das fezes, eliminação de fezes extremamente sólidas e de pequeno volume ou, finalmente, ainda a sensação de esvaziamento incompleto do reto após o ato defecatório. Essa sensação de esvaziamento incompleto, por ser subjetiva, é pouco confiável, "devido a que a maior parte dos indivíduos normais reprime que a defecação não tem sensação retal, pois a parede do reto pode se adaptar ao conteúdo fecal sem causar desconforto".

Não há definição universal do termo aqui aludido, embora geralmente implique uma frequência de fezes diminuída e a passagem de fezes pequenas e duras. Alguns pacientes se queixam de constipação quando apresentam a sensação de evacuação incompleta.

A constipação intestinal pode ser classificada com base nas causas etiológicas:

Constipação primária ou simples
- **Autoinduzida:**
  - Falta de ingestão alimentar.
  - Baixo conteúdo de fibra vegetal da dieta.
  - Vida sedentária.
  - Postura.
  - Perda do reflexo da evacuação (anorretal).
  - Negligência ao reflexo da evacuação.
  - Retardo do esvaziamento gástrico.
- **Ambiental:**
  - Hospitalizações, viagens.
  - Falta de sanitários.
  - Condições desfavoráveis de trabalho.

De causa conhecida
- **Doenças do cólon:**
  - Estenoses (endometriose, vólvulo, tumores).

- Dolicocólon.
- Doença diverticular.
- **Doenças anorretais:**
  - Procidência retal interna.
  - Retocele.
  - Hipertonia esfincteriana.
  - Relaxamento do assoalho pélvico.
  - Prolapso retal.
- **Doenças neurológicas:**
  - Doença de Hirschsprung.
  - Doença de Chagas.
  - Neuropatia autonômica.
  - Lesões do sistema nervoso central.
  - Lesões da medula espinhal.
  - Esclerose múltipla.
- **Distúrbios endócrinos e metabólicos:**
  - Hipotireoidismo.
  - Hiperparatireoidismo.
  - Hipopituitarismo.
  - Hipercalcemia.
  - Porfiria.
  - Diabetes melito.
  - Intoxicações por metais pesados.
  - Gravidez e puerpério.
  - Distúrbios hidroeletrolíticos.
- **Doenças emocionais:**
  - Angústia, ansiedade, depressão, estresse.
  - Anorexia nervosa.
  - Psicoses (agudas e crônicas).
  - Dependência de laxantes.
  - Causas iatrogênicas: (1) iatrogenias por medicamentos; (2) cirurgias (retopexia, abaixamentos coloanais, cirurgias anorretais); (3) sodomia.
- **De causa desconhecida:**
  - Trânsito intestinal diminuído.
  - Megaintestino idiopático: (1) megacólon; (2) megarreto; (3) cólon irritável.

De acordo com o tempo de trânsito colônico, a constipação ainda pode ser assim classificada:

- Segundo o tempo de trânsito da motilidade dos cólons.
- Segundo o distúrbio no mecanismo da defecação.
- Por obstáculo à progressão do conteúdo intestinal.

Constipação

CAUSAS DE CONSTIPAÇÃO

- **Aguda:**
  - Abdome agudo.
  - Íleo.
  - Psicogênica.
  - Saturnismo.
  - Pancreatite aguda.
  - Alterações da dieta.
  - Uso de drogas/medicamentos (ópio, ganglioplégicos, codeína, hidróxido de alumínio).
  - Infecções gerais agudas.
  - Pós-operatório.
- **Crônica:**
  - Suboclusão intestinal: lesões intrínsecas, lesões extrínsecas.
  - Doenças retoanais: tumores, hemorroidas, fissuras, fístulas.
  - Doenças em outros segmentos digestivos.
  - Condições neurológicas, musculares e psiquiátricas.
  - Condições endócrinas: hipotireoidismo, insuficiência suprarrenal, hiperparatireoidismo.
  - Constipação funcional.

Bibliografia

Amâncio A. Causas de... um guia de diagnóstico diferencial. 2ª ed. Rio de Janeiro: Atheneu, 1988.

Jewell DP. Constipação. *In:* Weatherall DJ, Ledingham JGG, Warrell DA. Oxford: Tratado de Medicina Interna. 2ª ed. São Paulo: Roca, 1992.

Lippincott Willians & Wilkins. Manual de sinais e sintomas. 4ª ed. São Paulo: Gen/Roca, 2012.

Kingma JJ, Filho VA, Silva JNE, Santos HFT, Kingma RG. Constipação, Fibra Alimentar e Fecaloma. *In:* Dani R, Castro LP. Gastroenterologia Clínica. 3ª ed. Rio de Janeiro; Guanabara Koogan, 1993.

Wingate DL. Doenças da Motilidade. *In:* Weatherall DJ, Ledingham JGG, Warrell DA. Oxford: Tratado de Medicina Interna. 2ª ed. São Paulo: Roca, 1992.

25. CONVULSÕES

Sylvia Lemos Hinrichsen
Denise Temoteo da Rocha

DEFINIÇÃO

As convulsões (do latim *convulsum*, arrebatar, puxar com força) são distúrbios transitórios da função cerebral causados por uma descarga neuronal anormal excessiva ou supersincronizada.

De acordo com a distribuição das descargas, dessa atividade anormal do sistema nervoso central (SNC) podem resultar várias manifestações, que variam desde uma atividade convulsiva dramática até fenômenos da experiência não facilmente discerníveis por um observador.

O significado de convulsão tem de ser cuidadosamente distinguido do de epilepsia, uma vez que epilepsia apresenta uma afecção na qual uma pessoa tem convulsões recorrentes devidas a um processo subjacente crônico.

Em primeiro lugar, as convulsões são basicamente classificadas em dois tipos: convulsões parciais ou focais e convulsões generalizadas.

- **Crises parciais/focais** – as com início limitado a uma parte de um hemisfério cerebral:
  - *Parcial simples.*
  - *Parcial complexa (lobo temporal, psicomotora).*
  - *Crises parciais com generalização secundária.*
- **Crises generalizadas** – as que parecem envolver o cérebro difusamente desde o início:
  - *Tônico-clônicas (grande mal).*
  - *Ausência (pequeno mal).*
  - *Outros tipos (tônicas, clônicas, mioclônicas).*

CAUSAS DE CONVULSÕES

- **Generalizadas**
  - *Com perda da consciência:*
    - ○ **De origem encefálica:**
      - **Infecções e infestações:** abscesso piogênico, meningite, encefalite, sífilis, tuberculose, malária, cisticercose, toxoplasmose, cisto hidático, paragonimíase cerebral, histoplasmose (granuloma), raiva, citomegalovírus, febre tifoide, triquinose, esquistossomose, doença do sono.
      - **Lesões vasculares:** hemorragia cerebral, trombose cerebral, hemangioma cerebral, hemorragia subaracnóidea por aneurisma roto, lúpus eritematoso dis-

Convulsões

seminado, periarterite nodosa, hematoma subdural, trombose sinusal, tromboflebite cortical, angiomatose encéfalo-trigeminal, púrpura trombocitopênica trombótica.

Tumores e cistos cerebrais.

Traumatismo cranioencefálico.

Epilepsia.

Outras doenças cerebrais: doenças degenerativas (incluindo as desmielinizantes), porencefalia, aplasia cerebral, doença de Schilder, esclerose tuberosa, esclerose múltipla, anomalias congênitas do cérebro, doença de Marchiafava-Bignami (degeneração primária do corpo caloso), síndrome de Sotas.

Outros: irrigação do córtex com antibióticos, sarcoidose, icterícia nuclear.

○ **De origem extraencefálica:**

Anoxia: bloqueio cardíaco, insuficiência cardíaca congestiva, síndrome do seio carotídeo, cardiopatias congênitas, anemia severa, asfixias, convulsões de grandes altitudes, hipotensão arterial, choque, doenças respiratórias com hipoventilação, fístulas arteriovenosas pulmonares, aneurisma dissecante, taquicardia paroxística.

Febres: infecções sistêmicas (principalmente em crianças), tétano.

Intoxicações: monóxido de carbono, chumbo, metrazol, estricnina, picrotoxina, tálio, álcool, mostarda nitrogenada por via arterial, fluoreto de sódio, reserpina em grandes doses (principalmente em epilépticos), cafeína, benzedrina, arsênico, ouro, cocaína, oxigênio, ergotismo, botulismo, propoxifeno, formaldeído, imipramina, indometacina, lidocaína, isoniazida, estreptomicina.

Metabólica: hipoglicemia, hipocalcemia, uremia, carência de piridoxina, hipomagnesemia, fenilcetonúria, citrulinúria, homocistinúria, síndrome de Joseph, galactosemia, doença de Tay-Sachs, porfiria, doença de Wilson.

Edema cerebral: encefalopatia hipertensiva – glomerulonefrite aguda, hipertensão arterial e eclâmpsia, intoxicação pela água, edema angioneurótico.

Hiperventilação, principalmente por histeria e síndrome da tosse.

Outros: interrupção súbita de uso prolongado de barbitúricos, histeria, picadas de cobras e insetos, internação.

• **Localizadas.**

– Tumores cerebrais.

– Doenças vasculares cerebrais.

Bibliografia

Amâncio A. Causas de... um guia de diagnóstico diferencial. 2ª ed. Rio de Janeiro: Atheneu, 1988.

Greenberg DA, Aminoff MJ, Simon RP. Convulsão e Síncope. *In:* Greenberg DA, Aminoff MJ, Simon RP. Neurologia Clínica. 5ª ed. Porto Alegre: Artmed, 2005.

Lippincott Willians & Wilkins. Manual de sinais e sintomas. 4ª ed. São Paulo: Gen/Roca, 2012.

Lowenstein DH. Convulsões e Epilepsia. *In:* Braunwald E, Fauci AS, Kasper DL, Hauser SL, Longo DL, Jameson JL. Harrison: Medicina Interna. 15ª ed. Rio de Janeiro: McGraw-Hill, 2002.

Raskin NH. Enxaqueca e Outras Cefaleias. *In:* Merrit: Tratado de Neurologia. 10ª ed. Rio de Janeiro: Guanabara Koogan, 2002.

26. CORIZA

Sylvia Lemos Hinrichsen
Denise Temoteo da Rocha

DEFINIÇÃO

Coriza é a inflamação da mucosa nasal acompanhada, eventualmente, de espirros, secreção e obstrução nasal, popularmente chamada de "nariz escorrendo" ou "nariz entupido".

A coriza é causada por excesso de muco e pode obstruir os canais dos seios nasais e das tubas de Eustáquio, causando dor e infecção.

A secreção nasal pode ser de um destes três tipos, associada a diferentes doenças:

- **Transparentes e ralas** – resfriado comum, alergias, rinite alérgica ou febre do feno.
- **Espessas e amarelas (ou marrom ou verde)** – sinusite ou tuberculose.
- **De cor de ferrugem ou verde** – infecções bacterianas ou lesão encefálica.

Segundo agentes causadores, a coriza pode ser determinada pelo:

- **Modo biológico** – podem ser citados como seus causadores os vírus *influenza*, *coxsackie*, *rinovírus* e outros.
- **Modo físico** – é consequência de um quadro alérgico normalmente ocasionado por poeira, pólen, serragem, alterações climáticas ou outros fatores que possam irritar a mucosa.

CAUSAS DE CORIZA

- **Doenças do aparelho respiratório:**
  - Resfriado comum.
  - Doença respiratória indiferenciada aguda.
  - Influenza.
  - Rinite alérgica.
  - Granulomatose de Wegener.
- **Intoxicações:**
  - Iodismo.
  - Bromismo.
  - Arsenicismo.
- **Outros:**
  - Mixedema do adulto.
  - Irritação local por gases e líquidos.

Coriza

- Nevralgia do trigêmeo.
- Hanseníase.
- Sarampo.

Bibliografia

Adams RJ, Fuhlbrigge JA, Weiss ST. Intranasalsteroids and the Rine Emmergency Department Visists for Asthma. San Diego: Allergy Clin. Immunology, 2002:109 e 636-42.

Amâncio A. Causas de... um guia de diagnóstico diferencial. 2ª ed. Rio de Janeiro. 1988.

Braunwald E, Fauci AS, Kasper DL et al. Medicina Interna de Harrison. 18ª ed. Vol. I/II. São Paulo: McGraw-Hill/Artmed, 2003.

Castro FFM, Castro ML. Rinite Alérgica: Modernas Abordagens para uma Clássica Questão. 3ª ed., São Paulo: Vivali, 2003.

Mello Júnior JF, Mion O. Rinite Alérgica. In: Tratado de Otorrinolaringologia. São Paulo: Roca, 2003.

27. CRESCIMENTO (Alterações)

Sylvia Lemos Hinrichsen
Denise Temoteo da Rocha

DEFINIÇÃO

Qualquer célula viva de todos os seres vivos aumenta de tamanho desde o nascimento até atingir as dimensões máximas específicas de cada espécie, dependendo igualmente das condições do ambiente. Esse processo natural de aumento é chamado de *crescimento individual*.

O aumento de qualquer célula viva é resultado da absorção e metabolização de nutrientes. Já o da massa corpórea, pela multiplicação celular (hiperplasia) e pelo aumento do volume celular (hipertrofia), pode ser identificado em unidades como g/dia, g/mês, kg/mês, kg/ano, cm/mês, cm/ano, isto é, aumento da "unidade de massa" em determinada "unidade de tempo".

O crescimento infantil é normalmente medido por três parâmetros: altura, peso e perímetro cefálico. Todos esses parâmetros se encontram tabelados, sendo definidos por curvas de probabilidade estatística chamadas de *percentis*, correspondendo o percentil 50 ao crescimento normal.

O hormônio do crescimento, somatrofina ou *growth hormone* (GH), é uma proteína e um hormônio sintetizado e secretado pela glândula hipófise anterior. Esse hormônio estimula o crescimento e a reprodução celular em humanos e em outros animais vertebrados.

O aumento na síntese proteica celular ocorre porque o hormônio do crescimento aumenta o transporte de aminoácidos por meio da membrana celular, aumenta a formação de RNA e também os ribossomos no interior das células, o que proporciona, nas células, melhores condições para que sintetizem mais proteínas.

A menor utilização de glicose pelas células para produção de energia promove, assim, um efeito poupador de glicose no organismo.

O aumento da utilização de gordura pelas células para produção de energia ocasiona, também, uma maior mobilização de ácidos graxos dos tecidos adiposos para que sejam utilizados pelas células. Uma consequência disso é a redução dos depósitos de gordura nos tecidos adiposos.

Em razão do aumento das proteínas e de um maior armazenamento de glicogênio no interior das células, estas aumentam em volume e em número, determinando, assim, o crescimento de quase todos os tecidos e órgãos do nosso corpo.

O efeito do hormônio do crescimento no desenvolvimento ósseo ocorre de uma forma indireta: o hormônio do crescimento estimula nas células hepáticas e, em menor proporção, nos rins a produção de uma substância denominada somatomedina, a qual estimula a síntese de substância fundamental na matriz óssea, necessária ao crescimento desse tecido.

Crescimento (Alterações)

Assim, um déficit na produção de hormônio do crescimento acarreta também um déficit no crescimento em estatura.

Embora o crescimento estatural cesse após a juventude, o hormônio do crescimento continua a ser secretado por toda a vida, ocorrendo apenas uma pequena redução em sua secreção após a juventude.

O crescimento estatural não mais se faz a partir da adolescência, devido ao esgotamento da cartilagem de crescimento dos ossos longos, que impede seu crescimento em comprimento. Entretanto, ossos mais membranosos, como os do nariz, continuarão a crescer, embora lentamente.

CAUSAS DE ALTERAÇÕES DO CRESCIMENTO

- **Endócrinas:**
  - Hipotireoidismo.
  - Hipopituitarismo.
  - Hiperparatireoidismo com deformidade.
  - Precocidade sexual com fusão epifisária prematura.
  - Síndrome de agenesia ovariana.
- **Doença óssea:**
  - Condrodistrofia.
  - Raquitismo.
  - Osteogênese imperfeita.
  - Doenças da coluna.
- **Desordens metabólicas ou nutricionais:**
  - Gargulismo (síndrome de Hurler).
  - Doença renal crônica.
  - Doença celíaca.
  - Mucoviscidose.
  - Insuficiência hepática.
  - Doenças cardíacas e pulmonares.
  - Desnutrição crônica.
- **Fatores genéticos:**
  - Crescimento do retardo constitucional.
  - Nanismo primordial.
  - Síndrome de Werner*.
- **Outras:**
  - Síndrome de Berardinelli**.
  - Progeria (envelhecimento prematuro)***.

* Caracterizada por crescimento subanormal, senilidade prematura, osteoporose e catarata.
** Caracterizada por gigantismo acromegaloide com hepatoesplenomegalia, hipertrofia muscular e hipertricose.
*** Doença genética. Morte natural até os 20 anos.

Bibliografia

Amâncio A. Causas de... um guia de diagnóstico diferencial. 2ª ed. Rio de Janeiro: Atheneu, 1988.
Lippincott Willians & Wilkins. Manual de sinais e sintomas. 4ª ed. São Paulo: Gen/Roca, 2012.

28. DELÍRIO

Sylvia Lemos Hinrichsen
Denise Temoteo da Rocha

DEFINIÇÃO

Delírio é um estado confusional agudo, comum em idosos hospitalizados, refere--se a uma disfunção mental global caracterizada por um distúrbio de consciência, principalmente redução da percepção do ambiente e incapacidade de manter a atenção.

Manifestações associadas incluem desorganização do ciclo do sono-vigília, sonolência, agitação, incoerência, irritabilidade, labilidade emocional, erros de percepção (ilusões) e alucinações.

Os sintomas surgem em horas ou dias e flutuam, frequentemente se agravando à noite.

Outras características que levam à classificação de um estado mental como *delirium* incluem comprometimento da memória e da função intelectual e presença de um distúrbio clínico ou neurológico primário.

Na psiquiatria, o termo *delírio* geralmente é usado para descrever, ainda que imprecisamente, todos os estados agudos de confusão com turvação da consciência e incoerência do pensamento.

Os idosos podem desenvolvê-lo até mesmo em decorrência de uma mudança em seu ambiente, como ocorre na hospitalização ou na transferência para uma casa de apoio.

O delírio pós-operatório também é extremamente comum no idoso e ocorre, por exemplo, em 50% dos pacientes após a cirurgia de quadril. Nesse contexto, a causa é multifatorial e, com frequência, inclui o uso de medicamentos e infecções.

O delírio, mais comum nos pacientes com distúrbios cognitivos prévios, ocorre em grande variedade de situações clínicas. Praticamente todos os distúrbios agudos graves, clínicos ou cirúrgicos, podem causar *delirium* em determinadas circunstâncias.

O *delirium tremens* ocorre em pessoas dependentes de álcool. Surge 24 a 48 horas após a abstinência. O início é caracterizado por confusão, agitação e hiperatividade autonômica, que resulta em taquicardia e febre alta.

CAUSAS DE DELÍRIO

- **Devido a infecção do sistema nervoso:** meningite, encefalite, raiva, sífilis cerebral, tripanossomíase, malária cerebral.
- **Devido a doença cerebral não infecciosa:**
  - Acidente vascular encefálico: hemorragia cerebral, hemorragia subaracnóidea, trombose e embolia cerebral.

Delírio

- – Doenças malignas: tumor cerebral, carcinomatose cerebromeníngea.
- – Doenças degenerativas cerebrais: pelagra, esclerose múltipla, aterosclerose cerebral, demência senil.
- – Outras: traumatismo cerebral, hipertensão intracraniana, arterite temporal.
- **Devido a hipoxia cerebral:** hemorragia aguda, intoxicação pelo CO_2, anemias severas, insuficiência cardíaca terminal.
- **Intoxicações exógenas e por drogas/medicamentos:** acônito, beladona, cânfora, hioscina, manganês, atropina, brometos, cocaína, insulina, arsênico, cafeína, ouro, chumbo, álcool, santorina, hidantoinatos, picaduras de cobras ou insetos, quinino, barbitúricos, morfina, salicilatos, ópio, digitálicos, tálio.
- **Doenças metabólicas:** uremia, cetose diabética, colemia, toxemia gravídica, hematoporfirinúria, hiperinsulinismo, hipercalcemia, hipotireoidismo.
- **Retirada brusca de drogas:** álcool, ópio, morfina, cocaína, heroína.
- **Doenças psiquiátricas.**
- **Toxemia de infecção geral.**

Bibliografia

Amâncio A. Causas de... um guia de diagnóstico diferencial. 2ª ed. Rio de Janeiro: Atheneu, 1988.

Lippincott Willians & Wilkins. Manual de sinais e sintomas. 4ª ed. São Paulo: Gen/Roca, 2012.

Lipschitz DA, Reis RJ, Sullivan DH. A Biologia do Envelhecimento. *In:* Carpenter CCJ, Griggs RC, Loscalzo J. Cecil: Medicina Interna Básica. 5ª ed. Rio de Janeiro: Guanabara Koogan, 2002.

Ropper AH. Estados Confusionais Agudos e Coma. *In:* Braunwald E, Fauci AS, Kasper DL, Hauser SL, Longo DL, Jameson JL. Harrison: Medicina Interna. 15ª ed. Rio de Janeiro: McGraw-Hill, 2002.

Small AS, Mayeux R. Delirium e Demência. *In:* Merrit: Tratado de Neurologia. 10ª ed. Rio de Janeiro: Guanabara Koogan, 2002.

29. DEMÊNCIA

Sylvia Lemos Hinrichsen
Denise Temoteo da Rocha

DEFINIÇÃO

Demência é um comprometimento da função cognitiva adquirido, generalizado e, em geral, progressivo, que afeta o conteúdo, mas não o nível da consciência. Embora sua incidência aumente com a idade, a demência não é um acompanhante invariável do envelhecimento, mas reflete um distúrbio que afeta o córtex cerebral, suas conexões subcorticais ou ambos.

Na demência poderá haver deterioração intelectual progressiva, de intensidade suficiente para interferir nas funções sociais ou ocupacionais.

Quando houver estado de demência, poderão estar comprometidos: memória, orientação, abstração, capacidade de aprendizado, percepção visual-espacial, funções de linguagem, práxis construcional e funções executivas superiores, como planejamento, organização e elaboração de sequências.

As pessoas com demência se mostram lúcidas e atentas até uma fase avançada na doença.

CAUSAS DE DEMÊNCIA

- **Associada a sinais clínicos e laboratoriais de doença orgânica:** hipotireoidismo, doença de Cushing, degeneração hepatolenticular, bromismo, encefalopatia portal sistêmica, neurossífilis (paralisia geral, sífilis meningovascular), doenças carenciais – pelagra, doença de Wernicke, síndrome de Korsakoff, anemia perniciosa, degeneração subaguda da medula, degeneração subaguda do encéfalo.
- **Associada sempre a outros sinais neurológicos:** coreia de Huntington, doença de Schilder e doenças desmielinizantes correlatas, idiotia amaurótica familiar, epilepsia mioclônica, doença de Creutzfeldt-Jacob, degeneração cérebro-cerebelar, paraplegia espástica.
- **Associada muitas vezes a sinais neurológicos:** doença de Alzheimer, demência senil, doença de Pick, doença de Marchiafava-Bignami, alguns casos de tumores encefálicos dos lobos frontais e do corpo caloso.
- **Outras:** doença de deposição lipídica, carcinoma brônquico, leucoencefalopatia multifocal progressiva.

Bibliografia

Amâncio A. Causas de... um guia de diagnóstico diferencial. 2ª ed. Rio de Janeiro: Atheneu, 1988.

Bird TD. Perda de Memória e Demência. *In:* Braunwald E, Fauci AS, Kasper DL, Hauser SL, Longo DL, Jameson JL. Harrison: Medicina Interna. 15ª ed. Rio de Janeiro: McGraw-Hill, 2002.

Greenberg DA, Aminoff MJ, Simon RP. Distúrbios da Consciência. *In:* Greenberg DA, Aminoff MJ, Simon RP. Neurologia Clínica. 5ª ed. Porto Alegre: Artmed, 2005.

Lippincott Willians & Wilkins. Manual de sinais e sintomas. 4ª ed. São Paulo: Gen/Roca, 2012.

Small AS, Mayeux R. Delirium e Demência. *In:* Merrit: Tratado de Neurologia. 10ª ed. Rio de Janeiro: Guanabara Koogan, 2002.

30. DERRAME PLEURAL

Sylvia Lemos Hinrichsen
Denise Temoteo da Rocha

DEFINIÇÃO

O espaço pleural se situa entre o pulmão e a parede torácica. Normalmente contém uma camada muito fina de líquido que serve como sistema de acoplamento.

Existe derrame pleural quando há volume excessivo de líquido no espaço pleural.

O derrame pleural não é doença, mas a manifestação de outras enfermidades. Se não tratado adequadamente, pode levar o paciente à dispneia (falta grave de ar) e até à morte.

O derrame pode resultar de doença primária da pleura ou ser secundário a uma afecção pulmonar ou de qualquer outro órgão a distância.

Os derrames pleurais podem ser classificados obedecendo a diferentes critérios: localização, volume, aspecto físico, frequência e etiologia.

A presença de líquido na cavidade pleural decorre basicamente da alteração do coeficiente de filtração e do grau de reabsorção pleural, que, por sua vez, estão ligados aos seguintes fatores: (a) aumento da pressão hidrostática nos capilares sanguíneos e/ou linfáticos subpleurais; (b) decréscimo da pressão osmótica no sangue; (c) alteração dos capilares subpleurais por inflamação ou pela ação de substâncias que atuam sobre os vasos.

Sempre que houver inflamação local, o teor proteico do líquido pleural subirá, aproximando-se de seu valor no plasma.

A variação da pressão coloidosmótica é um dos fatores que governam a maior ou menor absorção de líquido.

Quando o nível proteico se eleva, a absorção dos capilares sanguíneos diminui, obrigando os linfáticos a cumprirem essa função até que a proteína se reduza. Desde que as proteínas baixem, surge o derrame. As proteínas do líquido pleural são quase totalmente absorvidas pelos linfáticos, embora o papel desses vasos seja secundário na absorção de líquido.

Quando a pressão hidrostática aumenta, o índice de filtração se torna maior, favorecendo seu aparecimento. Esse fenômeno ocorre sempre que a pressão venosa sistêmica aumenta; quando ocorrer elevação apenas na circulação pulmonar, não haverá formação de líquido. O derrame pleural consequente ao aumento da pressão hidrostática é de maior volume e mais comum à direita.

Em muitos pacientes, mais de um mecanismo pode estar envolvido na gênese de um derrame pleural.

O líquido pleural pode apresentar características do tipo inflamatórias (exsudatos) ou não inflamatórias (transudatos), conforme as causas desencadeantes. Em algumas situações, um derrame pleural pode inicialmente ser um transudato para

60 Derrame Pleural

depois apresentar particularidades típicas de exsudato, conforme evolui o processo de opressão local.

Entre o espaço pleural podem também existir sangue, pus, ar ou linfa. Quando existe sangue no espaço pleural, o quadro é denominado hemotórax; se for pus, chama-se empiema; pneumotórax é o nome dado quando existe ar na cavidade pleural; se existir linfa, é chamado de quilotórax.

CAUSAS DE DERRAME PLEURAL

- **Infecções bacterianas:** tuberculose, pneumonia bacteriana pneumocócica, abscesso pulmonar, carcinoma brônquico infectado, cisto pulmonar infectado, cisto renal infectado por contiguidade, brucelose, tularemia, peri-hepatite gonocócica.
- **Infecções por vírus ou *rickettsias*:** pneumonia atípica primária, psitacose, febre Q.
- **Micoses:** coccidioidomicose, torulose, actinomicose, blastomicose.
- **Protozoonoses:** amebíase, paragonimíase.
- **Doenças malignas:** carcinoma brônquico, carcinoma metastático, tumores do mediastino, tumores da parede torácica, linfomas, tumores pleurais, tumores pancreáticos, carcinoide.
- **Doenças cardiovasculares:** insuficiência cardíaca congestiva, embolia pulmonar, pericardite, obstrução da veia cava inferior, fístula arteriovenosa do pulmão, aneurisma micótico da aorta abdominal, síndrome de Dressler.
- **Hipoproteinemia:** cirrose hepática, nefrites, síndrome nefrótica.
- **Outras:** colagenoses (artrite reumatoide, febre reumática e lúpus eritematoso disseminado), síndrome de Meigs, polisserosite, traumatismo, pneumotórax, toracotomia, hemotórax, síndrome de Reiter, hipotireoidismo, estrongiloidose, cisto de pâncreas, beribéri, pancreatite, escleroderma.

Os derrames pleurais são classificados em dois tipos: transudatos (transudativos) e exsudato (exsudativo). Geralmente são relacionados a alterações das pressões hidrostática e oncótica (transudativos) ou são resultantes das alterações da superfície pleural de causas locais ou sistêmicas (exsudativos), havendo intercambialidades.

TRANSUDATOS

O transudato é um ultrafiltrado de plasma, altamente fluido, baixo em proteínas e desprovido de células inflamatórias. O aspecto macroscópico do líquido é de um fluido transparente e claro.

Assim, em termos bioquímicos, um transudato apresenta:

- Proteínas com líquido pleural/proteínas séricas < 0,5.
- DLH pleural/DLH sérica < 0,6.
- Teor em DLH < 2/3 do valor do limite superior da sua concentração normal para o soro.

Podem ser encontrados:

Insuficiência cardíaca congestiva	Glomerulonefrite
Cirrose hepática	Mixedema
Síndrome nefrótica	Diálise peritoneal

Derrame Pleural

EXSUDATOS

É rico em proteínas, células e produtos da decomposição celular.

O aspecto macroscópico do líquido é de um fluido amarelo-citrino, podendo também ser turvo (p. ex., pus do empiema), hemático ou semelhante ao leite no quilotórax.

Assim, em termos bioquímicos um exsudato apresenta:

- Proteínas com líquido pleural/proteínas séricas > 0,5 (em geral > 3g/dL).
- DLH pleural/DLH sérica > 0,6 (em geral > 200μL/L).
- Teor em DLH > 2/3 do valor do limite superior da sua concentração normal para o soro.

Tipo de derrame (exsudatos)	Causas
Neoplásicos	Secundários
	Mesotelioma
Infecciosos	Bactérias
	Micobactérias
	Vírus
	Parasitas
	Fungos
Doenças gastrointestinais	Pancreatite
	Abscesso subfrênico
	Abscesso intra-hepático
	Ruptura do esôfago
Embolia pulmonar	
Doenças do colágeno	Artrite reumatoide
	Lúpus eritematoso disseminado
Derrame benigno por inalação de asbestos	
Reação medicamentosa	Hidralazina, procainamida, isoniazida, fenitoína, clorpromazina e, às vezes, nitrofurantoína, bromocriptina, dantroleno, procarbacina
Síndrome de *Dressler*	
Síndrome de *Meigs*	
Hemotórax	
Quilotórax	

Bibliografia

Amâncio A. Causas de... um guia de diagnóstico diferencial. 2ª ed. Rio de Janeiro: Atheneu, 1988.

Chibante MAS, Tarantino AB. Derrames Pleurais. *In:* Tarantino AB. Doenças Pulmonares. 4ª ed. Rio de Janeiro: Guanabara Koogan, 1997.

Light RW. Distúrbios da Pleura, do Mediastino e do Diafragma. *In:* Braunwald E, Fauci AS, Kasper DL, Hauser SL, Longo DL, Jameson JL. Harrison: Medicina Interna. 15ª ed. Rio de Janeiro: McGraw-Hill, 2002.

Silva CRL, Santiago LC, Silva RCL. Causas de Sinais & Sintomas Medicina. Enfermagem. Fisioterapia. Nutrição. Rio de Janeiro: Água Dourada. 2010.

Tarantino AB. Sistema Respiratório. *In:* Porto CC. Semiologia Médica. 3ª ed. Rio de Janeiro: Guanabara Koogan, 1997.

31. DIABETES

Sylvia Lemos Hinrichsen
Denise Temoteo da Rocha

31.1 DIABETES MELITO

DEFINIÇÃO

O diabetes melito (DM) abrange um grupo heterogêneo de doenças metabólicas, caracterizadas por hiperglicemia crônica e distúrbios no metabolismo dos carboidratos, dos lipídios e das proteínas. Essas doenças resultam de defeitos na secreção ou na ação da insulina ou em ambas.

O diabetes melito pode ser dividido em duas variantes comuns (tipos 1 e 2) que diferem nos seus padrões de herança e de respostas à insulina.

O processo patológico subjacente na maioria dos pacientes com *diabetes tipo I* consiste na destruição autoimune das células β da ilhota pancreática, com perda absoluta da secreção de insulina. Os pacientes com destruição ou insuficiência das células β em decorrência de causas não autoimunes identificáveis não são incluídos nessa categoria.

O *diabetes tipo 2* resulta de combinações variáveis de resistência à insulina e de defeitos na secreção desse hormônio, com predomínio de uma dessas anormalidades em diferentes pacientes. A distinção entre o *diabetes tipos 1* e *2* nem sempre é simples.

O *diabetes tipo I* é também denominado diabetes melito insulino-dependente (DMID) e anteriormente era conhecido como diabetes de início juvenil.

O *diabetes tipo II* é também conhecido como diabetes melito não insulino-dependente (DMNID) e anteriormente fora designado de diabetes de início no adulto.

O terceiro grupo, comumente denominado diabetes do jovem com início na maturidade (DJIM), resulta de defeitos genéticos da função das células β.

O diabetes melito gestacional (DMG), que ocorre em cerca de 2% a 5% de todas as gravidezes, é temporário e completamente tratável, mas se não tratado pode causar problemas com a gravidez, incluindo macrossomia fetal (peso elevado do bebê ao nascer), malformações fetais e doença cardíaca congênita. Esse tipo de diabetes requer supervisão médica cuidadosa durante a gravidez. Os riscos fetais/neonatais associados ao DMG incluem anomalias congênitas, como malformações cardíacas, do sistema nervoso central (SNC) e de músculos esqueléticos. A insulina fetal aumentada pode inibir a produção de surfactante fetal e também causar problemas respiratórios. A hiperbilirrubinemia pode causar a destruição de hemácias. Em muitos casos, a morte perinatal pode ocorrer, mais comumente como um resultado da má profusão placentária em razão de um prejuízo vascular.

Diabetes

O diabetes gestacional, que também envolve uma combinação de secreção e responsividade de insulina inadequadas, assemelhando-se ao *diabetes tipo 2* em diversos aspectos, se desenvolve durante a gravidez e pode melhorar ou desaparecer após o nascimento do bebê. Embora possa ser temporário, pode causar danos à saúde do feto e/ou da mãe, e cerca de 20% a 50% das mulheres com diabetes gestacional desenvolvem *diabetes tipo 2* mais tardiamente na vida.

CAUSAS DO DIABETES MELITO

- **Falta de insulina:** nesses casos, o pâncreas não produz insulina ou a produz em quantidades muito baixas. Com a falta de insulina, a glicose não entra nas células, permanecendo na circulação sanguínea em grandes quantidades. Essa situação foi denominada diabetes melito tipo 1 (DM tipo 1).
- **Mau funcionamento ou diminuição dos receptores das células:** nesses casos, a produção de insulina está normal. Mas, como os receptores (portas) não estão funcionando direito ou estão em pequenas quantidades, a insulina não consegue promover a entrada de glicose necessária para dentro das células, aumentando também as concentrações da glicose na corrente sanguínea. Esse fenômeno é chamado de "resistência à insulina". Para esse segundo tipo de diabetes, deu-se o nome de diabetes melito tipo 2 (DM tipo 2).

31.2. DIABETES INSÍPIDO

O diabetes insípido (DI) se manifesta por diminuição da secreção ou ação da arginina-vasopressina (AVP). Caracteriza-se pela produção de volumes anormalmente grandes de urina diluída. A poliúria resulta em sintomas de polaciúria, enurese e/ou nictúria, que podem perturbar o sono e causar fadiga ou sonolência diurna. Também está associada à sede e a aumento proporcional na ingestão hídrica (polidipsia). Os sinais clínicos de desidratação são incomuns, a menos que a ingestão hídrica seja reduzida.

No diabetes insípido, a secreção deficiente de AVP pode ser primária ou secundária. A forma primária em geral resulta de agenesia ou destruição irreversível da neuro-hipófise e é conhecida como DI neuro-hipofisário, DI neurogênico, DI pituitário, DI craniano ou DI central, podendo ser causada por uma série de distúrbios congênitos, adquiridos ou genéticos, mas em quase metade dos casos é idiopática. A forma genética de DI neuro-hipofisário, geralmente, é transmitida de modo autossômico dominante e causada por mutações diferentes na região codificadora do gene da AVP-neurofisina II.

Quando a secreção final ou o efeito antidiurético de AVP caem mais de 80% a 85%, a quantidade de hormônio produzida sob condições basais é insuficiente para concentrar a urina, e o débito urinário aumenta exponencialmente até níveis sintomáticos. A intensidade do defeito na função antidiurética varia sobremodo entre pacientes com DI neuro-hipofisário, gestacional ou nefrogênico.

CAUSAS DO DIABETES INSÍPIDO

- Congênito.
- Traumatismo basilar do crânio.
- Lesão vascular: trombose, hemorragia, aneurisma.
- Pós-infeccioso: sarampo, caxumba, escarlatina, encefalites, meningite basilar, difteria.
- Infeccioso: sífilis, tuberculose, actinomicose.
- Tumores e cistos que invadem a região encéfalo-hipofisária.
- Outros: sarcoidose, granuloma eosinofílico, amiloidose, leucemia, linfoma, uso de lítio, doença de Schüller-Christian.

Bibliografia

Amâncio A. Causas de... um guia de diagnóstico diferencial. 2ª ed. Rio de Janeiro: Atheneu, 1988.

Barnett P, Braunstein GD. *Diabetes Mellitus. In:* Carpenter CCJ, Griggs RC, Loscalzo J. Cecil: Medicina Interna Básica. 5ª ed. Rio de Janeiro: Guanabara Koogan, 2002.

Braunwald E, Fauci AS, Kasper DL et al. Medicina Interna de Harrison. 18ª ed. Vol. I/II. São Paulo: McGraw-Hill/Artmed, 2003.

Crawford JM, Cotran RS. Pâncreas. *In:* Cotran RS, Kumar V, Collins T. Robbins: Patologia Estrutural e Funcional. 6ª ed. Rio de Janeiro: Guanabara Koogan, 2000.

Robertson GL. Distúrbios da Neuro-hipófise. *In:* Braunwald E, Fauci AS, Kasper DL, Hauser SL, Longo DL, Jameson JL. Harrison: Medicina Interna. 15ª ed. Rio de Janeiro: McGraw-Hill, 2002.

32. DIAGNÓSTICO DE CAUSAS OBSCURAS

Sylvia Lemos Hinrichsen
Denise Temoteo da Rocha

Existem situações clínicas em que se torna difícil fazer um diagnóstico etiológico segundo a apresentação clínica do doente.

Nesses casos é importante levantar hipóteses diagnósticas que possam limitar as possíveis causas/doenças, a fim de se ter uma estratégia mais bem definida de investigação.

CAUSAS DE DIAGNÓSTICO OBSCURO

- **Tumores:** carcinoma de células renais, adenoma paratireóideo, tumores pancreáticos, feocromocitoma, câncer de pulmão.
- **Condições hematológicas:** leucemias, linfomas, mieloma múltiplo, hemoglobinopatias, anemia hipocrômica por câncer digestivo, hérnia hiatal.
- **Infecções:** abscessos (hepático, cerebral, perirrenal e retroperitoneal), tuberculose (peritoneal, suprarrenal, miliar), micoses profundas, endocardite bacteriana, sífilis, calazar, hanseníase, doença de Chagas.
- **Condições metabólicas e endócrinas:** hipertireoidismo, hipotireoidismo, doença de Addison, porfiria, amiloidose, hemocromatose.
- **Colagenoses.**
- **Outras:** mixoma auricular, hérnia de disco, espondilite ancilosante, sarcoidose, síndrome de má assimilação, hepatite anictérica, carcinoide, simulação.

Bibliografia

Amâncio A. Causas de... um guia de diagnóstico diferencial. 2ª ed. Rio de Janeiro: Atheneu, 1988.

Braunwald E, Fauci AS, Kasper DL et al. Medicina Interna de Harrison. 18ª ed. Vol. I/II. São Paulo: McGraw-Hill/Artmed, 2003.

33. DIARREIAS

Sylvia Lemos Hinrichsen
Denise Temoteo da Rocha

DEFINIÇÃO

Define-se como diarreia o aumento do peso das fezes (> 200g/dia).

Na prática médica, a diarreia costuma ser relatada como diminuição na consistência fecal, apesar de o termo ser usado para descrever o aumento da frequência de evacuações, a urgência e a incontinência fecal.

A diarreia, também definida como a eliminação de fezes não moldadas ou anormalmente líquidas com maior frequência do que o normal, pode ser do tipo *aguda*, se a duração for de mais de 2 semanas; *persistente*, se for de 2 a 4 semanas; ou *crônica*, se mais de 4 semanas.

Um aumento da massa fecal, da frequência de evacuações ou da liquidez das fezes é percebido como diarreia pela maioria dos pacientes.

Uma diarreia sanguinolenta, dolorosa e de baixo volume é conhecida como *disenteria*.

CLASSIFICAÇÃO

Diarreia secretora

É causada pelo transporte anormal de íons, o que leva à diminuição da absorção e ao aumento da secreção, ou ambos. O exemplo clássico da diarreia secretora é a cólera.

Diarreia osmótica

É causada pela presença na luz intestinal de solutos osmoticamente ativos e fracamente absorvidos. Como o movimento de água é passivo e controlado pelo gradiente osmótico através das membranas da mucosa intestinal, aumenta o conteúdo de água na luz.

Distúrbios da motilidade

Anormalidades na motilidade podem causar diarreia por meio de dois mecanismos: motilidade acelerada, resultando em trânsito intestinal rápido e tempo de contato diminuído entre o conteúdo da luz intestinal e as células epiteliais absortivas; e motilidade lenta, causada por doenças como a esclerodermia ou o diabetes, que pode levar ao crescimento bacteriano excessivo, acarretando diarreia e esteatorreia por desconjugação dos ácidos biliares.

Diarreia inflamatória

Os processos inflamatórios ou infecciosos que provocam danos à mucosa intestinal podem causar diarreia por diversos mecanismos. Há perda de sangue, de proteínas da mucosa e de proteínas séricas; a magnitude dessas perdas depende do grau da lesão. Contudo, os danos à mucosa podem interferir na absorção, induzir a secreção e afetar a motilidade, contribuindo para a diarreia.

Diarreia não infecciosa

Os efeitos colaterais dos medicamentos provavelmente são a causa não infecciosa mais comum de diarreia, e a etiologia pode ser sugerida por uma associação temporal entre o uso do fármaco e o início do sintoma.

ETIOPATOGENIA

Diarreia secretora

Habitualmente é causada por mediadores anormais, como os hormônios entéricos, enterotoxinas bacterianas ou laxativos que afetam os níveis intracelulares de AMPc, monofosfato de guanosina cíclico (GMPc), cálcio e/ou proteinoquinases. Por sua vez, estes causam uma diminuição na absorção de cloreto de sódio ou um aumento na sua secreção; o resultado é um maior acúmulo de água na luz intestinal.

Diarreia osmótica

A diarreia osmótica acontece quando solutos ingeridos, pouco absorvíveis e osmoticamente ativos, atraem líquido suficiente para dentro da luz, excedendo a capacidade de reabsorção do cólon. O débito hídrico fecal aumenta proporcionalmente essa carga de soluto. Tipicamente, a diarreia osmótica cessa com o jejum ou com a suspensão da ingestão oral do agente agressor.

Distúrbios de motilidade

Um trânsito rápido pode acompanhar muitas diarreias como um fenômeno secundário ou contribuinte, mas a dismotilidade primária é uma etiologia incomum de diarreia verdadeira.

Diarreia inflamatória

As diarreias inflamatórias são geralmente acompanhadas de febre, dor, sangramento ou outras manifestações de inflamação. O mecanismo da diarreia pode ser apenas a exsudação, mas, dependendo do local da lesão, pode incluir má absorção lipídica, redução da absorção hidreletrolítica e hipersecreção ou hipermotilidade decorrente de citocinas e outros mediadores inflamatórios.

Diarreia não infecciosa

Embora inúmeros medicamentos possam provocar diarreia, alguns dos mais frequentemente incriminados compreendem antibióticos, antiarrítmicos cardíacos, anti-hipertensivos, agentes quimioterápicos, broncodilatadores, antiácidos e laxativos.

CAUSAS DE DIARREIAS

- **Agudas:**
  - Ingestão excessiva de gorduras, álcool e cogumelos.
  - Intoxicação alimentar: alimentos contaminados por estafilococos e estreptococos.
  - Intoxicação por arsênico, mercúrio, cádmio, fluoreto de sódio, cobre, digitálico.
  - Infecções intestinais: salmonelose, shigelose, amebíase, vírus, cólera, giardíase, tricomoníase, balantidíase, estrongiloidíase, esquistossomose aguda.
  - Uso de antibióticos.
- **Crônicas:**
  - **Condições primariamente digestivas:**
    - **Gástricas:** anemia perniciosa, gastrite alcoólica, doença de Ménétrier, gastrectomias – síndrome de *dumping*, síndrome da alça aferente, fístula gastrojejunocólica, gastroileostomia, vagotomia.
    - **Delgadas:** síndrome de má assimilação, doença de Crohn, tuberculose ileocecal, obstrução intestinal parcial, linfomas, pelagra, escorbuto, salmoneloses, shigeloses, enterocolite pseudomembranosa, moníliase, helmintoses (principalmente estrongiloidose), clostridioses, infecções gram-negativas, tumores do delgado.
    - **Cólicas:** retocolite ulcerativa, obstrução parcial, diverticulite, colite por irradiação, linfogranuloma venéreo, endometriose do colo, colite tóxica por mercúrio, arsênico, álcool, cádmio, flúor e cobre, colo irritável, amebíase, câncer do colo e do reto.
  - **Condições secundariamente digestivas:** alergia alimentar, uremia, hipertireoidismo, doença de Addison, insuficiência cardíaca congestiva, hipertensão porta, diabetes, distúrbios neurológicos, irritação intestinal por doença ginecológica ou urinária, emocional, síndrome carcinoide, acrodermatite enteropática, mastocitose, lúpus eritematoso disseminado, periarterite nodosa, síndrome de Wiskott-Aldrich.

Bibliografia

Amâncio A. Causas de... um guia de diagnóstico diferencial. 2ª ed. Rio de Janeiro: Atheneu, 1988.

Crawford JM. O Trato Gastrintestinal. *In:* Cotran RS, Kumar V, Collins T. Robbins: Patologia estrutual e Funcional. 6ª ed. Rio de Janeiro: Guanabara Koogan, 2000.

Daroff RB, Carlson MD. Desmaio, Síncope, Tontura e Vertigem. *In:* Braunwald E, Fauci AS, Kasper DL, Hauser SL, Longo DL, Jameson JL. Harrison: Medicina Interna. 15ª ed. Rio de Janeiro: McGraw-Hill, 2002; I:121-9.

Martins HS, Brandão Neto RA, Scalabrini Neto A et al. Emergências Clínicas. Abordagem Prática. 4ª ed. São Paulo: Manole Ltda., 2009.

Soffer EE. Diarreia. *In:* Carpenter CCJ, Griggs RC, Loscalzo J. Cecil: Medicina Interna Básica. 5ª ed. Rio de Janeiro: Guanabara Koogan, 2002.

34. DISFAGIA

Sylvia Lemos Hinrichsen
Denise Temoteo da Rocha

DEFINIÇÃO

Disfagia é a sensação de que o alimento está bloqueado ("entalado") na sua passagem normal da boca ao estômago. É a dificuldade à deglutição.

Também é definida como uma sensação de "entalação" ou obstrução da passagem do alimento pela boca, faringe ou esôfago, devendo ser distinguida de outros sintomas relacionados à deglutição.

A disfagia causada por um bolo grande ou pelo estreitamento luminal é chamada de disfagia mecânica, enquanto aquela derivada de enfraquecimento das contrações peristálticas ou de debilidade da inibição deglutitiva, causando contrações não peristálticas e um relaxamento debilitado do esfíncter, é chamada de disfagia motora.

A disfagia é dividida em duas síndromes distintas: uma resultante de anormalidades da faringe e da disfagia orofaríngea (EES) e outra causada por um dos diversos distúrbios que afetam o próprio esôfago (disfagia esofágica).

A que ocorre nas duas primeiras fases da deglutição é chamada de orofaríngea ou alta, e a da terceira fase da deglutição, de disfagia esofagiana ou baixa.

De modo geral, a disfagia orofaríngea é descrita como uma incapacidade de iniciar o ato da deglutição. É um problema de "transferência", uma incapacidade de mover o alimento da boca para o segmento superior do esôfago.

Nessa disfagia o paciente tem a sensação de parada do bolo alimentar no esôfago, embora não possa localizar precisamente o nível da obstrução. Pode ser devida tanto a uma obstrução de natureza orgânica como a alterações motoras. De modo geral, a disfagia que se manifesta somente para sólidos é sugestiva de obstáculo mecânico, ao passo que a que ocorre tanto com alimentos sólidos como líquidos indica alteração da motilidade esofagiana.

A disfagia esofágica resulta da dificuldade em transportar o alimento esôfago abaixo e pode ser causada por distúrbios da motilidade ou lesões obstrutivas mecânicas. Com muita frequência, os pacientes relatam que o bolo alimentar parou em algum ponto atrás do esterno. Se esse sintoma estiver localizado na parte inferior do esterno, provavelmente se trata de uma lesão no segmento distal do esôfago, apesar de o paciente também poder referir uma sensação de obstrução na parte inferior do pescoço.

A *disfagia mecânica* pode ser causada por um bolo alimentar de consistência muito grande, por um estreitamento intrínseco ou uma compressão extrínseca da luz. Quando o esôfago não consegue se dilatar mais do que 2,5cm de diâmetro, pode ocorrer disfagia para alimentos sólidos. Sempre ocorre disfagia quando o esôfago não consegue se dilatar mais do que 1,3cm. As lesões circunferenciais causam disfagia mais constante do que as lesões que envolvem apenas parte do perímetro da parede esofágica, uma vez que os segmentos ilesos conservam sua distensibilidade.

A *disfagia motora* pode resultar da dificuldade em se iniciar a deglutição ou de anormalidades na peristalse e na inibição deglutitiva secundária a doenças do músculo esofágico estriado ou liso. A disfagia motora da faringe resulta de distúrbios neuromusculares que causam paralisia muscular, contração não peristáltica simultânea ou perda da abertura do esfíncter esofágico superior. Ocorre disfagia quando as contrações peristálticas são fracas ou não peristálticas ou quando o esfíncter inferior não relaxa normalmente. A perda da força contrátil decorre de fraqueza muscular, como na esclerodermia. As causas importantes de disfagia motora incluem paralisia faríngea, acalasia cricofaríngea, esclerodermia do esôfago, acalasia e espasmo difuso do esôfago e distúrbios motores associados.

CAUSAS DE DISFAGIA

- **Doenças da boca, faringe e vias aéreas superiores:** lesões orolinguais, faringites, abscessos retrofaríngeos, *miastenia gravis*, lesões bulbares, lesões do 9º e 10º pares, tumores laríngeos, difteria.
- **Doenças do esôfago:**
  - Fístulas tráqueo e broncoesofagianas: endoscopia, corpo estranho, corrosão por tóxicos, tuberculose, sífilis, micoses, mediastinite supurada, aneurisma aórtico, tumores malignos do esôfago, anomalias congênitas.
  - Divertículo do esôfago.
  - Esofagite: tuberculose, sífilis, difteria, micoses, agranulocitose, síndrome de Plummer-Vinson, alcoolismo, tabagismo, esofagite corrosiva.
  - Ulcerações do esôfago: úlcera péptica, ulcerações específicas do esôfago, corpo estranho, uso de sonda nasogástrica, anomalias circulatórias locais, deformidades da coluna vertebral.
  - Hérnia diafragmática.
  - Distúrbios da motilidade esofagiana: doenças neurológicas, síndrome de Barsony-Polgar-Teschendorff, megaesôfago, esclerodermia, *miastenia gravis*, espasmo esofagiano agudo transitório: deglutição rápida, infecção das vias aéreas superiores, cardiopatias agudas, úlcera péptica, neurose.
  - Obstrução intrínseca do esôfago: estenoses cicatriciais após esofagites, esofagite péptica, esclerodermia, traumatismos, corpo estranho, radioterapia, carcinoma de esôfago, sarcoma, leimioma, edema angioneurótico, estenose congênita.
  - Obstrução extrínseca do esôfago: bócios, tumores da traqueia e da laringe, adenopatias, abscessos, divertículos, tumor do corpo carotídeo, massas do mediastino, cardiomegalia, disfagia lusória, tumores do pulmão, corpo estranho.

Disfagia

– Outras: osteoartrite da coluna e saliência hipertrófica vertebral do pescoço, amiloidose, hiperparatireoidismo, síndrome de Sjögren, histeria, porfiria, disautonomia familiar.

Bibliografia

Amâncio A. Causas de... um guia de diagnóstico diferencial. 2ª ed. Rio de Janeiro: Atheneu, 1988.

Goyal RK. Disfagia. *In:* Braunwald E, Fauci AS, Kasper DL, Hauser SL, Longo DL, Jameson JL. Harrison: Medicina Interna. 15ª ed. Rio de Janeiro: McGraw-Hill, 2002.

Lippincott Willians & Wilkins. Manual de sinais e sintomas. 4ª ed. São Paulo: Gen/Roca, 2012.

Porto CC. Sinais e Sintomas. *In:* Porto CC. Exame Clínico – Bases para a Prática Médica. 5ª ed. Rio de Janeiro: Guanabara Koogan, 2004.

Richter JE. Doenças do Esôfago. *In:* Carpenter CCJ, Griggs RC, Loscalzo J. Cecil: Medicina Interna Básica. 5ª ed. Rio de Janeiro: Guanabara Koogan, 2002.

35. DISPNEIA

Sylvia Lemos Hinrichsen
Denise Temoteo da Rocha

DEFINIÇÃO

Dispneia é uma percepção anormalmente desconfortável da respiração. Embora não seja dolorosa no sentido comum da palavra, está, assim como a dor, envolvida na percepção de uma sensação e na reação a essa percepção.

A dispneia, como a dor e a ansiedade, por ser subjetiva se torna difícil de quantificar, o que não nos impede, entretanto, de graduá-la em leve, moderada e intensa. Frequentemente se acompanha de aumento da frequência (taquipneia) e da amplitude da respiração.

A dispneia (falta de fôlego) é uma queixa comum dos pacientes com doença pulmonar. Já a de decúbito, ortopneia, que se acreditava ser típica principalmente da insuficiência cardíaca congestiva, também pode ocorrer em alguns pacientes com asma e obstrução crônica das vias respiratórias, sendo um achado regular na rara ocorrência de paralisia diafragmática bilateral.

Usa-se o termo *trepopneia* para descrever a circunstância pouco comum em que a dispneia ocorre somente em decúbito lateral, com maior frequência em pacientes cardiopatas, enquanto a platipneia é a dispneia que ocorre apenas na posição ereta.

A gradação da dispneia, que se baseia na intensidade do esforço físico necessário para produzir essa sensação, ocorre sempre que o trabalho respiratório é excessivo. É exigido dos músculos respiratórios um aumento de geração de força para produzir dada alteração de volume se as paredes torácicas ou os pulmões forem menos complacentes ou se a resistência ao fluxo de ar estiver aumentada.

Também ocorre aumento do trabalho respiratório quando a ventilação é excessiva para o nível de atividade.

É muito provável que alguns mecanismos diferentes atuem em graus diversos nos vários quadros clínicos em que ocorre dispneia. Em algumas circunstâncias, a dispneia é provocada por estimulação de receptores no trato respiratório superior; em outras pode se originar de receptores nos pulmões, nas vias e nos músculos respiratórios, na parede torácica ou em alguma combinação dessas estruturas. Em qualquer episódio, caracteriza-se por ativação excessiva ou anormal dos centros respiratórios no tronco encefálico, podendo ser em razão dos esforços ou em repouso, episódica ou contínua. A episódica pode ter fatores desencadeantes identificados, como um esforço, que sugere uma doença do parênquima pulmonar ou uma disfunção cardíaca, ou estar relacionada com exposição ambiental, característica sugestiva de asma ou peritonite de hipersensibilidade.

CAUSAS DE DISPNEIA

- **Doenças respiratórias:**
  - Laringe e traqueia: difteria, laringites, edema agudo da laringe, obstrução por corpo estranho, por tumores e por compressões extrínsecas, paralisia de nervos laríngeos, micoses, amiloidose.
  - Brônquios, bronquíolos e parênquima: bronquite e bronquiolites, asma brônquica, corpo estranho, adenoma, carcinoma e estenose brônquicos, pneumonia e broncopneumonia, doença pulmonar obstrutiva crônica, pneumoconioses e doenças infiltrativas dos pulmões, tuberculose e micoses, sarcoidose, fibrose pulmonar, linfomas, atelectasia pulmonar, doença da membrana hialina, síndrome da angústia respiratória do adulto.
  - Distúrbios circulatórios dos pulmões.
  - Pleura e outros: derrame pleural, toracoplastia, pneumotórax, ressecção pulmonar, paralisia frênica.
- **Insuficiência cardíaca, cardiopatias congênitas e pericardites.**
- **Outras:** dispneia das grandes altitudes, hiperventilação psicogênica, obesidade, traumatismos torácicos, nevralgia intercostal, anemias, intoxicação salicílica, aspiração de corpo estranho, *miastenia gravis*, acidose, espondilite anquilosante, cifoescoliose, grande hérnia diafragmática, distensão abdominal, hipocalcemia, intoxicação barbitúrica, dermatomiosite, desordens neurológicas – traumatismo cranioencefálico, tumor cerebral, encefalites, acidente vascular cerebral, síndrome de Guilliain-Barré, mielite virótica ascendente, poliomielite.

Bibliografia

Amâncio A. Causas de... um guia de diagnóstico diferencial. 2ª ed. Rio de Janeiro: Atheneu, 1988.

Ingram RH, Braunwald E. Dispneia e Edema Pulmonar. *In:* Braunwald E, Fauci AS, Kasper DL, Hauser SL, Longo DL, Jameson JL. Harrison: Medicina Interna. 15ª ed. Rio de Janeiro: McGraw-Hill, 2002.

Martins HS, Brandão Neto RA, Scalabrini Neto A et al. Emergências Clínicas. Abordagem Prática. 4ª ed. São Paulo: Manole Ltda., 2009.

Porto CC. Tórax. *In:* Porto CC. Exame Clínico – Bases para a Prática Médica. 5ª ed. Rio de Janeiro: Guanabara Koogan, 2004.

Slovis BS. Abordagem do Paciente com Doença Respiratória. *In:* Carpenter CCJ, Griggs RC, Loscalzo J. Cecil: Medicina Interna Básica. 5ª ed. Rio de Janeiro: Guanabara Koogan, 2002.

36. DISTÚRBIOS CIRCULATÓRIOS PULMONARES

Sylvia Lemos Hinrichsen
Denise Temoteo da Rocha

DEFINIÇÃO

A principal função da circulação pulmonar é o intercâmbio dos gases entre o ar e o sangue, assegurando o nível adequado de oxigênio e gás carbônico e o equilíbrio ácido-básico. Para isso, a circulação pulmonar se abre em uma malha capilar com uma área de 200m² de alvéolos, permitindo a difusão dos gases e seu equilíbrio com o ar alveolar. Os vasos pulmonares contêm cerca de 900mL de sangue, 30% distribuídos no setor arterial, 10% nos capilares e 60% no venoso, que é praticamente uma extensão do átrio esquerdo. Esse reservatório de sangue é capaz de manter o volume sistólico do ventrículo esquerdo por vários batimentos mesmo após ocluído totalmente o setor arterial. Apresentam também a função de filtro entre a circulação de retorno e a sistêmica, retendo partículas maiores do que 10µm e, principalmente, êmbolos. O leito vascular da circulação pulmonar é o sítio de inativação de substâncias endógenas, como as prostaglandinas, e de ativação de outras, como a angiotensina.

A nutrição da estrutura pulmonar, ductos, ácinos e interstício é mantida pela circulação pulmonar. Desse modo, é a função de nutrição que garante a estabilidade e a vitalidade das células alveolares e seus componentes. Por ser um sistema de baixas pressões e com grande capacidade de se adaptar a mudanças de volume e fluxo sanguíneo, a circulação pulmonar funciona como um moderador de alterações volêmicas sistêmicas. Dadas sua extensão e suas funções, o rompimento da integridade anatômica e funcional da circulação pulmonar geralmente é acompanhado de repercussões respiratórias, hemodinâmicas, humorais, ácido-básicas, de graus variáveis e às vezes vitais.

A pressão do sangue na circulação pulmonar é bem mais baixa do que na circulação sistêmica. A grande complacência da rede vascular dos pulmões é que confere a capacidade de adaptação às variações de fluxo a que a circulação pulmonar está sujeita. Para que haja aumento da pressão na circulação arterial pulmonar é preciso que mais da metade de sua área esteja excluída, embora nem todas as doenças capazes de provocá-la se localizem necessariamente no pulmão.

Sempre que o aumento de pressão perdura, surge o *cor pulmonale*, cujo elemento essencial é a hipertrofia ventricular direita, consequência direta da hipertensão no território pulmonar.

A hipertensão pulmonar, tanto nos portadores de pneumopatia crônica como naqueles com pulmões íntegros, decorre da redução do leito capilar, provocando

Distúrbios Circulatórios Pulmonares

aumento da resistência pulmonar, mais comumente a arterial, às vezes capilar e raramente venosa. Tal redução pode ser devida a vasoconstrição, destruição e/ou obstrução capilar.

A hipertensão pulmonar primária é afecção rara, de etiologia desconhecida, manifestando-se por graus variáveis de hipertensão pré-capilar. Por definição, para ser diagnosticada é necessário afastar outras causas de hipertensão pulmonar conhecidas.

A doença oclusiva das veias pulmonares tem etiologia desconhecida e acredita-se ter início com uma trombose nas veias pulmonares. As pequenas e médias veias pulmonares se encontram estreitadas por tecido conjuntivo frouxo ou denso, e muitas vezes são detectados trombos recentes ou organizados e infartos pulmonares. Evolui com grave hipertensão pulmonar e *cor pulmonale* crônico.

O principal responsável pelos fenômenos vasoconstritivos na circulação pulmonar é a hipoxemia, que atua sobre as fibras musculares das artérias.

A acidose e a hipercapnia também desempenham papel decisivo como agentes hipertensores. Os pacientes com hipoxia, acidose e hipercapnia estão mais sujeitos à hipertensão pulmonar, por fenômenos de vasculites e tromboembolismo, como ocorre nos portadores de doença pulmonar obstrutiva crônica (DPOC) ou nas restritivas (fibrose intersticial difusa).

Uma vez instalada a hipertensão pulmonar, os músculos das paredes arteriais se hipertrofiam, seguindo-se deposição de elastina, proliferação da íntima e formação de placas ateromatosas, as quais favorecem a trombose, tornando o processo irreversível.

Quanto à sintomatologia, a dispneia, que tende a aumentar com o agravamento da doença, domina o quadro clínico. O paciente apresenta também tosse em virtude do comprometimento pulmonar e não pela hipertensão. Dor retroesternal pode simular isquemia miocárdica.

Provoca hipertrofia da túnica média e hiperplasia da túnica íntima nas artérias musculares pulmonares. O quadro clínico se caracteriza pela dispneia progressiva, presença de sinais de *cor pulmonale* descompensado, com artéria pulmonar palpável, choque, sopro diastólico pulmonar e sintomas neurológicos de baixo débito cardíaco. Na metade dos casos se observa arterite com necrose fibrinoide.

Os pacientes portadores da doença oclusiva das veias pulmonares em geral apresentam dispneia progressiva aos esforços, sintomas de pneumonia ou de infarto pulmonar e descompensação cardíaca direita. É irreversível e quase sempre fatal em curto período de tempo.

CAUSAS DE DISTÚRBIOS CIRCULATÓRIOS PULMONARES

- **Hipertensão pulmonar** (doença vascular).
- **De origem pulmonar:** hipertensão pulmonar idiopática, trombose da artéria pulmonar, anemia de células falciformes, arterite esquistossomótica, arterite das colagenoses, embolia pulmonar, fístulas arteriovenosas pulmonares.

- **De origem cardíaca:** estenose e insuficiência mitral, insuficiência ventricular esquerda, trombo valvular, tumor intracardíaco, cardiopatias congênitas de fluxo (canal-arterial, comunicação interauricular e interventricular e drenagem anômala de veias pulmonares).
- **Doença parenquimatosa (*cor pulmonale*):** fibrose pulmonar de tuberculose e fibrotórax, enfisema pulmonar, cifoescoliose, granulomatoses pulmonares, esclerodermia, fibrose intersticial difusa, carcinomatose, carcinoma bronquiolar, poliomielite, obesidade extrema.
- **Outras:** dilatação idiopática da artéria pulmonar, hemorragia pulmonar.

Bibliografia

Amâncio A. Causas de... um guia de diagnóstico diferencial. 2ª ed. Rio de Janeiro: Atheneu, 1988.

Afonso JE. Alterações Circulatórias do Pulmão. *In:* Tarantino AB. Doenças Pulmonares. 4ª ed. Rio de Janeiro: Guanabara Koogan, 1997.

Lippincott Willians & Wilkins. Manual de sinais e sintomas. 4ª ed. São Paulo: Gen/Roca, 2012.

Porto CC. Doenças dos Brônquios, dos Pulmões e das pleuras. *In:* Porto CC. Semiologia Médica. 3ª ed. Rio de Janeiro: Guanabra Koogan, 1997.

37. DOR NAS COSTAS

Sylvia Lemos Hinrichsen
Denise Temoteo da Rocha

DEFINIÇÃO

A coluna lombar e a coluna cervical têm importante potencial de mobilidade e lesão.

A *dor local* é causada por estiramento de estruturas sensíveis à dor que comprimem ou irritam as terminações nervosas sensitivas. O local da dor é próximo à parte acometida do dorso.

A *dor referida ao dorso* pode se originar de vísceras abdominais ou pélvicas. Em geral, a dor é descrita como primariamente abdominal ou pélvica, porém é acompanhada de dor nas costas e não costuma ser afetada pela postura. Às vezes, o paciente se queixa unicamente de dor nas costas.

A *dor de origem na coluna vertebral* pode ser localizada nas costas ou ser referida às nádegas ou às pernas.

A *dorsalgia radicular* é tipicamente aguda e se irradia da coluna vertebral para a perna dentro do território de uma raiz nervosa.

A *dor associada ao espasmo muscular*, embora de origem obscura, está comumente associada a muitos distúrbios da coluna vertebral.

A dor nas costas em repouso ou não associada a posturas específicas deve aumentar o índice de suspeição de uma causa subjacente.

A dorsalgia costuma acompanhar a cervicalgia ou a braquialgia quando as lesões predominam nas últimas vértebras cervicais (C5, C6 e C7). Aliás, são frequentes essas associações: cervicobraquialgia, dorsobraquialgia e cervicodorsobraquialgia.

Em alguns pacientes, a dor se localiza predominantemente no dorso, especialmente na área correspondente aos metâmeros C6, C7, C8, T1, ao nível dos músculos trapézios e grande dorsal.

A dor se acompanha da contratura muscular e limitação dos movimentos.

Como a coluna torácica é projetada mais para rigidez do que para mobilidade, a ruptura de um disco torácico é extremamente rara. Dor de início agudo na região torácica pode advir de dissecção da aorta ou trombose da artéria espinhal anterior.

CAUSAS DE DOR NAS COSTAS

Distensão muscular ou ligamentosa	Desordens do disco intervertebral	Escoliose e espondilolisteses
Defeitos posturais	Cóccix doloroso	Epifisite
Osteoartrite da coluna	Espondilite anquilosante	Fraturas
Tumores ósseos, principalmente mieloma múltiplo e metástases de carcinoma de mama, estômago, próstata e útero	Espondilites: tifoide, tuberculose, blastomicoses, piogênicas	Lesões viscerais, principalmente dos rins, pâncreas, aorta e ureteres
	Ocronose	Osteoporose
Hérnia de gordura		

Bibliografia

Amâncio A. Causas de... um guia de diagnóstico diferencial. 2ª ed. Rio de Janeiro: Atheneu, 1988.

Counihan TJ. Cefaleia, Dor na Nuca e Outros Distúrbios Dolorosos. *In:* Carpenter CCJ, Griggs RC, Loscalzo J. Cecil: Medicina Interna Básica. 5ª ed. Rio de Janeiro: Guanabara Koogan, 2002.

Engstrom JW. Dor nas Costas e no Pescoço. *In:* Braunwald E, Fauci AS, Kasper DL, Hauser SL, Longo DL, Jameson JL. Harrison: Medicina Interna. 15ª ed. Rio de Janeiro: Mc Graw-Hill, 2002.

Lippincott Willians & Wilkins. Manual de sinais e sintomas. 4ª ed. São Paulo: Gen/Roca, 2012.

Porto CC. Sinais e Sintomas. *In:* Porto CC. Exame Clínico – Bases para a Prática Médica. 5ª ed. Rio de Janeiro: Guanabara Koogan, 2004.

38. DOR NO OLHO

Sylvia Lemos Hinrichsen
Denise Temoteo da Rocha

DEFINIÇÃO

O olho é o órgão responsável pela visão no ser humano (Figura 38.1).

O globo ocular recebe este nome por ter a forma de um globo, que fica acondicionado em uma cavidade óssea e protegido pelas pálpebras. Possui em seu exterior seis músculos responsáveis pelos movimentos oculares e também três camadas concêntricas aderidas entre si com a função de visão, nutrição e proteção. A camada externa é constituída pela córnea e a esclera, servindo para proteção.

A camada média ou vascular é formada pela íris, a coroide, o cório ou úvea e o corpo ciliar. A camada interna é constituída pela retina, a parte nervosa.

Existe ainda o humor aquoso, um líquido incolor situado entre a córnea e o cristalino. O humor vítreo é uma substância gelatinosa que preenche todo o espaço interno do globo ocular, também entre a córnea e o cristalino, tudo funcionando para manter a forma esférica do olho.

O cristalino, uma espécie de lente que fica nos olhos, se situa atrás da pupila e orienta a passagem da luz até a retina, que é composta de células nervosas que levam a imagem através do nervo óptico para que o cérebro as interprete. Não importa se o cristalino fica mais delgado ou espesso, essas mudanças ocorrem de modo a desviar a passagem dos raios luminosos na direção da mancha amarela. À medida que os objetos ficam mais próximos, o cristalino fica mais espesso, e para objetos a distância fica mais delgado, fenômeno denominado acomodação visual.

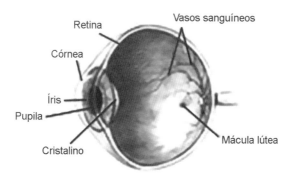

Figura 38-1. Anatomia do olho.

O olho ainda apresenta as pálpebras, as sobrancelhas, as glândulas lacrimais, os cílios e os músculos oculares. A função dos cílios ou pestanas é impedir a entrada de poeira e o excesso de luz. As sobrancelhas também têm a função de não permitir que o suor da testa entre em contato com os olhos.

A membrana conjuntiva é uma membrana que reveste internamente duas dobras da pele, ou seja, as pálpebras, responsáveis pela proteção dos olhos e por espalhar, por meio de seus movimentos, lavando e lubrificando o olho, o líquido conhecido como lágrima, produzido nas glândulas lacrimais.

O ponto cego é o lugar de onde o nervo óptico sai do olho. É assim chamado porque não existem, no local, receptores sensoriais, não havendo, portanto, resposta à estimulação. O ponto cego foi descoberto pelo físico francês Edme Mariotte (1620-1684).

CAUSAS DE DOR NO OLHO

- **Associada a uma inflamação visível/alterações oculares:** corpo estranho, entrópio, conjuntivite, úlcera de córnea, irite, iridocilite, herpes, glaucoma, episclerite, esclerite, escleroqueratite, blefarite, dacriocistite, hordéolo, irite, tracoma, uveíte.
- **Sem inflamação visível com perda da visão:** neurite retrobulbar.
- **Condições não oftalmológicas:** infecções agudas, sinusites, arterite temporal, sarcoidose, trombose do seio cavernoso.
- **Outras causas:** abrasão da córnea, calázio, enxaqueca, eritema multiforme maior, hematoma subdural, queimaduras, tumores (glândula lacrimal).

Bibliografia

Amâncio A. Causas de... um guia de diagnóstico diferencial. 2ª ed. Rio de Janeiro: Atheneu, 1988.

Lippincott Willians & Wilkins. Manual de sinais e sintomas. 4ª ed. São Paulo: Gen/Roca, 2012.

Morris PJ. Phenotypes and Genotypes for Human Eye Colors. Athro Limited website. Retrieved May 10, 2006.

Oliphant LW. Pteridines and Purines as Major Pigments of the Avian Iris. Pigment Cell Res, 1987; 1(2):129-31.

Prota G, Hu DN, Vincensi MR, McCormick SA, Napolitano A. Characterization of Melanins in Human Irides and Cultured Uveal Melanocytes from Eyes of Different Colors". Exp Eye Res., 1998 Sep; 67(3):293-9.

Wielgus AR, Sarna T. Melanin in Human Irides of Different Color and Age of Donors. Pigment Cell Res, 2005 Dec; 18(6):454-64.

39. DOR NO OMBRO

Sylvia Lemos Hinrichsen
Denise Temoteo da Rocha

DEFINIÇÃO

A dor mecânica costuma ser mais intensa à noite, associada à hipersensibilidade local do ombro e agravada por abdução, torção medial ou extensão do braço.

A dor da doença do ombro pode se irradiar algumas vezes para o braço ou a mão, porém não há alterações sensitivas, motoras e reflexas que indiquem doença de raízes nervosas, plexos ou nervos periféricos.

A bursite acromial é causa frequente de dor no ombro e a tendinite e a laceração do manguito rotador também são causas muito comuns.

Pode ser difícil distinguir com clareza a dor na região do ombro daquela no pescoço. Na ausência de sinais e sintomas de radiculopatia, o diagnóstico diferencial deve incluir dor mecânica no ombro e dor referida.

Durante a avaliação dos pacientes com distúrbios do ombro, o clínico deve atentar cuidadosamente para qualquer história de traumatismo, infecção, doença inflamatória, riscos ocupacionais ou doença cervical pregressa. Além disso, deve-se perguntar ao paciente quais as atividades ou movimentos que provocam dor no ombro, referida em geral para a coluna vertebral, mas que também pode ser decorrente de lesões intratorácicas ou doença do fígado, da vesícula biliar ou do diafragma.

CAUSAS DE DOR NO OMBRO

- **Causas diretas**
  - **Inflamatórias:** artrite, sinusite, fibrosite, miosite, neurite, bursite subacromial.
  - **Não inflamatórias:** traumatismo, exposição ao frio e à umidade, paralisia muscular local, ocupacional.
- **Causas indiretas**
  - **Cardiovasculares:** angina do peito, doença valvular aórtica, ateroma aórtico, aneurisma aórtico, doença coronariana.
  - **Respiratórias e mediastinais:** pleuris, pneumonia, tuberculose, tumor intratorácico, pneumotórax.
  - **Digestivas:** flatulência, indigestão, gastrite, úlcera péptica, câncer gástrico, abscesso hepático, calculose pancreática, cisto de pâncreas, litíase biliar, colecistite, hepatite, tumores hepáticos, pancreatites, câncer de pâncreas, peritonite, peri-hepatite gonocócica.
  - **Nervosas:** hemiplegia, herpes-zóster, tumores vertebrais, nevralgia.

Bibliografia

Amâncio A. Causas de... um guia de diagnóstico diferencial. 2ª ed. Rio de Janeiro: Atheneu, 1988.

Cush JJ, Lipsky PE. Abordagem aos Distúrbios Articulares e Musculoesqueléticos. *In:* Braunwald E, Fauci AS, Kasper DL, Hauser SL, Longo DL, Jameson JL. Harrison: Medicina Interna. 15ª ed. Rio de Janeiro: McGraw-Hill, 2002.

Engstrom JW. Dor nas Costas e no Pescoço. *In:* Braunwald E, Fauci AS, Kasper DL, Hauser SL, Longo DL, Jameson JL. Harrison: Medicina Interna. 15ª ed. Rio de Janeiro: McGraw-Hill, 2002: II:86-98.

Lippincott Willians & Wilkins. Manual de sinais e sintomas. 4ª ed. São Paulo: Gen/Roca, 2012.

40. DOR TORÁCICA

Sylvia Lemos Hinrichsen
Denise Temoteo da Rocha

DEFINIÇÃO

As causas de dor torácica podem estar na própria parede do tórax, nas pleuras, nos pulmões, no coração, no pericárdio, nos vasos, no mediastino, no esôfago, no diafragma e em outros órgãos.

As causas da dor na parede torácica quase sempre são fáceis de reconhecer, desde que o paciente seja corretamente examinado. Uma de suas principais características é que o paciente pode localizar com precisão a área comprometida. É fundamental que sejam feitas a inspeção e a palpação do local indicado e de todo o tórax com o paciente despido.

O exame do paciente com desconforto torácico deve considerar os critérios de estabelecimento do diagnóstico e a avaliação da segurança do plano terapêutico imediato, como também a frequência, um dado importante quando o paciente apresenta desconforto torácico agudo em casos emergenciais. Nesse contexto, deve-se concentrar a atenção em questões como segurança da alta do paciente, internação numa unidade de cuidados não coronarianos ou prova de esforço imediata.

Em pacientes com desconforto torácico agudo devem ser avaliados inicialmente o estado respiratório e o hemodinâmico. Se estiverem comprometidos, o tratamento inicial deve visar à estabilização do paciente antes de continuar a avaliação diagnóstica. Entretanto, se o paciente não necessitar de qualquer intervenção de emergência, deve-se obter uma anamnese voltada para o problema, efetuar um exame físico e solicitar exames laboratoriais para avaliar a possibilidade de distúrbios potencialmente fatais, incluindo cardiopatia isquêmica aguda, dissecção da aorta e embolia pulmonar.

CAUSAS DE DOR TORÁCICA

- **Com origem no coração:** angina do peito, infarto do miocárdio, pericardite.
- **Com origem em outros órgãos intratorácicos que não o coração.**
  - Vasos: aortite sifilítica, aneurisma dissecante, hipertensão pulmonar, embolia pulmonar e infarto.
  - Pulmões, pleuras e mediastino: tumores dos pulmões e do mediastino, pleuris, pneumotórax, enfisema do mediastino, adenomegalia mediastinal, mediastinite.
  - Esôfago: disfagia.
- **Com origem musculoesquelética ou neurogênica:** compressão da raiz medular, síndrome de Tietze, costela cervical e síndrome do vértice torácico, síndrome ombro-mão, nevralgias, fraturas e luxações, tumores ósseos, artrites, hérnia discal.

84

Dor Torácica

- **Com origem em órgãos abdominais:** hérnia diafragmática, aerofagia, doenças do trato biliar, lesões do estômago, infarto esplênico, pancreatites e tumores do pâncreas, síndrome da flexura esplênica.
- **Dor psicogênica:** neurose cardíaca, síndrome de hiperventilação.

Bibliografia

Amâncio A. Causas de... um guia de diagnóstico diferencial. 2ª ed. Rio de Janeiro: Atheneu, 1988.

Lee TH. Desconforto Torácico e Palpitações. *In:* Braunwald E, Fauci AS, Kasper DL, Hauser SL, Longo DL, Jameson JL. Harrison: Medicina Interna. 15ª ed. Rio de Janeiro: McGraw-Hill, 2002.

Lippincott Willians & Wilkins. Manual de sinais e sintomas. 4ª ed. São Paulo: Gen/Roca, 2012.

Porto CC. Sinais e Sintomas. *In:* Porto CC. Exame Clínico – Bases para a Prática Médica. 5ª ed. Rio de Janeiro: Guanabara Koogan; 2004.

41. EDEMA

Sylvia Lemos Hinrichsen
Denise Temoteo da Rocha

DEFINIÇÃO

Os termos *inchaço* e *inchume* são mais usados pelos pacientes para relatar o sintoma de edema, que é definido como um aumento clinicamente aparente do volume do líquido intersticial, o qual pode aumentar vários litros antes que a anormalidade se torne evidente. Portanto, um ganho ponderal de vários quilogramas habitualmente precede as manifestações evidentes do edema e uma perda ponderal semelhante antes que o "peso seco" seja alcançado.

Anasarca é o edema intenso e generalizado com tumefação profunda do tecido subcutâneo.

De acordo com sua causa e seu mecanismo, o edema pode ser localizado ou apresentar uma distribuição generalizada, sendo reconhecido em sua forma generalizada por inchação da face, mais prontamente evidente nas áreas periorbitárias, e pela persistência de uma reentrância da pele após compressão, conhecida como "cacifo" do edema. Em sua forma mais sutil, o edema pode ser detectado pela observação de que, após se afastar o estetoscópio da parede torácica, a campânula deixa uma reentrância na pele do tórax, a qual permanece por alguns minutos. Quando um anel em um dedo fica mais apertado do que antes ou quando um paciente se queixa de dificuldade para calçar os sapatos, particularmente na parte da tarde, pode haver edema, reconhecido facilmente a olho nu. Embora qualquer órgão ou tecido no corpo possa ser envolvido, o edema é encontrado mais comumente nos tecidos subcutâneos, pulmões e cérebro. Seus efeitos variam desde um achado meramente incômodo até o êxito letal.

Um terço da água corporal total está confinado no espaço extracelular, mas cerca de 25% dela são compostos pelo volume plasmático, sendo o restante de líquido intersticial.

As forças que regulam a disposição dos líquidos entre esses dois componentes do comportamento extracelular são conhecidas como *forças de Starling*. A pressão hidrostática no interior do sistema vascular e a pressão coloidosmótica no líquido intersticial tendem a promover o movimento de líquido do espaço vascular para o extravascular. Em contraste, a pressão coloidosmótica exercida pelas proteínas plasmáticas e a pressão hidrostática no interior do líquido intersticial, designada de *tensão tecidual*, promovem a movimentação de líquido para o interior do compartimento vascular. Em consequência, há um movimento de água e solutos difusíveis a partir do espaço vascular na extremidade arteriolar dos capilares.

Caso qualquer um dos gradientes de pressão hidrostática ou oncótica sofra alteração significativa, ocorrerá um movimento final adicional de líquido entre os dois componentes do espaço extracelular. Então, o aparecimento de edema depende de uma ou mais alterações das *forças de Starling*, de modo que haja um aumento do fluxo de líquido do sistema vascular para o interstício ou para uma cavidade corporal.

O edema secundário ao aumento da pressão capilar pode resultar de uma elevação da pressão venosa quando da obstrução do retorno venoso. Também pode resultar de uma lesão do endotélio capilar.

Em muitas formas de edema, o volume sanguíneo arterial efetivo, um parâmetro ainda mal definido para o enchimento da árvore arterial, está reduzido e, como consequência, é acionada uma série de respostas fisiopatológicas voltadas para sua normalização.

O edema é resultante de aumento do líquido intersticial proveniente do plasma sanguíneo. Embora possa haver edema intracelular, do ponto de vista semiológico a expressão se refere ao extracelular ou intersticial.

No edema cardíaco o acúmulo de líquido não se restringe ao tecido subcutâneo, podendo se acumular também nas cavidades serosas, seja no abdome (ascite), no tórax (hidrotórax), no pericárdio (hidropericárdio) e na bolsa escrotal (hidrocele).

A pele da região edemaciada se torna lisa e brilhante quando o edema é recente. Mas, se for de longa duração, adquire o aspecto de "casca de laranja", consequência de seu espessamento, com retrações puntiformes, correspondentes aos folículos pilosos.

Localiza-se primeiramente nos membros inferiores, pela ação da gravidade, iniciando-se em torno dos maléolos. À medida que vai progredindo, atinge as pernas e as coxas. Quando alcança a raiz dos membros inferiores, deve-se pensar na possibilidade de uma outra doença associada, como, por exemplo, varizes ou trombose venosa em uma das pernas.

Por influência da gravidade, o edema cardíaco aumenta com o decorrer do dia, atingindo máxima intensidade à tarde – daí a denominação edema vespertino. Diminui ou desaparece com o repouso noturno.

Com o agravamento da função cardíaca, o edema atinge todo o corpo, incluindo o rosto, quando recebe o nome de *anasarca*.

Nos pacientes que permanecem acamados ou em lactentes, o edema se localiza predominantemente nas regiões sacral, glútea, perineal e parede abdominal. Quando é de origem cardíaca, encontram-se os outros sinais de insuficiência ventricular direita, ou seja, ingurgitamento das jugulares, hepatomegalia e refluxo hepatojugular, o que é importante no diagnóstico diferencial.

Nos casos em que há lesão da valva tricúspide e na pericardite constritiva, a ascite predomina sobre o edema das extremidades.

A fisiopatologia do edema cardíaco, como dos outros edemas, apresenta ainda aspectos não esclarecidos, embora se saiba que os mecanismos principais envolvem

Edema

o equilíbrio que regula o intercâmbio de líquido em nível capilar entre o compartimento intravascular e o intersticial.

Como se sabe, três são os fatores fundamentais que regulam esse equilíbrio: o primeiro é a *pressão hidrostática*, que tende a expulsar água e eletrólitos para fora da luz capilar; o segundo é a *pressão oncótica* das proteínas circulantes, que se opõe à pressão hidrostática e que determina a retenção de líquidos no interior da luz vascular; o terceiro fator decorre da *permeabilidade capilar*, que se comporta como membrana semipermeável, ou seja, permeável à água e aos eletrólitos e impermeável às proteínas.

Na extremidade arterial do capilar, a pressão hidrostática é maior do que a pressão oncótica, de modo que o líquido intravascular passa para o espaço intersticial. Em contrapartida, na extremidade venosa do capilar, sendo a pressão hidrostática menor do que a pressão oncótica, ocorre reabsorção de líquido intersticial para o intravascular.

Esse delicado balanço de forças faz com que haja permanente circulação de líquido do tecido intersticial em torno dos capilares, desde a extremidade arterial até a extremidade venosa.

É necessário diferenciar o edema de origem cardíaca do postural, da obesidade, da insuficiência venosa, do renal e da hipoproteinemia.

CAUSAS DE EDEMA

- **Generalizado:**
  - **Cardíaco:** insuficiência cardíaca congestiva, pericardite constritiva.
  - **Renal:** glomerulonefrites, síndrome nefrótica, toxemia da gravidez.
  - **Hepático:** cirrose.
  - **Nutricional:** desnutrição proteica (hipoproteinemia), beribéri.
  - **Endócrino:** mixedema, doença de *Cushing*.
  - **Angioneurótico.**
- **Localizado:**
  - Fase inicial de edema generalizado.
  - Obstrução venosa.
  - Obstrução linfática.
  - Inflamação.
- **Edemas incomuns:** edema cíclico pré-menopausa, edema por intoxicação salicílica, carcinoide, uso de fenilbutazona, *scleredema adultorum*, angioceratoma *corporis diffusum*, pan-hipopituitarismo anterior, síndrome de Ormond.
- **Edema periorbitário:** glomerulonefrite, dermatomiosite, triquinose, doença de Chagas, esquistossomose mansônica (fase toxêmica), síndrome nefrótica, mononucleose infecciosa, hipersensibilidade ao iodo (reação aguda).

Bibliografia

Amâncio A. Causas de... um guia de diagnóstico diferencial. 2ª ed. Rio de Janeiro: Atheneu, 1988.

Braunwald E. Edema. *In:* Braunwald E, Fauci AS, Kasper DL, Hauser SL, Longo DL, Jameson JL. Harrison: Medicina Interna. 15ª ed. Rio de Janeiro: McGraw-Hill, 2002.

Lippincott Willians & Wilkins. Manual de sinais e sintomas. 4ª ed. São Paulo: Gen/Roca, 2012.

Mitchell RN, Cotran RS. Distúrbios Hemodinâmicos, Trombose e Choques. *In:* Cotran RS, Kumar V, Collins T. Robbins: Patologia Estrutural e Funcional. 6ª ed. Rio de Janeiro: Guanabara Koogan, 2000.

Porto CC. Sinais e Sintomas. *In:* Porto CC. Exame Clínico – Bases para a Prática Médica. 5ª ed. Rio de Janeiro: Guanabara Koogan, 2004.

42. EMAGRECIMENTO

Sylvia Lemos Hinrichsen
Denise Temoteo da Rocha

DEFINIÇÃO

A perda ponderal significativa e não intencional em uma pessoa previamente sadia é, com frequência, um precursor de doença sistêmica subjacente.

A perda de peso não intencional, especialmente no idoso, não é rara e está associada a taxas de morbidade e mortalidade elevadas, mesmo depois de terem sido levados em consideração os distúrbios comórbidos.

Graus elevados de perda de peso predispõem a infecções. As deficiências de vitaminas e nutrientes também podem acompanhar a perda ponderal significativa, que acontece quando o dispêndio de energia supera as calorias disponíveis para a utilização energética. Na maioria dos indivíduos, aproximadamente metade da energia alimentar é utilizada para processos basais, como a manutenção da temperatura corporal.

Os mecanismos de perda de peso incluem redução da ingestão alimentar, má absorção, perda de calorias e aumento das necessidades energéticas. As alterações no peso podem refletir alterações na massa tecidual ou no conteúdo hídrico corporal. A perda ponderal que persiste durante semanas a meses se deve, de maneira quase invariável, à perda de massa tecidual.

Antes que uma avaliação extensa seja empreendida, é importante confirmar que ocorreu perda ponderal. Quando há perda de peso, devem ser envidados esforços para determinar o tempo durante o qual ocorreu.

Durante a anamnese clínica rotineira, por conseguinte, deve-se sempre inquirir sobre as alterações no peso; a perda de 5% do peso corporal durante 6 a 12 meses deve suscitar uma melhor avaliação.

A causa de perda ponderal involuntária raramente permanece oculta. Anamnese e exame físico minuciosos, associados aos exames diagnósticos apropriados, identificarão a causa de perda ponderal em 75% dos pacientes. A etiologia da perda de peso não será encontrada nos pacientes restantes, apesar de extensos exames.

A revisão dos sistemas deve perscrutar os sinais ou sintomas associados aos distúrbios que comumente provocam perda ponderal, compreendendo febre, dor, falta de ar ou tosse, palpitações, alterações nos padrões miccionais e evidências de doença neurológica. Devem ser pesquisados distúrbios gastrointestinais, incluindo dificuldade de alimentação, disfagia, anorexia, náusea e alteração dos hábitos intestinais.

Devem ser revistos o uso de cigarros, álcool e todos os medicamentos, e os pacientes devem ser inquiridos sobre doenças e cirurgias prévias, bem como as doenças em familiares. Os fatores de risco para infecção pelo vírus da imunodeficiência humana (HIV) devem ser avaliados. Os sinais de depressão, evidências de demência e fatores sociais, incluindo questões financeiras que poderiam afetar a ingestão alimentar, devem ser considerados.

CAUSAS DE EMAGRECIMENTO

Sem perda de apetite	Inexplicáveis
Hipertireoidismo	Câncer de pâncreas (corpo e cauda)
Diabetes	Carcinoma de células renais
Síndrome da má assimilação	Linfoma retroperitoneal
	Gastroileostomia

Bibliografia

Amâncio A. Causas de... um guia de diagnóstico diferencial. 2ª ed. Rio de Janeiro: Atheneu, 1988.

Braundwald E, Fauci AS, Kasper DL et al. Medicina Interna de Harrison. 18ª ed. Vol I/II. São Paulo: McGraw Hill/Artmed, 2013.

Porto CC. Sinais e Sintomas. *In:* Porto CC. Exame Clínico – Bases para a Prática Médica. 5ª ed. Rio de Janeiro: Guanabara Koogan, 2004.

Reife CM. Perda ponderal. *In:* Braunwald E, Fauci AS, Kasper DL, Hauser SL, Longo DL, Jameson JL. Harrison: Medicina Interna. 15ª ed. Rio de Janeiro: McGraw-Hill, 2002.

43. ENDOCARDITE

Sylvia Lemos Hinrichsen
Denise Temoteo da Rocha

DEFINIÇÃO

A endocardite infecciosa (EI) abrange desde uma doença indolente com poucas manifestações sistêmicas, que responde à antibioticoterapia, até uma doença septicêmica fulminante, com destruição maligna das valvas cardíacas e embolização sistêmica potencialmente fatal. As características variadas da endocardite estão relacionadas, em grande parte, aos diferentes micro-organismos infectantes.

A EI, uma das mais graves de todas as infecções, é caracterizada por colonização ou invasão das valvas cardíacas, do endocárdio mural e de outros segmentos cardiovasculares por um agente microbiológico, resultando em formação de vegetações volumosas e friáveis, compostas de restos trombóticos e micro-organismos, frequentemente associadas à destruição dos tecidos cardíacos subjacentes.

A endocardite trombótica não bacteriana se caracteriza pela deposição de pequenas massas de fibrina, plaquetas e outros componentes sanguíneos sobre os folhetos das valvas cardíacas. As lesões valvares são estéreis, não contêm micro-organismos e estão apenas frouxamente fixadas à valva subjacente.

No lúpus eritematoso sistêmico é observada, em certas ocasiões, a presença de valvite mitral e tricúspide com pequenas vegetações estéreis, um processo denominado endocardite de Libman-Sacks.

Tradicionalmente, a endocardite infecciosa foi classificada em bases clínicas nas formas aguda e subaguda. Essa subdivisão expressa o espectro de gravidade da doença e seu tempo, determinados, em grande parte, pela virulência do micro-organismo infectante e pela presença de cardiopatia subjacente.

A endocardite aguda descreve uma infecção violenta e destrutiva, quase sempre de uma valva cardíaca previamente normal, por um micro-organismo altamente virulento, que leva à morte mais de 50% dos pacientes dentro de dias a semanas, a despeito dos antibióticos e da cirurgia. Em contraste, os micro-organismos de baixa virulência podem causar infecções num coração anteriormente anormal, sobretudo em valvas deformadas. Nesses casos, a doença pode surgir de modo insidioso e, até mesmo, quando não tratada, seguir uma evolução prolongada de várias semanas a meses (endocardite subaguda). A maioria dos pacientes com endocardite infecciosa subaguda se recupera após tratamento apropriado.

A endocardite infecciosa se instala quando micro-organismos provenientes da cavidade oral ou de outro local penetram na corrente sanguínea e se alojam em valvas cardíacas que já apresentam trombos de plaquetas-fibrina em consequência de lesão valvar anterior ou de fluxo sanguíneo turbulento. A localização da infecção é determinada, em parte, pela produção de fluxo turbulento, sendo a infecção do lado esquerdo mais comum do que a do direito, exceto entre usuários de drogas endovenosas. Em geral, observam-se vegetações na superfície valvar voltada para a câmara de menor pressão, um abrigo relativo para o depósito de bactérias provenientes do rápido fluxo da corrente sanguínea. A infecção pode causar ruptura do próprio tecido valvar ou das estruturas das suas cordas, resultando em regurgitação valvar gradual ou aguda, com consequente desenvolvimento de insuficiência cardíaca congestiva.

A endocardite infecciosa pode se desenvolver em valvas anteriormente normais; entretanto, diversas anormalidades cardíacas e vasculares predispõem a essa forma de infecção.

Com frequência, a endocardite trombótica não bacteriana ocorre concomitantemente com tromboses venosas ou embolia pulmonar, sugerindo uma origem comum em um estado hipercoagulável, com ativação sistêmica da coagulação sanguínea intravascular disseminada, o que pode estar relacionado com alguma doença subjacente, como câncer e, em particular, com adenocarcinomas minuciosos do pâncreas.

O prognóstico da endocardite infecciosa é determinado pela extensão da destruição valvar, pelo tamanho e friabilidade das vegetações, pela presença e localização de êmbolos e pela escolha dos antibióticos. Por sua vez, esses fatores são influenciados pela natureza do agente etiológico e por atrasos no estabelecimento do diagnóstico.

O diagnóstico da endocardite infecciosa é estabelecido com certeza somente quando as vegetações obtidas durante cirurgia cardíaca, necropsia ou de uma artéria (um êmbolo) são examinadas histológica e microbiologicamente.

O isolamento do micro-organismo causal em hemoculturas é importante não só para o diagnóstico, como também para a determinação da suscetibilidade bacteriana e o planejamento do tratamento.

CAUSAS DE ENDOCARDITE

- **Não infecciosas:**
  - Endocardite trombótica simples: câncer gástrico, retal, intestinal, hepático, pancreático e brônquico.
  - Lúpus eritematoso sistêmico.
  - Calcária.
  - Reumática.
  - Verrucosa, associada a cistos sanguíneos das válvulas cardíacas.
- **Infecciosas:** estreptococos *viridans*, enterococos, estafilococos, salmonelas, pneumococos, gram-negativos coliformes (*Pseudomonas*, *Proteus* e *Coli*), brucela, cândida, blastomices, mucormicose, histoplasmose, aspergilose, criptococose, tuberculose.

Bibliografia

Amâncio A. Causas de... um guia de diagnóstico diferencial. 2ª ed. Rio de Janeiro: Atheneu, 1988.

Karchmer AW. Endocardite Infecciosa. *In:* Braunwald E, Fauci AS, Kasper DL, Hauser SL, Longo DL, Jameson JL. Harrison: Medicina Interna. 15ª ed. Rio de Janeiro: McGraw-Hill, 2002.

Lederman MM. Infecções do Coração e dos Vasos Sanguíneos. *In:* Carpenter CCJ, Griggs RC, Loscalzo J. Cecil: Medicina Interna Básica. 5ª ed. Rio de Janeiro: Guanabara Koogan, 2002.

Martins HS, Brandão Neto RA, Scalabrini Neto A et al. Emergências Clínicas. Abordagem Prática. 4ª ed. São Paulo: Manole Ltda., 2009.

Schöen FJ. O Coração. *In:* Cotran RS, Kumar V, Collins T. Robbins: Patologia Estrutural e Funcional. 6ª ed. Rio de Janeiro: Guanabara Koogan, 2000.

44. EPISTAXE

Sylvia Lemos Hinrichsen
Denise Temoteo da Rocha

DEFINIÇÃO

Epistaxe ou hemorragia nasal constitui, sem dúvida, a mais frequente das hemorragias, originando-se, mais amiúde, de uma estrutura de intensa vascularização, localizada no septo anterior, conhecida como plexo de Kiesselbach.

Em geral, a epistaxe é de pequena intensidade, origina-se na porção mais anterior da fossa nasal e cede espontaneamente. Por vezes, no entanto, notadamente após os 45 anos, pode apresentar grande intensidade, com o sangramento localizado na parte posterior das fossas nasais, necessitando atendimento de urgência, pois na maioria das vezes não cede espontaneamente.

As causas de epistaxe podem ser locais ou gerais, sendo mais comuns o ressecamento da mucosa nasal e o traumatismo no ato de limpar o nariz.

Traumatismos como quedas, fraturas dos ossos do nariz, contusão do nariz, fratura da base do crânio ou cirúrgicos (intervenções sobre as cavidades nasossinusais) causam frequentes hemorragias nasais. Em alguns casos, o agente atua diretamente na mucosa. É o que se dá com os corpos estranhos introduzidos no nariz e com o assoar-se violentamente. Nos últimos anos, o uso de cocaína se tornou um fator etiológico importante (lesão da mucosa nasal).

Em alguns pacientes não se consegue encontrar uma causa, o que é chamado de epistaxe espontânea.

A quantidade total de sangue eliminado é variável. Há pequenas epistaxes, em que se perdem cerca de 50 a 100mL de sangue; grandes epistaxes, com perda de 250 a 400mL de sangue; e/ou graves epistaxes, que podem durar muito e causar a perda de mais de meio litro de sangue. Estas duas últimas modalidades são muito mais comuns em pacientes idosos com hipertensão arterial.

CAUSAS DE EPISTAXE

- **Causas locais:**
  - Traumatismos: fratura do crânio, corpo estranho, cirurgia, tosse intensa.
  - Ulceração: sífilis, tuberculose, hanseníase.
  - Neoplasias: adenomas, angiomas, adenoides, fibroma nasofaríngeo, tumores malignos.
  - Varicosidade da mucosa nasal.
  - Infecções: difteria, escarlatina, gripe, coqueluche.
- **Causas gerais:**
  - Hipertensão arterial.

Epistaxe

- Hipertensão venosa: bronquite, enfisema, congestão cerebral, exercícios violentos.
- Doenças do sistema hematopoético: discrasias sanguíneas, púrpuras trombocitopênicas, hemofilia, anemia aplástica, leucemia aguda, telangiectasia múltipla hereditária.
- Infecções febris: febre reumática, febre tifoide.
- Disproteinemias: mieloma múltiplo, macroglobulinemias.
- Outros: uso de rauwolfia, escorbuto, menopausa, envenenamento pelo cromo, granulomatose de Wegener.

Bibliografia

Amâncio A. Causas de... um guia de diagnóstico diferencial. 2ª ed. Rio de Janeiro: Atheneu, 1988.

Porto CC. Sinais e Sintomas. *In:* Porto CC. Exame Clínico – Bases para a Prática Médica. 5ª ed. Rio de Janeiro: Guanabara Koogan, 2004.

Silva CRL, Santiago LC, Silva RCL. Causas de Sinais & Sintomas Medicina. Enfermagem. Fisioterapia. Nutrição. Rio de Janeiro: Água Dourada. 2010.

45. ERITEMA

Sylvia Lemos Hinrichsen
Denise Temoteo da Rocha

DEFINIÇÃO

Eritema é um termo utilizado quando a maior parte da superfície cutânea é eritematosa (avermelhada). Em associação podem ocorrer descamação, erosões ou pústulas, bem como queda de cabelos e unhas.

O *eritema multiforme* (EM) é um distúrbio autolimitado, de causa desconhecida, pouco comum e que parece constituir uma resposta de hipersensibilidade a certas infecções e drogas. O EM é um protótipo de um padrão de reação citotóxica (caracterizado por extensa degeneração e morte das células epiteliais). Clinicamente, os pacientes apresentam uma série de lesões "multiformes", incluindo máculas, pápulas, vesículas e bolhas, bem como a lesão-alvo característica, que consiste em mácula ou pápula avermelhada com centro pálido, vesicular ou com erosão. Embora as lesões possam exibir uma ampla distribuição, é frequente a ocorrência de comprometimento simétrico dos membros. O termo *multiforme* descreve a evolução pleomórfica das lesões iniciais.

O EM consiste, portanto, em um amplo espectro de alterações que incluem a síndrome de Stevens-Johnson (eritema multiforme maior, descrito em 1922 por Stevens e Johnson como uma alteração febril associada a estomatite, conjuntivite purulenta e lesões cutâneas similares às do EM) e a necrólise epidérmica tóxica (caracterizada por esfoliação grave da pele e das membranas mucosas, com um alto índice de mortalidade, sendo considerada por muitos autores um dos espectros mais graves do eritema multiforme).

O *eritema nodoso* (EN) é a forma mais comum de paniculite, geralmente com apresentação aguda. Paniculite é uma reação inflamatória da gordura subcutânea. Os nódulos são inicialmente vermelhos, mas a seguir desenvolvem uma cor azul à medida que regridem.

O *eritema indurado* (EI) se manifesta como um nódulo eritematoso, ligeiramente hipersensível, que costuma evoluir para a ulceração. Originalmente considerado uma resposta de hipersensibilidade à tuberculose, o EI hoje em dia ocorre mais comumente na ausência de doença subjacente associada. É um tipo incomum de paniculite que afeta primariamente adolescentes e mulheres na menopausa. Embora se desconheça a causa, a maioria dos observadores atualmente considera esse distúrbio o resultado de vasculite primária comprometendo os vasos profundos que suprem os lóbulos do tecido subcutâneo, com necrose subsequente e inflamação no interior da gordura.

Lesões cutâneas que apresentam coloração avermelhada correspondem a uma ampla variedade de etiologias; na tentativa de simplificar sua identificação, serão divididas em pápulas, pápulas/placas e nódulos subcutâneos.

Eritema

97

As principais etiologias da eritrodermia são: (1) doenças de pele, como psoríase e dermatite, (2) fármacos, (3) doenças sistêmicas, mais comumente linfoma cutâneo de células T (LCCT), e (4) idiopática. Nos primeiros três grupos, a localização e a descrição das lesões iniciais, antes do desenvolvimento da eritrodermia, são úteis para estabelecer o diagnóstico.

No eritema necrolítico migratório, as lesões são inicialmente máculas eritematosas, de arranjo anular ou circinado, com vesículas/crostas e erosões na periferia. As erupções podem ser disseminadas, mas predominam na região inguinocrural, abdome e nádegas.

É importante examinar a pele cuidadosamente à procura de uma migração do eritema e de alterações secundárias associadas, como pústulas.

No eritema necrolítico migratório, a pesquisa do tumor é mandatória.

CAUSAS DE ERITEMA

- **Eritema de membros:**
  - Enfermidades vasculares: eritromelalgia, aterosclerose, tumor glômico, fístula arteriovenosa.
  - Envenenamentos: tálio, chumbo, arsênico.
  - Outros: neurites, ganglionite infecciosa.
- **Eritema facial** (*flushing*): menopausa, carcinoide, tumores do mediastino, angina do peito da insuficiência aórtica, epilepsia autonômica diencefálica, síndrome de Sheehan, mastocitose, psicogênico, lúpus eritematoso sistêmico, policitemia *vera*, tuberculose, pneumonia lobar, lesão do simpático cervical, intoxicação por monóxido de carbono, uso de anfetaminas e polimixina, carcinoma de tireoide, feocromocitoma.
- **Eritema nodoso:**
  - Frequente e precoce: estreptococos, tuberculose, linfogranuloma venéreo, coccidioidomicose.
  - Eventual: sífilis, meningococcemia, pneumococcemia, sarampo, febre reumática, hanseníase, brucelose, difteria.
  - Raro: sarcoidose, retocolite ulcerativa, tricofitoses, síndrome de Behçet, histoplasmose, colite granulomatosa, reação a drogas (fenacetina, brometos, iodetos, sulfas, anticoncepcionais orais, salicilatos), ascaridíase, doença da arranhadura do gato.
- **Eritema palmar:** cirrose hepática, artrite reumatoide, hereditário, gravidez, supurações crônicas, endocardite bacteriana, leucemia crônica, tireotoxicose, acrodinia, beribéri, dermatomiosite, intoxicação por arsênico.
- **Eritema multiforme:**
  - É provável que mais de 50% dos casos sejam causados pelo *Herpes simplex,* embora outras doenças infecciosas possam ser causas (coxsackievírus ou ecovírus, micoplasma, psitacose e histoplasma).
  - No restante dos casos, as causas possíveis incluem praticamente quaisquer fármacos, sendo os mais frequentes: sulfonamidas, fenilbutazona, penicilina, tetraciclina, barbitúricos, ácido acetilsalicílico, procaína, halopurinol, sais de ouro e hidantoína.
  - Raramente, certas vacinas causam o eritema multiforme.

- Outras causas menos comuns de EM incluem bactérias diversas, fungos, irradiação, carcinomas, linfomas e algumas colagenoses (lúpus eritematoso sistêmico, dermatomiosite e periarterite nodosa).

Bibliografia

Amâncio A. Causas de... um guia de diagnóstico diferencial. 2ª ed. Rio de Janeiro: Atheneu, 1988.

Azulay DR, Abulafia LA, Azulay RD. Manifestações cutâneas das endocrinopatias. *In:* Coronho V, Petroianu A, Santana EM, Pimenta LG. Tratado de Endocrinologia e Cirurgia Endócrina. Rio de Janeiro: Guanabara Koogan, 2001.

Bolognia JL, Braverman IM. Manifestações Cutâneas de Doenças Internas. *In:* Braunwald E, Fauci AS, Kasper DL, Hauser SL, Longo DL, Jameson JL. Harrison: Medicina Interna. 15ª ed. Rio de Janeiro: McGraw-Hill, 2002.

Lamoreux MR, Sternbach MR, Hsu WT. Erythema Multiforme. Am Fam Physician 2006; 74:1883-8.

Murphy GF, Mihn MC Jr. A Pele. *In:* Cotran RS, Kumar V, Collins T. Robbins: Patologia Estrutural e Funcional. 6ª ed. Rio de Janeiro: Guanabara Koogan, 2000.

Silva CRL, Santiago LC, Silva RCL. Causas de Sinais & Sintomas Medicina. Enfermagem. Fisioterapia. Nutrição. Rio de Janeiro: Água Dourada. 2010.

46. ESPLENOMEGALIA

Sylvia Lemos Hinrichsen
Denise Temoteo da Rocha

DEFINIÇÃO

O aumento do baço pode constituir um importante indício diagnóstico da existência de distúrbio subjacente, porém a própria condição pode causar problemas. Quando aumentado o suficiente, pode provocar uma sensação de tração no quadrante superior esquerdo e, em virtude da compressão no estômago, causar desconforto após a ingestão de alimento.

Os sintomas mais comuns resultantes de doenças que acometem o baço são dor e sensação de peso no quadrante superior esquerdo. A esplenomegalia maciça pode causar saciedade precoce. A dor pode resultar do aumento de volume agudo do baço com estiramento da cápsula, infarto ou inflamação da cápsula. A ruptura do baço resulta em sangramento, choque e morte, mas é indolor.

Sete mecanismos fisiopatológicos são descritos para justificar o aumento do baço:

- Hiperplasia do sistema imune nas infecções sistêmicas, como a endocardite infecciosa, ou doenças imunológicas, como a síndrome de Felty.
- Ingurgitação do órgão por hipertensão porta (como na cirrose), crise de sequestração na doença falciforme ou formação de hematoma intracapsular após trauma.
- Hiperplasia do sistema reticuloendotelial por aumento da hemocatérese, como na esferocitose hereditária.
- Envolvimento neoplásico primário ou metastático (linfomas e leucemias).
- Hematopoese extramedular, como nas síndromes mielotísicas.
- Lesões que ocupam espaço, como cistos ou hemangioma.
- Doenças infiltrativas, como a sarcoidose.

O exame clínico, que inclui a anamnese e o exame físico, como em qualquer doença a ser investigada, é de suma importância para o diagnóstico diferencial da esplenomegalia, uma vez que orienta o médico a respeito dos exames complementares a serem utilizados.

Apesar de algumas vezes a esplenomegalia ser verdadeiramente assintomática, uma anamnese bem feita poderá sugerir o diagnóstico correto, pois nem sempre o paciente referirá na história da doença atual (HDA) determinados sintomas percebidos apenas durante o interrogatório sintomatológico.

Como a esplenomegalia quase sempre reflete uma doença sistêmica, deve-se interrogar sobre a sensação geral de bem-estar, fadiga, astenia, febre, mal-estar e sudorese noturna, além de investigar também sobre a história familiar de doença linfo e/ou mieloproliferativa. É importante indagar sobre o uso de medicamentos de forma contínua, porque as reações de hipersensibilidade a certas drogas, como fenitoína, sulindac e outras, podem causar esplenomegalia reacional.

Se o paciente tem conhecimento de sua esplenomegalia, deve-se investigar a rapidez do crescimento desse órgão, pois aumentos rápidos são mais característicos de hematomas por traumas e de linfomas de grandes células, enquanto nos cistos benignos o crescimento é muito lento, durante anos, e geralmente assintomático.

É necessário um exame físico completo. Antes de tudo, deve-se ter a certeza de que a massa do quadrante inferior esquerdo é realmente o baço aumentado, já que muitas vezes pode ser confundido com um grande rim, o lobo esquerdo do fígado, um pseudocisto pancreático ou um tumor retroperitoneal.

Quando o exame físico for duvidoso, a realização de uma ultrassonografia (USG), um método rápido e não invasivo, diminuirá tais dúvidas. Se a definição persistir, a tomografia de abdome com contraste se impõe como método não invasivo de elevada acurácia.

CAUSAS DE ESPLENOMEGALIA

- **Congestão:** hipertensão porta, obstrução da veia esplênica, aneurisma da artéria esplênica, insuficiência cardíaca.
- **Hiperplasia:** anemias hemolíticas, anemias crônicas com hemólise discreta ou ausente (anemia perniciosa, anemia mielotísica, anemia hipocrômica crônica), púrpuras, leucemias, policitemia *vera*, metaplasia mieloide, macroglobulinemias.
- **Infecções bacterianas:** abscesso esplênico, endocardite bacteriana, tularemia, tifoide, brucelose, tuberculose, sífilis.
- **Viróticas:** mononucleose infecciosa, psitacose, linfogranuloma venéreo, rubéola.
- **Micóticas:** histoplasmose, actinomicose.
- **Parasitárias:** esquistossomose (fase toxêmica), malária, calazar, doença de Chagas, equinococose, blastomicose brasileira.
- **Inespecíficas:** lúpus eritematoso disseminado, síndrome de Felty, sarcoidose, histiocitose X.
- **Neoplasias:** cistos verdadeiros (dermoide, linfangioma, hemangioma, hidático), cistos falsos (hemorrágico, seroso, inflamatório), linfomas, metastáticas.
- **Outras**: hipervitaminose A, hipo e agamaglobulinemia, síndrome de Berardinelli, doença de Admore, hiperlipemia essencial, síndrome de Burger-Grütz, síndrome de Plummer-Vinson, hipernefroma, síndrome de Chediak-Higashi.

Bibliografia

Amâncio A. Causas de... um guia de diagnóstico diferencial. 2ª ed. Rio de Janeiro: Atheneu, 1988.

Aster J, Kumar V. Leucócitos, Linfonodos, Baço e Timo. *In:* Cotran RS, Kumar V, Collins T. Robbins: Patologia Estrutural e Funcional. 6ª ed. Rio de Janeiro: Guanabara Koogan, 2000.

Braunwald E, Fauci AS, Kasper DL et al. Medicina Interna de Harrison. 18ª ed. Vol I/II. São Paulo: McGraw Hill/Artmed, 2013.

Esplenomegalia

Chung RT, Podolsky DK. Cirrose e suas Complicações. *In:* Braunwald E, Fauci AS, Kasper DL, Hauser SL, Longo DL, Jameson JL. Harrison: Medicina Interna. 15ª ed. Rio de Janeiro: McGraw-Hill, 2002.

Ghany M, Hoofnagle JH. Abordagem ao Paciente com Doença Hepática. *In:* Braunwald E, Fauci AS, Kasper DL, Hauser SL, Longo DL, Jameson JL. Harrison: Medicina Interna. 15ª ed. Rio de Janeiro: McGraw-Hill, 2002.

Henry PH, Longo DL. Linfadenopatia e Esplenomegalia. *In:* Braunwald E, Fauci AS, Kasper DL, Hauser SL, Longo DL, Jameson JL. Harrison: Medicina Interna. 15ª ed. Rio de Janeiro: McGraw-Hill, 2002.

Leitão CCS, Oliveira PFC. Esplenomegalia. *In:* Filgueira NA, Júnior JIC, Leitão CCS, Lucena VG, Melo HRL, Brito CAA. Condutas em Clínica Médica. 2ª ed. Rio de Janeiro: MEDSI, 2001.

47. EXANTEMA

Sylvia Lemos Hinrichsen
Denise Temoteo da Rocha

DEFINIÇÃO

O exantema agudo é a mais frequente reação cutânea a drogas, podendo ser do tipo morbiliforme (máculas eritematosas de pequenas dimensões em tronco e membros), escarlatiniforme (erupção eritematosa difusa com formação de grandes escamas, geralmente com acometimento de mucosas), rubeoliforme ou erupção profusa em pequenas pápulas, sem semelhança com qualquer doença infecciosa. A distribuição é variável, mas geralmente simétrica.

O exantema malar é um eritema fixo, plano ou elevado, sobre as proeminências malares, tendendo a poupar as pregas nasolabiais.

O exantema discoide consiste em manchas eritematosas elevadas com descamação ceratótica aderente e obstrução folicular. Cicatrizes atróficas podem ocorrer nas lesões mais antigas.

As doenças que evoluem com febre e exantema podem ser classificadas de acordo com o tipo de erupção: maculopapulosa com distribuição central; periférica; eritemas descamativos confluentes; vesicobolhosa; urticariforme; nodular; pruriginosa; e erupções com úlceras ou escaras.

Tipos de lesões que constituem a erupção:

- **Máculas** – são lesões planas definidas por uma área de alteração da cor (ou seja, um eritema que empalidece sob pressão).
- **Pápulas** – são lesões sólidas e elevadas com diâmetro < 5mm; *placas* são lesões com diâmetro > 5mm e superfície plana e elevada; e *nódulos* são lesões com diâmetro > 5mm e configuração mais arredondada.
- **Placas urticadas** (urticária) – são pápulas ou placas de coloração rosa-claro que podem assumir configuração anular à medida que crescem; as *placas urticadas* clássicas (não vasculíticas) são transitórias e persistem por apenas 24 a 48 horas em qualquer área definida.
- **Vesículas** (5mm) e **bolhas** (5mm) – são lesões elevadas e circunscritas contendo líquido.
- **Pústulas** – são lesões contendo exsudato purulento; os processos vesiculares como a varicela ou o herpes simples podem produzir pústulas.
- **Púrpura impalpável** – é uma lesão plana devida ao sangramento intradérmico; caso tenham diâmetro, < 3mm, as lesões purpúricas são classificadas como *petéquias*; caso sejam, > 3mm, são descritas como *equimoses*.

Exantema **103**

- **Púrpura palpável** – é uma lesão elevada em razão da inflamação da parede vascular (vasculite) com hemorragia subsequente.
- **Úlcera** – é uma falha da pele que se estende pelo menos até a camada superior da derme, enquanto **escara** (*tache noire*) é uma lesão necrótica coberta por uma crosta preta.

Outras características importantes dos exantemas são sua configuração (ou seja, anular ou em alvo), a disposição das lesões e sua distribuição (ou seja, central ou periférica).

Os aspectos morfológicos podem variar à medida que o exantema evolui, e as manifestações clínicas das doenças que cursam com exantemas podem sofrer algumas variações.

O exame físico cuidadoso exige o detalhamento do exantema, com avaliação e definição precisa das suas características principais. Em primeiro lugar, é fundamental determinar o tipo de lesão que constitui a erupção.

CAUSAS DE EXANTEMA

- **Escarlatiniforme:** escarlatina, rubéola, mononucleose infecciosa, hepatite infecciosa, reação a quinina e atropina, hidrargirismo, intoxicação pelo ouro, dengue.
- **Maculopapuloso – morbiliforme:** sarampo, rubéola, roséola *infantum*, mononucleose infecciosa, hepatite infecciosa, difteria, febre tifoide, febre reumática, sodoku, febre de Haverhill, sífilis, tifo murino, tifo epidêmico, dengue, brucelose, riquetsioses (no início), artrite reumatoide, reações a drogas e alimentos, periarterite nodosa.
- **Petequial ou purpúrico:** meningococcemia, estafilococcemia, estreptococcemia, gonococcemia, endocardite infecciosa, leptospirose, febre reumática, púrpuras trombocitopênicas, escorbuto, periarterite nodosa, vasculites.
- **Vesiculoso:** varíola, varicela, vacínica, *eczema vacinatum*, erupção variceliforme, herpes simples, riquetsiose variceliforme, síndrome de Stevens-Johnson, impetigo bolhoso, pênfigo bolhoso, dermatite herpetiforme, dermatite pustulosa contagiosa, doença da mão e da boca, epidermólise bolhosa, bacteriemia por pseudomonas aeruginosas, alergia a drogas, iodismo, sífilis congênita.

Bibliografia

Amâncio A. Causas de... um guia de diagnóstico diferencial. 2ª ed. Rio de Janeiro: Atheneu, 1988.

Cotran RS, Kumar V, Collins T. Doenças da Imunidade. *In:* Cotran RS, Kumar V, Collins T. Robbins: Patologia Estrutural e Funcional. 6ª ed. Rio de Janeiro: Guanabara Koogan, 2000.

Kaye ET, Kaye KM. Febre e Exantema. *In:* Braunwald E, Fauci AS, Kasper DL, Hauser SL, Longo DL, Jameson JL. Harrison: Medicina Interna. 15ª ed. Rio de Janeiro: Mc Graw-Hill, 2002.

Lippincott Willians & Wilkins. Manual de sinais e sintomas. 4ª ed. São Paulo: Gen/Roca, 2012.

Martins S, Figueiroa FV, Almeida RDM, Teixeira SHR. Dermatoses mais Frequentes em Clínica Médica. *In:* Filgueira NA, Júnior JIC, Leitão CCS, Lucena VG, Melo HRL, Brito CAA. Condutas em Clínica Médica. 2ª ed. Rio de Janeiro: MEDSI, 2001.

48. EXOFTALMIA

Sylvia Lemos Hinrichsen
Denise Temoteo da Rocha

DEFINIÇÃO

A exoftalmia (também conhecida como proptose, olhos projetados) consiste na protuberância do olho anteriormente para fora da órbita, que pode ser bilateral ou unilateral e, em geral, multicausal.

O hipertireoidismo ou doença de Graves é provavelmente a causa mais comum dos olhos protuberantes (exoftalmia). As pessoas afetadas por essa condição não piscam com frequência e seus olhos dão a impressão de estarem fixos em um ponto. Entretanto, as alterações oculares se desenvolvem muito lentamente e os familiares podem não percebê-las até que a doença esteja relativamente avançada. Mas, por meio de fotografias, essa condição é perceptível, levando à busca das causas para o problema.

CAUSAS DE EXOFTALMIA

- **Bilateral:** hipertireoidismo (doença de Graves), trombose do seio cavernoso, cloroma, leucemia crônica linfocítica, uremia, tumor do terceiro ventrículo, síndrome da veia cava superior, empiema dos seios paranasais, linfomas, inflamação ou edema orbitários, glaucoma, síndrome de Cushing; acromegalia; miastenia gravis.
- **Unilateral:** celulite orbitária, tumores ósseos orbitários, varizes orbitárias, meningocele, enfisema orbitário, tumores benignos e malignos de estruturas orbitárias, hemorragia orbitária, aneurisma arteriovenoso da órbita, síndrome de Schüller-Christian, aneurisma da aorta torácica, síndrome de Sturge-Weber, aneurisma da artéria oftálmica, tumores vasculares da órbita.
- **Em crianças:** prematuridade, adenoide, hipertireoidismo, doença de Schüller-Christian, cloroma, tumores intracranianos, turricefalia, intoxicação digitálica, trombose do seio cavernoso, doenças da órbita, trissomia do 18, trissomia do 13.

Bibliografia

Amâncio A. Causas de... um guia de diagnóstico diferencial. 2ª ed. Rio de Janeiro: 1988.

Da Col E, Lurescia A, Manzitti J. Exoftalmia en Niños: Med. Infant, 2000 sept; 7(3):158-62.

Maniglia JV, Padovani Júnior JA, Medeiros AP, Fernandes AM. Proptose: Diagnóstico diferencial. Folha Med, 1996 jul-ago; 113 (supl.1):11-5.

Morax S, Hamedani M. Exophtalmie. Orientation Diagnostique. Rev Prat, 2000; 50:1223-9.

Silva CRL, Santiago LC, Silva RCL. Causas de Sinais & Sintomas Medicina. Enfermagem. Fisioterapia. Nutrição. Rio de Janeiro: Água Dourada. 2010.

49. FEBRE DE ORIGEM OBSCURA (FOO)

Sylvia Lemos Hinrichsen
Denise Temoteo da Rocha

DEFINIÇÃO

Febre é uma elevação da temperatura corporal que ultrapassa a variação diária normal e ocorre associada ao aumento do ponto de ajuste hipotalâmico. Essa alteração do ponto de ajuste do estado "normotérmico" para níveis febris se assemelha bastante ao reajuste do termostato doméstico para um nível maior com o objetivo de elevar a temperatura ambiente em um cômodo da casa.

Temperaturas acima de 36,8°C na parte da manhã ou acima de 37,3°C na parte da tarde definiriam febre. A variação diária normal da temperatura costuma ser de 0,5°C. Contudo, em alguns pacientes em recuperação de uma doença febril, essa variação diária pode chegar a 1°C. Durante uma doença febril, as variações diurnas geralmente são mantidas, mas em níveis mais altos. As oscilações de temperatura diárias não ocorrem em pacientes com hipertermia.

Febre acima de 41,1°C é descrita como hiperpirexia. Essa febre extremamente elevada pode ocorrer em pacientes com infecções graves, porém é mais comum em indivíduos com hemorragias do sistema nervoso central.

Febre de origem obscura (FOO) foi definida, em primeiro lugar, por Petersdorf e Beeson, em 1961, como uma temperatura acima de 38,3°C em várias ocasiões, em um período superior a 3 semanas, sem um diagnóstico estabelecido após 1 semana de investigação hospitalar. Essa foi uma definição válida por 30 anos. Contudo, com o avanço nos métodos complementares, bem como do número de pacientes febris sem diagnóstico após exposição a procedimentos invasivos – a neutropenia – e o surgimento do vírus da imunodeficiência humana (HIV), uma nova classificação foi proposta por *Durack* e *Street* em 1991.

Atualmente, a FOO é subdividida em: FOO clássica, FOO nosocomial, FOO neutropênica e FOO associada ao HIV:

1. **FOO clássica** – requer 3 dias de investigação hospitalar (incluindo 2 dias de incubação do material para cultura) ou três consultas ambulatoriais.
2. **FOO nosocomial** – temperatura acima de 38,3°C em várias ocasiões em caso de definição diagnóstica, inicialmente após 3 dias de investigação hospitalar, estando os pacientes afebris ou sem infecção na admissão.
3. **FOO neutropênica** – tem uma definição semelhante à clássica, ocorrendo em pacientes com contagem de neutrófilos abaixo de 500/mm^3.
4. **FOO associada ao HIV** – temperatura acima de 38,3°C em várias ocasiões, por um período superior a 3 dias, em pacientes com sorologia positiva para HIV

hospitalizados, ou 4 semanas, em pacientes soropositivos não hospitalizados, considerando-se 3 dias de investigação.

Classicamente são descritos os seguintes tipos evolutivos de febre:

- **Febre contínua:** aquela que permanece sempre acima do normal com variações de até 1ºC e sem grandes oscilações.
- **Febre irregular ou séptica:** registram-se picos muito altos intercalados por temperaturas baixas e períodos de apirexia. Não há qualquer caráter cíclico nessas variações. Mostram-se totalmente imprevisíveis e são bem evidenciadas quando é feita a tomada da temperatura várias vezes ao dia.
- **Febre remitente:** há hipertermia diária com variações de mais de 1ºC e sem períodos de apirexia.
- **Febre intermitente:** nesse tipo, a hipertermia é ciclicamente interrompida por um período de temperatura normal, isto é, registra-se febre pela manhã, mas não aparece à tarde, ou, então, em 1 dia ocorre febre, no outro não. Por vezes, o período de apirexia dura 2 dias. A primeira se denomina *cotidiana*, a segunda, *terçã*, e a última, *quartã*.
- **Febre recorrente ou ondulante:** caracteriza-se por período de temperatura normal que dura dias ou semanas, até que seja interrompido por períodos de temperatura elevada. Durante a fase de febre, não há grandes oscilações.

A observação e a caracterização do padrão de febre têm pouco ou nenhum significado diagnóstico para a FOO, exceto em duas situações: malária e neutropenia cíclica.

A febre pode ser causada por transtornos no próprio cérebro ou por substâncias tóxicas que influenciam os centros termorreguladores. Muitas proteínas ou seus produtos de hidrólise, além de outras substâncias tóxicas, como toxinas bacterianas, podem provocar elevação do ponto de ajuste do termostato hipotalâmico. As substâncias que causam esse efeito são chamadas pirogênicas.

Os pirogênios são secretados por bactérias ou liberados dos tecidos em degeneração. Quando o ponto de ajuste do termostato hipotalâmico é elevado a um nível mais alto do que o normal, todos os mecanismos de regulação da temperatura corporal são postos em ação, incluindo os mecanismos de conservação e de aumento da produção de calor. Poucas horas depois de o termostato ter sido ajustado a um nível mais alto, a temperatura corporal se aproxima desse nível.

A febre pode ser resultado de infecções, lesões teciduais, processos inflamatórios e neoplasias malignas, além de outras condições.

A febre, mais um sinal de alerta do que um mecanismo de defesa, tem alguns mecanismos nocivos. Assim, a maior velocidade de todos os processos metabólicos acentua a perda de peso e a espoliação do nitrogênio aumenta o trabalho e a frequência do coração. A sudorese agrava a perda de líquidos e sais. Pode haver mal-estar consequente à cefaleia, fotofobia, indisposição geral ou uma desagradável

Febre de Origem Obscura (FOO)

sensação de calor. Os calafrios e os suores profusos das febres sépticas são particularmente penosos para o paciente.

Na investigação da origem da febre deve-se considerar: quando a febre é manifestação de diversos tipos de processos patológicos e não apenas das doenças infecciosas, podendo ser ocasionada por doenças neoplásicas, acidentes vasculares, distúrbios metabólicos e inúmeros processos inflamatórios – o fator comum a todos é a lesão tecidual.

No diagnóstico da etiologia da FOO é fundamental o conhecimento de suas múltiplas causas para uma abordagem sistemática que poderá otimizar o tempo da investigação.

A FOO é, normalmente, uma apresentação incomum de uma doença comum.

Mesmo com uma abordagem ideal, há situações em que o diagnóstico não é definido, o que ocorre em cerca de 10% dos casos em adultos e 10% a 30% dos casos em crianças.

Na investigação diagnóstica devem ser analisadas as seguintes características semiológicas da febre: início, intensidade, duração, modo de evolução e término.

Deve-se estar atento para se obter uma cuidadosa cronologia dos sintomas com relação ao uso de fármacos, incluindo medicamentos ou ervas tomados sem a supervisão médica ou tratamentos como procedimentos invasivos (cirúrgicos, diagnósticos intervencionistas ou dentários).

Pacientes com FOO frequentemente têm manifestações atípicas de sua doença. Muitos sintomas estão presentes só transitoriamente e podem não ser facilmente lembrados durante questionamentos de rotina.

O exame físico meticuloso deve ser repetido a intervalos regulares. Todos os sinais vitais são importantes. A temperatura pode ser aferida por via axilar, oral ou retal, mas a técnica usada deve ser sempre a mesma. As temperaturas axilares são particularmente imprecisas. Deve-se dar atenção especial aos exames físicos diários (ou, em alguns casos, realizados com mais frequência), que devem ser mantidos até que o diagnóstico esteja esclarecido e se consiga a resposta esperada.

Caso a anamnese, os dados epidemiológicos ou o exame físico indiquem mais de uma doença viral benigna ou faringite estreptocócica, devem ser realizados exames laboratoriais. A ocasião e a complexidade dessa investigação dependem da evolução da doença, das hipóteses diagnósticas e do estado imune do paciente.

Deve-se sempre afastar infecção como causa de FOO, e toda investigação deve incluir exames que deem uma ideia se há ou não comprometimento sistêmico que possa ser relacionado à febre. Em geral, exames de imagem de diversos locais do corpo podem fazer parte da avaliação de qualquer doença febril significativa, assim como outros mais específicos e até invasivos, quando houver dificuldade em se estabelecer a etiologia.

Quando a febre persistir por 2 a 3 semanas, período durante o qual os exames físicos e testes laboratoriais repetidos não foram esclarecedores, o paciente deverá ser classificado provisoriamente como portador de FOO.

CAUSAS DE FEBRE DE ORIGEM OBSCURA*

- **Infecções:**
  - Bacterianas: tuberculose, febre tifoide, endocardite bacteriana aguda e subaguda, septicemia, pielonefrite crônica, pneumonias, pleuris, abscessos (hepático, subfrênico, esplênico), adenite bacteriana, colecistite crônica, brucelose, sífilis.
  - Protozooses: malária, toxoplasmose, calazar, doença de Chagas, amebíase.
  - Micoses: blastomicose brasileira (retroperitoneal), histoplasmose.
  - Viroses: sarampo, hepatite, mononucleose infecciosa.
  - Riquetsioses.
- **Colagenoses** (frequentemente associadas a artralgias): lúpus eritematoso disseminado, febre reumática, artrite reumatoide, angeítes, periarterite nodosa, púrpura de *Henoch*, síndrome reumatoide artrítica, doença de Wissler.
- **Neoplasias** (20%): linfossarcoma, doença de Hodgkin, reticulossarcoma, leucemia crônica, carcinoma de fígado, colo, mama, vesícula, estômago, rim, pâncreas, útero e retriperitoneal.
- **Miscelânea** (20%): cirrose hepática, hipertireoidismo, tromboflebite (principalmente mesentérica), sarcoidose, retocolite ulcerativa, doença de Whipple, enterite regional, endometriose, litíase do colédoco com infecção, febre endotóxica, febre de esteróides, febre mediterrânea familiar, estados de hipersensibilidade, febre de antibióticos, doença granulomatosa.

* Uma porcentagem elevada de casos fica sem diagnóstico mesmo após exaustiva investigação, que pode ser reduzida com a repetição dos exames físicos e complementares, segundo as possíveis etiologias e evidências clínicas encontradas. As febres sem definição etiológica podem ser: febre psicogênica, febre "periódica", febre persistente com exames normais, febre persistente com exames anormais inespecíficos, febre "curada" espontaneamente, febre "curada" por tratamento empírico, febre com óbito e necropsia negativos (sem definição diagnóstica).

Bibliografia

Amâncio A. Causas de... um guia de diagnóstico diferencial. 2ª ed. Rio de Janeiro: Atheneu, 1988.

Dinarello CA, Gelfand JA. Febre e Hipertermia. *In:* Braunwald E, Fauci AS, Kasper DL, Hauser SL, Longo DL, Jameson JL. Harrison: Medicina Interna. 15ª ed. Rio de Janeiro: McGraw-Hill, 2002.

Hinrichsen SL, DIP. Doenças Infecciosas e Parasitárias. Rio de Janeiro. Guanabara Koogan/Medsi. 2005.

Lucena VG, Júnior JEM. Febre de Origem Obscura. *In:* Filgueira NA, Júnior JIC, Leitão CCS, Lucena VG, Melo HRL, Brito CAA. Condutas em Clínica Médica. 2ª ed. Rio de Janeiro: MEDSI, 2001.

Porto CC. Exame Físico Geral. *In:* Porto CC. Exame Clínico – Bases para a Prática Médica. 5ª ed. Rio de Janeiro: Guanabara Koogan, 2004.

Silva CRL, Santiago LC, Silva RCL. Causas de Sinais & Sintomas Medicina. Enfermagem. Fisioterapia. Nutrição. Rio de Janeiro. Água Dourada. 2010.

50. FÍSTULAS

Sylvia Lemos Hinrichsen
Denise Temoteo da Rocha

DEFINIÇÃO

As fístulas arteriovenosas (AV), conexões anormais entre artérias e veias sem interposição de capilares, podem ser congênitas ou adquiridas.

A fístula AV pulmonar pode ser congênita ou adquirida, solitária ou múltipla, microscópica ou maciça. A gravidade da cianose produzida por essas fístulas depende de seu tamanho e seu número.

A fístula anal, um trajeto que segue da luz retal até a pele perianal, geralmente resulta de abscessos das criptas locais. A fístula é um canal inflamado cronicamente, constituído de tecido fibroso ao redor do tecido de granulação.

As fístulas AV são comunicações anômalas entre artéria e veia, transpassando o leito capilar e podendo ser congênitas ou adquiridas. As fístulas AV congênitas são o resultado de vasos embrionários persistentes, incapazes de se diferenciar em artérias e veias, podendo estar associadas a marcas de nascença, localizar-se em praticamente qualquer órgão do corpo e ocorrer frequentemente nos membros.

As fístulas AV congênitas são frequentemente múltiplas e pequenas e, como a quantidade absoluta do fluxo por qualquer uma dessas fístulas é pequena, geralmente não estão associadas a sopro ou frêmito. Contudo, como a soma do fluxo de *shunt* através das múltiplas fístulas pode ser bem alta, a insuficiência cardíaca de alto débito pode ser uma complicação. Frequentemente, as fístulas AV são feitas cirurgicamente para facilitar a hemodiálise.

O aumento no fluxo sanguíneo através dessas fístulas relativamente calibrosas resulta em ingurgitação venosa com aquecimento da pele no local da fístula e produz um frêmito palpável e um sopro audível, detectáveis ao exame físico. A fístula AV cria uma via de baixa resistência para o fluxo sanguíneo, resultando em pressão arterial (PA) diastólica menor e aumento da pressão diferencial. As fístulas AV maiores podem estar associadas a insuficiência cardíaca de alto débito.

Em geral, as comunicações anormais entre artérias e veias surgem em decorrência de defeitos do desenvolvimento, da ruptura de um aneurisma arterial na veia adjacente, de lesões penetrantes que perfuram as paredes de uma artéria e de uma veia, produzindo uma comunicação artificial, ou de necrose inflamatória de vasos adjacentes.

A conexão entre a artéria e a veia pode consistir em um vaso bem formado, em um canal vascular formado pela canalização de um trombo ou em um saco aneurismático. Essas lesões, raras e geralmente pequenas, podem assumir importância clínica, visto que estabelecem um curto-circuito do sangue do lado arterial para o

110

venoso, fazendo com que o coração bombeie um volume adicional, induzindo, algumas vezes, insuficiência cardíaca de alto débito. Além disso, podem sofrer ruptura e causar hemorragia, particularmente no cérebro. Em contraste, são utilizadas fístulas AV intencionalmente construídas para proporcionar um acesso vascular para hemodiálise prolongada.

Fístula digestivo-urinária é o termo usado para descrever uma comunicação anormal entre um órgão do trato digestivo com outro do trato urinário.

CAUSAS DE FÍSTULAS

ARTERIOVENOSAS	DIGESTIVO-URINÁRIAS
Adquiridas	**Adquiridas**
Traumáticas: por arma de fogo, por arma branca, corpo estranho, após cirurgia de hérnia de disco, ligadura de artéria e veia tireoidiana superior, histerectomia total, arteriografia percutânea vertebral	**Traumáticas:** trauma, perfuração do colo por corpo estranho
	Digestivas: pancreatite latente, lesão gástrica, diverticulite do colo, retocolite ulcerativa, câncer de colo
Não traumáticas: aneurisma de ilíaca da bifurcação poplítea, carcinoma renal, doença de Paget, bócio gigante	**Urinárias:** abscesso perinefrético, pielonefrite rompida no colo, hidropionefrose rompida no colo
Congênitas	
Hemangioma capilar, hemangioma cavernoso, aneurisma cirsoide, aneurisma racemoso, varizes arteriais de Pratt, síndorme de Klippel-Trenaunay	

Bibliografia

Amâncio A. Causas de... um guia de diagnóstico diferencial. 2ª ed. Rio de Janeiro: Atheneu, 1988.

Awtry EH, Loscalzo J. Doença vascular e hipertensão. *In:* Carpenter CCJ, Griggs RC, Loscalzo J. Cecil: Medicina Interna Básica. 5ª ed. Rio de Janeiro: Guanabara Koogan, 2002.

Braunwald E. Hipoxia e Cianose. *In:* Braunwald E, Fauci AS, Kasper DL, Hauser SL, Longo DL, Jameson JL. Harrison: Medicina Interna. 15ª ed. Rio de Janeiro: McGraw-Hill, 2002.

Creager MA, Dzau VJ. Doenças Vasculares dos Membros. *In:* Braunwald E, Fauci AS, Kasper DL, Hauser SL, Longo DL, Jameson JL. Harrison: Medicina Interna. 15ª ed. Rio de Janeiro: McGraw-Hill, 2002.

Isselbacher KJ, Epstein A. Distúrbios Diverticulares, Vasculares e Outros do Intestino e Peritônio. *In:* Braunwald E, Fauci AS, Kasper DL, Hauser SL, Longo DL, Jameson JL. Harrison: Medicina Interna. 15ª ed. Rio de Janeiro: McGraw-Hill, 2002.

Schoen FJ, Cotran RS. Vasos Sanguíneos. *In:* Cotran RS, Kumar V, Collins T. Robbins: Patologia Estrutural e Funcional. 6ª ed. Rio de Janeiro: Guanabara Koogan, 2000.

Silva CRL, Santiago LC, Silva RCL. Causas de Sinais & Sintomas Medicina. Enfermagem. Fisioterapia. Nutrição. Rio de Janeiro. Água Dourada. 2010.

51. FOTOFOBIA

Sylvia Lemos Hinrichsen
Denise Temoteo da Rocha

DEFINIÇÃO

Fotofobia é a sensação de sensibilidade ou aversão a qualquer tipo de luz caracterizada pela sua incidência nas células da retina, acontecimento que provoca sensação de incômodo.

Existem diversas possibilidades dessa alteração de sensibilidade, como em doenças, inflamações/uveítes, alergias, em grande parte dos casos por astigmatismo (deficiência visual causada pelo formato irregular da córnea ou do cristalino, formando uma imagem em vários focos que se encontram em eixos diferenciados).

As queixas mais comuns são a dificuldade de se expor ao sol sem a proteção de óculos escuros e dores de cabeça ao final de 1 dia de muita claridade externa.

CAUSAS DE FOTOFOGIA

- Doença inflamatória/infecciosa dos olhos.
- Astigmatismo.
- Abrasão/ulceração da córnea.
- Blefaroespasmo.
- *Herpes simplex* oftálmico.
- Tétano.
- Psitacose.
- Botulismo.
- Leptospirose.
- Esquistossomose mansônica.
- Sarampo (fase prodrômica).
- Meningites.
- Cefaleia hemicrania comum.
- Enxaqueca.
- Lúpus eritematoso sistêmico (LES).
- Artrite reumatoide (AR).
- Arterite temporal.
- Causas genéticas (albinismo).
- Histeria.
- Acrodinia.
- Arriboflavinose.
- Síndrome de Chediak-Higashi.
- Queimaduras químicas nos olhos.
- Drogas/medicamentos (anfetaminas, atropina, cocaína, ciclopentolato, idoxuridina, fenilefrina).

Bibliografia

Amâncio A. Causas de... um guia de diagnóstico diferencial. 2ª ed. Rio de Janeiro: Atheneu, 1988.
Silva CRL, Santiago LC, Silva RCL. Causas de Sinais & Sintomas Medicina. Enfermagem. Fisioterapia. Nutrição. Rio de Janeiro: Água Dourada. 2010.

52. FRAQUEZA (FADIGA CRÔNICA - ADINAMIA)

Sylvia Lemos Hinrichsen
Denise Temoteo da Rocha

DEFINIÇÃO

Fraqueza é a redução da força normal de um ou mais músculos. Os pacientes podem usar esse nome para descrever coisas diferentes; por essa razão, um ou mais exemplos específicos do que é fraqueza devem ser elucidados durante a anamnese.

Em geral, a fraqueza é descrita com base em sua intensidade e distribuição. Paralisia e o sufixo *plegia* indicam fraqueza tão grave que é total ou quase total. *Paresia* é o termo para descrever a fraqueza leve ou moderada. O prefixo *hemi* se refere a uma metade do corpo, *para* indica as duas pernas e *tetra* se aplica aos quatro membros.

Em geral, podem ser reconhecidos três padrões básicos de fraqueza. O primeiro é causado por uma doença do neurônio motor superior e os outros dois advêm de distúrbios da unidade motora (fraqueza causada pelo neurônio motor inferior e fraqueza miopática). Fasciculações e atrofia precoce ajudam a diferenciar a fraqueza do neurônio motor inferior (neurogênica) e da fraqueza miopática.

A fraqueza do neurônio motor superior é causada por distúrbios que acometem os neurônios motores superiores ou seus axônios no córtex cerebral, na substância branca subcortical, na cápsula interna, no tronco encefálico ou na medula espinhal.

A fraqueza do neurônio motor inferior resulta das doenças dos corpos celulares dos neurônios motores inferiores, que se localizam nos núcleos motores do tronco encefálico e no corno anterior da medula espinhal, ou ainda da disfunção dos axônios desses neurônios, em seu trajeto até os músculos esqueléticos.

A fraqueza miopática, produzida por distúrbios que acometem a própria unidade motora e afetam as fibras musculares ou junções neuromusculares, é causada por redução do número ou da força contrátil das fibras musculares ativadas dentro da unidade motora.

O modo de início, a distribuição e as manifestações associadas à fraqueza devem ser definidos com precisão. Quando houver discrepância entre a anamnese e os achados físicos, isso geralmente poderá ser atribuído ao fato de o paciente se queixar de fraqueza quando na verdade seus sintomas são causados por outros mecanismos, como incoordenação ou dor limitando o esforço.

Outros componentes do exame motor são: avaliação da massa muscular, inspeção para detectar fasciculações e avaliação do tônus.

CAUSAS DE FRAQUEZA

- **Infecções crônicas:** tuberculose, brucelose, pielonefrite crônica.
- **Condições endócrinas:** hipotireoidismo, hipertireoidismo, diabetes, pan-hipopituita-rismo, doença de Addison, hiperaldosteronismo primário, doença de Cushing, hiper-paratireoidismo.
- **Condições neurológicas:** *miastenia gravis*, distrofia muscular progressiva, paralisia periódica, esclerose múltipla, miopatias.
- **Condições hematológicas:** anemia, macroglobulinemias, púrpura trombocitopênica trombótica.
- **Outras:** esteatorreia "latente", beribéri, intoxicação digitálica, tumores malignos.

Bibliografia

Amâncio A. Causas de... um guia de diagnóstico diferencial. 2ª ed. Rio de Janeiro: Atheneu, 1988.

Lippincott Willians & Wilkins. Manual de sinais e sintomas. 4ª ed. São Paulo: Gen/Roca, 2012.

Olney RK, Aminoff MJ. Fraqueza, Mialgias, Distúrbios do Movimento e Desequilíbrio. *In:* Braunwald E, Fauci AS, Kasper DL, Hauser SL, Longo DL, Jameson JL. Harrison: Medicina Interna. 15ª ed. Rio de Janeiro: McGraw-Hill, 2002.

53. GALACTORREIA

Sylvia Lemos Hinrichsen
Denise Temoteo da Rocha

DEFINIÇÃO

A produção de leite fora do período puerperal ou de lactação, o que também pode ocorrer no sexo masculino, chama-se galactorreia.

Quando a secreção é leitosa ou branca, é seguro pressupor que contém gordura, caseína e lactose, e realmente é leite; a concentração dos componentes do leite pode aumentar após amostras repetidas. Quando é marrom ou esverdeada, a secreção raramente contém os componentes normais do leite e, por conseguinte, pode não resultar de uma endocrinopatia subjacente. Corrimentos sanguinolentos podem ser devidos a neoplasias da mama.

Como a ação do hormônio lactogênico é necessária para o início da produção de leite, é coerente considerar a galactorreia uma consequência de perturbação da fisiologia da prolactina.

A produção de leite não ocorre em muitos casos nos quais a prolactina está elevada em homens e mulheres que não foram expostos ao ambiente hormonal necessário. Em consequência, a hiperprolactinemia é mais comum do que a galactorreia.

Além disso, o aumento da secreção da prolactina é necessário para o início da lactação. Em algumas mulheres, os níveis de prolactina podem estar elevados durante o sono ou com a estimulação dos mamilos; em outras, a hiperprolactinemia pode estar presente temporariamente.

A galactorreia pode ser grosseira e espontânea, adquirindo a coloração do sutiã e/ou da escoriação de aréola e mamilo, ou pode ser tão leve que o achado só pode ser observado por palpação manual (expressão do mamilo).

CLASSIFICAÇÃO

I. **Ausência da inibição hipotalâmica normal da liberação da prolactina:**
   A. Secção do pedículo hipofisário.
   B. Fármacos.
   C. Doença do sistema nervoso central, incluindo tumores extra-hipofisários e adenomas de células nulas da hipófise.

II. **Aumento da liberação de prolactina:**
   A. Hipotireoidismo.
   B. Reflexo de sucção e traumatismo da mama.

Galactorreia

III. Liberação autônoma de prolactina:
   A. Tumores da hipófise:
      1. Tumores secretores de prolactina.
      2. Tumores mistos secretores de hormônio do crescimento e prolactina.
      3. Adenoma de células nulas.
   B. Produção ectópica de lactogênio placentário humano e/ou prolactina:
      1. Molas hidatiformes e coriocarcinomas.
      2. Carcinoma broncogênico e hipernefroma.

IV. Idiopática:

CAUSAS DE GALACTORREIA

Recém-nascidos	Pré-menstrual	Pseudociese
Acromegalia	Mixedema	Tireotoxicose
Encefalites	Puerpério	Pós-castração
Herpes-zóster/varicela	Doença de Cushing	Tensão emocional
Lesões da coluna cervical	Hipernefroma	Tumores endócrinos
Pacientes portadores de	Uso de clorpromazina,	secretantes
cicatrizes de toracotomia	reserpina, meprobamato,	Síndrome de
Síndrome de Ahumada-Del	butirofenonas,	Chiari-Frommel
Castilho	fenotiazinas,	
	anfetaminas	

Bibliografia

Amâncio A. Causas de... um guia de diagnóstico diferencial. 2ª ed. Rio de Janeiro: Atheneu, 1988.

Braundwald E, Fauci AS, Kasper DL et al. Medicina Interna de Harrison. 18ª ed. Vol I/II. São Paulo: McGraw Hill/Artmed, 2013.

London DR. Mama. *In:* Weatherall DJ, Ledingham JGG, Warrell DA. Oxford: Tratado de Medicina Interna. 2ª ed. São Paulo: Roca, 1992.

Porto CC. Sinais e Sintomas. *In:* Porto CC. Exame Clínico – Bases para a Prática Médica. 5ª ed. Rio de Janeiro: Guanabara Koogan, 2004.

Wilson JD. Distúrbios Endócrinos da Mama. *In:* Braunwald E, Fauci AS, Kasper DL, Hauser SL, Longo DL, Jameson JL. Harrison: Medicina Interna. 15ª ed. Rio de Janeiro: McGraw-Hill, 2002.

54. GANGRENA

Sylvia Lemos Hinrichsen
Denise Temoteo da Rocha

DEFINIÇÃO

Gangrena é a consequência da morte de um tecido (necrose) causada pela isquemia – redução significativa ou interrupção do fluxo sanguíneo, que pode afetar qualquer parte do corpo, especialmente dedos dos pés, pés e membros inferiores (MMII). A parte do corpo afetada arrefece e a pele se torna negra, como um tecido queimado pelo fogo.

A gangrena pode ser do tipo seca ou úmida. No primeiro caso, o tecido seca e entra progressivamente em necrose. No segundo, o tecido se cobre de vesículas cheias de líquido que frequentemente arrebentam, expelindo o líquido que se encontrava armazenado.

São várias as suas causas, mas as principais estão relacionadas às perturbações da circulação sanguínea consequentes a lesões das paredes das artérias observadas na aterosclerose avançada, no diabetes ou em razão de coágulos que bloqueiam o fluxo sanguíneo ao nível da microcirculação ou das frieiras provocadas pelo frio. No entanto, a causa mais frequente é a aterosclerose, que lentifica o fluxo sanguíneo progressivamente até o interromper.

A gangrena pode aparecer subitamente. Mais frequentemente os sintomas se manifestam de forma progressiva, com intensificação das dores, arrepios, diminuição da sensibilidade e despigmentação da pele.

A gangrena gasosa, uma forma grave de necrose tecidual, é causada pelo *Clostridium perfringens*, espécie bacteriana que em condições anaeróbicas (pouco oxigênio) produz toxinas que causam necrose do tecido e sintomas associados.

Esse tipo de gangrena geralmente ocorre nos locais traumatizados ou em ferida cirúrgica recente, iniciando-se repentinamente, e tem caráter grave. A inflamação começa apresentando um edema (inchaço) tecidual no local da infecção, extremamente doloroso, de cor pálida, passando para um vermelho-acastanhado que, à pressão da área inchada, dá margem a que se sinta uma sensação crepitante, revelando a presença do gás no tecido. As margens da área infectada se expandem em poucos minutos, de forma tão rápida que as alterações são visíveis. O tecido afetado fica completamente destruído.

A gangrena denominada gangrena de Fournier (1883) é uma forma específica de gangrena sinérgica, envolvendo escroto e períneo. Tem apresentação idiopática, porque há um processo necrosante obscuro de subcutâneo sem causa definida, mas com infecção mista.

A descrição de Fournier envolvia três pontos comuns: início escrotal súbito em paciente hígido, progressão rápida da gangrena e ausência de causa. Um fato parece

Gangrena

estar colaborando com o aumento da incidência dessa doença nos últimos anos: o uso abusivo de antibióticos.

Há acometimento dos adultos, podendo aparecer na criança e no idoso. Parece haver uma correlação com as cirurgias urológica e plástica e com infecção retroperitoneal. A mortalidade gira em torno de 25% a 32%.

O quadro clínico demonstra dor escrotal súbita em pacientes sem qualquer queixa, toxicoinfecção rápida e grave, com prostração e inconsciência. Não há sinais de abdome agudo ou doença sistêmica.

O exame físico mostra escroto aumentado por edema e eritema muito doloroso. O tecido epitelial se torna escuro e progride para gangrena, com um odor fétido (de mortificação) e enfisema subcutâneo locorregional. Nessa fase, a dor melhora pelo envolvimento dos nervos, o que torna a situação mais grave, se não se suspeita do diagnóstico.

Essa situação simula orquite, epididimite, torção de testículo, hérnia estrangulada ou abscesso escrotal.

Há febre e um quadro gravíssimo, em que podem ser observados taquipneia, náusea, vômito e alterações mentais, em geral resultantes de septicemia.

Não se explica a preferência pela pele escrotal. Várias sugestões existem: falta de higiene; evaporação menor de suor; pregas de pele que albergam em ninhos as bactérias que penetram após pequenos traumas; as rugas da pele que impedem uma circulação livre com baixa resistência à infecção; tecido celular subcutâneo muito frouxo, facilitando a disseminação; edema em trauma ou infecções menores, interferindo na vascularização correta da região; tromboses de vasos subcutâneos de maneira extensa.

Apesar de se atribuir a causa a uma sepse, o caráter idiopático se mantém em 50% dos casos, mas não se pode esquecer das inúmeras condições traumáticas, cirúrgicas e patológicas associadas à gangrena escrotal e que coincidentemente se localizam na pelve e estão relacionadas às cirurgias anorretais, geniturinárias e apendiculares, e à neoplasia.

Os germes isolados dos tecidos doentes são anaeróbios (*Bacteroides, Clostridium* ou *Streptococci*) e aeróbios (*Escherichia coli, Staphylococcus epidermidis, Streptococci*).

CAUSAS DE GANGRENA

- **Traumas:** ruptura de artéria, compressão de artéria, choque elétrico, frio ou calor extremos.
- **Doença dos vasos sanguíneos:** embolia, trombose, doença de Buerger, doença de Raynaud, aterosclerose, endarterite luética, periarterite nodosa, endarterite tuberculosa, aneurisma, ergotismo, eritromelalgia, injeção intra-arterial de pentotal sódico, intoxicação pelo CO_2, infecção de sais de ouro, diabetes.
- **Infecções:** carbúnculo, feridas sépticas, erisipela, antraz, difteria, infecções por *Clostridium*/bacteroides/estreptococos/estafilococos.

Gangrena

- **Neurológicas:** neuropatia periférica, siringomielia, hanseníase, mielite, meningomielite, lesão de medula espinhal, *tabes dorsalis*.
- **Como complicação:** febre tifoide, tifo, varíola, sarampo, cólera, febre amarela, picada de insetos, leucemia, influenza, endocardite bacteriana, septicemia, triquinose, escarlatina.
- **Outras:** hemólise aguda, ofidismo, câncer oral.

Bibliografia

Amâncio A. Causas de... um guia de diagnóstico diferencial. 2ª ed. Rio de Janeiro: Atheneu, 1988.

Braundwald E, Fauci AS, Kasper DL et al. Medicina Interna de Harrison. 18ª ed. Vol I/II. São Paulo: McGraw Hill/Artmed, 2013.

Lin E, Yong S, Chin AW, Chow YC, Chen M, Lin WC et al. Is Fournier's Gangrene Severity Index Useful for Predicting Outcome of Fournier's Gangrene? Urol Int, 2005.

Sapioleas M, Stamatakos M, Monzopoulos G, Diab A, Kontoglou K, Papachristodoulou A. Fournier's Gangrene: Exists and It is Still Lethal. Int Urol Nephrol, 2006.

55. GINECOMASTIA

Sylvia Lemos Hinrichsen
Denise Temoteo da Rocha

DEFINIÇÃO

A exemplo da mama feminina, a masculina está sujeita a influências hormonais e pode ocorrer ginecomastia (isto é, aumento da mama masculina) em consequência de um desequilíbrio entre estrogênios, que estimulam o tecido mamário, e androgênios, que se opõem a esses efeitos.

A ginecomastia se refere a um aumento benigno da mama masculina, em consequência da proliferação do componente glandular.

A ginecomastia é encontrada numa variedade de circunstâncias normais e anormais.

A lesão pode ser uni- ou bilateral e surge como consequência de um aumento subareolar em forma de botão. Nos casos mais avançados, a inchação pode simular a mama feminina adolescente.

Os estrogênios estimulam e os androgênios inibem o desenvolvimento das glândulas mamárias. Assim, a ginecomastia resulta de um desequilíbrio entre a ação dos estrogênios e dos androgênios ao nível do tecido mamário, distúrbio que pode resultar de um aumento absoluto dos estrogênios livres, redução dos androgênios livres endógenos, insensibilidade dos tecidos aos androgênios ou maior sensibilidade do tecido mamário aos estrogênios.

Sob a influência de estrógenos, os ductos da glândula se alongam e ramificam, com o epitélio ductal se tornando hiperplástico. Há uma proliferação dos fibroblastos periductais, e a glândula se torna mais vascularizada. O desenvolvimento dos ácinos não se realiza nos homens porque a progesterona, em concentrações encontradas durante a fase luteinizante do ciclo menstrual das mulheres, naturalmente se encontra ausente.

A ginecomastia que surge no recém-nascido é decorrência da ação dos hormônios placentários maternos e regride rapidamente em algumas semanas.

Na puberdade pode surgir entre os 10 e os 20 anos. É quase sempre bilateral, podendo causar algum dolorimento.

A etiologia dessa hipertrofia não está bem esclarecida, pois não tem sido observada qualquer alteração hormonal. Para alguns, a ginecomastia na puberdade não seria associada a um aumento do estrógeno circulante, porém a um aumento de secreção da somatotrofina, que potencializaria a ação da pequena quantidade de estrógeno normalmente presente nos ductos glandulares.

No início da terceira idade, a ginecomastia é bilateral, porém surge mais vagarosamente, e sua grande importância nessa fase da vida reside no diagnóstico diferencial com neoplasia maligna.

A ginecomastia patológica pode resultar de três mecanismos principais:

1. Produção ou ação diminuída da testosterona (com ou sem aumento secundário de estrógeno).
2. Produção aumentada de estrógeno.
3. Drogas/medicamentos (iatrogênica).

CLASSIFICAÇÃO

Etiologicamente, a ginecomastia pode ter origem fisiológica e patológica:

Fisiológica
1. Recém-nascido.
2. Adolescente.
3. Terceira idade.

Patológica
- **Produção ou ação diminuída da testosterona:**
  1. Anorquia congênita.
  2. Síndrome de Klinefelter.
  3. Pseudo-hermafroditismo (testículos feminilizantes e síndrome de Reifenstein).
  4. Insuficiência renal, alterações neurológicas.
  5. Doenças granulomatosas, trauma, castração.

- **Produção aumentada de estrógeno:**
  1. Secreção de estrógeno.
  2. Tumores testiculares.
  3. Carcinoma broncogênico.
  4. Hermafroditismo verdadeiro.

- **Aumento do substrato para a produção de aromatase periférica:**
  1. Doença suprarrenal.
  2. Doença hepática.
  3. Tireotoxicose.
  4. Prolongada privação nutricional.

- **Aumento da aromatase periférica.**

- **Ginecomastia iatrogênica – drogas.**

CAUSAS DE GINECOMASTIA

- **Fisiológica:** puberal, senil.
- **Estados intersexuais:** hermafroditismo, pseudo-hermafroditismo.
- **Doenças testiculares:** eunucoidismo, criptorquidia, tumores testiculares, orquites, traumatismos, síndrome de Klinefelter.
- **Atrofia testicular:** trauma, infecções, carência crônica, irradiações, complicações de herniorrafia.
- **Outras afecções genitais:** hipospadia, esterilidade.
- **Doenças diencefálicas e hipofisárias:** acromegalia, síndrome de Cushing, angiossarcoma, adenoma de hipófise, traumatismo cranioencefálico, meningoencefalites, parkinsonismo, diabetes insípido.
- **Doenças neurológicas:** doença de Friedreich, siringomielia.
- **Doença da tireoide:** bócio simples, bócio tóxico.
- **Doença hepática:** cirrose, hemocromatose, distúrbios de nutrição.
- **Uso de drogas:** esteroides, andrógenos, vitamina D_2, desoxicorticosterona, digitálicos, alfametildopa, reserpina, isoniazida, fenotiazinas, busulfan.
- **Outras condições:** tumores adrenais produtores de estrógenos, hiperplasia não tumoral de córtex suprarrenal, trauma adrenocortical, tuberculose, hanseníase, sífilis, câncer brônquico, doenças pleuropulmonares crônicas, leucemia, pós-prostatectomia, corioepitelioma, neurofibromatose, diálise peritoneal na insuficiência renal crônica.

Bibliografia

Amâncio A. Causas de... um guia de diagnóstico diferencial. 2ª ed. Rio de Janeiro: Atheneu, 1988.

Braunstein GD. Endocrinologia Reprodutiva Masculina. *In:* Carpenter CCJ, Griggs RC, Loscalzo J. Cecil: Medicina Interna Básica. 5ª ed. Rio de Janeiro: Guanabara Koogan, 2002.

Cotran RS, Lester SC. A Mama. *In:* Cotran RS, Kumar V, Collins T. Robbins: Patologia Estrutural e Funcional. 6ª ed. Rio de Janeiro: Guanabara Koogan, 2000.

Horta R, Vianna RR. Ginecomastia e Câncer de Mama. *In:* Coronho V, Petroianu A, Santana EM, Pimenta LG. Tratado de Endocrinologia e Cirurgia Endócrina. Rio de Janeiro: Guanabara Koogan, 2001.

Lippincott Willians & Wilkins. Manual de sinais e sintomas. 4ª ed. São Paulo: Gen/Roca, 2012.

56. HALITOSE

Sylvia Lemos Hinrichsen
Denise Temoteo da Rocha

DEFINIÇÃO

Halitose é a expressão usada para definir um odor bucal desagradável (mau hálito), geralmente percebido pelos circunstantes e, menos frequentemente, pelo próprio paciente. Em condições normais, o hálito humano não possui odor, sendo, no jovem, geralmente doce e agradável; no entanto, com o aumento da idade, torna-se mais intenso, mas habitualmente não é desagradável.

Um distúrbio que constitui na verdade um achado físico, mas em geral levado à consulta gastroenterológica como sintoma, é constituído pela cacostomia ou halitose. Tipicamente, os pacientes referem que alguém de sua intimidade os informa de que seu hálito tem odor "diferente", "forte", "desagradável", e que eles não se dão conta.

O maior número de cacostomias é, contudo, o das que ocorrem fisiologicamente, ao acordar em razão de várias horas de redução do fluxo salivar e de proliferação da flora bacteriana local.

A redução do fluxo salivar pode também ocorrer durante o uso de certos medicamentos (anticolinérgicos, antidepressivos, betabloqueadores), após longas falas (em aulas, conferências, depoimentos) e nos casos mais raros de síndrome "seca" ou de Sjögren. Diversas substâncias aromáticas, tais como indol, amônia, acetaldeído, ácidos graxos, cetonas, produzidas pelo metabolismo do etanol, de carboidratos, de proteínas e de gorduras, podem ser eliminadas no ar expirado. Nesses também são eliminados *in natura* integrantes odoríferos de alimentos e temperos, como alho, cebola, pimentão, páprica e caril, entre outros. Após anestesias por inalação de gases, o hálito pode se mostrar alterado pela presença de metabólitos daqueles agentes.

São também reconhecidos o hálito cetônico de cetoacidoses (diabetes, jejum), o odor urinoso ou amoniacal, o chamado hálito urêmico dos pacientes com insuficiência renal crônica, e *fetor hepaticus*, em consequência da eliminação de mercaptanas e outros sulfoconjugados, em comparação ao cheiro de rato, de peixe ou de cadáver recentemente aberto, em casos de necrose hepática extensa.

As causas locais podem ser uma higiene bucal deficiente (resíduos alimentares, impactação alimentar, placa bacteriana, depósito de tártaro), permitindo a fermentação ou putrefação de substâncias orgânicas; língua pilosa mal higienizada; higiene deficiente em aparelhos protéticos (doenças gengivais e peridontais); lesões abertas de cáries dentárias; lesões de tecido mole com ulcerações, hemorragia ou necrose, áreas submetidas a cirurgia ou extração dentária; hábito de fumar ou outros usos do tabaco e ingestão frequente de alimentos e bebidas fortemente aromatizadas (alho, cebola).

Halitose

As causas gerais ou não bucais são respiratórias (rinite crônica, pólipos, adenoidite crônica, corpo estranho, amigdalite, sinusite, laringite, bronquite, bronquiectasia, abscesso do pulmão e câncer), digestivas (inflamação crônica do intestino, alterações funcionais, dispepsia, obstrução intestinal, insuficiência hepática), metabólicas (diabetes, uremia), psicogênica (ansiedade, principalmente) e jejum prolongado.

A queixa de halitose requer exame cuidadoso, não só na cavidade bucal, mas também dos sistemas respiratório e digestivo, da pele e das mucosas.

Muitas vezes o motivo da consulta decorre de que esse mal tem sido frequentemente atribuído a algum distúrbio gástrico. Não raro, os portadores dessas queixas são pessoas ansiosas e inseguras, e a manifestação que dizem apresentar contribui ainda mais para seus sentimentos de insegurança e inadequação. Muitos desses pacientes passam a manter a boca fechada, o que em nada melhora sua situação, podendo piorá-la.

CAUSAS DE HALITOSE

- **Doenças sépticas e/ou putrefativas da boca, nariz, faringe e seios:** tártaro, goma/sífilis, doença de gengiva, cárie dentária, piorreia, estomatite, ozena (renite crônica do tipo atrófico), rinite aguda ou crônica, sífilis, necrose dos ossos do nariz, faringite e amigdalite, sinusites, tumores, corpo estranho, angina de Vincent.
- **Doenças pulmonares:** tuberculose, bronquiectasia, abscesso pulmonar, gangrena do pulmão.
- **Doenças digestivas:** dispepsia, constipação, divertículo de esôfago, megaesôfago.
- **Outras:** tabagismo, ingestão de álcool, alho, cebola, paraldeído, febre tifoide, febre puerperal, peritonite, obstrução intestinal.

Bibliografia

Amâncio A. Causas de... um guia de diagnóstico diferencial. 2ª ed. Rio de Janeiro: Atheneu, 1988.

Lippincott Willians & Wilkins. Manual de sinais e sintomas. 4ª ed. São Paulo: Gen/Roca, 2012.

Moraes J. Doenças da Boca. *In:* Dani R, Castro LP. Gastroenterologia Clínica. 3ª ed. Rio de Janeiro; Guanabara Koogan, 1993.

Porto CC. Sinais e Sintomas. *In:* Porto CC. Exame Clínico – Bases para a Prática Médica. 5ª ed. Rio de Janeiro: Guanabara Koogan, 2004.

57. HEMÓLISE (ANEMIAS HEMOLÍTICAS)

Sylvia Lemos Hinrichsen
Denise Temoteo da Rocha

DEFINIÇÃO

A sobrevida do eritrócito normal é de 120 dias e, após esse período, ele é removido da circulação pelo sistema reticuloendotelial. A hemólise intravascular tem pouca importância na destruição fisiológica dos eritrócitos em condições normais.

Uma contagem elevada de reticulócitos nos pacientes com anemia é o indicador mais útil de hemólise, refletindo a hiperplasia eritroide da medula óssea. A morfologia dos eritrócitos pode fornecer evidências tanto da hemólise quanto de sua causa. Embora os achados isolados no sangue periférico raramente sejam patognomônicos, podem fornecer indícios importantes da presença de hemólise.

Os eritrócitos podem ser removidos prematuramente da circulação pelos macrófagos, em particular aqueles do baço e do fígado (lise extravascular) ou mais raramente pela ruptura das suas membranas durante a circulação (hemólise intravascular). Ambos os mecanismos têm como resultado o aumento do catabolismo do heme e a formação exagerada de bilirrubina não conjugada, que é normalmente conjugada e excretada pelo fígado.

Na ausência de lesão tecidual em outros órgãos, os níveis séricos enzimáticos podem ser úteis no diagnóstico e na monitoração dos pacientes com hemólise.

Os pacientes com hemólise importante, intravascular ou extravascular, têm níveis séricos de haptoglobina baixos ou ausentes.

A hemólise intravascular (rara) resulta na liberação de hemoglobina no plasma. Nesses casos, a hemoglobina plasmática aumenta proporcionalmente ao grau de hemólise.

A destruição aumentada dos eritrócitos leva ao *turnover* elevado de bilirrubina e à hiperbilirrubinemia não conjugada. Na função hepática normal, em geral a hiperbilirrubinemia é pequena (baixa). Em particular, já que a medula óssea é capaz somente de um aumento persistente de oito vezes a produção de eritrócitos em resposta ao estresse da hemólise, esta, isolada, não resulta em hiperbilirrubinemia prolongada acima de, aproximadamente, $68\mu mol/L$ (4mg/dL). Valores mais altos significam disfunção hepática concomitante.

As causas de hemólise são numerosas. Além dos distúrbios hemolíticos específicos, os processos hemolíticos leves acompanham muitas doenças sistêmicas adquiridas. Quando a hemólise é a única anormalidade em um indivíduo sadio, o resultado é uma hiperbilirrubinemia puramente não conjugada, com a fração direta-reagente como medida em um laboratório clínico típico sendo < 15% da bilirrubina sérica total. Na presença de doença sistêmica, que pode incluir um grau de disfunção hepá-

Hemólise (Anemias Hemolíticas)

tica, a hemólise pode produzir um componente de hiperbilirrubinemia conjugada em adição a uma concentração elevada de bilirrubinemia não conjugada.

A hemólise prolongada pode levar à precipitação de sais de bilirrubina na vesícula biliar ou na árvore biliar, resultando em formação de cálculos nos quais a bilirrubina, e não o colesterol, é o principal componente. Tais cálculos pigmentares podem levar a colecistite aguda ou crônica, obstrução biliar ou a qualquer outra consequência da doença calculosa no trato biliar.

É muito mais racional obter primeiro evidências de que o paciente apresenta hemólise, antes que se efetuem as investigações para os distúrbios conhecidos como causadores de hemólise.

Infelizmente, nenhum exame isoladamente se mostrou totalmente sensível na detecção de hemólise clinicamente significativa.

Testes comumente usados para indicar a presença de hemólise: haptoglobina plasmática; hemossiderina na urina; hemoglobina na urina; bilirrubina sérica não conjugada; desidrogenase lática-sérica.

Após obter um resultado em um ou mais exames que determinam a existência de hemólise, o médico precisa pesquisar a causa da hemólise.

A estratégia diagnóstica precisa se basear em dados oferecidos pela anamnese, pelo exame físico e pelo esfregaço de sangue.

A presença de hemoglobina ou de hemossiderina na urina refletiria a velocidade de hemólise, tanto quanto sua localização.

CAUSAS DE HEMÓLISE

- **Defeito intracorpuscular:**
  - **Hereditário:** esferocitose hereditária, eliptocitose hereditária.
  - **Não hereditário:** hemoglobinemia paroxística noturna, metaplasia mieloide, leucemia mielocítica crônica, anemia perniciosa.
- **Defeito extracorpuscular:**
  - **Anemia hemolítica autoimune:**
    - **Primária**
    - **Secundária:** leucemia linfocítica, linfomas, lúpus eritematoso disseminado, sífilis, carcinoma, retocolite ulcerativa, artrite reumatoide, periarterite, pneumonia, mononucleose infecciosa.
  - **Anemia hemolítica sem autoanticorpos demonstráveis:**
    - **Primária.**
    - **Secundária:** esplenomegalia maciça, leucemia, linfomas, metaplasia mieloide, sarcoidose, hipertensão portal, doença de Gaucher, cirrose hepática, hepatite crônica, carcinomatose metastática, cistos dermoides, macroglobulinemias, câncer brônquico, sarcoma de Kaposi, timoma.
  - **Anemias hemolíticas de causa não orgânica:**
    - **Infecções:** endocardite bacteriana subaguda, tuberculose, hepatite, mononucleose infecciosa, psitacose, clostridiose, estreptococcia hemolítica, bartonelose, malária.

- Agentes químicos, venenosos e drogas: fenil-hidrazina, dissulfeto de alilprodina, saponina, tolueno, chumbo, trinitrotolueno, ácido acetilsalicílico, primaquina, fenacetina, sulfas, naftalina, favismo, cloreto de metila, benzeno, hidrogênio arseniado, anilinas, compostos fenólicos, quinina, prata coloidal, mamona, venenos ofídicos, fenazopiridina, penicilina endovenosa, cobre, estibofeno, mesantoína, benzedrina, alfametildopa.
- Agentes físicos: calor, após cirurgia.
- Anticorpos adquiridos passivamente: doença hemolítica do recém-nascido, transfusão de plasma incompatível.
  – Hemólise de hemácias incompatíveis.

Bibliografia

Amâncio A. Causas de... um guia de diagnóstico diferencial. 2ª ed. Rio de Janeiro: Atheneu, 1988.

Berck PD, Wolkoff AW. Metabolismo da Bilirrubina e as Hiperbilirrubinemias. Anemias Hemolíticas e Hemorragia Aguda. *In:* Braunwald E, Fauci AS, Kasper DL, Hauser SL, Longo DL, Jameson JL. Harrison: Medicina Interna. 15ª ed. Rio de Janeiro: McGraw-Hill, 2002.

Braundwald E, Fauci AS, Kasper DL et al. Medicina Interna de Harrison. 18ª ed. Vol I/II. São Paulo: McGraw Hill/Artmed, 2013.

Bunn HF, Rosse W. Anemias Hemolíticas e Hemorragia Aguda. *In:* Braunwald E, Fauci AS, Kasper DL, Hauser SL, Longo DL, Jameson JL. Harrison: Medicina Interna. 15ª ed. Rio de Janeiro: McGraw-Hill, 2002.

Coelho EOM, Cruz IS. Anemias. *In:* Filgueira NA, Júnior JIC, Leitão CCS, Lucena VG, Melo HRL, Brito CAA. Condutas em Clínica Médica. 2ª ed. Rio de Janeiro: MEDSI, 2001.

Lindenbaum J. Abordagem das Anemias. *In:* Carpenter CCJ, Griggs RC, Loscalzo J. Cecil: Medicina Interna Básica. 5ª ed. Rio de Janeiro: Guanabara Koogan, 2002.

58. HEMOPTISE

Sylvia Lemos Hinrichsen
Denise Temoteo da Rocha

DEFINIÇÃO

Hemoptise é a eliminação, com a tosse, de sangue proveniente da traqueia, brônquios ou pulmões.

A expressão *expectoração hemoptoica* traduz a presença de sangue juntamente com secreção mucosa ou mucopurulenta.

A hemoptise também é definida como expectoração de sangue do trato respiratório, um espectro que varia do escarro raiado de sangue (hemoptoico) à tosse de grandes quantidades de sangue puro.

A hemoptise *maciça* é definida de forma variável como a expectoração de > 100 a > 600mL em 24 horas, embora sabidamente não se possa confiar nas estimativas do paciente quanto à quantidade de sangue expectorada. A expectoração de quantidades até mesmo relativamente pequenas de sangue é um sintoma assustador e pode ser indício de uma doença potencialmente grave, como o carcinoma broncogênico. Já a hemoptise maciça é um problema agudo que implica risco de vida. Grandes quantidades de sangue podem preencher as vias respiratórias e os espaços alveolares, não apenas atrapalhando a troca de gases, mas potencialmente levando o paciente à asfixia.

Não importa se o escarro é intensamente sanguinolento ou se apresenta apenas raias de sangue, pois a expectoração de sangue sob qualquer circunstância denota evidência de hemoptise.

CLASSIFICAÇÃO

Uma classificação etiológica da hemoptise pode se basear no seu local de origem nos pulmões.

Outra origem que não a do trato respiratório inferior
- Sangramento das vias respiratórias superiores (nasofaringes).
- Hemorragia digestiva.

Origem traqueobrônquica
- Neoplasia (carcinoma broncogênico, tumor endobrônquico metastático, sarcoma de Kaposi, tumor carcinoide brônquico).
- Bronquite.
- Bronquiectasia.

- Broncolitíase.
- Traumatismo das vias respiratórias.
- Corpo estranho.

Origem no parênquima pulmonar

- Abscesso pulmonar.
- Pneumonia.
- Tuberculose.
- Micetoma ("bola de fungos").
- Síndrome de Goodpasture.
- Hemossiderose pulmonar idiopática.
- Granulomatose de Wegener.
- Pneumonite lúpica.
- Contusão pulmonar.

Origem vascular primária

- Malformação arteriovenosa.
- Pressão venosa pulmonar elevada (especialmente na estenose mitral).
- Ruptura da artéria pulmonar secundária à manipulação de um cateter com balão na artéria pulmonar.
- Coagulopatia sistêmica ou uso de anticoagulantes ou trombolíticos.

As hemoptises podem ser devidas a hemorragias brônquicas ou alveolares.

Na origem brônquica, seu mecanismo ocorre por ruptura de vasos previamente sãos, como no carcinoma brônquico ou de vasos anormais, dilatados, neoformados, como sucede nas bronquiectasias e na tuberculose.

Nas hemorragias de origem alveolar, a causa é a ruptura de capilares ou transudação de sangue, mesmo sem haver solução de continuidade no endotélio para o interior dos alvéolos.

As hemoptises originadas nas artérias brônquicas são em geral volumosas, e o sangue pode ser recente ou não, saturado, com ou sem catarro. É o que ocorre nas bronquiectasias, nas cavernas tuberculosas, na estenose mitral e nas fístulas arteriovenosas. Quando o sangue provém de ramos da artéria pulmonar, seu volume costuma ser menor. É o que ocorre nas pneumonias, nas broncopneumonias, nos abscessos e no infarto pulmonar.

Os locais mais comuns de sangramento são as vias respiratórias, isto é, a árvore traqueobrônquica, que pode ser acometida por inflamação (bronquite aguda ou crônica, bronquiectasia) ou neoplasia (carcinoma broncogênico, carcinoma endobrônquico metastático ou tumor carcinoide brônquico). O sangue oriundo do parênquima pulmonar pode ser de uma fonte localizada, como uma infecção (pneumonia, abscesso pulmonar, tuberculose), ou de um processo difuso acometendo o

Hemoptise

129

parênquima (como no caso de coagulopatia ou de um processo autoimune, como, por exemplo, a síndrome de Goodpasture). Os distúrbios primários da vasculatura pulmonar são a doença embólica e as afecções associadas a altas pressões venosa e capilar, como a estenose mitral ou a insuficiência ventricular esquerda.

Embora a frequência relativa das diferentes etiologias da hemoptise varie de uma série para outra, os estudos mais recentes indicam que a bronquite e o carcinoma broncogênico são as duas causas mais comuns. Mesmo depois de uma avaliação exaustiva, uma parcela importante dos pacientes (até 30% em algumas séries) não tem etiologia identificável da hemoptise. Esses pacientes são identificados como tendo hemoptise idiopática ou criptogênica e se presume que uma doença discreta das vias respiratórias ou do parênquima seja a responsável pelo sangramento.

CAUSAS DE HEMOPTISE

- **Doenças dos brônquios e pulmões:** tuberculose, bronquiectasia, abscesso pulmonar, carcinoma brônquico, adenoma brônquico, doença cística congênita, corpo estranho, tumores do mediastino, cistos, broncolitíase, síndrome do lobo médio, actinomicose, histoplasmose, amiloidose, hemangioma de traqueia.
- **Doenças cardiovasculares:** embolia pulmonar, estenose mitral, teleangiectasia hereditária, hipertensão arterial, fístula arteriovenosa do pulmão, ruptura intrabrônquica de aneurisma.
- **Doença do sangue:** púrpuras, leucemia, hemofilia, escorbuto.
- **Outras:** paragonimíase pulmonar, esquistossomose pulmonar, sarcoidose, endometriose brônquica, síndrome de Goodpasture, infecção por bactérias acidorresistentes, uso de anticoagulantes, granulomatose de Wegener.

Bibliografia

Amâncio A. Causas de... um guia de diagnóstico diferencial. 2ª ed. Rio de Janeiro: Atheneu, 1988.

Brauwald E, Weinberger SE. Tosse e Hemoptise. *In:* Braunwald E, Fauci AS, Kasper DL, Hauser SL, Longo DL, Jameson JL. Harrison: Medicina Interna. 15ª ed. Rio de Janeiro: McGraw-Hill, 2002.

Lippincott Willians & Wilkins. Manual de sinais e sintomas. 4ª ed. São Paulo: Gen/Roca, 2012.

Murray JF. Doenças Respiratórias. *In:* Wyngaarden JB, Smith LH, Bennett JC. Cecil: Tratado de Medicina Interna. 19ª ed. Rio de Janeiro: Guanabara Koogan, 1993.

Porto CC. Sinais e Sintomas. *In:* Porto CC. Exame Clínico – Bases para a Prática Médica. 5ª ed. Rio de Janeiro: Guanabara Koogan, 2004.

59. HEMORRAGIA

Sylvia Lemos Hinrichsen
Denise Temoteo da Rocha

DEFINIÇÃO

Hemorragia é qualquer sangramento sem as características da menstruação normal. Compreende as hemorragias uterinas orgânicas e as funcionais ou disfuncionais.

A hemorragia, que geralmente indica extravasamento de sangue em virtude de ruptura vascular, pode ser externa ou contida dentro de um tecido. O acúmulo é chamado de hematoma.

Diminutas hemorragias de 1 a 2mm na pele, mucosas ou superfícies serosas são chamadas de petéquias e estão tipicamente associadas a aumento local da pressão intravascular, baixas contagens plaquetárias (trombocitopenia), função plaquetária deficiente (como na uremia) ou déficits de fatores de coagulação.

Hemorragias um pouco maiores (> 3mm) são chamadas de púrpura e podem estar associadas a doenças semelhantes, bem como a traumatismos, inflamação vascular local (vasculite) ou aumento da fragilidade vascular.

Os hematomas subcutâneos maiores (> 1 a 2cm) são chamados de equimoses e são típicos após um traumatismo.

Grandes acúmulos de sangue em uma das cavidades corporais são denominados hemotórax, hemopericárdio, hemoperitônio e hemartrose.

O sangramento a partir do trato gastrointestinal (GI) pode se apresentar de cinco maneiras: (1) *hematêmese* – é o vômito de sangue vivo ou material "em borra de café"; (2) *melena* – é a eliminação de fezes negras, semelhante a piche, com odor fétido; (3) *hemorragia* – é a passagem de sangue vermelho-vivo ou marrom pelo reto; (4) *hemorragia digestiva (HD) oculta* – pode ser identificada na ausência de sangramento franco por exame especial das fezes; (5) apenas sintomas de perda de sangue ou anemia, como tontura, síncope, angina ou dispneia.

A hemorragia uterina de causa orgânica ocorre num grande número de enfermidades, incluindo inflamações, tumores benignos e malignos, e em afecções não ginecológicas, como as hepáticas e coagulopatias. Dessa forma, a hemorragia não é um sangramento cíclico, inexistindo, portanto, ritmo ou periodicidade. É chamada, então, de metrorragia.

É conveniente ressaltar que as hemorragias de origem vaginal ou vulvar decorrentes de traumatismos, ulcerações ou neoplasias podem se confundir com a metrorragia.

É importante a caracterização semiológica da hemorragia, bem como do tipo e ritmo menstrual da paciente, lembrando que a associação de hemorragia

Hemorragia

com outros transtornos menstruais pode ser decorrente de uma única enfermidade.

A perda sanguínea de pequena intensidade no período intermenstrual denuncia o fenômeno da ovulação ou o uso incorreto de anticoncepcional hormonal.

A hemorragia uterina funcional ou disfuncional é uma hemorragia que não se acompanha de tumor, doença inflamatória ou gravidez. Geralmente é causada por disfunção ovariana e ausência de ovulação, estando sempre presentes irregularidades do ciclo menstrual.

A importância clínica da hemorragia depende do volume e da taxa de perda sanguínea. A remoção rápida de até 20% do volume sanguíneo e/ou perdas lentas de quantidades ainda maiores podem ter um impacto pequeno em adultos sadios. Perdas mais intensas, contudo, podem resultar em choque hemorrágico (hipovolêmico). O local da hemorragia também é importante; um sangramento que seria trivial nos tecidos subcutâneos pode causar morte se localizado no cérebro, porque o crânio é rígido, e um sangramento nesse local pode acarretar hipertensão intracraniana e herniação.

A perda de ferro e a subsequente anemia por deficiência de ferro se tornam uma consideração na perda sanguínea externa crônica ou recorrente. Em contraste, quando as hemácias são retidas, como na hemorragia em cavidades ou tecidos corporais, o ferro pode ser reaproveitado na síntese de hemoglobina.

CAUSAS DE HEMORRAGIA

- **Fatores extravasculares:** síndrome de Ehlers-Danlos, pseudoxantoma elástico, osteogênese imperfeita, síndrome de Marfan, caquexia, síndrome de Cushing.
- **Fatores vasculares:**
  - **Congênitos:** pseudo-hemofilia vascular, hemofilia vascular, telangiectasia hemorrágica hereditária.
  - **Adquiridos:** traumatismo vascular, obstrução mecânica, escorbuto, doenças infecciosas, neoplasias, diabetes, uremia, vasculopatias sistêmicas (hipertensão arterial, aterosclerose, poliarterite, angiite e amiloidose), púrpura de Henoch-Schölein, picadas de cobras e escorpiões, policitemias, internação, embolia gordurosa.
- **Fatores intravasculares:**
  - **Plaquetas:** tromboastenia hereditária, tromboastenia adquirida (uremia, crioglobulinemia, macroglobulinemia, hiperglobulinemia, após uso de dextran), trombocitopenia, trombocitopatias, trombocitose (tuberculose, sarcoidose, necrose tissular externa, trombocitose primária, policitemia vera, metaplasia mieloide agnogênica, leucemia mieloide crônica, pós-esplenectomia, pós-hemorragia aguda, carcinoma metastático).
  - **Outros fatores da coagulação**
    - Síntese defeituosa de proteínas formadoras de tromboplastina: hemofilia, doença de von Willebrand, hemofilia B.
    - Síntese defeituosa de protrombina: deficiência de vitamina K (obstrução biliar, esterilização intestinal, doença hemorrágica do recém-nascido), doença hepática grave, uso de salicilatos.

- **Síntese defeituosa de fibrinogênio:** afibrinogenemia hereditária, hipofibrinogenemia (gravidez e embolia de líquido amniótico, transfusão incompatível, metástases ósseas, doença hepática grave).
- **Anticoagulante circulante:** uso de heparina e cumarínicos, puerpério, lúpus eritematoso disseminado.
- **Proteólise** (fibrinólise).

CAUSAS DE HEMORRAGIA DIGESTIVA

- **Boca:** extrações dentárias, feridas, gengivites, tumores.
- **Faringe:** faringite, tumores.
- **Esôfago:** varizes, esofagite de refluxo, úlcera péptica do esôfago, câncer de esôfago, adenoma de esôfago, fístula aórtico-esofagiana, síndrome de Mallory-Weiss, hérnia de hiato.
- **Estômago:** úlcera péptica, gastrite, sangramento de coto gástrico ou de zona de anastomose, varizes gástricas, prolapso de mucosa gástrica para o esôfago, prolapso de mucosa gástrica para o duodeno, infiltrado leucêmico do estômago, tumores malignos.
- **Duodeno:** úlcera péptica, leiomioma, perfuração de aneurisma aórtico no duodeno, tumor de papila de Vater.
- **Intestino:**
  - **Tumores benignos:** hemangioma, leiomioma, lipoma, pólipo.
  - **Tumores malignos:** carcinoma, carcinoide, linfomas.
  - **Doenças infecciosas do intestino delgado:** tuberculose intestinal, blastomicose, estrongiloidose maciça, enterites agudas, ancilostomíase maciça, moniliíase intestinal, febre tifoide.
- **Outras doenças do delgado:** doença de Crohn, doença de Whipple, inversão de divertículo ileal com pâncreas aberrante, duplicação do delgado, trombose ou embolia mesentérica, mesenterite retrátil, lesões vasculares do intestino delgado.
- **Vias biliares:** colecistite crônica, mucosa gástrica ectópica na vesícula, traumatismo hepático, tumores das vias biliares extra-hepáticas, infiltração tumoral da artéria hepática, vasculite de artéria hepática, hemangioma de artéria hepática.
- **Pâncreas:** câncer de pâncreas, pancreatite aguda.
- **Colos e reto:** tumores benignos/malignos, retocolite ulcerativa, diverticulite, amebíase, hemorroidas, fissuras, corpo estranho, sífilis (goma), traumatismo, esquistossomose, trombose mesentérica, diarreia por tóxicos.
- **Drogas:** ácido acetilsalicílico, corticosteroides, reserpina, anticoagulantes, fenilbutazona, fluoreto de sódio, cobre.
- **Outras:** discrasia sanguínea, telangiectasia hemorrágica hereditária, uremia, feocromocitoma, periarterite nodosa, pseudoxantoma elástico, necrose hemorrágica aguda do trato digestivo, papulose atrópica maligna de Degos, mastocitose.

CAUSAS DE HEMORRAGIA GENGIVAL

- **SISTÊMICAS:** escorbuto, discrasia sanguínea, intoxicação por mercúrio/fósforo/arsênico/chumbo, sífilis, estados febris.

Hemorragia

133

> - **Locais:** traumatismos, cáries dentárias, tártaro, piorreia alveolar, papiloma, epúlide, mieloma, epitelioma, estomatites agudas (aftosa, ulcerativa, angina de Vicent, gangrena), estomatites crônicas, eritema bolhoso, dermatite herpetiforme, pênfigo.

Bibliografia

Amâncio A. Causas de... um guia de diagnóstico diferencial. 2ª ed. Rio de Janeiro. 1988.

Bunn HF, Rosse W. Anemias Hemolíticas e Hemorragia Aguda. *In:* Braunwald E, Fauci AS, Kasper DL, Hauser SL, Longo DL, Jameson JL. Harrison: Medicina Interna. 15ª ed. Rio de Janeiro: McGraw-Hill, 2002.

Cotran RS, Mitchell RN. Distúrbios Hemodinâmicos, Trombose e Choque. *In:* Cotran RS, Kumar V, Collins T. Robbins: Patologia Estrutural e Funcional. 6ª ed. Rio de Janeiro: Guanabara Koogan, 2000.

Laine L. Hemorragia Digestiva. *In:* Braunwald E, Fauci AS, Kasper DL, Hauser SL, Longo DL, Jameson JL. Harrison: Medicina Interna. 15ª ed. Rio de Janeiro: McGraw-Hill, 2002.

Lippincott Willians & Wilkins. Manual de sinais e sintomas. 4ª ed. São Paulo: Gen/Roca, 2012.

Martins HS, Brandão Neto RA, Scalabrini Neto A et al. Emergências Clínicas. Abordagem Prática. 4ª ed. São Paulo: Manole Ltda., 2009.

Porto CC. Sinais e Sintomas. *In:* Porto CC. Exame Clínico – Bases para a prática médica. 5ª ed. Rio de Janeiro: Guanabara Koogan, 2004.

60. HEPATOMEGALIA

Sylvia Lemos Hinrichsen
Denise Temoteo da Rocha

DEFINIÇÃO

Hepatomegalia é uma condição na qual o tamanho do fígado está aumentado e geralmente indica hepatopatia (doença do fígado). No entanto, muitos indivíduos com hepatopatia apresentam um fígado de tamanho normal ou mesmo menor, o que é um sinal comum em grande parte dos portadores de hepatopatias.

Na maioria dos casos, a hepatomegalia é assintomática (não produz sintomas). Entretanto, quando o aumento de volume se apresenta acentuado, causa desconforto abdominal ou uma sensação de plenitude.

Se o aumento do volume do fígado ocorre rapidamente, torna-se sensível à palpação e à textura. De modo geral, a hepatomegalia pode ser do tipo macia, irregular ou nodular.

Na hepatite aguda, o fígado se apresenta doloroso, com superfície lisa e as bordas levemente rombas. Já na hepatite crônica, aumenta de consistência.

Na cirrose, esse volume é duro, com superfície irregular, sendo, no entanto, frequentemente atrófico e impalpável. Torna-se extremamente endurecido nas neoplasias primárias ou secundárias. Na esquistossomose mansônica, sua superfície se mostra irregular, sua consistência aumentada e o lobo esquerdo proporcionalmente maior. Na hepatomegalia congestiva, o fígado apresenta superfície lisa, borda fina e lisa, consistência diminuída ou inalterada e é doloroso à palpação. A grande sensibilidade do fígado congesto pode até dificultar seu exame. Sua detecção se torna difícil em abdomes obesos ou com ascite volumosa.

A hepatomegalia não é um sinal muito confiável de doença hepática, por causa da variabilidade de tamanho e forma do fígado e dos obstáculos físicos na avaliação do tamanho do fígado pela percussão e palpação. A hepatomegalia marcante é típica da cirrose, doença venoclusiva, câncer primário ou metastático do fígado e hepatite alcoólica.

A avaliação cuidadosa da borda hepática pode mostrar também consistência sólida incomum, irregularidade da superfície e nódulos evidentes. Talvez o achado mais confiável no exame do fígado seja a hipersensibilidade hepática. O desconforto ao toque ou à compressão deve ser procurado cuidadosamente, com percussão para comparação dos quadrantes superiores direito e esquerdo.

CAUSAS DE HEPATOMEGALIA

- **Congestão venosa do fígado:** insuficiência cardíaca congestiva, obstrução das veias cava ou hepática por tumor, obstrução das veias cava ou hepática por trombose, pericardite constritiva, pericardite com derrame.

Hepatomegalia

- **Obstrução do colédoco:** cálculo, pancreatite, neoplasia de pâncreas, neoplasia de vias biliares extra-hepáticas, compressões extrínsecas (tumores, gânglios, divertículo).
- **Infecções:**
  - **Com abscesso localizado:** amebiano, estreptocócico, associado à pileflebite.
  - **Sem abscesso:** hepatite, doença de Weil, sífilis, tuberculose, actinomicose, hanseníase, calazar, malária, blastomicose, psitacose, histoplasmose, toxocaríase.
- **Hepatomegalia difusa sem infecção:** cirroses, fibrose esquistossomótica, hepatite tóxica, amiloidose, hemocromatose, sarcoidose, lipoidoses, doença de *Wilson*, doença de von Gierke.
- **Neoplasia:** linfoma, carcinoma primário e metastático, sarcoma, carcinoide metastático, neuroblastoma, hemangioma.
- **Hematológicas:** anemia perniciosa, leucemias, anemias prolongadas, metaplasia mieloide, anemia aplástica, mieloma múltiplo, formas crônicas de agranulocitose, talassemia maior.
- **Outras:** gargulismo, diabetes infantil, gigantismo e acromegalia, macroglobulinemia, reticuloendotelioses, porfiria congênita avançada, síndrome de Buerger-Grutz, hiperlipemia essencial, osteopetrose, toxemia gravídica, hipervitaminose A, agamaglobulinemia primária, síndrome de Berardinelli, glicogenose, doença de Cori, púrpura trombocitopênica trombótica, doença de Ardmore, mastocitose, síndrome de Chediak-Higashi.

Bibliografia

Amâncio A. Causas de... um guia de diagnóstico diferencial. 2ª ed. Rio de Janeiro. 1988.

Ghany M, Hoofnagle JH. Abordagem ao Paciente com Doença Hepática. *In:* Braunwald E, Fauci AS, Kasper DL, Hauser SL, Longo DL, Jameson JL. Harrison: Medicina Interna. 15ª ed. Rio de Janeiro: McGraw-Hill, 2002.

Júnior HS, Neto EPAL, Barros MFA, Sette MJA, Purceli EL, Pessoa MG, Pandullo F, Cury RA. Estudo do Paciente com Patologia Hepatobiliar. *In:* Dani R, Castro LP. Gastroenterologia Clínica. 3ª ed. Rio de Janeiro: Guanabara Koogan, 1993.

Lippincott Willians & Wilkins. Manual de sinais e sintomas. 4ª ed. São Paulo: Gen/Roca, 2012.

Porto CC. Tórax. *In:* Porto CC. Exame Clínico – Bases para a Prática Médica. 5ª ed. Rio de Janeiro: Guanabara Koogan, 2004.

61. HERPES-ZÓSTER/VARICELA

Sylvia Lemos Hinrichsen
Denise Temoteo da Rocha

DEFINIÇÃO

Trata-se de uma síndrome clínica distintiva que consiste em parestesia ou disestesia numa distribuição em dermátomo seguida de erupção cutânea localizada. Acomete pacientes previamente infectados por varicela (catapora).

A reativação do vírus da varicela-zóster (VZV), latente em neurônios dentro de gânglios sensoriais trigeminais ou espinhais, produz o herpes-zóster/varicela (cobreiro).

Durante a infecção inicial por varicela, o vírus na pele percorre os nervos sensoriais e se torna latente nos gânglios sensoriais trigeminais e espinhais. A reativação resulta na replicação ativa do vírus nos gânglios sensoriais, seguida de disseminação do vírus através dos nervos até a pele, onde ocorre erupção vesiculosa em um dermátomo. A incidência de herpes-zóster/varicela aumenta com a idade, sendo maior em pacientes com comprometimento da imunidade celular.

O VZV é um vírus DNA (ácido desoxirribonucleico) do grupo herpesvírus. Quando há estado de depressão da imunidade, há aumento da replicação viral, e o vírus migra pelos ramos nervosos até a pele, onde causa as erupções.

A incidência é determinada por fatores que influenciam a relação hospedeiro--parasita, e os pacientes com herpes-zóster são contagiosos, com período de transmissibilidade semelhante ao da varicela.

Condições como imunossupressão e idade avançada estão associadas à ocorrência e à localização do zóster. Em imunodeprimidos, a incidência e a gravidade do quadro estão aumentadas.

Durante a infecção inicial por varicela, o vírus na pele percorre os nervos sensoriais e se torna latente nos gânglios sensoriais trigeminais e espinhais. A reativação resulta na replicação ativa do vírus nos gânglios sensoriais, seguida de disseminação do vírus através dos nervos até a pele, onde ocorre erupção vesiculosa em um dermátomo.

A história típica é de vários dias de prurido, formigamento, sensação de queimação ou dor numa distribuição em dermátomo, seguida de erupção vesiculosa, que consiste em vesículas claras numa base eritematosa. As vesículas se tornam turvas, secas e formam crostas depois de 1 a 2 semanas. As lesões são mais comumente encontradas nos dermátomos torácicos, com T5-T10 responsável por 66% dos casos. A maioria dos pacientes apresenta hipoalgesia e hipoestesia no dermátomo acometido.

Em 10% a 15% dos casos, a reativação do vírus nos gânglios do trigêmeo resulta em erupções na distribuição da divisão oftálmica do nervo trigêmeo (her-

Herpes-zóster/Varicela

pes-zóster oftálmico). A erupção das vesículas pode ocorrer com conjuntivite, ceratite, paralisia dos músculos oculares, ptose e midríase.

As erupções cutâneas podem, em raros casos, ser efêmeras ou ausentes, e a dor pode ser o único sintoma da doença.

Em indivíduos imunocomprometidos, as lesões podem ser mais extensas e acompanhadas de hemorragia e necrose, podendo haver lesões inflamatórias em múltiplos órgãos com áreas focais de necrose.

Após a infecção, o hospedeiro adquire imunidade por toda a vida e dificilmente ocorrem novos episódios subsequentes à reexposição (quando ocorre, geralmente é em imunodeprimidos).

O herpes-zóster/varicela generalizado se caracteriza por lesões fora do dermátomo inicialmente envolvido, com quadro clínico grave, causando um aspecto variceliforme. É mais comum nos imunodeprimidos, podendo, em pequeno número de casos, ser fatal, com encefalite e envolvimento de outros órgãos.

O diagnóstico de herpes-zóster/varicela costuma se basear nos achados clínicos. A infecção pelo vírus herpes simples (HSV) recorrente pode produzir uma síndrome semelhante de erupção cutânea numa distribuição em dermátomo associada a parestesias.

CAUSAS DE HERPES-ZÓSTER/VARICELA

- **Doenças:** doença de Hodgkin, linfossarcoma, leucemia linfática crônica, leucemia mielocítica crônica, mieloma múltiplo, traumatismo de coluna, cisto intradural, intoxicação arsenical, uso prolongado de corticosteroides, esclerose múltipla, sífilis, tuberculose, hemorragia subaracnóidea, HIV/AIDS.

Bibliografia

Acioli K, Hinrichsen SL, Jucá M, Moura L, Rolim H. Herpersvírus. *In:* Hinrichsen SL. Doenças Infecciosas e Parasitárias. Rio de Janeiro: Guanabara Koogan, 2005.

Almeida RDM, Figueiroa FV, Martins S, Teixeira SHR. Dermatoses mais Frequentes em Clínica Médica. *In:* Filgueira NA, Júnior JIC, Leitão CCS, Lucena VG, Melo HRL, Brito CAA. Condutas em Clínica Médica. 2ª ed. Rio de Janeiro: MEDSI, 2001.

Amâncio A. Causas de... um guia de diagnóstico diferencial. 2ª ed. Rio de Janeiro: Atheneu, 1988.

Lippincott Willians & Wilkins. Manual de sinais e sintomas. 4ª ed. São Paulo: Gen/Roca, 2012.

Tyler KL. Meningite e Encefalite Viral. *In:* Braunwald E, Fauci AS, Kasper DL, Hauser SL, Longo DL, Jameson JL. Harrison: Medicina Interna. 15ª ed. Rio de Janeiro: McGraw-Hill, 2002.

62. HIPERPIGMENTAÇÃO CUTÂNEA E ORAL

Sylvia Lemos Hinrichsen
Denise Temoteo da Rocha

DEFINIÇÃO

Os distúrbios da pigmentação podem ser classificados como hipomelanoses (diminuição ou ausência da melanina epidérmica) ou hipermelanoses (aumento da melanina epidérmica ou dérmica).

As hiper- e hipomelanoses podem ser adicionalmente subdivididas em alterações localizadas ou generalizadas (no corpo inteiro) da pigmentação.

HIPERPIGMENTAÇÃO

Localizadas

- **Efélides** – aumento da síntese de melanina na pele; máculas castanho-claras em áreas expostas ao sol.
- **Lentigos** – podem ser congênitos ou estar relacionados com exposição crônica ao sol; lesões planas com pigmentação uniforme castanho-claras.
- **Melasma** – alterações hormonais (gestação, pílulas anticoncepcionais) mais luz solar, áreas planas irregulares, castanho-claras nas regiões malares, bochechas, testa.
- **Manchas café com leite** – lesões pigmentadas de herança dominante; máculas únicas ou múltiplas, de coloração café com leite; podem estar associadas à neurofibromatose.

Generalizadas

- **Doença de Addison** – aumento do hormônio estimulante dos melanócitos (MSH), hormônio adrenocorticotrófico (ACTH), hiperpigmentação difusa com acentuação nas dobras do corpo, pregas plantares.
- **Hemocromatose** – deposição de ferro na pele e aumento da melanina na pele, hiperpigmentação castanho-cinzenta-metálica.
- **Exposição crônica ao arsênico** – estimulação da síntese de melanina na pele, hiperpigmentação generalizada salpicada por pequenas máculas despigmentadas.

As sardas (efélides) são máculas de coloração castanho-claro avermelhadas encontradas em áreas expostas ao sol e causadas pelo aumento na produção de melanina em um número normal de melanócitos. Ocorrem com frequência em indivíduos de tez clara com cabelos ruivos ou em tons de louro. A radiação ultravioleta aumenta a produção de melanina nessas lesões.

Os lentigos são também máculas hiperpigmentadas, mas ocorrem em virtude de um número aumentado de melanócitos na camada basal da epiderme. Dois tipos são reconhecidos: (1) lentigo simples, que surge precocemente na vida e é congênito, e (2) lentigos actínicos, que são adquiridos na meia-idade e estão relacionados com o dano solar sobre a face, os braços e o dorso das mãos.

O melasma da face geralmente afeta as mulheres, e nesse caso os melanócitos produzem mais melanina do que o normal em resposta a fatores hormonais (ocorre durante a gestação ou o uso de pílulas anticoncepcionais) em associação com a irradiação ultravioleta.

A *hiperpigmentação pós-inflamatória* é a expressão referente à pigmentação macular que surge após doenças inflamatórias da pele (o líquen tipicamente produz pigmentação castanho-azulada).

As manchas café com leite são máculas castanho-claras (de tonalidade café com leite) que ocorrem no tronco e nos membros na neurofibromatose. Seis ou mais dessas lesões, cada uma com mais de 1,5cm de diâmetro, perfazem o diagnóstico dessa doença de herança dominante.

O xeroderma pigmentoso é um grupo raro e heterogêneo de doenças com deficiências hereditárias dos sistemas enzimáticos da pele que fazem o reparo do dano induzido pelos raios ultravioleta no DNA de queratinócitos e melanócitos. Essa incapacidade de manter a integridade do DNA leva a uma extrema sensibilidade ao sol e à presença de múltiplas efélides sobre o rosto, os lábios, as conjuntivas e os membros, que evoluem para áreas pigmentadas de tamanhos variados entremeadas com áreas hipopigmentadas.

A hiperpigmentação castanha difusa é uma característca da doença de Addison, com acentuação do pigmento nas dobras do corpo (linhas palmares), nos pontos de pressão (dorso das articulações falangianas, cotovelos) e na mucosa gengival. Um tipo semelhante de hiperpigmentação difusa é observado após uso de adrenalina em paciente com a doença de Cushing decorrente de tumor hipofisário, assim como em pacientes com carcinoma de pâncreas ou pulmão. Em todos esses casos, a hipermelanose generalizada resulta da produção excessiva do MSH e do ACTH. Esses hormônios tróficos compartilham sequências comuns de aminoácidos.

A hemacromatose produz uma hiperpigmentação generalizada de coloração castanho-cinza-metálica resultante da combinação do aumento da formação de pigmento na pele com a deposição de ferro.

As formas localizadas se devem não só a uma alteração epidérmica, como a uma proliferação de melanócitos ou um aumento da produção de pigmento. Tanto as ceratoses seborreicas quanto a *acantose nigricante* pertencem ao primeiro grupo.

A proliferação de melanócitos resulta nas seguintes lesões pigmentadas: lentigo, nevo melanocítico e melanoma. No adulto, a maioria dos lentigos se relaciona com a exposição ao sol, o que explica sua distribuição.

Na incontinência pigmentar, na disceratose congênita e na pigmentação por bleomicina, as áreas de hiperpigmentação localizada formam um padrão turbilhonado na primeira, reticulado na segunda e flagelado na terceira.

Observa-se hiperpigmentação localizada como efeito colateral de vários outros medicamentos sistêmicos, incluindo aqueles que produzem reações medicamentosas fixas e os que formam complexos com a melanina (antimaláricos). As erupções medicamentosas fixas retornam nas mesmas localizações, na forma de áreas circulantes de eritema, que se tornam bolhosas e então se resolvem como máculas marrons. A erupção em geral aparece horas após a administração do agente agressor, e as localizações comuns incluem a genitália, os membros e a região perioral. O estrogênio nos contraceptivos orais pode induzir o aparecimento de melasmas (manchas simétricas castanhas na face), especialmente nas bochechas, no lábio superior e na fronte. Alterações semelhantes são vistas na gravidez, em pacientes recebendo hidantoína, e na forma aguda da doença de Gaucher. No último grupo também ocorre hiperpigmentação das partes distais dos membros inferiores.

Nas formas difusas de hiperpigmentação, o escurecimento da pele pode ser de intensidade igual no corpo todo ou mais acentuado nas partes expostas ao sol. As causas de hiperpigmentação difusa podem ser divididas em quatro grupos: endócrinas, metabólicas, autoimunes e medicamentosas. As endocrinopatias que frequentemente se associam à hiperpigmentação incluem a doença de Addison, a síndrome de Nelson e a síndrome do ACTH ectópico, doenças em que a hiperpigmentação associada é difusa, porém mais acentuada nas cristas palmares, nos locais de atrito, em cicatrizes e na mucosa oral. Uma produção excessiva dos hormônios hipofisários α-MSH (hormônio estimulador dos melanócitos) e ACTH pode gerar aumento da atividade dos melanócitos.

As causas metabólicas de hiperpigmentação incluem porfiria cutânea tardia (PCT), hemocromatose, deficiência de vitamina B_{12}, deficiência de ácido fólico, pelagra, má absorção e doença de Whipple. Em pacientes com PCT, o escurecimento da pele é visto em áreas expostas ao sol como reflexo das propriedades fotorreativas das porfirinas. O nível aumentado de ferro na pele de pacientes com hemocromatose estimula a produção do pigmento melanina e produz a cor bronzeada clássica.

Hiperpigmentação difusa devida a fármacos ou a metais pode resultar de um dentre vários mecanismos – indução da formação do pigmento melanina, e a formação de complexos do fármaco na derme.

CAUSAS DE HIPERPIGMENTAÇÃO CUTÂNEA

- **Agentes físicos:** queimadura de sol, irradiações de raios X, frio, fotossensibilização de contato, sensibilização fotodinâmica, tatuagens.
- **Drogas/medicamentos:** arsenicais, bismuto, mercúrio, chumbo, prata, cobre, ouro, fenolftaleína.

Hiperpigmentação Cutânea e Oral

- **Distúrbios endócrinos e metabólicos:** gravidez, menopausa, hipertireoidismo, mixedema, cloasmas, basofilismo pituitário, tumores do córtex suprarrenal, hemocromatose, mongolismo, doença de Addison.
- **Doenças sistêmicas:** avitaminoses, ocronose, linfoblastomas, policitemia, melanoma maligno, consunção, xantomatose, carotenemia elevada, urticária pigmentosa, icterícia, anemia perniciosa, esclerodermia, osteíte fibrosa generalizada, doença de Gaucher, doença de Hodgkin, artrite reumatoide, dermatomiosite.
- **Doenças da pele:** *nevus*, ceratose seborreica, doença de Darier, xeroderma pigmentoso, parasitoses, tínea *versicolor*, liquenificação, dermatite *verenata*, dermatite herpetiforme, sífilis, tuberculose, eritema multiforme, púrpuras, doença de Shamberg, doença de Majocchi.
- **Outras:** anemia aplástica, câncer do corpo do pâncreas, síndrome de Albright, lipodistrofia intestinal, neurofibromatose, síndrome de Felty, porfiria, carcinoide, síndrome de Waardenburg, insuficiência hepática, acantose nigricante.

CAUSAS DE HIPERPIGMENTAÇÃO ORAL

Intoxicações	Doenças do tubo digestivo
Arsênico, bismuto, prata, chumbo	Ileíte tuberculosa, fístula gastrojejunocólica, polipose mucosa difusa familiar, doença celíaca
Doenças hepáticas	**Suprarrenais**
Amiloidose hepática, sífilis do fígado, metástases hepáticas	Doença de Addison, metástase de suprarrenais
Outras	
Melanoglossia dos micro-organismos (parasitoses), atavismo melânico, anemia perniciosa, caquexia, displasia policística fibrosa	

CAUSAS DE HIPERPIGMENTAÇÃO CUTÂNEA DO TIPO CASTANHO OU ESCURA

- **Genética ou nevoide:** neurofibromatose, displasia poliostática fibrosa (síndrome de Albright), efélides, xeroderma pigmentoso, acantose nigricante, doença de Gaucher, doença de Niemann-Pick.
- **Metabólica:** hemocromatose, degeneração hepatolenticular, porfiria.
- **Nutricional:** *kwashiorkor*, pelagra, espru.
- **Endócrina:** tumores pituitários produtores de ACTH e MSH, terapêutica com ACTH, gravidez, doença de Addison, terapêutica estrogênica.
- **Química:** intoxicação arsenical, uso de busulfan, fotoquímica.
- **Física:** luz ultravioleta, calor, irradiação alfa/beta/gama, trauma (por prurido crônico).
- **Infecções:** inflamatórias e pós-inflamatórias.
- **Neoplasma:** urticária pigmentosa, adenocarcinoma com *acantose nigricante*.
- **Outras:** esclerodermia, insuficiência hepática, doença de Whipple, melanoma.

CAUSAS DE HIPERPIGMENTAÇÃO CUTÂNEA DO TIPO CINZA/AZUL/ARDÓSIA

- **Genética ou nevoide:** melanocitose oculodérmica (*nevus de OTA*), melanocitose dérmica (mancha mongólica).
- **Metabólica:** hemocromatose.
- **Nutricional:** insuficiência nutricional crônica.
- **Química:** erupção por drogas, intoxicações por quinacrina.
- **Infecções:** pinta (em áreas expostas).
- **Neoplasias:** melanoma maligno.

Bibliografia

Amâncio A. Causas de... um guia de diagnóstico diferencial. 2ª ed. Rio de Janeiro: Atheneu, 1988.

Bolognia JL, Braverman IM. Manifestações Cutâneas de Doenças Internas. *In:* Braunwald E, Fauci AS, Kasper DL, Hauser SL, Longo DL, Jameson JL. Harrison: Medicina Interna. 15ª ed. Rio de Janeiro: McGraw-Hill, 2002.

Lippincott Willians & Wilkins. Manual de sinais e sintomas. 4ª ed. São Paulo: Gen/Roca, 2012.

Wyngaarden JB, Smith LH, Bennett JC. Doenças Cutâneas de Importância Geral. *In:* Wyngaarden JB, Smith LH, Bennett JC. Cecil: Tratado de Medicina Interna. 19ª ed. Rio de Janeiro; Guanabara Koogan, 1992.

63. HIPERTENSÃO ARTERIAL E PORTAL

Sylvia Lemos Hinrichsen
Denise Temoteo da Rocha

DEFINIÇÃO

A elevação da pressão arterial, que representa um problema de saúde comum com consequências generalizadas, e algumas vezes devastadoras, quase sempre permanece assintomática até uma fase tardia de sua evolução. A hipertensão constitui um dos fatores de risco mais importantes na cardiopatia coronariana e nos acidentes vasculares cerebrais; além disso, pode resultar em hipertrofia cardíaca com insuficiência cardíaca (cardiopatia hipertensiva), dissecção da aorta e insuficiência renal.

Os efeitos prejudiciais da pressão arterial aumentam continuamente à medida que a pressão sobe. Não existe nenhum limiar rigidamente estabelecido de pressão arterial acima do qual o indivíduo é considerado sujeito às complicações da hipertensão e abaixo do qual ele esteja seguro. Entretanto, considera-se a presença de hipertensão arterial quando há níveis de pressão diastólica persistentes acima de 90mmHg ou de pressão sistólica persistentes superiores a 140mmHg.

Em cerca de 90% dos casos, a hipertensão arterial é dita *primária* ou *essencial*, ou seja, quando não existe causa específica. Nos 10% restantes, a hipertensão arterial é dita secundária, quando uma etiologia específica pode ser determinada.

A magnitude da pressão arterial depende de duas variáveis hemodinâmicas fundamentais: o débito cardíaco e a resistência periférica total. O débito cardíaco é influenciado pelo volume sanguíneo, que depende, em grande parte, do sódio corporal. Por conseguinte, a homeostase do sódio é fundamental para a regulação da pressão arterial. A resistência periférica total é predominantemente determinada ao nível das arteríolas e depende do tamanho da luz, que, por sua vez, depende da espessura da parede arteriolar e dos efeitos das influências neurais e hormonais que contraem ou dilatam esses vasos. O tônus vascular normal depende da competição entre influências vasoconstritoras e vasodilatadoras. Certos produtos metabólicos e a hipoxia também podem atuar como vasodilatadores locais.

Os vasos de resistência também exibem a propriedade de autorregulação, um processo pelo qual um aumento do fluxo sanguíneo nesses vasos induz vasoconstrição. Trata-se de um mecanismo adaptativo que protege contra a hiperperfusão dos tecidos. Os rins desempenham importante papel na regulação da pressão arterial e existem consideráveis evidências de que a disfunção renal é essencial para o desenvolvimento e a manutenção da hipertensão, tanto a essencial quanto a secundária.

Ocorre hipertensão arterial quando surgem alterações que modificam a relação entre o volume sanguíneo e a resistência periférica total.

144 Hipertensão Arterial e Portal

Na atualidade, acredita-se que a hipertensão essencial resulta de uma interação entre fatores genéticos e ambientais que afetam o débito cardíaco e/ou a resistência periférica.

Acredita-se que os fatores ambientais possam contribuir para a expressão dos determinantes genéticos do aumento da pressão. O estresse, a obesidade, o tabagismo, a inatividade física e o consumo excessivo de sal foram todos implicados como fatores exógenos na hipertensão.

Como o sistema portal não tem válvulas, a resistência em qualquer nível entre o lado direito do coração e os vasos esplênicos resulta em transmissão retrógrada de uma pressão elevada. A resistência elevada pode ocorrer em três níveis relativos aos sinusoides hepáticos: (1) pré-sinusoidal, (2) sinusoidal e (3) pós-sinusoidal. A obstrução no compartimento venoso pré-sinusoidal pode estar anatomicamente fora do fígado (p. ex., trombose da veia portal) ou dentro do próprio fígado, mas em nível funcional proximal aos sinusoides hepáticos, de modo que o parênquima hepático não fica exposto à hipertensão venosa (p. ex., esquistossomose).

A obstrução pós-sinusoidal também pode ocorrer fora do fígado, na altura das veias hepáticas (p. ex., síndrome de Budd-Chiari), da veia cava inferior ou, menos comumente, dentro do fígado (p. ex., doença venoclusiva). Quando a cirrose é complicada por hipertensão portal, a resistência aumentada é geralmente sinusoidal. Embora as distinções entre os processos pré-, pós- e sinusoidais sejam conceitualmente atraentes, a resistência funcional ao fluxo portal no paciente pode ocorrer em mais de um nível. A hipertensão portal também pode ter origem no hiperfluxo sanguíneo (p. ex., esplenomegalia maciça ou fístula arteriovenosa), mas a baixa resistência ao fluxo de saída do fígado normal faz com que esta seja um problema clínico raro.

A ausência de válvulas no sistema venoso portal facilita o fluxo sanguíneo retrógrado (hepatófago) do sistema venoso portal de alta pressão para a circulação venosa sistêmica de pressão mais baixa. Os principais locais de fluxo colateral envolvem as veias ao redor da junção cardioesofágica (varizes esofagogástricas), o reto (hemorroidas), o espaço retroperitoneal e o ligamento falciforme do fígado (colaterais periumbilicais ou da parede abdominal).

CAUSAS DE HIPERTENSÃO ARTERIAL ESSENCIAL

- **Doença renal:**
  - **Doença renal primária:**
    - **Parenquimatosa:** glomerulonefrite aguda e crônica, pielonefrite crônica (uni- ou bilateral), rins policísticos, hidronefrose, tuberculose renal, amiloidose renal, nefropatia por sulfa, tumores renais (carcinoma, sarcoma e tumor de Wilms), nefrocalcinose, nefrite de irradiação, neuropatia obstrutiva, hipoplasia congênita.
    - **Capsular – comprimindo o parênquima:** perinefrite e abscesso, hematoma perirrenal por trauma, tumores e cistos perirrenais.
    - **Vascular:** arteriosclerose (com ou sem trombo), fibrose mural, hiperplasia muscular, fibrose da lâmina elástica, aneurisma da artéria renal, trombose, embolia,

Hipertensão Arterial e Portal

fístula arteriovenosa, artérias renais múltiplas, arterites, acotovelamento do pedículo renal e ptose renal, ramificações defeituosas da artéria dentro de um rim de dimensões normais, trombose da veia renal.

– **Doença renal secundária:**
  - ○ **Parenquimatosa:** glomerulosclerose diabética, esclerodermia, lúpus eritematoso disseminado, gota, mieloma múltiplo.
  - ○ **Capsular:** hematoma secundário a doença hemorrágica e a uso de anticoagulantes.
  - ○ **Vascular:** periarterite nodosa, aneurisma dissecante da aorta envolvendo artéria renal, compressão extrínseca da artéria renal, tromboangeíte obliterante, *pseudoxantoma elasticum, angioceratoma corporis difusum* (doença de Fabry), doença de Takayasu, aneurisma da aorta envolvendo artéria renal, estenose da artéria renal associada à rubéola pré-renal.
  - ○ **Coarctação da aorta**.
- – **Condições endócrinas:** feocromocitoma, síndrome de Cushing, acromegalia, tireotoxicose, mixedema, toxemia gravídica, hiperparatireoidismo, hiperaldosteronismo primário, uso de corticoides, menopausa, síndrome adrenogenital.
- • **Neurogênica:** hipertensão intracraniana, inflamações cerebrais, polineurites, síndromes hipotalâmicas.
- • **Outras:** policitemia *vera*, insuficiência aórtica, intoxicação por adrenalina, efedrina e chumbo, acrodinia, uso de anticoncepcionais orais, uso de alcaçuz, ingestão de alimentos ricos em tiramina em pessoas em uso de inibidores da monoaminoxidase.

CAUSAS DE HIPERTENSÃO ARTERIAL SISTÓLICA

- • **Aumento da força do ventrículo esquerdo:** bloqueio cardíaco completo, insuficiência aórtica, canal arterial pérvio, tireotoxicose, fístulas arteriovenosas, anemia grave, beribéri, doença de Paget, asma brônquica.
- • **Diminuição da elasticidade da aorta:** aterosclerose da aorta, coarctação da aorta (membros superiores), doença de Takayasu (membros inferiores).
- • **Hipertensão arterial suscetível de tratamento cirúrgico:** secundária: hipertensão renovascular, feocromocitoma, síndrome de Cushing, hiperaldosteronismo primário, coarctação da aorta.
  - – Primária: essencial – simpatectomia (em desuso).
  - – Outras: eclâmpsia, síndrome de Ormond.
- • **Crises periódicas de hipertensão arterial:** feocromocitoma, tumor cerebral, sífilis de gânglios simpáticos paravertebrais, porfiria, ansiedade, hiperventilação, taquicardia paroxística, enxaqueca, insuficiência circulatória cerebral, disautonomia familiar.

Hipertensão portal (HP)

É definida como um gradiente igual ou superior a 12mmHg. Sabe-se que a pressão normal na veia portal é baixa (5 a 10mmHg), pois a resistência vascular nos sinusoides hepáticos é mínima. A hipertensão portal (> 10mmHg) resulta mais comumente da resistência elevada ao fluxo sanguíneo portal.

O aumento da resistência na veia portal causa uma parada do sangue, obrigando-o a retornar por vias colaterais, as conhecidas anastomoses porto-cavas, em

146 Hipertensão Arterial e Portal

número de quatro. Essas regiões não foram feitas para suportar a quantidade de sangue aumentado devido a esse retorno e ficam ingurgitadas (veias varicosas). A anastomose anorretal é chamada de hemorroidas. No umbigo é formada a "cabeça de medusa" e na anastomose esofagogástrica é formada a principal área de hemorragia esofágica e principal consequência da hipertensão portal.

São consequências da HP: ascite, encefalopatia hepática, aumento do risco de peritonite bacteriana espontânea, aumento do risco de síndrome hepatorrenal, esplenomegalia e anastomose porta-cava.

Muitas condições podem resultar em hipertensão portal, sendo a cirrose a principal causa em países desenvolvidos, embora em países em desenvolvimento a maior causa ainda seja a esquistossomose.

CAUSAS DE HIPERTENSÃO PORTAL

- **Obstáculo pós-hepático.**
- **Trombose das veias hepáticas:** endoflebite idiopática (síndrome de Budd-Chiari), síndrome de Pick, insuficiência cardíaca congestiva, policitemia *vera*, obstrução da veia cava por carcinoma renal e tumor do fígado ou cirrose, tromboflebite de veias hepáticas por alcaloides do gênero senécio.
- **Obstáculo hepático:** cirroses, fibrose esquistossomótica, sarcoidose, homocromatose, *hepar lobatum*, estenose portal intra-hepática congênita.
- **Obstáculo pré-hepático parcial:** obstrução da veia esplênica, obstrução da veia mesentérica.
- **Obstáculo pré-hepático total:**
  - Trombose portal: policitemia vera, esplenectomia, compressão de órgãos adjacentes, leucemia, invasão carcinomatosa ou linfomatosa.
  - Esclerose portal, pileflebite, hemangiomatose portal, fístulas arteriovenosas, peri--hepatite, compressões extrínsecas, infiltração metastática, esquistossomose.
  - Congênita: fibrose obliterativa do ducto e veia umbilical e transformação cavernomatosa da veia portal.

Bibliografia

Amâncio A. Causas de... um guia de diagnóstico diferencial. 2ª ed. Rio de Janeiro: Atheneu, 1988.

Brandão S, Silveira CAM, Remígio MI. Hipertensão Arterial Sistêmica. *In:* Filgueira NA, Júnior JIC, Leitão CCS, Lucena VG, Melo HRL, Brito CAA. Condutas em Clínica Médica. 2ª ed. Rio de Janeiro: MEDSI, 2001.

Braundwald E, Fauci AS, Kasper DL et al. Medicina Interna de Harrison. 18ª ed. Vol I/II. São Paulo: McGraw Hill/Artmed, 2013.

Chung RT, Podolsky DK. Cirrose e suas complicações. *In:* Braunwald E, Fauci AS, Kasper DL, Hauser SL, Longo DL, Jameson JL. Harrison: Medicina Interna. 15ª ed. Rio de Janeiro: McGraw-Hill, 2002.

Cotran RS, Schoen FJ. Vasos Sanguíneos. *In:* Cotran RS, Kumar V, Collins T. Robbins: Patologia estrutural e Funcional. 6ª ed. Rio de Janeiro: Guanabara Koogan, 2000.

64. HIPOCRATISMO DIGITAL

Sylvia Lemos Hinrichsen
Denise Temoteo da Rocha

DEFINIÇÃO

É chamado de baqueteamento dos dedos o aumento seletivo em forma de bolha dos segmentos distais dos dedos das mãos e dos pés devido à proliferação do tecido conjuntivo, particularmente na face dorsal.

O hipocratismo digital é um valioso sinal clínico indicador de doença intratorácica pulmonar ou cardíaca, podendo, algumas vezes, estar relacionado a hepatopatias crônicas, doenças do intestino, da tireoide ou ainda ser hereditário. É reconhecido desde a época de Hipócrates, e por muito tempo considerou-se que estaria relacionado com a tuberculose, embora Pigeaux, em 1832, já tivesse atribuído seu aparecimento a uma gama de situações mais ampla, como um "vício na hematose". Pode se apresentar isolado ou se encontrar incluído na síndrome de osteoartropatia hipertrófica. Entretanto, as naturezas tanto do hipocratismo como dessa síndrome ainda não estão esclarecidas. Apesar de terem sido formuladas algumas teorias para explicá-las, nenhuma delas logrou êxito. Estudos recentes admitem que citocinas, que atuam como fatores de crescimento, ligadas a megacariócitos ou não, podem se encontrar envolvidas na patogenia das anormalidades.

O baqueteamento pode ser hereditário, idiopático ou adquirido, bem como associado a um conjunto de patologias, incluindo a cardiopatia congênita cianótica, a endocardite infecciosa e uma variedade de afecções pulmonares, tais como os cânceres primários e metastáticos do pulmão, a bronquiectasia, o abscesso pulmonar, a fibrose cística e o mesotelioma, assim como a algumas patologias gastrointestinais (incluindo enterite regional, colite ulcerativa crônica e cirrose hepática).

O baqueteamento em pacientes com câncer de pulmão primário ou metastático, mesotelioma, bronquiectasia e cirrose hepática pode estar associado à osteoartropatia hipertrófica, distúrbio em que a formação subperióstea de osso novo nas diáfises distais dos ossos longos dos membros causa dor e alterações simétricas semelhantes à artrite nos ombros, joelhos, tornozelos, pulsos e cotovelos.

O hipocratismo não oferece dificuldades em seu diagnóstico naqueles casos cuja presença é clinicamente óbvia, com alterações grosseiras nas extremidades dos dedos, mesmo que se usem diferentes critérios clínicos para a sua detecção e variada sinonímia para sua designação. Todavia, o diagnóstico pode não ser tão fácil quando as modificações são incipientes, pouco pronunciadas. Especialmente nesses casos, critérios objetivos de determinação se mostram vantajosos, auxiliam o juízo clínico e ainda possibilitam que os dados fiquem registrados e armazenados para estudos.

Entre os critérios de avaliação objetiva do hipocratismo digital, os que se têm mostrado mais fidedignos são as medidas do ângulo ou sinal do perfil verificado em dedos indicadores (Pi) ou polegares, do ângulo hiponiquial em dedos indicadores (Hi e a relação entre a espessura falangiana distal e a de dedos indicadores (EFD/EIF). Entretanto, para que esses critérios possam ser aplicados faz-se necessário que se obtenham imagens em perfil ou moldes rígidos dos dedos.

Determinações do grau de curvatura da unha, estimativas de aumento do volume da extremidade do dedo, radiogramas e termografias têm sido também exploradas na avaliação do hipocratismo e da osteoartropatia hipertrófica. Esses métodos procuram traduzir o aumento dos tecidos moles que ocorre nos locais envolvidos, especialmente nas regiões subungueais das extremidades dos dedos.

CAUSAS DE HIPOCRATISMO DIGITAL

- **Doenças respiratórias:** enfisema pulmonar, bronquite crônica, pleuris, empiema, tuberculose, asma, abscesso pulmonar, bronquiectasia, câncer brônquico, pneumoconiose, actinomicose, doença cística, mesotelioma de pleura, sarcoidose.
- **Doenças cardiovasculares:** estenose mitral, aneurisma aórtico, aneurisma subclávio, pericardites, estenose pulmonar, cardiopatias congênitas com cianose, endocardite subaguda, hemangioma pulmonar, *cor pulmonale* esquistossomótico, fístulas arteriovenosas múltiplas pulmonares associadas à cirrose hepática.
- **Doenças do mediastino:** mediastinite, tumores, falsos tumores
- **Doenças do trato gastrointestinal e biliar.**
  - **Adquiridas:** cirrose hepática, retocolite ulcerativa, tuberculose intestinal, enterite regional, ascaridíase, tumor gástrico ou esofágico.
  - **Congênita:** polipose múltipla do colo.
- **Outras:** hipobaropatias crônicas (grandes altitudes), meta- ou sulfa-hemoglobinemia, hipocratismo familiar, pós-tireoidectomia, paquidermoperiostite, pessoas normais, malária, leucemia mieloide crônica, tumor renal, intoxicação por fósforo, berílio, arsênico e mercúrio.
- **Hipocratismo unilateral:** aneurisma arteriovenoso, tumor no sulco superior, aneurisma subclávio.

Bibliografia

Amâncio A. Causas de... um guia de diagnóstico diferencial. 2ª ed. Rio de Janeiro: Atheneu 1988.

Braunwald E. Hipoxia e Cianose. *In:* Braunwald E, Fauci AS, Kasper DL, Hauser SL, Longo DL, Jameson JL. Harrison: Medicina Interna. 15ª ed. Rio de Janeiro: McGraw-Hill, 2002.

Braundwald E, Fauci AS, Kasper DL et al. Medicina Interna de Harrison. 18ª ed. Vol I/II. São Paulo: McGraw Hill/Artmed, 2013.

Moreira JS, Porto NS, Moreira ALS. Avaliação Objetiva do Hipocratismo Digital em Imagens de Sombra de Dedo Indicador – Estudo em Pacientes Pneumopatas e em Indivíduos Normais. J. Bras. Pneumol. São Paulo Mar./Apr. 2004; 30(2). Disponível em: <http://www.scielo.br/scielo.php?pid=S1806-37132004000200009&script=sci_arttext&tlng=pt>.

65. HIPOPIGMENTAÇÃO CUTÂNEA E PILOSA

Sylvia Lemos Hinrichsen
Denise Temoteo da Rocha

DEFINIÇÃO

Os distúrbios com hipopigmentação são classificados em difusos ou localizados.

Hipopigmentação

Localizada

- **Vitiligo** – perda metabólica de mediação imunológica; máculas despigmentadas de distribuição simétrica em torno dos orifícios do corpo e sobre proeminências ósseas.
- **Piebaldismo** – despigmentação devida à ausência de melanócitos; mancha branca e área despigmentada na linha média da testa e no tórax, ou nas extremidades, distribuídas simetricamente.
- **Pitiríase *alba*** – pele seca; áreas hipopigmentadas ovais, róseas, que muitas vezes descamam na face e no tórax.
- **Esclerose tuberosa** – afecção de herança dominante; máculas brancas em forma de folha de freixo no tronco, nos membros; amiúde presente ao nascimento.

Generalizada

- **Albinismo oculocutâneo** – traços autossômicos recessivos, com graus variáveis de insuficiência de tirosinase; pele, pelos brancos; sem pigmento no fundo do olho; íris translúcida.
- **Fenilcetonúria** – deficiência de enzima conversora de fenilalanina em tirosina e, portanto, diminuição do precursor da síntese de melanina; despigmentação generalizada de pelos, pele, cor dos olhos.

O vitiligo, uma hipomelanose circunscrita com máculas amelanóticas progressivamente crescentes em uma distribuição simétrica ao redor dos orifícios do corpo e sobre proeminências ósseas (joelhos, cotovelos, mãos), é familiar em 36% dos casos. Pelos brancos são comuns nas áreas de vitiligo. Os melanócitos estão ausentes das máculas de vitiligo.

O piebaldismo é uma afecção hipopigmentar local que representa uma hipomelanose autossômica dominante nos membros, face anterior do tórax e, especialmente, na linha média da fronte e parte central do couro cabeludo. Uma mecha de cabelos brancos é típica. Essa hipomelanose se origina da falta de migração normal dos melanócitos para essas regiões durante o desenvolvimento embrionário.

Hipopigmentação Cutânea e Pilosa

A síndrome de Waardenburg, uma outra afecção autossômica dominante, pode ser confundida com piebaldismo, já que existe uma mecha branca, porém outras normalidades são também encontradas ao nascimento, incluindo surdez de percepção, heterocromia e hipertelorismo.

Uma forma localizada comum de hipopigmentação, a pitiríase *alba*, manifesta--se como lesões de ovais a redondas, levemente rosadas e hipopigmentadas, com fina descamação discreta, as quais ocorrem nas bochechas das crianças, mas podem também ser encontradas no tronco, simulando lesões hipopigmentadas e escamosas da pitiríase versicolor.

A esclerose tuberosa, uma afecção autossômica dominante, exibe máculas brancas em 98% dos casos. Essas máculas despigmentadas são caracteristicamente encontradas no tronco ou nas nádegas, em uma configuração oval ou em folha de freixo. A presença de três ou mais dessas máculas é fortemente sugestiva de esclerose tuberosa, e como as lesões hipomelanocíticas estão presentes ao nascimento, representam um dos sinais mais precoces dessa afecção. O exame com a lâmpada de Wood é muitas vezes útil na visualização das lesões, que histologicamente contêm melanócitos com um número diminuído de melanossomas.

Certas substâncias químicas, especialmente as derivadas do fenol, quando aplicadas na pele, podem causar despigmentação permanente. Hipomelanose é observada nas mãos de indivíduos negros que usam luvas de borracha nas quais a hidroquinona é utilizada como antioxidante.

O albinismo oculocutâneo, um grupo de traços autossômicos recessivos, é reconhecido por hipomelanose generalizada da pele, dos pelos e dos olhos. A constelação clássica de achados inclui hipomelanose marcante ou amelanose da pele, cabelos brancos ou louro-pálidos, fotofobia, nistagmo e íris translúcidas.

As pessoas com fenilcetonúria apresentam hipopigmentação difusa, com cabelos claros e olhos azuis. Essa é uma afecção autossômica recessiva na qual a enzima que converte a fenilalanina em tirosina é deficiente. Consequentemente, a síntese de melanina está diminuída.

O exemplo clássico de hipopigmentação difusa é o albinismo oculocutâneo (AOC). As formas mais comuns são devidas a mutações no gene da tirosinase (tipo I) ou no gene P (tipo II). Ao nascimento, diferentes formas de AOC podem parecer semelhantes – cabelos brancos, olhos azuis acinzentados e pele branco--rosada. Contudo, os pacientes sem atividade de tirosinase mantêm esse fenótipo, enquanto aqueles com atividade diminuída ou mutações do gene P irão desenvolver alguma pigmentação nos olhos, cabelos e pele à medida que envelhecem. O grau de formação do pigmento também é uma função da ascendência racial, e a diluição pigmentar se torna francamente aparente quando os pacientes são comparados com seus parentes de primeiro grau. O vitiligo generalizado, a fenilcetonúria e a homocistinúria são outras causas inusitadas de diluição pigmentar difusa. No vitiligo generalizado não são encontrados melanócitos nas áreas cutâneas acometidas, enquanto no AOC estão presentes, mas exibem atividade diminuída. Testes laboratoriais adequados excluem os outros distúrbios do metabolismo.

Recomenda-se o exame do paciente à procura de sinais cutâneos adicionais, como adenoma sebáceo (angiofibromas múltiplos da face), fibromas ungueais, gengivais, placas fibrosas na fronte e nevos do tecido conjuntivo (manchas de chargrém). O nevo despigmentado é uma hipomelanose estável, bem circunscrita, presente ao nascimento. Em geral, há uma lesão única, circular ou retangular, mas, em algumas ocasiões, esse nevo apresenta um padrão espiralado ou dermatômico. É importante distinguir essa entidade mais comum das manchas em folha de freixo, especialmente quando existem múltiplas lesões.

Na hipomelanose de Ito, turbilhões e listras de hipopigmentação correm paralelamente entre si, num padrão que lembra um pedaço de mármore. As lesões podem progredir ou regredir com o tempo, sendo encontradas anormalidades em até um terço dos pacientes, incluindo assimetria no sistema musculoesquelético, convulsões e retardamento mental no sistema nervoso central (SNC) e estrabismo e hipertelorismo nos olhos.

Áreas localizadas de pigmentação diminuída são vistas comumente como resultado de inflamação cutânea e têm sido observadas na pele suprajacente a lesões cutâneas ativas de sarcoidose. Infecções cutâneas também se apresentam como distúrbios de hipopigmentação, e na hanseníase tuberculoide ocorrem poucas placas assimétricas de hipomelanose, que apresentam anestesia, anidrose e alopecia associadas.

CAUSAS DE HIPOPIGMENTAÇÃO CUTÂNEA E PILOSA

- **Não verdadeira:** pseudo-hipopigmentação: ocorre em dermatoses descamativas.
- **Verdadeira:**
  - **Genética:** albinismo oculocutâneo, albinismo localizado cutâneo, fenilcetonúria, síndrome de Fanconi infantil, síndrome de Waardenburg, vitiligo.
  - **Endócrinas:** hipopituitarismo, doença de Addison, síndrome de Werner.
  - **Química:** intoxicação arsenical, hidroquinona, éter, monobenzil, cloroquina e hidroxicloroquina, guanonitrofurazona, queimadura química (com perda de melanócito).
  - **Física:** radiodermite.
  - **Infecciosa e inflamatória:** pinta, hanseníase, micoses, pós-inflamatórias, síndrome de Vogt-Koyanagi.
  - **Neoplasias:** nos lugares do melanoma, depois do desaparecimento do tumor.
  - **Miscelânea:** esclerodermia, lúpus eritematoso crônico, canície, alopecia *areata* (pelos).

Bibliografia

Amâncio A. Causas de... um guia de diagnóstico diferencial. 2ª ed. Rio de Janeiro: Atheneu, 1988.

Bolognia JL, Braverman IM. Manifestações Cutâneas de Doenças Internas. *In:* Braunwald E, Fauci AS, Kasper DL, Hauser SL, Longo DL, Jameson JL. Harrison: Medicina Interna. 15ª ed. Rio de Janeiro: McGraw-Hill, 2002.

Braundwald E, Fauci AS, Kasper DL et al. Medicina Interna de Harrison. 18ª ed. Vol I/II. São Paulo: McGraw Hill/Artmed, 2013.

Wyngaarden JB, Smith LH, Bennett JC. Doenças Cutâneas de Importância Geral. *In:* Wyngaarden JB, Smith LH, Bennett JC. Cecil: Tratado de Medicina Interna. 19ª ed. Rio de Janeiro; Guanabara Koogan, 1992: 1:2346-81.

66. HIPOTENSÃO ARTERIAL ORTOSTÁTICA

Sylvia Lemos Hinrichsen
Denise Temoteo da Rocha

DEFINIÇÃO

A hipotensão arterial ortostática, também chamada de hipotensão postural, é a característica mais incapacitante da disfunção autonômica, podendo causar diversos sintomas, incluindo redução da nitidez ou perda da visão, sensação de "cabeça oca", sudorese, redução da audição, palidez e fraqueza. Ocorre síncope quando a queda da pressão arterial (PA) prejudica a perfusão cerebral.

A expressão *hipotensão ortostática idiopática* se refere a um grupo de doenças degenerativas que afetam os neurônios simpáticos pré- ou pós-ganglionares.

A manutenção da pressão na posição ortostática depende de um volume sanguíneo adequado, de um retorno venoso sem comprometimento e de um sistema nervoso simpático íntegro. Portanto, a hipotensão postural significativa muitas vezes reflete uma depleção do volume de líquido extracelular ou uma disfunção dos reflexos circulatórios. As doenças do sistema nervoso, como *tabes dorsalis*, siringomielia ou diabetes melito, podem comprometer esses reflexos simpáticos, com consequente desenvolvimento de hipotensão ortostática (HO). Embora qualquer agente antiadrenérgico possa comprometer a resposta simpática postural, a HO é mais proeminente com fármacos que bloqueiam a neurotransmissão nos gânglios ou neurônios adrenérgicos.

O efeito de um dado grau de insuficiência autônoma variará com as circunstâncias. Assim, se houve um período de glicosúria intensa com perda de sódio e água, o volume de sangue circulante pode ter diminuído, sendo mais provável a hipotensão postural (HP). Pode ocorrer uma exacerbação semelhante num período de 2 horas após injeção subcutânea de insulina, causada pela passagem transcapilar aumentada de albumina, novamente com redução do volume sanguíneo circulante, embora menor do que 5%. A vasodilatação causada pelo tempo quente ou uma doença febril pode exacerbar os sintomas da mesma forma, como também o distúrbio temporário causado por herpes-zóster espinhal.

Os distúrbios autônomos clinicamente significativos mais comuns se apresentam com sintomas de HO. A primeira etapa na avaliação da ortostase sintomática é a exclusão de causas tratáveis. A anamnese deve incluir uma revisão dos medicamentos atuais que possam causar HO (diuréticos, anti-hipertensivos, antidepressivos, fenotiazinas, etanol, narcóticos, insulina, barbitúricos e bloqueadores adrenérgicos e dos canais de cálcio). Respostas exacerbadas aos medicamentos podem ser o primeiro sinal de um distúrbio autônomo subjacente. A anamnese pode revelar uma causa subjacente dos sintomas (p. ex., diabetes, doença de Parkinson) ou evidenciar mecanismos específicos (p. ex., insuficiência da bomba cardíaca, volume intravascular

154

reduzido). Um acúmulo de sangue venoso inapropriado ou extremo pode contribuir para a hipertensão ortostática sintomática. A relação dos sintomas com as refeições (desvio esplâncnico do sangue) ou com o ato de se levantar de manhã (devido à depleção relativa do volume intravascular) deve ser pesquisada.

O exame físico inclui uma medição da PA e do pulso decúbito e em pé, com um intervalo mínimo de 2 minutos entre as posições. Quedas persistentes da PA sistólica (de pelo menos 20mmHg) ou diastólica (de pelo menos 10mmHg) após a adoção da posição ereta por, no mínimo, 2 minutos que não são acompanhadas de aumento da frequência cardíaca > 15bpm/min sugerem um déficit autônomo. Nas causas não neurogênicas de HO, a queda da PA é acompanhada de elevação compensatória da frequência cardíaca de > 15bpm. A necessidade de que a hipotensão seja persistente diferencia a insuficiência autonômica de respostas barorreceptoras morosas, que são comuns no idoso.

Na avaliação inicial da HO deverão ser revistos:

- O uso de medicação.
- Os distúrbios clínicos coexistentes.
- Se há relação da HO com as refeições, exercício, esforço e ato de levantar da cama de manhã.
- O registro da PA e o pulso em decúbito e na posição ereta.
- Se há um exame neurológico completo.

CAUSAS DE HIPOTENSÃO ARTERIAL ORTOSTÁTICA

- **Primária:** idiopática.
- **Secundária:**
  - **Neurológica:** tumores parasselares, craniofaringioma, encefalomalacia, *tabes dorsalis*, siringomielia, hematomielia, síndrome de Guillain-Barré, neuropatia periférica, paralisia agitante, neuropatia autonômica visceral (diabetes), simpatectomia.
  - **Endócrina:** insuficiência suprarrenal, insuficiência pituitária, hiperaldosteronismo primário.
  - **Metabólica:** amiloidose, porfiria.
  - **Outras:** uso de anti-hipertensivos e/ou tranquilizantes, hipopotassemia, gastrectomia, hipotonia muscular, anemia hipocrômica, disautonomia familiar.

Bibliografia

Amâncio A. Causas de... um guia de diagnóstico diferencial. 2ª ed. Rio de Janeiro: Atheneu, 1988.

Alberti KGMM, Hockaday TDR. Diabetes Melito. *In:* Weatherall DJ, Ledingham JGG, Warrell DA. Oxford – Tratado de Medicina Interna. 2ª ed. São Paulo: Roca, 1992.

Braunwald E, Fauci AS, Kasper DL et al. Medicina Interna de Harrison. 18ª ed. Vol I/II. São Paulo: McGraw Hill/Artmed, 2013.

Engstrom J, Martin JB. Distúrbios do Sistema Nervoso Autônomo. *In:* Braunwald E, Fauci AS, Kasper DL, Hauser SL, Longo DL, Jameson JL. Harrison: Medicina Interna. 15ª ed. Rio de Janeiro: McGraw-Hill, 2002.

Landsberg L, Young JB. Fisiologia e Farmacologia do Sistema Nervoso Autônomo. *In:* Braunwald E, Fauci AS, Kasper DL, Hauser SL, Longo DL, Jameson JL. Harrison: Medicina Interna. 15ª ed. Rio de Janeiro: McGraw-Hill, 2002.

67. HIPOTERMIA

Sylvia Lemos Hinrichsen
Denise Temoteo da Rocha

DEFINIÇÃO

Hipotermia consiste na exposição prolongada a baixas temperaturas ambientais, uma condição observada com muita frequência em pessoas que vivem nas ruas. A redução da temperatura corporal é acelerada pela elevada umidade em roupas frias e úmidas e pela dilatação dos vasos sanguíneos superficiais em consequência da ingestão de álcool. Com cerca de 32°C ocorre perda da consciência, seguida de bradicardia e fibrilação atrial com temperaturas centrais mais baixas.

Ocorre hipotermia acidental quando há uma redução involuntária da temperatura corporal central para menos de 35°C. Nessa temperatura começam a falhar alguns dos mecanismos fisiológicos compensadores usados para conservar calor.

A hipotermia acidental primária resulta da exposição direta de indivíduos previamente sadios a baixas temperaturas. A taxa de mortalidade é muito maior entre os pacientes que desenvolvem hipotermia secundária como complicação de um distúrbio sistêmico grave.

A hipotermia (temperatura corporal < 35°C) pode resultar de distúrbios que deprimem o sensório diretamente (*overdose* de drogas/medicamentos e uso abusivo de álcool), de distúrbios que afetam o hipotálamo diretamente (encefalopatia de Wernicke e hipoglicemia) ou de exposição à baixa temperatura ambiente. O álcool etílico predispõe à hipotermia ao induzir vasodilatação e atenuar a vasoconstrição periférica; os agentes neurolépticos promovem vasodilatação e eliminam a resposta de tumores. Como a capacidade corporal de vasoconstrição e indução de tremores diminui com a idade, os idosos correm risco maior.

Na hipotermia precoce ou leve surgem tremores, e o tônus muscular aumenta, a coordenação é precária, a fala se torna ininteligível e o discernimento está prejudicado; nos casos graves, o paciente pode ser considerado morto devido à respiração e ao pulso mal detectáveis e à pressão arterial não mensurável. O corpo do paciente é frio ao toque. A função mental se mantém normal até 34°C.

As respostas fisiológicas à hipotermia refletem três respostas à redução progressiva da temperatura:

1. Tremores, que duplicam ou triplicam a produção de calor muscular acima de 30°C a 32°C.
2. Diminuição do metabolismo (pressão arterial, pulso, respiração) de 32°C a 28°C.
3. Pecilotermia abaixo de 28°C. O ECG mostra alentecimento difuso e é isoelétrico abaixo de 20°C.

156 Hipotermia

A gravidade da doença subjacente, não as características do exame neurológico ou o nível de hipotermia, prediz a sobrevida. As anormalidades neurológicas
são completamente reversíveis com o reaquecimento. O hipotireoidismo causando
hipotermia é uma exceção, porque o grau de disfunção tireóidea está relacionado
ao prognóstico.

O etanol causa vasodilatação (que acentua a perda de calor) e reduz a termogênese e a gliconeogênese, podendo prejudicar o discernimento ou causar embotamen-
to. Alguns fármacos estão associados a distúrbios da termorregulação. Fenotiazinas,
barbitúricos, benzodiazepínicos, antidepressivos tricíclicos e muitos outros fármacos
reduzem a vasoconstrição mediada centralmente. Os anestésicos podem bloquear a
resposta do tremor, e seus efeitos podem ser agravados quando os pacientes não estão
adequadamente cobertos no centro cirúrgico ou nas salas de recuperação.

A perda de calor pode ocorrer por cinco mecanismos: radiação (55% a 65%
do calor perdido), condução (10% a 15% da perda de calor; porcentagens muito
maiores na água fria), convecção (ventos fortes), respiração e evaporação (que são
influenciadas pela temperatura e pela umidade relativa do ambiente).

Normalmente, o hipotálamo anterior pré-óptico controla a termorregulação.
A defesa imediata da termoneutralidade é ativada pelo sistema nervoso autônomo, enquanto o controle a longo prazo é mediado pelo sistema endócrino.
Os termorreceptores cutâneos para o frio provocam vasoconstrição reflexa direta
para conservar calor.

O resfriamento e/ou o congelamento das células e tecidos provoca(m) lesões
de duas maneiras:

- Efeitos diretos, provavelmente mediados por deslocamentos físicos no interior
  das células e pelas altas concentrações de sais inerentes à cristalização da água
  intra- e extracelular.
- Efeitos indiretos, exercidos por alterações circulatórias. Dependendo da velocidade com que a temperatura cai e da duração da queda, o congelamento lento pode
  induzir vasoconstrição e aumento da permeabilidade, com consequentes alterações edematosas. Essas alterações são típicas do "pé das trincheiras". O processo
  pode ser acompanhado de atrofia e fibrose. Alternativamente, com uma súbita
  e acentuada queda persistente da temperatura, a vasoconstrição e o aumento de
  viscosidade do sangue na área podem causar lesão isquêmica e alterações degenerativas nos nervos periféricos. Nessa situação, somente quando a temperatura
  começa a voltar ao normal é que a lesão vascular e o aumento de permeabilidade com exsudação se tornam evidentes. Todavia, durante o período de isquemia,
  podem ser verificados o desenvolvimento de alterações hipóxicas e o infarto dos
  tecidos afetados (p. ex., gangrena dos dedos dos pés ou dos próprios pés).

Na maioria dos casos de hipotermia, a história de exposição a fatores ambientais, como exposição prolongada ao ar livre sem roupas apropriadas, torna o diag-

nóstico equivocado. Contudo, nas áreas urbanas, a apresentação clínica costuma ser mais sutil e o médico pode pensar em outros processos patológicos, exposições a toxinas ou diagnósticos psiquiátricos.

Os achados do exame físico também podem ser alterados pela hipotermia. Por exemplo, a suposição de que a arreflexia é causada unicamente pela hipotermia pode obscurecer e retardar o diagnóstico de um traumatismo raquimedular. Os pacientes com hipotermia podem estar confusos ou agressivos, sintomas que regridem mais rapidamente com o reaquecimento do que com a utilização das medidas de contenção.

CAUSAS DE HIPOTERMIA

- **Doenças crônicas debilitantes:** doença valvular crônica do coração, doença de Addison, diabetes, cretinismo, aterosclerose, mixedema, nefrite crônica com ou sem uremia.
- **Tóxicos:** ópio, álcool, cloral, anestésicos, ácido carbólico, ácido oxálico.
- **Hipertensão intracraniana:** abscesso cerebral, tumor cerebral, abscesso cerebelar, hemorragia cerebral.
- **Outras:** choque, hipotensão, inanição, convalescença de doenças febris, exposição ao frio, uso de fenotiazinas, alcaloides do ópio, ganglioplégicos e barbitúricos.

FATORES PREDISPONENTES PARA O APARECIMENTO DE HIPOTERMIA

- **Fatores pessoais:**
  - Roupa inadequada.
  - Roupa molhada.
  - Extremos de idade (recém-nascido, idoso).
  - Alteração do estado de consciência.
  - Debilidade e exaustão.
  - Imobilidade.
- **Drogas:**
  - Álcool.
  - Anestésicos.
  - Antitireóideos.
  - Narcóticos.
  - Sedativos/hipnóticos.
  - Hipoglicemiantes.
- **Doenças**
  - Alcoolismo
  - Queimaduras graves
  - Insuficiência cardíaca
  - Demência
  - Lesões do sistema nervoso central
  - Seção transversal da medula espinhal

158 Hipotermia

- Encefalopatia.
- Diabetes ou hipoglicemia.
- Má nutrição.
- Mixedema (hipotireoidismo).
- Hipopituitarismo.
- Insuficiência suprarrenal.
- Choque.

Bibliografia

Amâncio A. Causas de... um guia de diagnóstico diferencial. 2ª ed. Rio de Janeiro: Atheneu, 1988.

Antretter H, Dapunt OE, Bonatti J. Management of profound hypothermia. Br J Hosp Med, 1995; 54(5):215-20.

Center Diseases of Control (CDC). Current trends hypothermia, United States. MMWR, 1983; 32(3):46-8.

Centers of Diseases Control (CDC). Hypothermia-related Deaths – Georgia, January 1996-December 1997, and United States, 1979-1995. MMWR, 1998; 47(48):1037-40.

Centers of Diseases Control (CDC). Hypothermia-related Deaths. Suffolk County, New York, January 1999-March 2000, and United States, 1979-1998. MMWR, 2001; 50(4):53-7.

Danzl DF, Pozos RS. Accidental Hypothermia. N Engl J Med, 1994; 331(26):1.756-60.

Douglas CR, Douglas NA. Adaptação Térmica. *In:* Patofisiologia Geral. Mecanismo de Doença. São Paulo: Robe/CR Douglas, 2000.

Goodlock JL. Methods of Rewarming the Hypothermic Patient in the Accident an Emergency Department. Accid Emerg Nurs, 1995; 3(3):114-7.

Lippincott Willians & Wilkins. Manual de sinais e sintomas. 4ª ed. São Paulo: Gen/Roca, 2012.

Maclean D. Emergency Management of Accidental Hypothermia: A Review. J R Soc Med, 1986; 79(9): 528-31.

Yoder E. Disorders due to Heat and Cold. *In:* Bennet JC, Plum F. Cecil: Textbook of Medicine. 20ª ed. Philadelphia: WB Saunders, 1996.

68. HIRSUTISMO

Sylvia Lemos Hinrichsen
Denise Temoteo da Rocha

DEFINIÇÃO

O hirsutismo se caracteriza pela presença de pelos com características masculinas, ou seja, escuros, grossos e crespos, em locais de implantação dos pelos masculinos (face, tronco, pernas).

O hirsutismo, definido como um crescimento excessivo de pelos no padrão masculino, afeta aproximadamente 10% das mulheres em idade reprodutiva. Ele pode ser leve, representando essencialmente uma variação do crescimento normal dos pelos, ou, raramente, pode ser o precursor de uma afecção subjacente grave.

O hisurtismo de padrão masculino de pelos terminais (grossos) na mulher é andrógeno-dependente, isto é, há uma hiperprodução ou hipersensibilidade aos andrógenos, com presença de pelos em regiões comuns aos homens, tais como face, peito, aréolas, *linea alba*, costas, região glútea e nos membros.

Com frequência o hirsutismo é idiopático, mas pode ser causado por graves distúrbios associados ao excesso de androgênio, como a síndrome do ovário policístico (SOPC) ou a hiperplasia suprarrenal congênita (HSRC). As manifestações cutâneas comumente associadas ao hirsutismo englobam a acne e um padrão masculino de calvície (alopecia androgênica).

Embora o excesso de androgênio fundamente a maioria dos casos de hirsutismo, existe apenas uma modesta correlação entre os níveis de androgênio e o grau de crescimento de pelos. Isso se deve ao fato de que o crescimento de pelos a partir dos folículos depende de fatores locais e da variabilidade na sensibilidade do órgão--alvo, bem como das concentrações de androgênios circulantes.

Os fatores genéticos e a origem étnica também influenciam o crescimento de pelos. Em geral, as pessoas de pele escura tendem a ser mais hirsutas do que as louras ou claras. Os asiáticos e os nativos norte-americanos apresentam níveis mais elevados de androgênio, enquanto as pessoas de descendência mediterrânea são mais hirsutas. Por esses motivos, a história familiar e a origem étnica são considerações importantes quando se avaliam a etiologia e a intensidade do hirsutismo.

CAUSAS DE HIRSUTISMO

- **Andrógenos normais:** hirsutismo idiopático hereditário.
- **Andrógenos elevados:**
  - **Exógeno**: uso de andrógenos em excesso.
  - **Doenças hipofisárias:** acromegalia, doença de Cushing.

- **Doenças ovarianas:** arrenoblastoma, tumores de células de Leydig, tumores de células lipoídicas, tecoma, tumores de células do hilo, síndrome de Stein-Leventhal.
- **Doenças suprarrenais:** hiperplasia cortical, adenoma, carcinoma.
- **Outras:** porfiria congênita, diabetes, síndrome adrenogenital, hipotireoidismo.

Bibliografia

Amâncio A. Causas de... um guia de diagnóstico diferencial. 2ª ed. Rio de Janeiro: Atheneu, 1988.

Ehrmann DA. Hirsutismo e Virilização. *In:* Braunwald E, Fauci AS, Kasper DL, Hauser SL, Longo DL, Jameson JL. Harrison: Medicina Interna. 15ª ed. Rio de Janeiro: Mc Graw-Hill, 2002.

Nascimento PD. Hirsutismo e Virilismo. *In:* Coronho V, Petroianu A, Santana EM, Pimenta LG. Tratado de Endocrinologia e Cirurgia Endócrina. Rio de Janeiro: Guanabara Koogan, 2001.

Porto CC. Sinais e Sintomas. *In:* Porto CC. Exame Clínico – Bases para a Prática Médica. 5ª ed. Rio de Janeiro: Guanabara Koogan, 2004.

Silva CRL, Santiago LC, Silva RCL. Causas de Sinais & Sintomas Medicina. Enfermagem. Fisioterapia. Nutrição. Rio de Janeiro: Água Dourada. 2010.

69. ICTERÍCIA

Sylvia Lemos Hinrichsen
Denise Temoteo da Rocha

DEFINIÇÃO

A hiperbilirrubinemia só se torna clinicamente evidente quando os valores estão acima de 2 a 4mg/dL. Nesses casos tem-se uma coloração amarelada por depósito de pigmentos em tecidos que contenham elastina, de forma mais marcante na esclera ocular e no freio sublingual. Pode haver um retardo de alguns dias entre a elevação dos níveis séricos de bilirrubina e a detecção clínica de icterícia, que reflete o tempo necessário para impregnação da pele e mucosas.

No adulto normal, os níveis séricos totais de bilirrubina variam entre 0,3 e 1,2mg/dL, e a taxa de produção sistêmica de bilirrubina é igual às taxas hepáticas de captação, conjugação e excreção biliar. A icterícia se manifesta quando os níveis séricos de bilirrubina se elevam acima de 2,0 a 2,5mg/dL; níveis de até 30 a 40mg/dL podem ocorrer em uma doença grave.

A icterícia é um sinal comum de uma variedade de doenças hepáticas e biliares e serve como ponto de partida para a avaliação de muitos desses distúrbios. Normalmente, os níveis séricos de bilirrubina variam de 0,5 a 1,0mg/dL. Em geral, a icterícia se torna clinicamente evidente com níveis superiores a 2,5mg/dL, sendo mais facilmente detectada nas escleras.

Para orientação do diagnóstico clínico, a icterícia pode ser classificada com base no tipo predominante de pigmento biliar acumulado no plasma. Nos casos em que ocorrem superprodução de bilirrubinas, anormalidades da captação e desordens da conjugação é observado acúmulo predominante de bilirrubina não conjugada. Os casos de dano hepatocelular, anormalidades da excreção canalicular e obstrução biliar resultam em acúmulo tanto da bilirrubina direta como da indireta.

A bilirrubina indireta circula ligada à albumina, representa cerca de 85% do total da bilirrubina e sua mensuração se faz pela subtração da bilirrubina direta da bilirrubina total. A sua forma livre pode ser depositada no sistema nervoso central (SNC), causando o *kernicterus*, e ser decorrente de aumento da produção de bilirrubina, redução da captação hepática e na conjugação com o ácido glicurônico.

A bilirrubina direta representa menos de 23% da bilirrubina total. Por ser hidrossolúvel, além de impregnar os tecidos, também é excretada pelos rins, acarretando hiperpigmentação da urina (colúria). Os níveis séricos de bilirrubina direta dependem da produção hepática e da excreção biliar e renal. Quando os níveis de bilirrubina são superiores a 30mg%, deve-se pensar em doença renal associada ou hemólise maciça.

A bilirrubina não conjugada e os glicuronídeo de bilirrubina podem se acumular sistematicamente e se depositar nos tecidos, dando origem à coloração amarelada da icterícia. Isso é particularmente evidente no tom amarelado das escleras (íctero). Há duas diferenças fisiopatológicas importantes entre as duas formas de bilirrubina. A bilirrubina não conjugada é praticamente insolúvel em água a um pH fisiológico e forma um complexo coeso com a albumina sérica. Essa forma não pode ser excretada na urina nem mesmo quando os níveis sanguíneos estão altos.

A icterícia ocorre quando o equilíbrio entre produção e remoção de bilirrubina é abalado por um ou mais dos seguintes mecanismos: (1) produção excessiva de bilirrubina, (2) captação reduzida pelos hepatócitos, (3) conjugação comprometida, (4) excreção hepatocelular reduzida e (5) fluxo biliar comprometido (intra- e extra-hepático). Os três primeiros mecanismos produzem hiperbilirrubinemia não conjugada, e os dois últimos, hiperbilirrubinemia conjugada predominantemente. Mais de um mecanismo pode atuar para produzir icterícia, especialmente na hepatite, que pode gerar hiperbilirrubinemia não conjugada e conjugada. Em termos gerais, contudo, um mecanismo predomina, de modo que o conhecimento da forma predominante de bilirrubina plasmática tem valor na avaliação das causas possíveis de hiperbilirrubinemia.

Das várias causas de icterícia, as mais comuns são devidas à hiperprodução de bilirrubina, hepatite e obstrução do fluxo biliar.

Uma anamnese completa e um exame físico meticuloso podem ajudar muito na elucidação diagnóstica, bem como orientar a sequência de exames a serem solicitados.

Alguns achados de exame físico podem orientar a hipótese diagnóstica, assim como alguns exames laboratoriais são básicos para a investigação da icterícia, principalmente para caracterizá-la de acordo com o mecanismo fisiopatológico envolvido.

O diagnóstico diferencial das causas hepáticas de icterícia se aplica aos pacientes com hiperbilirrubinemia predominantemente conjugada. Uma história de urina escurecida sempre indica hiperbilirrubinemia conjugada e deve suscitar avaliação imediata. A obtenção de uma anamnese cuidadosa, a realização de um exame físico e o uso criterioso de exames laboratoriais são de suma importância para a obtenção de indícios da natureza da icterícia e para se determinar especificamente a presença de lesão hepatocelular, comprometimento da excreção hepática ou obstrução biliar. Uma história de fezes de coloração pálida e prurido sugere colestase em vez de lesão hepatocelular. A indagação sobre uso de drogas ou álcool, fatores de risco da hepatite viral ou doença hepática preexistente também pode fornecer informações acerca das possíveis causas de colestase e lesão hepatocelular.

Icterícia

CAUSAS DE ICTERÍCIAS

- **Com síndrome hemolítica:** hemólise, hiperbilirrubinemia por anastomoses intra-hepáticas, infarto pulmonar.
- **Com síndrome parenquimatosa.**
- **Cirroses hepáticas.**
- **Insuficiência cardíaca congestiva.**
  - **Infecções e infestações:** hepatite aguda por vírus, febre amarela, leptospirose íctero-hemorrágica, mononucleose infecciosa, sífilis hepática, septicemia, coxsackiose grupo A tipo 4, abscessos hepáticos, tuberculose, fasciolíase, actinomicose.
  - **Outros:** doença de Crigler-Najjar, doença de Gilbert, internação, carcinoma hepático, plantas hepatotóxicas, eclâmpsia, galactosemia, pileflebite, síndrome de Reye.
- **Com síndrome obstrutiva (colestático):**
  - **Sem obstrução:** doença de Dubin-Johnson, doença de Rotor, cirrose biliar primária, colestase por drogas (álcool, atofan, fósforo, trinitrotuluol, ouro, clorofórmio, arsenicais, sulfas, tetracloreto de carbono, tolueno, naftalina, dicloro-difenil-tricloroetano [DDT], berílio, metiltestosterona, atebrina, clorpromazina, butazolidina, ácido isonicotínico, ácido paraminossalicílico, clortetraciclina, novobiocina, triacetiloleandomicina, tetraciclina, noretrindona, clorotiazida, anticoncepcionais orais, estolato de eritromicina, clorpropamida).
  - **Com obstrução:** atresia congênita de vias biliares, estenose traumática do colédoco, obstrução do colédoco por clonorquíase, equinococose e ascaridíase, compressão extrínseca por tumores, gânglios ou aneurismas, síndrome de Ormond.
- **Icterícias maldefinidas:** icterícia recorrente idiopática de gravidez, colestase intra-hepática recorrente benigna, reticulose medular histiocítica, eritropoese ineficaz, colangite esclerosante.

Bibliografia

Amâncio A. Causas de... um guia de diagnóstico diferencial. 2ª ed. Rio de Janeiro: Atheneu, 1988.

Crawford JM. O fígado e o trato biliar. *In:* Cotran RS, Kumar V, Collins T. Robbins: Patologia Estrutural e Funcional. 6ª ed. Rio de Janeiro: Guanabara Koogan, 2000.

Fallon MB, McGuire BM, Abrams GA, Arguedas MR. Icterícia. *In:* Carpenter CCJ, Griggs RC, Loscalzo J. Cecil: Medicina Interna Básica. 5ª ed. Rio de Janeiro: Guanabara Koogan, 2002.

Filgueira NA, Figueiredo EAP. Icterícia. *In:* Filgueira NA, Júnior JIC, Leitão CCS, Lucena VG, Melo HRL, Brito CAA. Condutas em Clínica Médica. 2ª ed. Rio de Janeiro: MEDSI, 2001.

Lippincott Willians & Wilkins. Manual de sinais e sintomas. 4ª ed. São Paulo: Gen/Roca, 2012.

70. IMPOTÊNCIA

Sylvia Lemos Hinrichsen
Denise Temoteo da Rocha

■— DEFINIÇÃO

A primeira Conferência Multidisciplinar para Consenso em Impotência, realizada em 1992, nos Estados Unidos, pelo National Institute of Health, recomendou a adoção da expressão *disfunção erétil* (DE), mais precisa e não estigmatizante, substituindo a expressão discriminativa *impotência sexual*. Essa disfunção é decorrente da incapacidade em obter ou manter uma ereção com rigidez e duração suficiente para permitir a relação sexual. Existe uma alteração da resposta sexual qualitativa e quantitativa, com o aumentar da idade, que está diretamente relacionada com a saúde psíquica e orgânica. Não há, na biologia do envelhecimento, qualquer fator que encerre de forma prevista a função sexual.

A impotência é definida como a impossibilidade de conseguir ou manter uma ereção peniana adequada até o término da relação sexual. É uma queixa muito comum na prática médica, ocorrendo em 10% a 35% dos homens adultos com problemas clínicos, aumentando em prevalência com o avançar da idade. Frequentemente a impotência é subdiagnosticada em razão da relutância de os pacientes e os médicos discutirem a disfunção sexual como um problema médico.

Fatores culturais, étnicos, socioeconômicos e psicossociais interferem nos valores, atitudes e comportamento sexual. O envelhecimento físico leva o homem a uma mudança da imagem corporal e da autoestima, resultando na diminuição do instinto sexual. Problemas conjugais, doenças, crises emocionais devidas à perda de funções e choque de gerações são os principais fatores agravantes. A disfunção sexual sofre ainda a influência da monotonia, falta de criatividade no ato sexual, ansiedade, depressão, pressão social e do trabalho, excesso de alimentos e álcool, uso de medicamentos e temor do fracasso. A autoestima e as expectativas sociais são importantes no desempenho sexual.

As mudanças na fisiologia sexual masculina ocorrem gradativamente. Há um progressivo declínio das funções orgânicas, incluindo a sexual, o que pode estar relacionado à função hormonal, especialmente à diminuição da testosterona. Os níveis de testosterona sérica podem diminuir em 30% a 40% em homens com idades variando de 40 a 70 anos. Essa diminuição seria responsável pelo aumento da gordura corporal, perda de energia, diminuição da massa muscular óssea e da libido.

Com o avançar da idade, a estrutura dos corpos cavernosos do pênis apresenta alterações histológicas, representadas por um aumento progressivo do colágeno em substituição ao tecido muscular e culminando com fibrose em variados graus, que determina a diminuição do relaxamento e da elasticidade do órgão, levando à fuga

Impotência **165**

venosa, que afeta a manutenção da ereção. A insuficiência arterial, decorrente de alterações vasculares e aterosclerose, provoca diminuição na oxigenação dos corpos cavernosos, favorecendo essa substituição de tecidos. Foram detectadas ainda alterações no nível dos neurotransmissores, mediadores da ereção e seus receptores. Os efeitos colaterais de medicamentos usados para tratamento de doenças agravam a disfunção erétil, em decorrência dessas alterações fisiológicas.

Para que haja uma ereção peniana suficiente é preciso que: (1) o sistema nervoso central (SNC) e a medula simpática toracolombar e a parassimpática sacral estimulem o pênis; (2) irrigação arterial e a drenagem venosa do pênis estejam íntegras; (3) que o pênis anatomicamente normal. A disfunção de qualquer desses componentes interfere no início e na manutenção de ereção peniana.

Além do funcionamento normal do SNC periférico, a ereção peniana exige uma função íntegra do sistema nervoso periférico, um bom fluxo sanguíneo para o pênis e estruturas eréteis normais no pênis.

Os diabéticos podem se tornar impotentes de forma insidiosa ou súbita em função da insuficiência das funções autônomas de controle de ereção.

A impotência originada no SNC é muito mais comum do que a impotência "orgânica". Pode surgir em decorrência do distúrbio emocional causado pelo próprio diagnóstico de diabetes ou porque esse diagnóstico diminuiu a autoimagem do homem, ou o paciente ouviu que a doença pode causar impotência.

A avaliação adequada dos pacientes com disfunção sexual deve incluir história médica e sexual detalhada, exame físico, avaliação psicossocial e exames laboratoriais. Sempre que possível, uma abordagem multidisciplinar para essa avaliação é desejável. História sexual minuciosa, incluindo expectativas e motivações, deve ser obtida do paciente e da parceira sexual, em entrevista conduzida por um profissional especialmente treinado.

A história médica geral é importante para a identificação de fatores de risco específicos que podem ser responsáveis pela disfunção erétil do paciente ou contribuir para tal. A história médica pregressa pode revelar causas importantes de disfunção erétil, incluindo cirurgia pélvica radical, radioterapia, doença de Peyronie, trauma pélvico ou peniano, prostatite, priapismo ou ausência de disfunção, devendo ser obtidas informações relacionadas a avaliações ou tratamentos prévios para "impotência".

O exame físico deve incluir a avaliação das características sexuais masculinas secundárias, os pulsos femorais e das extremidades inferiores e um exame neurológico direcionado, incluindo a sensibilidade perineal, o tônus do esfíncter anal e o reflexo bulbocavernoso.

A avaliação endócrina, que consiste na dosagem sérica de testosterona matinal, é geralmente indicada, bem como a dosagem da prolactina. Baixo nível de testosterona merece repetição da dosagem, juntamente com a avaliação do hormônio luteinizante (LH), do hormônio foliculoestimulante (FSH) e dos níveis de prolactina. Outros testes devem ser úteis para excluir doenças sistêmicas subclínicas, incluindo hemograma, urinálise, creatinina, perfil lipídico, glicemia de jejum e estado da função tireóidea.

CAUSAS DE IMPOTÊNCIA

- **Primária:** fadiga mental, ansiedade, estresse, depressão, distúrbio da libido.
- **Secundária:**
  Defeito anatômico: hipospadia, fimose, deformidades penianas pós-traumáticas/cirúrgicas, hidroceles volumosas, inflamações e tumores de órgãos genitais.
  - **Distúrbios endócrinos:** eunucoidismo, insuficiência testicular, infantilismo, síndrome de Cushing, diabetes, acromegalia, pan-hipopituitarismo anterior, mixedema, doença de Addison, tumores feminilizantes de suprarrenal.
  - **Distúrbios neurológicos, musculares e psiquiátricos:** demência, aterosclerose cerebral, paraplegias, *tabes dorsalis*, esclerose lateral amiotrófica, compressão medular, espina bífida, neuropatia periférica, esclerose múltipla, miotonia distrófica, lesão do lobo temporal.
  - **Outras:** uso de ganglioplégicos, mieloma múltiplo, síndrome de Leriche, hemocromatose, síndrome de Ormond, doenças crônicas debilitantes, hipotensão ortostática idiopática, cirrose hepática, hipovitaminose B, álcool, anti-hipertensivos (amitriptilina, atenolol, bicalutamida, carbamazepina, cimetidina, clonidina, desipramina, digoxina, diuréticos tiazídicos, escitalopram, finasterida, hidralazina, imipramina, metildopa, nortriptilina, perfenazina, prazosina, propranolol, tioridazina).

Bibliografia

Alberti KGMM, Hockaday TDR. Diabetes Melito. *In:* Weatherall DJ, Ledingham JGG, Warrell DA. Oxford – Tratado de Medicina Interna. 2ª ed. São Paulo: Roca, 1992:9.58-9.115.

Amâncio A. Causas de... um guia de diagnóstico diferencial. 2ª ed. Rio de Janeiro: Atheneu, 1988.

Chaves OHT. Disfunção Sexual Masculina. *In:* Coronho V, Petroianu A, Santana EM, Pimenta LG. Tratado de Endocrinologia e Cirurgia Endócrina. Rio de Janeiro: Guanabara Koogan, 2001.

Lippincott Willians & Wilkins. Manual de sinais e sintomas. 4ª ed. São Paulo: Gen/Roca, 2012.

Matsumoto AM. O Testículo e a Função Sexual Masculina. *In:* Wyngaarden JB, Smith LH, Bennett JC. Cecil: Tratado de Medicina Interna. 19ª ed. Rio de Janeiro: Guanabara Koogan, 1993: II:1360-78.

71. INCONTINÊNCIA URINÁRIA

Sylvia Lemos Hinrichsen
Denise Temoteo da Rocha

DEFINIÇÃO

A incontinência urinária, distúrbio em que a perda involuntária de urina é objetivamente demonstrada, é um problema social ou higiênico. Uma variante comum, a *incontinência de estresse* se refere à perda involuntária de urina com o exercício físico (tosse, espirro, esporte, atividade sexual). A *incontinência de urgência* se refere à perda involuntária de urina associada a forte vontade de urinar, enquanto a *incontinência por transbordamento* é uma perda involuntária de urina quando a elevação da pressão intravesical com o enchimento excessivo ou a distensão da bexiga ultrapassa a pressão uretral máxima. A perda de urina através de outros canais diferentes da uretra é rara (ureter ectópico, fístula), mas causa incontinência total ou contínua.

Esse problema tem sido designado como a "doença do banheiro" da velhice, em razão da alta frequência de negação de sua existência, por constrangimento ou pela visão errônea de que nada pode ser feito a respeito.

A *incontinência urinária de estresse* (IUE) é secundária à hipermobilidade uretral ou, menos comumente (< 10%), a uma deficiência intrínseca do esfíncter (DIE). O relaxamento da parede vaginal anterior causa hipermobilidade uretral, geralmente devido ao envelhecimento e/ou à deficiência de estrogênio, ou a um parto traumático ou cirurgia pélvica prévios. Algumas mulheres apresentam a uretra e o colo vesical anatomicamente normais, porém, mesmo assim, têm IUE em razão de lesão do esfíncter interno, cirurgia prévia para incontinência, irradiação ou traumatismo pélvico ou distúrbios neurológicos que provocam desnervação da uretra.

A *incontinência de urgência* pode ocorrer de forma isolada ou em associação à IUE (incontinência mista).

No período perimenopausa, a incontinência de esforço pode ocorrer em razão da perda de elasticidade e tônus do epitélio uretral. Além das anormalidades da mucosa em virtude do estado hipoestrogênico, a disfunção da eliminação de urina pela bexiga também pode resultar da presença de cistouretrocele (relaxamento da bexiga e da uretra para dentro da vagina), enfraquecimento do mecanismo esfinctérico externo (p. ex., lesão do nervo pudendo) e incompetência do colo vesical (geralmente devido a procedimentos invasivos prévios, como uretropexia).

Nos homens, a incontinência é menos comum do que a obstrução; entretanto, podem ocorrer urgência e incontinência de urgência em consequência de obstrução da saída vesical (em razão da hiperplasia prostática), que compromete a função do músculo liso detrusor e provoca instabilidade do detrusor.

A *incontinência urinária transitória* é comum no indivíduo idoso. A incontinência de urgência é o segundo distúrbio mais comum nessa faixa etária, sendo atribuída à perda progressiva da influência moduladora dos lobos frontais do córtex sobre o centro da micção no tronco encefálico.

A avaliação de mulheres com incontinência deve incluir uma história que caracterize claramente o tipo de incontinência e sua frequência. Medicamentos atuais, problemas médicos coexistentes (diabetes melito ou doença neurológica primária) e estado hormonal atual também são componentes importantes da anamnese.

CAUSAS DE INCONTINÊNCIA URINÁRIA

- **Congênita:** úraco pérvio, extrofia da bexiga, epispádia com colo vesical aberto, ureter ectópico com desembocadura além do esfíncter uretral, uretra ausente ou defeituosa, colo vesical ausente ou defeituoso, defeitos congênitos da medula distal (mielomeningocele, espina bífida, ausência de sacro).
- **Adquirida:** traumatismo raquimedular, esclerose múltipla, siringomielia, *tabes*, tuberculose urinária grave, ruptura de períneo com cistocele, fístulas vesicovaginais, fístulas ureterovaginais, traumatismo da pelve, neuropatia visceral autonômica diabética, pós--prostatectomia após prolongado cateterismo vesical, síndrome de Hakin-Adams.

Bibliografia

Amâncio A. Causas de... um guia de diagnóstico diferencial. 2ª ed. Rio de Janeiro: Atheneu, 1988.

Hodder SL, Taylor AL. Doenças Comuns nas Mulheres. *In:* Carpenter CCJ, Griggs RC, Loscalzo J. Cecil: Medicina Interna Básica. 5ª ed. Rio de Janeiro: Guanabara Koogan, 2002.

Lippincott Willians & Wilkins. Manual de sinais e sintomas. 4ª ed. São Paulo: Gen/Roca, 2012.

Zimmern PE, McConnell JD. Incontinência e Sintomas do Trato Urinário Inferior. *In:* Braunwald E, Fauci AS, Kasper DL, Hauser SL, Longo DL, Jameson JL. Harrison: Medicina Interna. 15ª ed. Rio de Janeiro: McGraw-Hill, 2002.

Williams TF. Tratamento de Problemas Comuns. *In:* Wyngaarden JB, Smith LH, Bennett JC. Cecil: Tratado de Medicina Interna. 19ª ed. Rio de Janeiro; Guanabara Koogan, 1992.

72. INFECÇÃO

Sylvia Lemos Hinrichsen
Denise Temoteo da Rocha

DEFINIÇÃO

Infecção é a colonização de um organismo hospedeiro por uma espécie estranha. Em uma infecção, o organismo infectante procura utilizar os recursos do hospedeiro para se multiplicar (com evidentes prejuízos para o hospedeiro). O organismo infectante, ou patógeno, interfere na fisiologia normal do hospedeiro e pode levar a diversas consequências. A resposta do hospedeiro é a inflamação.

É importante toda a atenção para se tomar conhecimento de que em todas as infecções existe uma inflamação, mas nem todas as inflamações são infecções. A inflamação é definida como a presença de edema (inchaço), hiperemia (vermelhidão/rubor), hiperestesia (dor ao toque), aumento da temperatura no local (calor) e, às vezes, perda de função.

Assim, uma simples queimadura de sol ou mesmo um pequeno trauma pode produzir uma inflamação (rubor, dor, calor, edema). Porém, em princípio, não existe infecção, pois não há micro-organismos (bactérias ou vírus) causando essa inflamação. Entretanto, uma amigdalite aguda, também chamada de dor de garganta, apresenta na garganta todos os aspectos da inflamação e mais a presença de bactérias ou vírus que produziram essa inflamação. A infecção pode levar à formação de pus, num processo conhecido por supuração.

Vários são os agentes infecciosos, e na maioria das vezes são micro-organismos (vírus, bactérias, fungos, parasitas vírions e príons) que podem causar infecções. Em relação aos príons, estão associados a várias doenças, como, por exemplo, a encefalopatia espongiforme bovina, que acomete o gado e é conhecida como "doença da vaca louca", ou sua variante humana, a doença de Creutzfeldt-Jakob.

As infecções são classificadas em comunitárias e/ou relacionadas a infecções relacionadas à assistência à saúde (IRAS), também já chamadas de hospitalares (nosocomiais).

Infecção comunitária "é a infecção presente ou em incubação no ato de admissão do paciente, desde que não relacionada com internamento anterior no mesmo hospital". São também comunitárias: (1) as infecções associadas a complicações ou extensão da infecção já presente na admissão, a menos que haja troca de micro-organismo ou sinais ou sintomas fortemente sugestivos da aquisição de nova infecção; (2) a infecção em recém-nascido, cuja aquisição por via transplacentária é conhecida ou foi comprovada e que se tornou evidente logo após o nascimento (*Herpes simplex*, toxoplasmose, rubéola, citomegalovirose, sífilis e AIDS).

Adicionalmente, são também consideradas comunitárias todas as infecções de recém-nascidos associadas com ruptura da bolsa amniótica superior a 24 horas.

Infecção é, portanto, a simples colonização, mas quando agride o organismo se caracteriza como doença infecciosa.

IRAS, outrora também chamada de infecção hospitalar (IH) ou infecção nosocomial (IN), é toda infecção (pneumonia, infecção urinária, infecção cirúrgica, outras) adquirida dentro de um ambiente hospitalar e que esteja relacionada à assistência prestada. A maioria das IRAS é de origem endógena, isto é, são causadas por micro-organismos do próprio paciente. Isso pode ocorrer por fatores inerentes ao próprio paciente (diabetes, tabagismo, obesidade, imunossupressão) ou pelo fato de, durante a hospitalização, o paciente ser submetido a procedimentos invasivos diagnósticos ou terapêuticos (cateteres vasculares, sondas vesicais, ventilação mecânica, outras). As IRAS de origem exógena geralmente são transmitidas pelas mãos dos profissionais de saúde ou por outras pessoas que entrem em contato com o paciente (infecções cruzadas).

No sentido de minimizar e/ou controlar as IRAS, todo estabelecimento de saúde (hospital) deve ter uma política e um programa de controle de infecções com medidas universais que promovam o incentivo à correta higienização das mãos dos profissioanis de saúde, assim como de pacientes e familiares; o controle do uso de antimicrobianos; a fiscalização da limpeza e desinfecção de artigos e superfícies; e processos de esterilização de materiais.

As IRAS são causa de grande preocupação das instituições de saúde no Brasil. Enquanto a média mundial de índice de infecção é 5%, alguns centros de saúde apresentam taxas de 15,5% entre os pacientes internados, número que assusta não só os pacientes, como também as instituições de saúde, que, por consequência, têm suas despesas elevadas, além de promoverem uma assistência à saúde sem segurança para o paciente.

No controle de processos infecciosos é importante manter-se atento à resistência bacteriana aos antibióticos, que se deve ao fato de as bactérias que constituem a microbiota hospitalar estarem "acostumadas" a muitos dos antibióticos usados, sem um controle racional, ou melhor, os antibióticos usados no hospital em grande quantidade e diariamente vão matando as bactérias mais sensíveis, deixando as bactérias que têm resistência ao antibiótico usado sem concorrência, livres para se multiplicarem, ocupando assim o espaço daquelas que morreram.

Quando as bactérias resistentes causam uma infecção, os antibióticos normalmente usados não surtem efeito, sendo necessário utilizar antibióticos cada vez mais tóxicos, selecionando também bactérias cada vez menos sensíveis a estes, e criando um círculo vicioso. O grande problema atual é a necessidade do uso racional desses antibióticos, tentando romper esse ciclo e evitando um ciclo mantenedor de processos infecciosos não controláveis.

Infecção

São tipos de processos infecciosos/infecção:

1. **Aérea** – infecção microbiana adquirida pelo ar e pelos agentes infectantes nele contidos.
2. **Criptogênica** – infecção de porta de entrada desconhecida.
3. **Direta** – infecção adquirida por contato com um indivíduo doente.
4. **Endógena** – infecção devida a um micro-organismo já existente no organismo e que, por qualquer razão, se torna patogênico.
5. **Exógena** – infecção provocada por micro-organismos provenientes do exterior.
6. **Focal** – infecção limitada a uma determinada região do organismo.
7. **Indireta** – infecção adquirida pela água, pelos alimentos ou por outro agente infectante, e não de indivíduo para indivíduo.
8. **Relacionada à assistência à saúde (IRAS)** – infecção adquirida durante internamento hospitalar e associada a procedimentos.
9. **Oportunista** – infecção que surge por diminuição das defesas orgânicas.
10. **Puerperal** – infecção surgida na mulher debilitada e com defesas diminuídas logo após o parto.
11. **Secundária** – infecção consecutiva a outra e provocada por um micro-organismo da mesma espécie.
12. **Séptica ou septicemia** – infecção muito grave em que se verifica uma disseminação generalizada por todo o organismo dos agentes micro-orgânicos infecciosos.
13. **Terminal** – infecção muito grave que, em regra, é causa de morte.

MICRO-ORGANISMOS ASSOCIADOS A PROCESSOS INFECCIOSOS/INFECÇÃO

BACTÉRIAS	
Cocos gram-positivos	
Aeróbios	Estafilococos
	Estreptococos
Anaeróbios	Peptococos
	Peptoestreptococos
Cocos gram-negativos	
Aeróbios	*Acinetobacter*
	Outros
Microaerófilos	*Neisseria*
Anaeróbios	*Veillonela*
Bacilos gram-positivos não esporulados	
Aeróbios	Corinebactérias
	Listeria
	Micobactérias
	Nocardia

Anaeróbios	Actinomyces Bifidobactérias Eubactérias *Lactobacillus* Propioniobactérias
Bacilos gram-positivos não entéricos	
Aeróbios	*Bordetella* *Brucella* *Calymmatobacterium granulomatis* *Franscisela* *Haemophilus*
Aneróbios	Actinobacilos
Bacilos gram-positivos entéricos	
Aeróbios	*Citrobacter* *Escherichia coli* *Klebsiella* sp. *Proteus* (p. ex., *P. mirabilis*) *Providencia*
Anaeróbios	*Bacteroides* *Fusobacterium* *Campylobacter* (*C. jejuni*)
Espiralados	*Treponema* *Borrelia* *Leptospira*
Formas L (sem parede celular)	*Mycoplasma* Bactérias forma-*L*
FUNGOS	
Aspergillus *Blastomyces* *Candida* (*C. albicans* e *C.* não *albicans*) *Coccoioides* sp. (*C. neoformans*) *Hystoplasma capsulatum* *Paracoccidioides braziliensis* Zigomicoses (*Mucor* e *Rhizopus*)	
PROTOZOÁRIOS	
Leishmania *Trypanosoma*	

Infecção

CAUSAS DE INFECÇÕES DE REPETIÇÃO

- **Condições de malignidade:** carcinoma brônquico, carcinoma de esôfago, leucemia linfocítica crônica, leucemia monocítica crônica, mieloma múltiplo.
- **Condições hematológicas:** hipogama- e gamaglobulinemia, agranulocitose, hemoglobinúria noturna paroxística, pós-esplenectomia, anemia de células falciformes, macroglobulinemia.
- **Outros:** *miastenia gravis*, disautonomia familiar, diabetes, hipercalciúrias, síndrome de Cushing/uso de corticoides, hipoparatireoidismo, alcoolismo e desnutrição, síndrome nefrótica, megaesôfago, mucoviscidose, aneurisma hepático, amiloidose traqueobrônquica, sarcoidose, lúpus eritematoso disseminado, síndrome de Kartagener (bronquiectasias + sinusite + dextrocardia), hipovitaminose A.

Bibliografia

Amâncio A. Causas de... um guia de diagnóstico diferencial. 2ª ed. Rio de Janeiro: Atheneu, 1988.

Hinrichsen SL. Biossegurança e Controle de Infecções – Risco Sanitário Hospitalar. Rio de Janeiro: Guanabara Koogan, 2013.

Hinrichsen SL. DIP – Doenças Infecciosas e Parasitárias. Rio de Janeiro: MEDSI-Guanabara Koogan, 2005.

Hinrichsen SL. Qualidade e Segurança do Paciente. Gestão de Risco. Rio de Janeiro. Medook. 2012.

73. INSUFICIÊNCIA CARDÍACA/ INSUFICIÊNCIA RENAL

Sylvia Lemos Hinrichsen
Denise Temoteo da Rocha

INSUFICIÊNCIA CARDÍACA

DEFINIÇÃO

A insuficiência cardíaca (IC) é um estado fisiopatológico em que uma anormalidade da função cardíaca é responsável pela incapacidade de o coração bombear sangue a um ritmo consentâneo com as necessidades dos tecidos metabolizados e/ou permite que isso aconteça somente a partir de um volume diastólico anormalmente elevado.

Na insuficiência cardíaca, quase sempre com a denominação de insuficiência cardíaca congestiva, o coração é incapaz de bombear sangue numa frequência proporcional às necessidades metabólicas dos tecidos ou só pode fazê-lo com uma pressão de enchimento elevada.

A IC pode ser descrita como sistólica ou diastólica, de alto ou baixo débito, aguda ou crônica, direita ou esquerda e anterógrada ou retrógrada.

A distinção entre a IC sistólica e a diastólica diz respeito à possibilidade de a anormalidade principal ser a incapacidade do ventrículo de se contrair normalmente e expelir sangue suficiente (insuficiência sistólica) ou de relaxar e/ou encher-se normalmente (insuficiência diastólica).

A IC de baixo débito se origina de cardiopatia isquêmica, hipertensão, miocardiopatia dilatada e doença valvar e pericárdica, enquanto a IC de alto débito é notada nos pacientes com hipertireoidismo, anemia, gestação, fístulas arteriovenosas, beribéri e doença de Paget.

O protótipo da IC aguda é o desenvolvimento súbito de um grande infarto do miocárdio ou ruptura de uma valva cardíaca em um paciente que estava muito bem. Tipicamente, a IC crônica é observada em pacientes com miocardiopatia dilatada ou cardiopatia multivalvar, que se desenvolve ou progride lentamente.

Muitas das manifestações clínicas da IC resultam do acúmulo de líquido em geral. Esse líquido se localiza a montante (atrás) do ventrículo que é inicialmente afetado. Pacientes cujo ventrículo esquerdo está hemodinamicamente sobrecarregado ou enfraquecido desenvolvem dispneia e ortopneia em consequência da congestão pulmonar, um estado referido como IC esquerda. Quando a anormalidade subjacente afeta principalmente o ventrículo direito, os sintomas resultantes da congestão pulmonar são incomuns, e o edema, a hepatomegalia congestiva e a distensão venosa sistêmica, isto é, as manifestações clínicas de IC direita, são mais proeminentes.

Insuficiência Cardíaca/Insuficiência Renal

O conceito da IC retrógrada sustenta que, na IC, um ou outro ventrículo não descarrega seu conteúdo ou não se enche normalmente. Em consequência, as pressões no átrio e no sistema venoso atrás do ventrículo insuficiente aumentam, e a retenção de sódio e água ocorre como consequência da elevação das pressões capilar e venosa sistêmica e a resultante transudação de líquido para dentro do espaço intersticial.

O sistema cardiovascular atua para manter a pressão arterial e a perfusão dos órgãos vitais ao responder à carga hemodinâmica excessiva ou a um distúrbio da contratilidade do miocárdio por meio de vários mecanismos, sendo os mais importantes:

- O mecanismo de Frank-Starling, em que o aumento da pré-carga na dilatação ajuda a manter o desempenho cardíaco por meio do aumento da contratilidade.
- A hipertrofia miocárdica, com ou sem dilatação das câmaras cardíacas, em que ocorre aumento do tecido contrátil.
- A ativação dos sistemas neuro-humorais, particularmente (1) a liberação do neurotransmissor noradrenalina pelos nervos cardíacos adrenérgicos (que aumenta a frequência cardíaca e a contratilidade do miocárdio), (2) a ativação do sistema renina-angiotensina-aldosterona e (3) a liberação do peptídio natriurético atrial.

Esses mecanismos adaptativos podem ser adequados para manter o desempenho global de bombeamento do coração em níveis relativamente normais, porém sua capacidade de manter o desempenho cardíaco pode ser, em última análise, ultrapassada.

A IC é frequentemente, mas nem sempre, causada por um defeito na contração miocárdica, e nesse caso a expressão *insuficiência miocárdica* é apropriada. A última pode resultar de uma anormalidade primária no miocárdio, como acontece nas miocardiopatias, na miocardite viral e com a morte celular programada (apoptose) excessiva.

A IC, que também decorre com frequência da aterosclerose coronariana, a qual interfere na contração cardíaca, provocando isquemia e infarto do miocárdio, também pode ocorrer na cardiopatia valvar e/ou congênita, na qual o miocárdio é lesionado por uma carga hemodinâmica excessiva de longa duração imposta por anormalidade valvar ou malformação cardíaca.

A anormalidade cardíaca produzida por uma lesão congênita ou adquirida, como a estenose aórtica valvar, pode existir durante muitos anos e não provocar incapacidade clínica. Normalmente, porém, as manifestações clínicas da IC são precipitadas pela primeira vez no curso de algum distúrbio agudo que coloca uma carga adicional sobre o miocárdio, o qual está sobrecarregado de maneira excessiva e crônica. Esse coração pode estar compensado, mas tem pouca reserva adicional, e quando a carga adicional é imposta por uma causa precipitante, sobrevém a deterioração adicional da função cardíaca. A identificação dessas causas precipitantes é de vital importância porque seu alívio imediato pode salvar a vida. Na ausência de cardiopatia subjacente, esses distúrbios agudos não levam, por si próprios, à IC.

Causas precipitantes de IC

- **Infecção**: qualquer infecção pode precipitar IC. As resultantes febre, taquicardia e hipoxemia e as demandas metabólicas aumentadas podem impor uma carga adicional sobre um miocárdio já sobrecarregado, porém compensado, de um paciente com cardiopaia crônica.
- **Anemia:** na presença de anemia, as necessidades de oxigênio dos tecidos que realizam a metabolização só podem ser satisfeitas um aumento do débito cardíaco. Um coração enfermo, sobrecarregado, porém de outra maneira compensado, pode ser incapaz de aumentar suficientemente o volume sanguíneo que fornece para a periferia.
- **Tireotoxicose e gestação:** esses são estados de alto débito cardíaco.

Arritmias

- **Miocardite:** reumática, viral e outras formas de miocardite.
- **Endocardite:** infecciosa.
- **Excessos:** físicos, dietéticos, líquidos, ambientais e emocionais.
- **Hipertensão sistêmica.**
- **Infarto do miocárdio.**
- **Embolia pulmonar.**

Uma das causas mais comuns de IC é a miocardiopatia idiopática, que, definida estritamente, é uma doença primária do miocárdio de etiologia desconhecida. Entretanto, do ponto de vista clínico, o termo *miocardiopatia* pode ser usado referindo-se à disfunção miocárdica resultante de uma doença cardíaca ou sistêmica conhecida.

Ao avaliar pacientes com IC é importante identificar não só a causa subjacente, mas também a precipitante.

O diagnóstico da IC congestiva pode ser estabelecido por meio da observação de alguma combinação das manifestações clínicas da IC (dispneia, ortopneia, dispneia paroxística noturna, respiração de Cheyne-Stokes, fadiga, fraqueza, sintomas abdominais, sintomas cerebrais), juntamente com os achados característicos de uma das formas etiológicas de cardiopatias. A ecocardiografia bidimensional é particularmente útil na avaliação das dimensões de cada compartimento cardíaco.

CAUSAS DE INSUFICIÊNCIA CARDÍACA

- **Síndromes hipercinéticas:** anoxia arterial, anemia, febre elevada, fístulas arteriovenosas, tireotoxicose, beribéri, hipoglicemia.
- **Hipervolemia:** gravidez e puerpério, glomerulonefrite aguda, reabsorção rápida de ascite e edemas, administração excessiva de líquidos por via venosa especialmente em idosos e na presença de doença renal, uso de corticoides.
- **Choque.**

Insuficiência Cardíaca/Insuficiência Renal

- **Doença cardíaca:** pericardite, endocardite, miocardiopatias, hipertensão arterial sistêmica, hipertensão pulmonar, aterosclerose.
- **Outras causas:** deformidade do tórax, acromegalia, distrofia muscular, carcinoide, cirrose hepática.

CAUSAS DE INSUFICIÊNCIA CARDÍACA REFRATÁRIA

- **Cardíacas:** doença cardíaca avançada, arritmias, endocardites e miocardites ativas, infarto miocárdico (silencioso ou mascarado), aneurisma miocárdico, estenose mitral silenciosa, insuficiência tricúspide não suspeitada, miocardiopatias não inflamatórias, síndrome de Marfan.
- **Pulmonares:** embolias pulmonares múltiplas, trombose pulmonar, fístulas arteriovenosas pulmonares, derrame pleural, hipertensão pulmonar primária.
- **Metabólicas e endócrinas:** hipertireoidismo, beribéri, mixedema.
- **Terapêuticas:** digitalização deficiente ou excessiva, ingestão excessiva de sódio, diurese maciça com alcalose hipoclorêmica ou acidose hiperclorêmica, intoxicação pela água.
- **Outras:** cirrose hepática, insuficiência renal, doença de Paget e outras fístulas arteriovenosas, anemias.

INSUFICIÊNCIA RENAL

DEFINIÇÃO

O rim é o órgão responsável pela filtragem do sangue, de onde retira a ureia, o ácido úrico, o fósforo e o hidrogênio, além de reabsorver albumina, sódio, potássio e cálcio e produzir hormônios (eritropoetina – que estimula a produção de glóbulos vermelhos; sistema renina-angiotensina-aldosterona – que aumenta a pressão arterial; calcitriol – vitamina D ativada, responsável pelo aumento do cálcio nos ossos).

A insuficiência renal é classificada em aguda e crônica. A aguda (IRA) se instala em horas ou, no máximo, em poucos dias. Essa insuficiência pode progredir para crônica ou melhorar, mas a insuficiência renal crônica (IRC), que pode ir se instalando aos poucos, piorando gradativamente o quadro renal, sem nunca ter passado pela forma aguda, é considerada não reversível, restando no fim apenas a hemodiálise, a diálise peritoneal e/ou transplante renal.

A IRA é, portanto, uma síndrome que pode ser definida, em termos gerais, como uma redução abrupta da função renal, suficiente para produzir retenção de escórias nitrogenadas (ureia e creatinina) no organismo, podendo resultar de uma diminuição no fluxo sanguíneo renal (azotemia pré-renal), de doenças intrínsecas do parênquima renal (azotemia renal) ou de obstrução do fluxo urinário (azotemia pós-renal). Implica uma deterioração rápida e frequentemente reversível da função renal.

CAUSAS DE IRA

Tipo de IRA	Causas
Pré-renal	Contração do volume intravascular, hipotensão, insuficiência cardíaca, insuficiência hepática
Insuficiência renal intrínseca	Necrose tubular aguda (isquemia prolongada, agentes nefrotóxicos, como metais pesados, aminoglicosídeos, contrastes radiológicos), lesão arteriolar (hipertensão arterial acelerada)
	Vasculite, doenças microangiopáticas (púrpura trombocitopênica, síndrome hemolítico-urêmica), glomerulonefrite, nefrite intersticial aguda (induzida por drogas), depósitos intrarrenais (ácido úrico), embolização por colesterol (pós-angioplastia)
Pós-renal	Obstrução ureteral (cálculo, tumor, compressão externa), obstrução vesical (bexiga neurogênica, hipertrofia prostática, carcinoma, cálculo, estenose uretral, coágulo)

CAUSAS DE INSUFICIÊNCIA RENAL – SEM HIPERTENSÃO

Amiloidose	Hiperparatireoidismo primário
Intoxicação por vitamina D	Síndrome de Burnett
Endocardite bacteriana	Desidratação
Obstrução urinária	Nefrocalcinose
Mieloma múltiplo	

PACIENTES SUSCETÍVEIS À IRA

A. Comprometimento progressivo da função renal.

B. Déficit intra- ou extravascular.

C. Idade avançada.

D. História de hipertensão arterial significativa.

E. História de diabetes melito + A e B.

F. História de mieloma múltiplo + A e B + contraste.

G. Icterícias obstrutivas + A e B.

Bibliografia

Amâncio A. Causas de... um guia de diagnóstico diferencial. 2ª ed. Rio de Janeiro: Atheneu, 1988.

Andreoli TE. Abordagem do Paciente com Doença Renal. *In:* Wyngaarden JB, Smith LH, Bennett JC. Cecil: Tratado de Medicina Interna. 19ª ed. Rio de Janeiro: Guanabara Koogan, 1992.

Braunwald E. Insuficiência Cardíaca. *In:* Braunwald E, Fauci AS, Kasper DL, Hauser SL, Longo DL, Jameson JL. Harrison: Medicina Interna. 15ª ed. Rio de Janeiro: McGraw-Hill, 2002.

Insuficiência Cardíaca/Insuficiência Renal

Cotran RS, Kumar V, Collins T. Rim. *In:* Cotran RS, Kumar V, Collins T. Robbins: Patologia Estrutural e Funcional. 6ª ed. Rio de Janeiro: Guanabara Koogan, 2000.

Klahr S, Miller SB. Acute Oliguria. N Engl J Med, 1998; 338:671-5.

Knobel E. Insuficiência Renal Aguda – Condutas no Paciente Grave, 1998.

Lippincott Willians & Wilkins. Manual de sinais e sintomas. 4ª ed. São Paulo: Gen/Roca, 2012.

Mendes LA, Loscalzo J. Insuficiência Cardíaca e Miocardiopatia. *In:* Carpenter CCJ, Griggs RC, Loscalzo J. Cecil: Medicina Interna Básica. 5ª ed. Rio de Janeiro: Guanabara Koogan, 2002.

Schoen FJ. O Coração. *In:* Cotran RS, Kumar V, Collins T. Robbins: Patologia Estrutural e Funcional. 6ª ed. Rio de Janeiro: Guanabara Koogan, 2000.

Shah SV. Insuficiência Renal Aguda. *In:* Carpenter CCJ, Griggs RC, Loscalzo J. Cecil: Medicina Interna Básica. 5ª ed. Rio de Janeiro: Guanabara Koogan, 2002.

74. INSULINA: REAÇÕES E RESISTÊNCIA

Sylvia Lemos Hinrichsen
Denise Temoteo da Rocha

DEFINIÇÃO

Embora a deficiência de insulina esteja presente num estágio tardio da evolução do *diabetes tipo 2*, não é de magnitude suficiente para explicar os distúrbios metabólicos. Com efeito, a redução da responsividade dos tecidos periféricos (resistência à insulina) constitui um importante fator no desenvolvimento do *diabetes tipo 2*.

Esse distúrbio, também conhecido como síndrome (pluri)metabólica, síndrome de Reaven e síndrome X, não é uma subclasse do diabetes melito, porém está com este estreitamente associada.

Trata-se de uma constelação de achados clínicos e anormalidades laboratoriais que incluem intolerância à glicose, resistência à insulina, hiperinsulinemia (compensatória), obesidade (central; abdominal ou visceral), dislipidemia (hipertrigliceridemia, aumento da lipoproteína de alta densidade [HDL]), hipertensão, níveis elevados do inibidor do ativador do plasminogênio 1, hiperuricemia e disfunção endotelial. Essa síndrome está associada a aumento acentuado no risco de doença vascular aterosclerótica.

A princípio, é preciso ressaltar que a resistência à insulina constitui um fenômeno complexo que não se limita à síndrome diabética. Tanto na obesidade quanto na gravidez (diabetes gestacional), a sensibilidade dos tecidos-alvo à insulina diminui (até mesmo na ausência de diabetes), podendo ocorrer elevação dos níveis séricos de insulina para compensar a resistência ao hormônio.

As bases moleculares da resistência à insulina ainda não estão estabelecidas. Pode haver uma redução no número de receptores de insulina e, principalmente, ocorre comprometimento na sinalização pós-receptor pela insulina.

Do ponto de vista fisiológico, a resistência à insulina, independentemente de seu mecanismo, resulta (1) na incapacidade de a insulina circulante dirigir apropriadamente o metabolismo da glicose (e de outros combustíveis metabólicos), (2) em hiperglicemia mais persistente e, portanto, (3) na estimulação mais prolongada das células β do pâncreas.

A resistência à insulina está mais fortemente associada à gordura intra-abdominal do que em outros depósitos. A ligação molecular entre obesidade e resistência à insulina tem sido procurada há muitos anos, sendo os principais fatores em investigação: (1) a própria insulina, induzindo a sub-regulação do receptor; (2) os ácidos graxos livres, que sabidamente estão aumentados e são capazes de prejudicar a ação da insulina; e (3) a citocina FNT-b, produzida pelos adipócitos, expressa ex-

Insulina: Reações e Resistência

cessivamente nos adipócitos de obesos e capaz de inibir a ação da insulina. Apesar da resistência à insulina, a maioria dos indivíduos obesos não apresenta diabetes, sugerindo que o surgimento do diabetes exija uma interação entre a resistência à insulina induzida pela obesidade e outros fatores que predispõem ao diabetes, como a diminuição da secreção de insulina.

Apesar de a associação entre a doença policística dos ovários (DPO) e a resistência à insulínica ser amplamente reconhecida, permanecem dúvidas sobre como se inter-relacionam. Nos últimos anos, a atenção se tem voltado basicamente para o envolvimento da insulina e dos fatores de crescimento que, atuando sobre as funções ovariana e suprarrenal, acarretariam hiperandrogenismo e anovulação.

A resistência insulínica nas pacientes com DPO é independente do número e da afinidade dos receptores de insulina, que permanecem inalterados, apontando para disfunção nos mecanismos sinalizadores pós-receptor.

CAUSAS DE REAÇÕES E RESISTÊNCIA À INSULINA

- **Reações à insulina:** reação/alergia local, hipoglicemia, lipodistrofia insulínica.
- **Resistência à insulina:** definida como a necessidade de mais de 200U de insulina nas 24 horas em razão de: inativação no local da injeção, destruição exagerada pela insulinase (no sangue ou no fígado), formação de anticorpos, acidose, hepatopatia grave, leucemia, câncer, infecções graves, síndrome de Cushing, acromegalia.

Bibliografia

Amâncio A. Causas de... um guia de diagnóstico diferencial. 2ª ed. Rio de Janeiro: Atheneu, 1988.

Barnett P, Braunstein GD. Diabetes Mellitus. *In:* Carpenter CCJ, Griggs RC, Loscalzo J. Cecil: Medicina Interna Básica. 5ª ed. Rio de Janeiro: Guanabara Koogan, 2002.

Braundwald E, Fauci AS, Kasper DL et al. Medicina Interna de Harrison. 18ª ed. Vol I/II. São Paulo: McGraw Hill/Artmed, 2013.

Crawford JM, Cotran RS. Pâncreas. *In:* Cotran RS, Kumar V, Collins T. Robbins: Patologia Estrutural e Funcional. 6ª ed. Rio de Janeiro: Guanabara Koogan, 2000.

Flier JS. Obesidade. *In:* Braunwald E, Fauci AS, Kasper DL, Hauser SL, Longo DL, Jameson JL. Harrison: Medicina Interna. 15ª ed. Rio de Janeiro: McGraw-Hill, 2002.

Meirelles RMR, Kaplan DB. Doença Policística dos Ovários. *In:* Coronho V, Petroianu A, Santana EM, Pimenta LG. Tratado de Endocrinologia e Cirurgia Endócrina. Rio de Janeiro: Guanabara Koogan, 2001.

75. INTOXICAÇÃO PELA ÁGUA

Sylvia Lemos Hinrichsen
Denise Temoteo da Rocha

DEFINIÇÃO

O ato de beber água excessivamente, em razão de hipovolemia ou de hiperosmolalidade sérica, é chamado de hiperdipsia primária e tem que ser distinguido das hiperdipsias compensatórias do diabetes insípido, do diabetes melito e da insuficiência renal poliúrica. Na ausência de secreção inapropriada de vasopressina, os sintomas de intoxicação pela água, tais como estupor, delírio ou convulsões, são infrequentes. A hiperdipsia mais grave ocorre em pessoas que apresentam distúrbios psiquiátricos.

Pacientes urêmicos em tratamento por hemodiálise são expostos a volumes de água que variam entre 18.000 e 36.000 litros por ano. Portanto, se a água não for corretamente tratada, vários contaminantes químicos, bacteriológicos e tóxicos poderão ser direcionados para os pacientes, levando ao aparecimento de efeitos adversos, às vezes letais.

Um dos primeiros eventos mórbidos relacionados à qualidade da água foi a chamada "síndrome da água dura", que se caracterizava pelo aparecimento, nas sessões de diálise, de náuseas, vômitos, letargia, fraqueza muscular intensa e hipertensão arterial. Tal quadro estava diretamente associado à presença de grandes quantidades de cálcio e magnésio na água não tratada. A remoção desses elementos por equipamentos denominados abrandadores se acompanhava do desaparecimento dos sintomas e sinais já descritos.

Os contaminantes mais frequentemente encontrados nas águas de superfície são materiais orgânicos, minerais e bactérias.

Poluentes e micropoluentes orgânicos

São compostos derivados do nitrogênio que podem ter origem vegetal, animal, industrial ou urbana. São exemplos o amoníaco na zona rural e os óxidos de azoto na zona urbana, estes últimos oriundos de indústrias de alimentos, papel, produtos químicos, têxteis etc. Essas matérias orgânicas, em quantidade elevada, representam índices de poluição ambiental. A água potável para consumo humano tolera a presença de até 2mg/L de substâncias orgânicas.

As consequências da poluição orgânica são o odor desagradável, exacerbado pela cloração, e o desenvolvimento de algas, bactérias e fungos que podem se fixar nas tubulações da rede. A amônia favorece a proliferação bacteriana, e os nitratos e nitritos, quando ingeridos, causam dor abdominal, vômitos, tonturas, cianose e choque

Intoxicação pela Água

pela formação de meta-hemoglobina. Os métodos utilizados para diminuição dos materiais orgânicos são a oxidação por ozônio e a clarificação por carvão ativado. Os materiais orgânicos são também eliminados por deionizador ou osmose reversa.

Poluentes e micropoluentes minerais

A presença de flúor na água potável varia conforme a fluoração praticada nos diferentes países, sendo rotineira em algumas cidades. Quando o dialisato é preparado com água fluorada, o íon atravessa a membrana de diálise facilmente. A presença do flúor em concentrações iguais ou superiores às do alumínio pode levar à formação de complexo de flúor, que em presença de sódio formaria o mineral conhecido como criolita, difícil de ser retirado do sistema de tratamento. A sobrecarga crônica por fluoretos ocasiona quadros de osteomalacia.

O cloro livre e seus derivados (dióxido, hipocloritos, cloramina) são adicionados às águas naturais para eliminar micro-organismos e/ou oxidar certos íons indesejáveis, como íon ferro e manganês. A cloramina, resultante da combinação de clorina e amônia, quando presente em concentrações elevadas, leva a meta-hemoglobinemia, hemólise e anemia grave.

Se a água potável for rica em chumbo, o metal poderá persistir mesmo após o tratamento. Os sintomas de intoxicação por chumbo são anemia hipocrômica, síndrome abdominal (dor abdominal, anorexia: cólica do chumbo), síndrome neuromuscular (astemia, dores musculares e articulares: "gota saturnina") até a encefalopatia saturnina, que constituída por sintomas de agitação e tremores, podendo evoluir para convulsões, coma e morte.

O alumínio se difunde através da membrana semipermeável do filtro de diálise por meio da ligação dos grupos hidroxila e sulfídrico. A contaminação da água acima dos níveis permitidos leva a acúmulo do metal e intoxicação alumínica nos pacientes renais crônicos e pode causar osteomalacia, anemia microcítica e lesão funcional aos hepatócitos; nos casos mais severos, pode evoluir para um quadro de encefalopatia, demência da diálise, catatonia e morte.

As águas naturais contêm quantidades variáveis de cálcio conforme o solo. A utilização de água com conteúdo acima de 80mg/L de cálcio (água dura) provoca cefaleia, náuseas, vômitos, hiperemia das conjuntivas, hipertensão e convulsões.

O magnésio é um íon abundante que representa 2,1% da crosta terrestre. Também confere dureza à água. Quando em excesso na água do dialisato, causa diminuição da sensibilidade da placa motora à acetilcolina e provoca bloqueio da transmissão neuromuscular.

CAUSAS DE INTOXICAÇÃO PELA ÁGUA

- **Administração excessiva de água sem sais:** durante oligúria por doença renal; na fase de lesão pós-operatória; como veículo para noradrenalina; como tratamento de sudorese profusa; como tratamento de perda de águas e sais (diarreia, vômitos, fístulas); provas de água na insuficiência suprarrenal; como tratamento de doença renal perdedora de sal; como hidratação em portadores de doença cerebral com natriurese (redução de sódio na urina).

- Ingestão excessiva de água por causa de sudorese.
- Ingestão excessiva de água por psicóticos.
- Após enemas de água pura em megacólon e em crianças.
- Após aracnoide-ureterostomia para tratamento de hidrocefalia.
- Grande ingestão de água após paracentese rápida.
- Uso de oxitocina

Bibliografia

Amâncio A. Causas de... um guia de diagnóstico diferencial. 2ª ed. Rio de Janeiro: Atheneu, 1988.

Braundwald E, Fauci AS, Kasper DL et al. Medicina Interna de Harrison. 18ª ed. Vol I/II. São Paulo: McGraw Hill/Artmed, 2013.

Saper CB. Distúrbios Autônomos e sua Abordagem. *In:* Wyngaarden JB, Smith LH, Bennett JC. Cecil: Tratado de Medicina Interna. 19ª ed. Rio de Janeiro; Guanabara Koogan, 1992.

Silva AMM, Martins CTBM, Ferraboli R, Jorgetti V, Junior JER. Revisão/Atualização em Diálise: Água para Hemodiálise. J. Bras. Nefrol, 1996; 18(2):180-8. Disponível em: <http://www.sbn.org.br/JBN/18-2/v8e2p180.pdf>. Acesso em: 05 mar. 2008.

76. LÁBIOS (Doenças)

Sylvia Lemos Hinrichsen
Denise Temoteo da Rocha

DEFINIÇÃO

Os lábios (superior e inferior) são as bordas de mucosa que revestem a boca humana. Trata-se de uma semimucosa, cuja cor, largura e formato variam de acordo com a etnia (subespécie ou raça) e as características genéticas particulares herdadas dos ancestrais.

Pessoas da raça negra tendem a ter lábios mais grossos e largos do que as das raças branca e amarela. A parte côncava em cima da boca de grande parte das pessoas se chama arco do cupido e tem mais valor estético do que funcional (embora ajude muito na seleção sexual dos genes, o que o torna mais funcional do que estético na natureza prática).

O lábio humano é composto por uma parte externa, onde pode haver pelos (barba e bigode), uma parte rosada externa e uma parte interna:

- **Parte externa:**
  - Folículo piloso.
  - Glândula sebácea.
  - Glândula sudorípara.
  - Mucosa com queratina (epitélio característico de pele).
  - Tecido conjuntivo denso.

- **Parte interna:**
  - Mucosa bem alta, sem queratina.
  - Glândula salivar labial.

Em toda a boca existem glândulas salivares (na língua, no lábio). A boca tem que estar sempre úmida e não conseguiria ficar úmida se só existissem as principais glândulas salivares grandes (parótida, sublingual e submandibular).

Toda a mucosa é rica em glândulas salivares. Nessas glândulas há produção de anticorpos, linfócitos, saliva e vários produtos que servem como um processo de defesa orgânica. Dentro do lábio existe uma parte que funciona como seu esqueleto, dando-lhe resistência, que é o músculo esquelético.

À parte externa do lábio se segue uma zona rosada, e a esta se segue a parte interna do lábio. A parte externa constitui-se de um tecido conjuntivo denso. O conjuntivo da parte interna do lábio é o mais frouxo dessa estrutura labial com três regiões. A parte interna tem mais conjuntivo frouxo e a parte externa é mais resistente e, portanto, tem mais conjuntivo denso.

O epitélio mais alto da parte interna do lábio pode ter queratina em roedores e outros animais, mas não em humanos.

O céu da boca (palato) se divide em dois: o palato duro, que tem cristas e está situado na parte anterior, e o palato mole, que é liso e está situado na parte posterior. Um bordo úmido seco delimita claramente a superfície externa e interna dos lábios; a externa é uma camada de pele, e a interna, uma membrana mucosa. A superfície da língua é revestida por pequenas proeminências cônicas, as papilas gustativas.

A boca pode ser afetada por doenças localizadas (que só afetam uma zona específica do organismo). É o caso de algumas infecções e feridas. Também as doenças sistêmicas (que afetam o organismo em geral) podem causar alterações na boca. É o caso do diabetes, da AIDS e da leucemia. As primeiras manifestações dessas doenças podem ser percebidas, inicialmente, na boca.

Queilose é a afecção dos lábios e dos ângulos da boca atribuída à deficiência de riboflavina ou vitamina B_6, popularmente conhecida como boqueira.

A queilite de contato, irritante ou alérgica, com vermelhidão, descamação e formação de fissuras, pode resultar de medicamentos tópicos (unguentos labiais), cosméticos (batons), soluções para bochechos, dentifrícios e vários materiais dentários.

A queilite angular, ou *perlèche*, é uma inflamação aguda ou crônica da pele e mucosa labial contígua nos ângulos da boca. Os fatores causais incluem as dentaduras mal-ajustadas, as quais permitem que a saliva se acumule nos ângulos da boca, as deficiências de riboflavina e ferro e as infecções por *Candida*.

A queilite actínica é uma reação escamosa e seca, pré-maligna, muitas vezes com placas leucoplásicas brancas mais pronunciadas no lábio inferior, que ocorre em indivíduos cronicamente expostos à luz ultravioleta.

São descritas diversas formas de queilite, mais ou menos profundas, nas quais pode haver inflamação de glândulas salivares e mucosas, configurando as *queilites glandulares*, das quais se reconhecem um tipo simples, um superficial supurativo (tipo Baelz) e o recorrente profundo (tipo Volkmann), ou queilite glandular apostematosa. Em geral, o lábio acometido é o inferior, em cuja espessura surge um tumor inflamatório por vezes ulcerado, com aumento e eventual eversão de sua face vestibular. Existe relação do tipo profundo com carcinoma.

Outro tipo de queilite também predominante no lábio inferior é o granulomatoso de Miescher, no qual o lábio fica difusamente aumentado. A evolução é crônica.

A queilite e a glossite (afecção da língua), tipicamente atribuídas à deficiência de riboflavina, podem ser observadas com as deficiências de diversas outras vitaminas do complexo B.

A infecção primária pelo vírus do *Herpes simplex* ocorre usualmente na infância ou na juventude, sob a forma de uma gengivoestomatite aguda acompanhada de sintomas sistêmicos, dentre os quais febre. A partir de então, o vírus vai permanecer inativo e latente nas células do gânglio do trigêmeo, onde pode ser reativado por di-

Lábios (Doenças)

versos fatores desencadeantes: febre, sol, frio, emoções, trauma, menstruação, entre outros. Quando isso ocorre, o vírus percorre os axônios sensitivos até a pele, onde invade e destrói células da epiderme e forma um "chuveiro" de vesículas. As vesículas e bolhas se rompem e se infectam, recobrindo-se de um exsudato melicérico ou de uma crosta. Em alguns indivíduos, o ataque herpético recorrente não obedece a qualquer fator desencadeante. Os pacientes sujeitos a esses ataques não apresentam evidência de incompetência imunológica.

Os lábios podem participar de alterações granulomatosas crônicas na hanseníase virchowiana, na sarcoidose e na doença de Crohn, exemplos que ressaltam ainda mais a necessidade de comprovação hematológica em casos de queilites profundas.

Na paracoccidioidomicose, uma das portas de entrada do parasita é o espaço periodontal, por onde ganha acesso a linfonodos e estruturas linfoides da laringe, do pescoço e do tórax.

Outra condição na qual podem ser encontradas alterações dos lábios e da face ("focinho de anta") é a leishmaniose do tipo mucocutâneo, prevalecente no Brasil.

Uma forma de macroqueilia que predomina no lábio superior é constituída pela síndrome de Melkerson-Rosenthal, na qual, além do aumento do lábio, existem glossodisplasia e paralisia ou paresia de um nervo craniano, usualmente o VII, mas podendo também ser o IV ou o XII.

Ao se relatarem aspectos de dermatoses, deve-se fazer menção ao peculiar aspecto da crosta hemorrágica que recobre os lábios em pacientes com a forma *major* do eritema polimorfo ou síndrome de Stevens-Johnson. Menção breve deve ser feita também à queilite e à dermatite perioral da acrodermatite enteropática, condição hoje relacionada à carência específica de zinco.

Outra dermatite perioral a ser mencionada está associada aos tumores produtores de glucagon ou glucagomas. A localização perioral é muito frequente e se associa a intensa glossite, com glossodinia e glossopirose, surgindo em uma língua intensamente vermelha, mas não despapilada.

Os lábios podem também ser sede de condições dermatológicas, em especial o líquen plano, a eritematose discoide, a doença de Darier e a doença de Urbach e Wiethe.

O ceratoacantoma é uma tumoração benigna, relativamente rara, cujo aspecto elevado, umbilicado, juntamente com o aparecimento súbito e evolução explosiva, causa muita preocupação, por simular neoplasia maligna rapidamente invasiva.

A relação de alguns tipos de queilite profunda com carcinoma obriga a indicação de excisão cirúrgica alargada, com finalidade diagnóstica e terapêutica. O tratamento cirúrgico é reconhecidamente insatisfatório.

O diagnóstico de ceratoacantoma é feito por biópsia excisional.

Uma história cuidadosa pode estabelecer a causa provável de queilite de contato, que precisa ser confirmada pelos testes epicutâneos.

A fortuita observação de um ou mais neuromas nos lábios ou em outras localizações da boca pode permitir o diagnóstico de condições extraorais que lhe estão frequentemente associadas: feocromocitoma e carcinoma medular da tireoide.

CAUSAS DE AFECÇÕES DOS LÁBIOS

- Queilite simples de calor ou de frio.
- Queilite de hipersensibilidade a drogas.
- Queilite exfoliativa: má higiene dentária, arriboflavinose, sem causa aparente.
- Doença de Fordyce.
- *Herpes simplex:* recorrente, associado à febre.
- Cancro sifilítico.
- Leucoplasia.
- Epitelioma.
- Doenças da pele: dermatite seborreica, lúpus eritematoso, líquen plano, urticária.
- Impetigo contagioso.
- Eritema multiforme.
- Monilíase.
- Queilose das membranas esofagianas.
- Síndrome de Sjögren.
- Polipose intestinal múltipla familiar.

Bibliografia

Amâncio A. Causas de... um guia de diagnóstico diferencial. 2ª ed. Rio de Janeiro: Atheneu, 1988.

Braundwald E, Fauci AS, Kasper DL et al. Medicina Interna de Harrison. 18ª ed. Vol I/II. São Paulo: McGraw Hill/Artmed, 2013.

Moraes J. Doenças da Boca. *In:* Dani R, Castro LP. Gastroenterologia Clínica. 3ª ed. Rio de Janeiro: Guanabara Koogan, 1993.

Rivlin RS. Distúrbios do Metabolismo das Vitaminas: Deficiências, Anormalidades Metabólicas e Excessos. *In:* Wyngaarden JB, Smith LH, Bennett JC. Cecil: Tratado de Medicina Interna. 19ª ed. Rio de Janeiro: Guanabara Koogan, 1992.

Wyngaarden JB, Smith LH, Bennett JC. Doenças Cutâneas de Importância Geral. *In:* Wyngaarden JB, Smith LH, Bennett JC. Cecil: Tratado de Medicina Interna. 19ª ed. Rio de Janeiro: Guanabara Koogan, 1992.

77. LÁGRIMAS

Sylvia Lemos Hinrichsen
Denise Temoteo da Rocha

DEFINIÇÃO

Lágrimas ou fluidos lacrimais são líquidos compostos de água, sais minerais, proteínas e gordura, produzidos pelas glândulas lacrimais (do sistema lacrimal) nas pálpebras superiores do olho humano para lubrificá-lo e limpá-lo. Essas lágrimas são produzidas em grande quantidade quando alguém chora.

O filme lacrimal que recobre a córnea e a conjuntiva bulbar é constituído por três camadas: (1) a mais externa, formada por lipídios originados pela secreção das glândulas de Meibomius, tendo como função atrasar a evaporação de água; (2) a camada aquosa, que contém água e sais minerais, complexos imunológicos, entre outras substâncias, sendo responsável por parte da oxigenação do epitélio corneal, assim como por proporcionar à córnea uma superfície óptica regular e lisa; (3) a camada mais interna, em contato com a superfície corneal, constituída por glicoproteínas segregadas pelas glândulas caliciformes, permite que a fase aquosa hidrófila se espalhe sobre a córnea hidrofóbica, transformando a córnea numa superfície hidrófila (Figura 77.1).

As lágrimas, que têm a função de proteger os olhos contra infecções, possuem sal e uma enzima (a lisozima) que combate micro-organismos patogênicos (bactérias ou vírus).

Uma outra função é a de limpar constantemente o interior dos olhos e a parte interna das pálpebras, no chamado lago lacrimal, em que são drenadas através dos pequenos condutos lacrimais que se convergem no saco lacrimal. Daí, as lágrimas atravessam o conduto nasolacrimal até alcançar as fossas nasais.

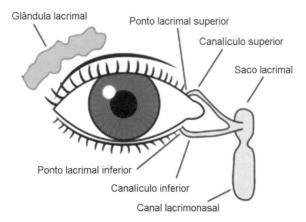

Figura 77.1. Olho e saco lacrimal.

Quando o fluxo de lágrimas é abundante, o excesso de líquido que não pode ser coletado pelos condutos lacrimais transborda pelas pálpebras e carrega os corpos estranhos que não podem atravessar os condutos lacrimais.

CAUSAS DAS LÁGRIMAS

- Lágrimas normais:
  - **Aumento:** fisiológico (choro), irritação ou inflamação conjuntival, rinofaringites, sarampo, intoxicação por bromo, iodo, mercúrio.
  - **Diminuição:** hipovitaminose A, intoxicação por atropina, síndrome de Sjögren.
  - **Ausência:** disautonomia familiar.
- Lágrimas de sangue:
  - **Mecânicas:** tamponamento de epistaxe com refluxo de sangue pelo conduto lacrimonasal.
  - **Tumores da conjuntiva:** hemorragia de pequeno angioma capilar.
  - **Doenças das conjuntivas:** conjuntivite grave com hiperemia acentuada.
  - **Doenças da glândula lacrimal:** inflamação aguda da glândula lacrimal.
  - **Menstruação vicariante:** hemorragia conjuntival.
  - **Após injeção endovenosa de acetilcolina.**
  - **Parasitoses palpebrais:** *Phthirus pubis.*
  - **Ruptura de telangiectasias conjuntivais.**

Bibliografia

Amâncio A. Causas de... um guia de diagnóstico diferencial. 2ª ed. Rio de Janeiro: Atheneu, 1988.

Braundwald E, Fauci AS, Kasper DL et al. Medicina Interna de Harrison. 18ª ed. Vol I/II. São Paulo: McGraw Hill/Artmed, 2013.

Rodrigues G. Rio de Lágrimas. São Paulo: Editora Três, ISTOÉ nº 1865, 13 de jul. 2005:40-1.

78. LINFEDEMA

Sylvia Lemos Hinrichsen
Denise Temoteo da Rocha

DEFINIÇÃO

Linfedema é a designação que se dá ao edema originado nas afecções dos vasos linfáticos.

A oclusão da drenagem linfática é seguida de acúmulo anormal de líquido intersticial na parte afetada, processo denominado linfedema obstrutivo.

Dependendo da obstrução dos canais linfáticos (pós-erisipela, filariose), caracteriza-se semiologicamente por ser localizado, duro, inelástico, indolor e com francas alterações da textura e da espessura da pele, que se torna grossa e áspera. Nos casos avançados, configura o quadro chamado de elefantíase.

O bloqueio linfático é mais comumente secundário à disseminação de tumores malignos com obstrução dos canais linfáticos ou dos linfonodos regionais, aos procedimentos cirúrgicos radicais com remoção de grupos regionais de linfonodos (p. ex., dissecção axilar na mastectomia radical), à fibrose pós-irradiação, à filariose e à trombose e fibrose pós-inflamatórias.

O linfedema pode ser classificado como primário ou secundário.

Em contraste, o *linfedema primário* pode ocorrer como defeito congênito isolado (linfedema congênito heredofamiliar). Uma terceira forma desse linfedema, o chamado linfedema precoce, surge entre os 10 e 25 anos, geralmente no sexo feminino. De causa desconhecida, esse distúrbio começa em um ou em ambos os pés, e o edema se acumula lentamente durante a vida, de modo que a extremidade afetada pode crescer várias vezes em relação a seu tamanho normal, podendo o processo se estender para cima, afetando o tronco. Embora o tamanho do membro possa provocar alguma incapacidade, também podem ocorrer complicações graves, como infecção superposta ou ulcerações crônicas.

As alterações morfológicas do linfedema consistem em dilatação dos linfáticos até os pontos de obstrução, acompanhada de aumentos do líquido intersticial. A persistência do edema resulta em aumento do tecido fibroso intersticial subcutâneo, com consequente aumento da parte afetada, acentuada enduração, aspecto de "casca de laranja" da pele e úlceras cutâneas.

O linfedema primário pode ser secundário a agenesia, hipoplasia ou obstrução dos vasos linfáticos, podendo estar associado às síndromes de Turner, de Klinefelter, de Noonan, da unha amarela, da linfangectasia intestinal e linfangiomiomatose. As mulheres são mais acometidas do que os homens. Existem três subtipos clínicos: o linfedema congênito, que aparece logo após o nascimento; o precoce, que surge na puberdade; e o tardio que, em geral, aparece após os 35 anos. As formas familiares de linfedema congênito (p. ex., doença de Milroy) e o linfedema precoce (doença de Meige) podem ser herdados de maneira autossômica dominante com penetrância variável; as formas autossômicas recessivas ou ligadas ao sexo são menos comuns.

O *linfedema secundário* é um distúrbio adquirido resultante de dano ou obstrução de canais linfáticos previamente normais. Episódios recorrentes de linfangite bacteriana, em geral causados por estreptococos, são uma causa comum de linfedema. A causa mais frequente de linfedema secundário em todo o mundo é a filariose. Tumores como câncer de próstata e o linfoma também podem obstruir os vasos linfáticos. Tanto o tratamento cirúrgico como o radioterápico para câncer de mama causam linfedema dos membros superiores.

O linfedema geralmente é indolor, mas os pacientes podem apresentar dor crônica indefinida, sensação de peso nas pernas e, mais frequentemente, revelam preocupação com a aparência destas. O linfedema do membro inferior envolvendo inicialmente o pé progride gradualmente em direção à perna, até que todo o membro esteja edematoso. Nos estágios precoces, o edema é leve e facilmente depressível. Nos estágios crônicos, o membro apresenta uma textura lenhosa, e os tecidos se tornam endurecidos e fibróticos. Nesse estágio, o edema não pode mais ser depressível. O membro perde seu contorno normal, e os dedos dos pés se tornam quadrados.

CAUSAS DE LINFEDEMA

- **Primário** (hipoplasia congênita de vasos linfáticos): linfedema congênito, linfedema precoce, doença de Milroy (trofoedema hereditário).
- **Secundário:**
  - **Não inflamatório:** compressão de troncos linfáticos por neoplasia ou cicatriz, remoção cirúrgica de gânglios linfáticos, fibrose pós-irradiação, invasão de vasos e/ou gânglios linfáticos por neoplasia.
  - **Inflamatório – linfangite recorrente:** filariose, febre da arranhadura do gato.

Bibliografia

Amâncio A. Causas de... um guia de diagnóstico diferencial. 2ª ed. Rio de Janeiro: Atheneu, 1988.

Cotran RS, Schoen FJ. Vasos Sanguíneos. *In:* Cotran RS, Kumar V, Collins T. Robbins: Patologia Estrutural e Funcional. 6ª ed. Rio de Janeiro: Guanabara Koogan, 2000.

Creager MA, Dzau VJ. Doenças Vasculares dos Membros. *In:* Braunwald E, Fauci AS, Kasper DL, Hauser SL, Longo DL, Jameson JL. Harrison: Medicina Interna. 15ª ed. Rio de Janeiro: McGraw-Hill, 2002.

Porto CC. Exame Físico Geral. *In:* Porto CC. Exame Clínico. Bases para a Prática Médica. 5ª ed. Rio de Janeiro: Guanabara Koogan, 2004.

Silva CRL, Santiago LC, Silva RCL. Causas de Sinais & Sintomas Medicina. Enfermagem. Fisioterapia. Nutrição. Rio de Janeiro. Água Dourada. 2010.

79. LITÍASE URINÁRIA

Sylvia Lemos Hinrichsen
Denise Temoteo da Rocha

DEFINIÇÃO

Litíase ou cálculo urinário é uma estrutura cristalina no trato urinário que atingiu tamanho suficiente para causar sintomas e ser visível às técnicas radiológicas de imagem.

Atinge cerca de 15% dos homens e 10% das mulheres nos países desenvolvidos, sendo, portanto, uma doença multifatorial, com a contribuição de fatores *genéticos, individuais, ambientais, metabólicos, climáticos e infecciosos.*

Os cálculos renais, popularmente chamados de *pedras nos rins*, são formações sólidas de sais minerais e uma série de outras substâncias, como oxalato de cálcio e ácido úrico. Essas cristalizações podem migrar pelas vias urinárias, causando muita dor e complicações. Os cálculos, que podem atingir os mais variados tamanhos, variando de pequeninos grãos ao tamanho do próprio rim, são formados tanto nos rins quanto na bexiga.

A urina é uma solução cuja composição é constantemente modificada pelo fluxo urinário, além de conter diversas substâncias com concentrações acima do coeficiente de solubilidade, conferindo a essa urina a propriedade de ser uma solução mista e saturada. Normalmente, os diversos solutos da urina são mantidos entre forças que os dirigem para a cristalização ou solubilização. A quebra desse equilíbrio no sentido da cristalização em razão de alterações físico-químicas da urina resulta na formação de cálculos. Mesmo após a precipitação, os cristais são facilmente eliminados pelo fluxo urinário constante. No entanto, quando determinados fatores favorecem a retenção e o crescimento dos cristais nas vias urinárias, ocorre a formação do cálculo propriamente dito, assim como o estado de saturação, pH, concentração de inibidores e promotores da cristalização.

Em todo caso de litíase urinária deve ser analisado quimicamente o cálculo, feita a dosagem de cálcio e de fósforo no sangue, além da dosagem de calciúria, verificação do pH urinário e dosagem do ácido úrico no sangue.

CAUSAS DE LITÍASE URINÁRIA

- **Hipercalciúria:**
  - Hiperparatireoidismo.
  - Doença óssea: osteoporose, doença de Paget, doença de Cushing, mieloma múltiplo, metástases ósseas, principalmente de mamas/próstata, rins, brônquios e tireoide.

- Síndrome de Burnett.
- Ingestão excessiva de vitamina D.
- Acidose tubular renal.
- Hipercalciúria idiopática.
- Sarcoidose.

- **Cistinúria:***
- **Litíase úrica:**
  - Gota.
  - Policitemia.
  - Diarreias crônicas.
  - Uso de citostáticos em leucemias e linfomas.
  - Idiopática.
- **Infecção urinária:** principalmente por micro-organismos produtores de urease.
- **Outras:**
  - Hidronefrose.
  - Uso de hidroclorotiazida.
  - Uso de acetazolamida.
  - Uso de silicato de magnésio em úlcera péptica.
  - Hiperoxalúria primária.
  - Glicinúria com nefrolitíase.
  - Alterações anatômicas e urodinâmicas.
  - Imobilização prolongada.
  - Redução do volume urinário.
  - Fatores genéticos/familiares.

*Cistinúria: é um transtorno genético de herança autossômica recessiva relacionada com a perda dos aminoácidos cistina, ornitina, lisina e arginina pela urina.

Os principais tipos e componentes dos cálculos renais são: (1) *cálcio* (> 80%) – a maioria dos pacientes tem hipercalciúria e/ou cálcio aumentado no sangue (hipercalcemia); (2) *magnésio* (magnesiúria < 50mg/24h) – facilita a formação de cálculo; (3) *oxalato*; (4) *cistina* (formação de cálculos por supersaturação); (5) *ácido úrico* (prevalência de 5% na população mundial, mas chegando a 30% na zona mediterrânea/países árabes); (6) citrato (hipocitratúria isolada, como formador de cálculo, ocorre em cerca de 5% das nefrolitíases).

Bibliografia

ABC da Saúde. Pedra nos Rins. Disponível em: <www.abcdasaude.com.br/artigophp?276>.

Amâncio A. Causas de... um guia de diagnóstico diferencial. 2ª ed. Rio de Janeiro: Atheneu, 1988.

Borghi L, Meschi T, Amato F, Briganti A, Novarini A, Giannini A. Urinary Volume, Water and Recurrences in Idiopathic Calcium Nephrolithiasis: A 5-year Randomized Prospective Study. J Urol, 1996.

Borghi L, Schianchi T, Meschi T, Guerra A, Allegri F, Maggiore U, Novarini A. Comparison of Two Diets for the Prevention of Recurrent Stones in Idiopathic Hypercalciuria. New Engl J Med, 2002; 346:77-84.

Braundwald E, Fauci AS, Kasper DL et al. Medicina Interna de Harrison. 18ª ed. Vol I/II. São Paulo: McGraw Hill/Artmed, 2013.

Heilberg IP. Update on Dietary Recommendations and Medical Treatment of Renal Stone Disease. Nephrol Dial Transplant, 2000; 15:117-23.

Pak CYC. Kidney Stones. Lancet, 1998; 351:1797-801.

Pak CYC. Medical Prevention of Renal Stone Disease. Nephron, 1999; 81(Suppl 1):60-5.

Schwartz BF, Stoller ML. The Vesical Calculus. Urol Clin North Am, 2000; 27:333-46.

Silva SF, Silva SL, Campos HH et al. Dados demográficos, clínicos e laboratoriais de pacientes com citíase urinária em Fortaleza, Ceará. J Bras Nefrol. Vol 33. São Paulo, 2011. Disponível em: <www.scielo.br/scielo.php?script=sci_arttex@pid=SO101>.

80. LUES (Falso-positivo para Sífilis)

Sylvia Lemos Hinrichsen
Denise Temoteo da Rocha

DEFINIÇÃO

Sífilis (lues) é uma doença infecciosa causada por uma espiroqueta chamada *Treponema pallidum*, que evolui lentamente em três estágios (primário, secundário, terciário), e se caracteriza por lesões da pele e mucosas, afetando unicamente o homem.

Pode ser transmitida por contato sexual, configurando assim uma infecção sexualmente transmissível (IST) e, mais raramente, por contaminação fetoplacentária (congênita).

A sífilis também é conhecida como *lues* (do latim: praga), cancro duro, avariose, doença do mundo, mal de franga, mal de Nápoles, mal de Santa Eufêmia e pudendagra, entre outros.

O Venereal Diseases Research Laboratory (VDRL) é um exame laboratorial de apoio diagnóstico para sífilis que pode, em determinadas situações (doenças), apresentar reação falso-positiva sem que signifique sífilis ativa.

Essas reações são, em geral, transitórias e com baixos títulos. Nesses casos, o *Fluorescent Treponemal Antibody – Absorption* (FTA-abs) é negativo.

CAUSAS DE REAÇÃO FALSO-POSITIVA PARA SÍFILIS

- **Aguda** (transitória): pneumonia atípica, malária, hepatite infecciosa, sarampo, febre reumática, tifo, vacínia, mononucleose infecciosa (MI), leptospirose, endocardite infecciosa, linfogranuloma venéreo (LV), parotidite, imunização, gravidez.
- **Crônica:** hanseníase, lúpus eritematoso sistêmico (LES), poliarterite nodosa, artrite reumatoide (AR), sarcoidose, bouba, pinta, LV, idosos, tireoidite de Hashimoto, hepatopatia crônica, esclerose múltipla, usuários de drogas/medicamentos endovenosos (EV).

Bibliografia

Amâncio A. Causas de... um guia de diagnóstico diferencial. 2ª ed. Rio de Janeiro: Atheneu, 1988:279.

Tenório T, Godoi JTAM, Jucá M, Ribeiro L, Albuquerque SMC, Hinrichsen SL. Infecções Sexualmente Transmissíveis. Sífilis. *In:* Hinichsen SL. DIP – Doenças Infecciosas e Parasitárias. Rio de Janeiro: MEDSI-Guanabara Koogan, 2005.

81. MACROGLOSSIA

Sylvia Lemos Hinrichsen
Denise Temoteo da Rocha

DEFINIÇÃO

Macroglossia é um processo especial do parênquima da língua, de origem primitiva, sem relação com sexo ou hereditariedade.

Há três tipos de macroglossia: a *linfática*, o tipo mais comum, é determinada por distúrbios congênitos na vascularização linfática da língua; a *muscular*, de observação muito menos frequente (20%); e a *neurofibromatosa*, tão-somente uma localização lingual da doença de Recklinghausen, de frequência raríssima.

A macroglossia é uma afecção congênita que se dá quando o paciente nasce com o tumor, cujo crescimento se faz lenta e progressivamente. É por isso que a maior parte dos casos relatados é observada em crianças (língua grande, roliça, de dureza lenhosa, que dificulta a amamentação e/ou a deglutição).

A macroglossia linfática, a mais comum, é de origem congênita. Por isso, é considerada por muitos autores verdadeiro blastoma. Já no tipo muscular, cuja existência ainda é contestada por muitos, observa-se aumento da quantidade de fibras.

CAUSAS DE MACROGLOSSIA

- **Aguda:** abscessos, angioedema, angina de Ludwig, edema secundário à estomatite. eritema bolhoso, hemorragia intralingual (escorbuto, leucemia, púrpuras), irritação por drogas, pênfigo, picada de inseto ou mordida de outro animal, traumatismo, ácido acetilsalicílico, varíola.
- **Crônica:** acromegalia, actinomicose, amiloidose primária, anemia perniciosa/hipocrômica, angioma, bronquiectasias, cretinismo, deficiência de riboflavina, epitelioma, escleredema de Buschke, glicogenose, hanseníase, hipoglicemia neonatal, intoxicação por mercúrio, infiltração tuberculosa, leucoplasia, mixedema, sífilis, trissomia do 21, tumores (rabdomioma, linfangioma, hemangioma).
- **Síndromes:** de Winchester, de Hajdu-Cheney, de Beckewith-Wildemann, de Zellweger, de Melkerson-Rosental, da veia cava superior, de Sotas.

Bibliografia

Amâncio A. Causas de... um guia de diagnóstico diferencial. 2ª ed. Rio de Janeiro: Atheneu, 1988.

Beresford JS. *Ortodontia actualizada*. Buenos Aires: Editorial Mundi, 1981.

Silva CRL, Santiago LC, Silva RCL. Causas de Sinais & Sintomas Medicina. Enfermagem. Fisioterapia. Nutrição. Rio de Janeiro: Água Dourada. 2010.

Stoopler ET, Sollecito TP, Chen SY. Amyloid Deposition in the Oral Cavity: A Retrospective Study and Review of the Literature. Oral Surg Oral Med Oral Pathol Oral Radiol Endod, 2003; 95:674-80.

Xavier SD, Bussoloti Filho I, Müller H. Macroglossia Decorrente de Amiloidose Sistêmica: Relato de Caso e Revisão de Literatura/Macroglosia due to Sistemic Amyloidosis: Case Report and Literature Review. Rev Bras Otorrinolaringol, 2004; 70:715-9.

82. MASSAS MEDIASTÍNICAS

Sylvia Lemos Hinrichsen
Denise Temoteo da Rocha

DEFINIÇÃO

O mediastino é uma das três cavidades em que está dividida a cavidade torácica. É o espaço entre as regiões pleuropulmonares que se estende no sentido craniocaudal da abertura torácica superior (ou anterior) ao diafragma.

O mediastino contém o coração, as partes torácicas dos grandes vasos e outras estruturas importantes, como as partes torácicas da traqueia, do esôfago, o timo, a parte do sistema nervoso autônomo e o sistema linfático.

O mediastino médio contém o pericárdio e o coração. O mediastino anterior está localizado na frente do pericárdio e atrás do esterno, sendo seu principal componente o timo. O mediastino posterior está situado atrás do pericárdio. Contém, entre outras estruturas, o esôfago e a aorta torácica. O mediastino superior contém o esôfago e a traqueia posteriormente e, anteriormente, o timo e, entre eles, os grandes vasos relacionados ao coração e ao pericárdio.

Habitualmente, podem surgir massas (tumores) no mediastino de origens diversas, havendo necessidade de diagnóstico imediato.

CAUSAS DE MASSAS NO MEDIASTINO

- **Tumores verdadeiros:**
  - **Sem localização preferencial:** fibroma, lipoma, hemangioma, mixoma, tumor de células plasmáticas, tumor cístico do lobo, ázigos, condroma.
  - **Com localização preferencial:**
    - **Mediastino superior:** bócio endotorácico (mergulhante), adenoma paratireóideo, higroma (linfangioma cístico).
    - **Mediastino anterior:** teratodermoides (cisto epidermoide, cisto dermoide, teratoma), timomas, cistos pleuropericárdicos, carcinoma primitivo de mediastino.
    - **Mediastino posterior:** cisto brônquico, cisto gastroentérico, tumores extramucosos do esôfago, cordoma torácico.
    - **Goteira (neuromas):** neuroblastoma, ganglioneuroma, ganglioneuroblastoma, feocromocitoma, neurinoma, neurofibroma.
- **Falsos tumores:***
  - **Vasculares:** aneurisma da aorta, aneurisma dos ramos aórticos, aneurisma do coração, acotovelamento da artéria subclávia, aneurisma da artéria pulmonar, dilatação aneurismática da veia ázigos, trombose da veia cava superior, quemodectoma, hematoma do mediastino.

*São os mais comuns.

Massas Mediastínicas

- **Linfáticos:** adenomegalia maligna (linfomas, leucemias, metástases), tuberculose, sarcoidose, eritema nodoso, cisto supradiafragmático do conduto torácico.
- **Osteocondrais:** condroma, condrossarcoma, sarcoma de *Ewing*, abscesso pótico (giba).
- **Digestivos:** hérnia hiatal, megaesôfago, divertículo faringoesofagiano.
- **Nervosos:** meningocele endotorácica.
- **Conjuntivas:** abscesso mediastinal, mediastinite, cisto hidático.

Bibliografia

Amâncio A. Causas de... um guia de diagnóstico diferencial. 2ª ed. Rio de Janeiro: 1988.

Couto WJ, Gross JL, Deheinzelin D, Younes RN. Tumores de Células Germinativas Primárias do Mediastino. Rev Assoc Med Brás, 2006; 52(3):182-6.

Duwe BV, Sterman DH, Musani AI. Tumors of the mediastinum. Chest. 2005; 128(4):2893-909.

Esposito G. Diagnosis of Mediastinal Masses and Principles of Surgical Tactics and Technique for Their treatment. Semin Pediatr Surg, 1999; 8:54-60.

Silva CRL, Santiago LC, Silva RCL. Causas de Sinais & Sintomas Medicina. Enfermagem. Fisioterapia. Nutrição. Rio de Janeiro: Água Dourada. 2010.

83. MEDIASTINITE

Sylvia Lemos Hinrichsen
Denise Temoteo da Rocha

DEFINIÇÃO

Mediastinite é a inflamação do mediastino, a qual pode ser aguda ou crônica. Clinicamente, a mediastinite aguda pode se manifestar por dor intensa retroesternal associada ao enfisema subcutâneo.

Na síndrome da veia cava superior, é importante pensar em mediastinite crônica.

CAUSAS DE MEDIASTINITE

- **Agudas:**
  - **Perfuração do esôfago:** tumores, corpo estranho, abscessos do esôfago, manobras inábeis de esofagoscopia ou passagem de sonda em esôfago obstruído, dilatação esofagiana intempestiva.
  - **Cistos:** mediastínicos infectados, comunicados com a árvore traqueobrônquica.
  - **Propagação inflamatória:** pulmões, pleuras, pericárdio, abscesso paravertebral de tuberculose vertebral, osteomielite do esterno, linfáticos mediastínicos, abscesso retrofaríngeo, linfadenite cervical profunda.
  - **Septicemia estafilocócica.**
- **Crônicas:**
  - **Traumáticas.**
  - **Inflamatórias:** actinomicose, histoplasmose, tuberculose, sífilis, febre reumática, pericardite.

Bibliografia

Amâncio A. Causas de... um guia de diagnóstico diferencial. 2ª ed. Rio de Janeiro: Atheneu, 1988.

Fatureto MC, Neves Junior MA, Santana TC. Mediastinite Aguda. Análise Retrospectiva de 21 Casos. J Bras Pneumol, 2005; 31(4):307-11.

Macrí P, Jiménez MF, Novoa N, Varela GA. Descriptive of a Series of Patients Diagnosed with Acute Mediastinitis. Arch Bronconeumol, 2003; 39(9):428-30.

Schimin LC, Batista RL, Mendonça FCC. Mediastinite no Hospital de Base do Distrito Federal: Incidência em Seis Anos. Rev Bras Cir Cardiovasc, 2002; 17(2):36-9.

Silva CRL, Santiago LC, Silva RCL. Causas de Sinais & Sintomas Medicina. Enfermagem. Fisioterapia. Nutrição. Rio de Janeiro: Água Dourada. 2010.

84. MENINGITE

Sylvia Lemos Hinrichsen
Denise Temoteo da Rocha

DEFINIÇÃO

Meningite é a inflamação das membranas que revestem o encéfalo e a medula espinhal, conhecidas coletivamente como meninges. A inflamação pode ser causada por infecções viróticas, bacterianas ou por outros micro-organismos e, menos comumente, por drogas.

A meningite pode pôr em risco a vida em função da proximidade da inflamação com órgãos nobres do sistema nervoso central (SNC), sendo por isso considerada uma emergência médica.

Os sintomas mais comuns são dor de cabeça, rigidez de nuca associados a febre, confusão mental, alteração do nível de consciência, vômitos e intolerância à luz (fotofobia) ou a sons altos (fonofobia).

Algumas vezes, especialmente em crianças pequenas, somente sintomas inespecíficos podem estar presentes, como irritabilidade e sonolência. A presença de uma erupção cutânea pode indicar um caso particular de meningite a causada por bactérias do tipo meningococos (meningococcemia).

A meningite pode ter complicações graves a longo prazo, como epilepsia, hidrocefalia e déficit cognitivo, especialmente se não tratada rapidamente.

Algumas formas de meningite, como aquelas associadas a meningococo, *Haemophilus influenzae* ou vírus da caxumba, podem ser prevenidas por vacinação.

CAUSAS DE MENINGITES

- **Infecções por bactérias:** meningococo, influenza, pneumococo, estreptococo, brucela, *Pasteurella*, gonococo, salmonela, estafilococo, tubérculos, gram-negativos.
- **Infecções por espiroquetas:** sífilis, leptospirose.
- **Infecções por fungos:** criptococose, aspergilose, coccidioidomicose, actinomicose, mucormicose, candidíase.
- **Infecções por vírus:** sarampo, hepatite, mononucleose, parotidite, *Herpes simplex* e *zóster*, coriomeningite linfocítica benigna, poliomielite, *Haemophilus influenzae* tipo B, ECHO tipo 9, ECHO tipo 7.
- **Asséptica:** com mastoidite ou otite média, com abscesso cerebral, com aneurisma micótico em associação com endocardite bacteriana, com tumor cerebral (primário, metastático), com outras lesões vasculares intracranianas (hematoma subdural, embolia, trombose), com lúpus eritematoso disseminado, com injeções intratecais, depois de punção lombar.

ACHADOS NO LIQUOR NOS DIFERENTES TIPOS DE MENINGITE

Tipo de meningite	Glicose	Proteína	Células
Bacteriana aguda	baixa	alta	Neutrófilos (PMN) frequentemente 300/mm³
Viral aguda	normal	normal ou alta	Linfócitos (mononucleares) < 300/mm³
Tuberculosa	baixa	alta	Mononucleares e PMN < 300/mm³
Fúngica	baixa	alta	< 300/mm³
Neoplásica (maligna)	baixa	alta	Geralmente mononucleares

PMN: polimorfonucleares.

Bibliografia

Amâncio A. Causas de... um guia de diagnóstico diferencial. 2ª ed. Rio de Janeiro: Atheneu, 1988.

Griz F, Melo ES, Hinrichsen SL. Meningites e Encefalites. *In:* Hinrichsen SL. DIP – Doenças Infecciosas e Parasitárias. Rio de Janeiro: MEDSI-Guanabara Koogan, 2005.

Lippincott Willians & Wilkins. Manual de sinais e sintomas. 4ª ed. São Paulo: Gen/Roca, 2012.

85. MIOCARDIOPATIAS

Sylvia Lemos Hinrichsen
Denise Temoteo da Rocha

DEFINIÇÃO

São as doenças que acometem diretamente o miocárdio e não resultam de anormalidades hipertensivas ou congênitas, valvares, coronarianas, arteriais ou pericárdicas.

As doenças miocárdicas constituem um grupo diverso que inclui distúrbios inflamatórios (miocardite), doenças imunológicas, distúrbios metabólicos sistêmicos, distrofias musculares, anormalidades genéticas das células musculares cardíacas e um grupo adicional de doenças de etiologia desconhecida.

O termo *miocardiopatia* (literalmente significando doença do músculo cardíaco) pode ser aplicado a quase todas as cardiopatias; entretanto, por convenção, é utilizado para descrever a *cardiopatia resultante de alguma anormalidade primária no miocárdio.*

Essa definição, um tanto arbitrária, é frequentemente frustrante quando se tenta utilizar vários esquemas de classificação, visto que alguns autores excluem todo distúrbio miocárdico de causa conhecida, enquanto outros assumem um ponto de vista mais universal e, assim, incluem qualquer cardiopatia manifestada por disfunção miocárdica primária. Embora a disfunção miocárdica crônica em razão de isquemia também deva ser excluída do contexto da miocardiopatia, a expressão *miocardiopatia isquêmica* ganhou alguma popularidade entre médicos para descrever a insuficiência cardíaca congestiva causada por arteriopatia coronária.

Em muitos casos, as miocardiopatias são *idiopáticas* (ou seja, de causa desconhecida); todavia, em alguns casos, as doenças miocárdicas bem definidas podem, no final, assemelhar-se àquelas de causa não conhecida, tanto do ponto de vista funcional quanto estrutural.

As miocardiopatias constituem um grupo de doenças miocárdicas primárias de etiologia desconhecida e podem ser divididas em três grandes grupos: *dilatadas, hipertróficas* e *restritivas.*

A *dilatada* é uma afecção cardíaca caracterizada por aumento da cavidade e comprometimento da função sistólica de um ou de ambos os ventrículos.

A expressão *miocardiopatia dilatada* é aplicada a uma forma de miocardiopatia caracterizada por hipertrofia cardíaca progressiva, dilatação e disfunção contrátil (sistólica). Algumas vezes é denominada miocardiopatia congestiva.

A *hipertrófica* é um distúrbio heterogêneo caracterizado por graus variáveis de hipertrofia ventricular esquerda, um tamanho normal ou pequeno da cavidade ventricular esquerda e função sistólica hiperdinâmica. Um subconjunto de pacientes tem predominantemente hipertrofia do septo interventricular associada a movimento anterior dos folhetos mitrais e obstrução subvalvar do trato de saída ventricular esquerdo, um distúrbio designado como miocardiopatia hipertrófica obstrutiva.

Essa miocardiopatia é também conhecida por várias denominações, como *estenose subaórtica idiopática* e *obstrutiva hipertrófica*. Caracteriza-se por *hipertrofia do miocárdio, enchimento diastólico anormal* e, em cerca de um terço dos casos, *obstrução do fluxo ventricular esquerdo intermitente*.

A *restritiva*, doença rara do miocárdio que afeta os dois ventrículos e que se caracteriza por tamanho reduzido da cavidade ventricular, disfunção diastólica e pressões de enchimento ventricular elevadas, é geralmente normal, sobretudo no início do curso da doença, podendo advir de várias afecções sistêmicas, bem como da exposição a inúmeras toxinas e irradiação do tórax.

A miocardiopatia restritiva é um distúrbio caracterizado por diminuição primária da complacência ventricular, resultando em comprometimento do enchimento ventricular durante a diástole. A função contrátil (sistólica) do ventrículo esquerdo geralmente não está afetada.

Na classificação da Organização Mundial da Saúde (OMS) usa-se essa miocardiopatia para descrever doenças do miocárdio associadas a certos distúrbios sistêmicos ou cardíacos, como a miocardiopatia metabólica e a hipertensiva. Em muitos casos, contudo, é impossível chegar a um diagnóstico etiológico com base nas diferenças fisiopatológicas e na apresentação clínica.

Insuficiência cardíaca direita com frequência é proeminente. As veias jugulares estão distendidas e não colabam com a inspiração ou, de forma paradoxal, se distendem ainda mais (sinal de Kussmaul) secundariamente ao esvaziamento precário do sangue proveniente do átrio direito para dentro do ventrículo direito. Edema periférico, hepatomegalia e ascite podem ser observados.

CAUSAS DE MIOCARDIOPATIAS

- **Miocardites:**
  - **Primária:**
    - Idiopática ou miocardite de Fiedler.
  - **Secundárias:**
    - **Bacterianas:** difteria, tuberculose, sífilis, tifoide, escarlatina, outras estreptococcias, endocardite bacteriana, meningococcemia, leptospirose íctero-hemorrágica.
    - **Viróticas:** sarampo, raiva, influenza, varicela, pós-vacinal antivariólica, caxumba, poliomielite, *Coxsackie* do grupo B.
    - **Riquetsioses:** *tsutsugamushi.*
    - **Micóticas:** histoplasmose, coccidioidomicose.
    - **Por hipersensibilidade:** febre reumática, doença do soro, lúpus eritematoso disseminado, artrite reumatoide, sulfas, vasculites, síndrome de Reiter, dermatomiosite.
    - **Outras:** internação, queimaduras, desnutrição grave, hipopotassemia.

Miocardiopatias

- **Cardiopatias de origem obscura:** endomiocardiofibrose, doença de Becker, doença de Löeffler, fibroelastose endocárdica, cardiopatia pós-parto.
- **Cardiopatias infiltrativas:** amiloidose, hemocromatose, sarcoidose, glicogenose, xantomatoses, gota, leucemias.
- **Tumores do coração:**
  - **Primários:** rabdomiomas, sarcoma, mixoma.
  - **Secundários:** pulmão, mama, timo.

Bibliografia

Amâncio A. Causas de... um guia de diagnóstico diferencial. 2ª ed. Rio de Janeiro: Atheneu, 1988.

Mendes LA, Loscalzo J. Doenças do Miocárdio e Pericárdio. *In:* Carpenter CCJ, Griggs RC, Loscalzo J. Cecil: Medicina Interna Básica. 5ª ed. Rio de Janeiro: Guanabara Koogan, 2002.

Schoen FJ. O Coração. *In:* Cotran RS, Kumar V, Collins T. Robbins: Patologia Estrutural e Funcional. 6ª ed. Rio de Janeiro: Guanabara Koogan, 2000.

Silva CRL, Santiago LC, Silva RCL. Causas de Sinais & Sintomas Medicina. Enfermagem. Fisioterapia. Nutrição. Rio de Janeiro: Água Dourada. 2010.

Wynne J, Braunwald E. Miocardiopatias e Miocardites. In: Braunwald E, Fauci AS, Kasper DL, Hauser SL, Longo DL, Jameson JL. Harrison: Medicina Interna. 15ª ed. Rio de Janeiro: McGraw-Hill, 2002.

86. MORTE SÚBITA (Não Traumática)

Sylvia Lemos Hinrichsen
Denise Temoteo da Rocha

DEFINIÇÃO

A grande maioria das mortes súbitas naturais é causada por distúrbios cardíacos. A morte súbita cardíaca é consequência direta da parada cardíaca, que muitas vezes é reversível, se prontamente atendida. A compreensão do problema tem importância prática, uma vez que se dispõe de técnicas de reanimação e sistemas de socorro de emergência para salvar os pacientes que sofrem uma parada cardíaca fora do ambiente hospitalar, que era fatal no passado.

A morte súbita cardíaca precisa ser definida com cuidado. No contexto atual, "súbita" é definida, para a maioria das finalidades clinicoepidemiológicas, como 1 hora ou menos entre o início do evento clínico terminal ou uma alteração abrupta no estado clínico e a morte. Constituem exceção as mortes não testemunhadas em que os patologistas podem aumentar a definição do tempo para 24 horas após a vítima ter sido vista viva e estável pela última vez.

Tem sido utilizada a definição de morte súbita cardíaca como a *morte natural devido a causas cardíacas*, anunciada por perda abrupta da consciência no intervalo de 1 hora do início dos sintomas agudos – um indivíduo que pode apresentar doença cardíaca preexistente conhecida, porém no qual o tempo e a forma da morte são inesperados.

CAUSAS DE MORTE SÚBITA (NÃO TRAUMÁTICAS)

- **Morte súbita em crianças:** é mais comum nos primeiros 3 meses de vida; nesse caso, com ligação a fatores hereditários ou genéticos. Tem maior ocorrência em casos de mães fumantes. Após 6 meses de vida, a morte súbita em crianças se torna mais rara.
- **Morte súbita em adultos:** está constantemente ligada a problemas no coração, e geralmente a doença não é conhecida por seu portador, principalmente em jovens esportistas, podendo ser decorrente de atividades físicas excessivas, processos inflamatórios, doenças degenerativas, congênitas, infecciosas, miocardite, síndrome de Marfan, uso de drogas, tóxicos, por reflexos nervosos ou a soma desses fatores. Outras causas também são atribuídas à síndrome de Wolff-Parkinson-White, síndrome do *QT longo congênito*, síndrome de Brugada, à hemorragia no cérebro, geralmente por aneurismas que se rompem. Também é frequente a morte súbita ligada ao consumo de cocaína ou *Ecstasy*.
- **Arritmias cardíacas:** levam a uma queda significativa do desempenho cardíaco, o que acarreta a falta de sangue no cérebro que, por sua vez, é bastante sensível à falta de oxigênio e faz com que a pessoa perca a consciência. Em geral, essas arritmias cardíacas são bloqueios auriculoventriculares, paradas sinusais ou taquicardia ventricular seguida de fibrilação ventricular.

Morte Súbita (Não Traumática)

> • **Vinculadas a fatores de riscos:** são a ocorrência de tontura ou perda de consciência durante exercício, história familiar de morte súbita, dor torácica durante esforço e palpitações associadas e eletrocardiograma normal.

Bibliografia

Awtry EH, Localzo JL. Arritmias. *In:* Carpenter CCJ, Griggs RC, Loscalzo J. Cecil. Medicina Interna Básica. 5ª ed. Rio de Janeiro: Guanabara Koogan, 2002.

Bowker TJ et al. Sudden, Unexpected Cardiac or Unexplained Death in England: A national Survey. QJM, 2003; 96(4):269-79.

Braundwald E, Fauci AS, Kasper DL et al. Medicina Interna de Harrison. 18ª ed. Vol I/II. São Paulo: McGraw Hill/Artmed, 2013.

Myerburg RJ, Castellanos A. Colapso cardiovascular, parada cardíaca e morte súbita cardíaca. *In:* Braundwald E, Fauci AS, Kasper DL, Hauser SL, Longo DL, Jameson JL. Harrison: Medicina Interna. 15ª ed. Rio de Janeiro: McGraw-Hill, 2002.

Reis LM et al. Análise da Prevalência de Morte Súbita e os Fatores de Risco Associados: Estudo em 2.056 Pacientes Submetidos a Necropsia. J Bras Patol Med Lab, 2006 ago; 42(4):299-303.

Schöen FJ. O Coração. *In:* Cotran RS, Kumar V, Collins T. Robbins: Patologia Estrutural e Funcional. 6ª ed. Rio de Janeiro: Guanabara Koogan, 2000.

Tester DJ et al. The Role of Molecular Autopsy in Unexplained Sudden Cardiac Death. Current Opinion in Cardiology, 2006; 21(3):166-72.

87. NEUROPATIA PERIFÉRICA

Sylvia Lemos Hinrichsen
Denise Temoteo da Rocha

DEFINIÇÃO

As neuropatias periféricas podem ser tanto simétricas como *generalizadas focais* e *multifocais*, o que normalmente é um bom indicador da causa da doença dos nervos periféricos.

As neuropatias periféricas generalizadas são simétricas, normalmente devido a várias doenças sistemáticas e a processos de doenças que afetam o sistema nervoso periférico em sua totalidade.

São tipos de neuropatia periférica:

- **Axonopatias distais:** resultado de algum distúrbio metabólico ou tóxico dos neurônios, podem ser causadas por doenças metabólicas, como diabetes, insuficiência renal, síndromes de deficiência, como desnutrição e alcoolismo, ou pelos efeitos de toxinas ou drogas/medicamentos.
- **Mielinopatias:** devidas a um ataque primário na mielina, provocando insuficiência aguda da condução de impulsos. A causa mais frequente é a polineuropatia desmielinizante inflamatória aguda (síndrome de Guillain-Barré), embora outras causas incluam polineuropatia desmielinizante inflamatória crônica (PDIC), desordens metabólicas genéticas (leucodistrofia) ou toxinas.
- **Neuronopatias:** resultado da destruição do sistema nervoso periférico (SNP), podem ser devidas a doenças do neurônio motor, neuropatias sensoriais (herpes--zóster), toxinas ou disfunção autonômica. Neurotoxinas podem causar neuronopatias decorrentes do uso de quimioterápico (vincristina).

CAUSAS DE NEUROPATIA PERIFÉRICA

- **Polineuropatias:**
  - **Venenos/drogas/medicamentos:**
    - **Metais:** arsênico, chumbo, mercúrio, antimônio, bismuto, cobre, fósforo, tálio.
    - **Substâncias orgânicas:** CO, dissulfeto de carbono, triortocresilfosfato, álcool metílico, tricloroetileno, soros imunizados, benzeno e derivados.
  - **Infecções:** polineurite aguda idiopática, difteria, mononucleose infecciosa, brucelose, febre tifoide, malária.
  - **Doenças vasculares:** periarterite nodosa, tromboangiite obliterante, aterosclerose.
  - **Polineuropatias familiares:** polineuropatia hipertrófica progressiva, atrofia muscular peroneal.
  - **Outras:** polineuropatia crônica progressiva após anestesia por hipotermia ou depois de uso de hidralazina, de nitrofurazona e também por talidomida, gravidez, doenças digestivas crônicas (retocolite ulcerativa), câncer de pulmão, sarcoidose.

Neuropatia Periférica

- **Neuropatias localizadas:**
  - **Infecções:** difteria, hanseníase, herpes-zóster/varicela, infecções focais.
  - **Traumatismos:** distensões, feridas e contusões, pressões externas, compressão por tumores, hérnia de disco ou costela cervical, infecções de drogas nos nervos.
  - **Idiopáticas:** paralisia de Bell, neurite braquial e ciática.
  - **Outras:** doença de Refsum, lúpus eritematoso disseminado, mieloma múltiplo, amiloidose, uremia, anemia hemolítica, tireoidite de Hashimoto, câncer de tireoide, mixedema, câncer brônquico, síndrome de Sjögren, síndrome de má absorção, nefrite hereditária, alcaptonúria/ocronose.

OUTRAS CAUSAS DE NEUROPATIA PERIFÉRICA

- **Traumáticas:** uso de muletas, repouso forçado (ciático, poplíteo externo), anestesia geral (posição de litotomia, plexo braquial), ceratite pós-neurotomia trigeminal, remoção de neurinoma do acústico com paralisia facial periférica, injeções glúteas com lesões de nervo.
- **Hipotermia.**
- **Mixedema.**
- **Tóxicas:** metálicas (ouro, arsênio, bismuto, mercúrio), não metálicas (antibióticos, barbitúricos, sulfas, citostáticos [6-mercaptopurina, velban, stilbamidina, vincristina], raquianestesia (produtos para assepsia), hidrazida, antimaláricos, nitrofurantoína, triortocresil fosfato, difenil-hidantoína.
- **Doenças genéticas:** ataxia de Friedreich, síndrome de Charcot-Marie-Tooth.
- **Doenças metabólicas/endócrinas:** diabetes melito, insuficiência renal crônica, porfiria, amiloidose, insuficiência hepática, hipotireoidismo.
- **Excesso/déficits:** ingestão excessiva de vitamina B_6 (piridoxina), deficiência de vitamina A, vitamina B_{12} (cianocobalamina), vitamina A, vitamina E, vitamina B_1 (tiamina).
- **Toxicidade da fluorquinolonas.**
- **Trauma físico:** compressão, beliscar, corte, ferimentos, projéteis (tiro, por exemplo), acidentes vasculares cerebrais, incluindo a oclusão prolongada do fluxo de sangue.
- **Outras:** doença maligna, HIV, radiação, quimioterapia.

Bibliografia

Amâncio A. Causas de... um guia de diagnóstico diferencial. 2ª ed. Rio de Janeiro: Atheneu, 1988.

England JD, Asbury AK. Peripheral Neuropathy. Lancet, 2004; 363:2151-61.

Gomes I et al. Peripheral Neuropathy in Patients with Hepatitis Virus C Infection in the Amazon Region. Arq. Neuro-Psiquiatr, Sept 2006; 64(3):600-2.

News – Medical.Net – Neuropatia periférica tipos. Disponível em: <www.news-medicalnet/.../peripheral-neuropathy-ty>.acessado em 24/4/2014.

Sacco ICN et al. Alteração do Arco Longitudinal Medial na Neuropatia Periférica Diabética. Acta Ortop. Bras. [on-line]. 2009; 17(1):13-6.

Scola RH et al. Neuropatia periférica e miosite na síndrome hipereosinofílica idiopática: relato de caso. Arq. Neuro-Psiquiatr, Mar 2004; 62(1):150-3.

Zanetti C, Manzano GM. Gabbai AA. The Frequency of Peripheral Neuropathy in a Group of HIV Positive Patients in Brazil. Arq Neuro-Psiquiatr, June 2004; 62(2a):253-6.

88. NISTAGMO

Sylvia Lemos Hinrichsen
Denise Temoteo da Rocha

DEFINIÇÃO

Nistagmo é a oscilação repetida e involuntária rítmica de um ou ambos os olhos em algumas ou todas as posições de mirada, podendo ser resultante de labirintites, maculopatias ou catarata congênita, albinismo e outras doenças neurológicas. Fisiologicamente, é um reflexo que ocorre durante a rotação da cabeça para estabilizar a imagem.

O nistagmo pode ser parte do reflexo vestíbulo-ocular, em que os olhos se movem primeiro na direção do lado lesionado (fase lenta), seguido por uma rápida correção (fase rápida) para o lado oposto.

O movimento do nistagmo pode ser em um ou mais planos (horizontal, vertical ou rotatório). O plano dos movimentos e não a direção do olhar é o que define a direção do nistagmo, a qual é caracterizada pela direção de sua fase rápida, ou seja, quando o olho do paciente se move rapidamente para o lado esquerdo e depois volta lentamente para a direita fica caracterizado como um nistagmo esquerdo (não importando se o paciente está olhando para cima, para baixo, para a esquerda ou para a direita).

O nistagmo é considerado patologia quando o movimento (fases rápida e lenta) ocorre mesmo com a cabeça parada, em razão do desbalanço do sistema vestibular, alterando o tônus dos neurônios motores extraoculares. Nesse caso, vem a ser um sinal clássico de doenças do labirinto vestibular e suas conexões centrais.

CAUSAS DE NISTAGMO

- **Ocular:** oftalmia do neonato, catarata congênita, cegueira total para cores, albinismo, distribuição anormal do pigmento retiniano, nistagmo dos trabalhadores de minas.
- **Central:** esclerose múltipla, siringomielia e siringobulbia, ataxia de Friedreich, lesões inflamatórias e degenerativas do cerebelo, ataxia cerebelar aguda, ataxia-telangiectasia, tumor cerebral (fossa posterior), síndrome de Marfan.
- **Outras causas:** neuropatia periférica, *miastenia gravis*, doenças do labirinto, intoxicação pelo manganês e pelo chumbo, síndrome de Ménière, tumores do tronco cerebral, platibasia, tumores do ângulo pontocerebelar, doença de Wernicke, botulismo, mononucleose infecciosa, mixedema, uso de difenilidantoína e mesantoína, intoxicação por álcool, leucodistrofia metacromática, aniridia associada ao tumor de Wilms, espasmo de cabeceio, superdosagem de dilantin (usado no tratamento de epilepsia).

Bibliografia

Amâncio A. Causas de... um guia de diagnóstico diferencial. 2ª ed. Rio de Janeiro: Atheneu, 1988.

Braundwald E, Fauci AS, Kasper DL et al. Medicina Interna de Harrison. 18ª ed. Vol I/II. São Paulo: McGraw Hill/Artmed, 2013.

Celino AC, Trigueiro S, Ventura LO, Toscano J, Barroca R. Alterações Oculares em Crianças Portadoras de Paralisia Cerebral. Rev Bras Oftalmol, 2003.

Hamann KF, Arnold W. Ménière's disease. Adv Otorhinolaryngol, 1999.

Munaro, Gisiane, Sleifer, Pricila and Pedroso, Fleming Salvador. Análise da Influência do Nistagmo Espontâneo e Pré-calórico na Vectoeletronistagmografia. Rev. CEFAC, 2009.

89. NOCTÚRIA/NICTÚRIA (ENURESE NOTURNA)

Sylvia Lemos Hinrichsen
Denise Temoteo da Rocha

DEFINIÇÃO

Define-se enurese noturna como a eliminação involuntária de urina pela criança em idade na qual o controle vesical já deveria estar presente. Este limite de idade é, na verdade, arbitrário e decorrente do fato de se considerar que após os 3 anos a maioria das crianças com desenvolvimento neuropsicomotor adequado deve apresentar controle vesical diurno. O controle miccional noturno se estabelece, em geral, antes dos 6 anos.

Denomina-se enurese primária a perda urinária noturna em pacientes que nunca chegaram a apresentar controle vesical prévio por período prolongado. A enurese secundária é caracterizada por recidiva da perda urinária involuntária após período de controle miccional de pelo menos 6 meses.

A enurese noturna pode ser um problema significativo para a criança ou adolescente e sua família, o que pode se tornar mais grave com a idade.

A enurese noturna, primária ou secundária, deve ser vista preferencialmente como um sintoma e não como uma doença. Em geral, não há origem única e comum do problema para todos os pacientes.

Ao contrário, a enurese pode resultar de múltiplas causas concomitantemente. O importante é salientar que o paciente com enurese noturna *isolada* raramente apresenta base anatômica, neurológica ou psiquiátrica passível de tratamento.

O controle neurogênico da micção é realizado pela integração do sistema nervoso simpático e parassimpático, nervo pudendo, centro espinhal miccional sacral, centro miccional pontino e córtex cerebral. Essa integração é complexa e controla as fases de relaxamento e esvaziamento vesical.

Em 70% das famílias de crianças enuréticas, o sintoma pode ser encontrado em mais de um parente e, em 40% dos casos, em pelo menos um dos pais. Da mesma forma, se pelo menos um dos pais apresentou antecedente positivo para enurese noturna, a probabilidade de vir a ter um filho ou filha afetados é de 40% e 25%, respectivamente. A incidência de enurese parece ser maior quanto maior a proximidade genética do parente afetado, e o risco parece ser maior em crianças que aos 3 ou 4 anos sofreram eventos marcantes, como dissolução familiar por morte ou divórcio, nascimento de um irmão, mudança de casa, internação hospitalar, acidentes ou cirurgias. Esses eventos parecem exercer efeito negativo no "aprendizado" da continência urinária, em um período crítico para o desenvolvimento da criança. No entanto, apesar de a enurese ser talvez mais comum em crianças com problemas emocionais graves, a incidência de dificuldades emocionais entre enuréticos, como grupo, não é aumentada, a não ser em alguns casos secundariamente à própria enurese.

Por muitos anos a enurese foi considerada uma parassonia específica do estágio de sono NREM (*non rapid eye movement*), especificamente na fase 442. Estudos, no entanto, demonstraram que episódios de enurese podem ocorrer em todas as fases de sono NREM, com uma frequência diretamente relacionada à duração desse estágio de sono. Episódios de enurese não são frequentes durante a fase REM (*rapid eye movement*) do sono 15. Não foram encontradas diferenças no padrão de sono entre crianças enuréticas e crianças normais.

Somente 1% a 2% dos casos de enurese noturna estão associados a uma etiologia de base orgânica. Dos casos de infecção de trato urinário, 15% apresentam enurese como alteração clínica isolada, sintoma também frequente nos casos de bacteriúria assintomática. Lesões obstrutivas do trato urinário, assim como a presença de ureter ectópico, são frequentemente associadas à enurese. A distensão retal devida à obstipação intestinal determina a distorção da anatomia vesical da qual resultam contrações não inibidas do músculo detrusor. A normalização do hábito intestinal em crianças com enurese noturna e/ou diurna associada à obstipação intestinal pode promover atenuação ou mesmo resolução da enurese.

Qualquer situação que cause poliúria pode resultar em enurese, como diabetes melito, diabetes insípido, tubulopatias e insuficiência renal crônica.

A enurese, que incide em portadores de anemia falciforme em proporção significativamente mais elevada do que na população normal e nos portadores de outras hemoglobinopatias, é também sintoma frequentemente associado aos casos de bexiga neurogênica e bexiga neurogênica não neurogênica (síndrome de Hinman). Nessa situação, os pacientes apresentam sinais de uropatia obstrutiva grave de base funcional.

A ingestão de aditivos contidos em alguns alimentos pode, por meio de mecanismo alérgico, sensibilizar a bexiga, determinando a enurese. A obstrução parcial de vias aéreas e a apneia obstrutiva durante o sono podem também favorecer episódios de enurese noturna. A enurese associada à polidipsia pode, *raramente,* ser a manifestação clínica de hipertensão arterial renino-dependente. Nesses casos, a normalização da pressão arterial resolve a enurese.

Estudos recentes que comparam pacientes enuréticos com voluntários normais demonstraram que no indivíduo normal existe um ritmo circadiano de hormônio antidiurético (HAD). Os níveis séricos de HAD no indivíduo normal são constantes durante o dia e sofrem aumento abrupto e significativo no período noturno. O mesmo não ocorre com o paciente enurético, no qual os níveis séricos noturnos de HAD sofrem aumento noturno significativamente menor. Essa diferença tem repercussão fisiológica. Assim, os indivíduos normais apresentam volume urinário noturno menor e osmolaridade urinária noturna maior do que os enuréticos (essas diferenças são estatisticamente significativas). Esses estudos confirmam observações anteriores, que mostraram que o volume urinário noturno do paciente enurético é maior do que aquele observado no indivíduo normal.

A incontinência urinária no idoso pode ser transitória ou permanente. Além da anamnese cuidadosa para caracterização das perdas urinárias, da busca de causas associadas ou concomitantes e do diário miccional, recorre-se com frequência a exames especializados, como a urodinâmica.

CAUSAS DE NOCTÚRIA/NICTÚRIA (ENURESE NOTURNA)

- Alterações teciduais inerentes à senilidade que comprometem o trato urinário inferior e o assoalho pélvico.
- Doenças neurológicas (centrais ou periféricas).
- Doenças hormonais.
- Menopausa.
- Doenças psicológicas.
- Hiperplasia benigna da próstata.
- Reações adversas de medicamentos.
- Insuficiência renal crônica.
- Uropatia obstrutiva.
- Uso de diuréticos e de líquidos antes de deitar.
- Insônia.
- Insuficiência cardíaca.
- Gravidez.
- Reabsorção de edemas.

Bibliografia

Amâncio A. Causas de... um guia de diagnóstico diferencial. 2ª ed. Rio de Janeiro: Atheneu, 1988.

Braundwald E, Fauci AS, Kasper DL et al. Medicina Interna de Harrison. 18ª ed. Vol I/II. São Paulo: McGraw Hill/Artmed, 2013.

Castro D et al. Prevalencia de Vejiga Hiperactiva en España: Estudio Poblacional. Arch Esp Urol, mar 2005; 58(2):131-8.

Chaliha C, Stanton SL. Urological Problems in pregnancy. PBJU Int, 2002; 89:469-76.

MacLennan AH, Taylor AW, Wilson DH, Wilson D. The Prevalence of Pelvic Disorders and their Relationship to Gender, Age, Parity and Mode of Delivery. Br J Obstet Gynecol, 2000; 107:1460-70.

Kim, Yong T et al. Gabapentin for Overactive Bladder and Nocturia after Anticholinergic Failure. Int Braz J Urol, aug 2004; 30(4):275-8.

Reis RB, Cologna AJ, Martins ACP et al. Incontinência Urinária no Idoso. In: Acta Cir Bras, 2003; 18(suppl.5):47-51.

90. OBESIDADE

Sylvia Lemos Hinrichsen
Denise Temoteo da Rocha

DEFINIÇÃO

O estado de obesidade é caracterizado pelo acúmulo excessivo de gordura no corpo, podendo estar relacionado a fatores não só biológicos, mas também psicológicos e sociais. Em contraste com outros transtornos alimentares, como anorexia nervosa e bulimia, a obesidade não é classificada como um transtorno psiquiátrico, mas clínico.

O índice de massa corpórea (IMC) é o método recomendado para determinar o estado ponderal do paciente. Pacientes com IMC entre 19 e 24 estão na faixa de peso ideal, enquanto aqueles entre 25 e 29 teriam excesso de peso moderado, ou seja, de 15% a 30% acima do peso corporal ideal. Já os valores de 27,3 em mulheres e 27,8 em homens acarretariam sobrepeso com risco real à saúde.

Não somente o excesso de tecido adiposo precisa ser reconhecido, mas também a maneira como se distribui no corpo, o que permite distinguir dois tipos de obesidade: a alta ou androide e a baixa ou ginecoide.

Na obesidade alta ou androide, a gordura se concentra mais no tórax e no abdome. É típica de homens, embora possa ocorrer em mulheres. A deposição de gordura não é só subcutânea, mas também intra-abdominal. Esse tipo de obesidade está estreitamente relacionado com o surgimento de diabetes melito, hipertensão e infarto do miocárdio.

Na obesidade baixa ou ginecoide, mais frequente nas mulheres, a gordura se deposita nas coxas, nádegas e regiões próximas à pelve. A deposição de gordura predomina na camada subcutânea, favorecendo o aparecimento de celulite, mas não se correlaciona com as enfermidades encontradas nos homens obesos.

A entrada de energia no organismo é feita pela ingestão de alimentos, e o fluxo de saída acontece por meio do dispêndio de energia com os processos vitais (metabolismo basal), com o trabalho da ingestão, absorção, transporte e metabolização dos alimentos, com a energia gasta na manutenção da temperatura corpórea (termogênese termorreguladora) e, ainda, com o gasto energético da atividade física. O aumento da entrada, a diminuição do gasto ou a associação de ambos acarretam o balanço energético positivo.

O mecanismo de fome e saciedade é extremamente complexo e está baseado numa rede de interações que faz parte de um sistema psicobiológico.

O comportamento alimentar do homem depende de:

Necessidade energética ou biológica

Refere-se à quantidade de alimento necessária para que o indivíduo mantenha um estado nutricional correto. Ao contrário do que se imagina, nem todos os obesos apresentam uma ingestão maior do que a dos indivíduos magros. Contudo, o aporte não necessita ser maciço para provocar um balanço energético discretamente positivo. Esse balanço positivo, de alguns poucos por cento, acumulado ao longo de anos, poderá ter como resultado a obesidade.

Fatores psicológicos/hedônicos

Aqui o prazer individual e imediato é o único bem possível. Tudo se resolve no prazer. Evidentemente, para o ser humano comer é mais do que se alimentar. O indivíduo pode se exprimir pessoal e socialmente por meio de seu comportamento alimentar. Além de qualquer necessidade biológica, particularmente energética, o comportamento alimentar pode se alterar sob a pressão de acontecimentos diversos (neurossensoriais, emocionais, sociais, entre outros) e favorecer o aparecimento da obesidade.

Fatores genéticos

Com base no gasto energético, os fatores genéticos se fundamentam em três componentes: metabolismo basal, termogênese e atividade física, que correspondem, respectivamente, a 60%, 10% e 30% do gasto energético diário. Pode-se ter uma diminuição no gasto energético de 24 horas por diminuição de qualquer um desses três componentes.

Metabolismo basal

A taxa metabólica de repouso (TMR) é a energia gasta por um indivíduo em repouso no leito pela manhã, em estado de jejum, sob condições ambientais confortáveis. A TMR inclui o custo para manter o organismo em funcionamento e a temperatura homeotérmica em repouso. Existe uma íntima relação entre TMR e tamanho corporal, tendo portanto o indivíduo obeso uma taxa metabólica mais alta. Os indivíduos podem ter uma taxa metabólica alta, normal ou baixa. Vários estudos mostram que uma taxa metabólica baixa, ajustada para diferença de massa magra, de massa de gordura, idade e sexo, é um fator de risco para ganho de peso corporal.

Termogênese

O efeito térmico da alimentação (principal fonte de termogênese) é a energia gasta para absorver e metabolizar os alimentos. É o componente mais difícil de medir e o menos reprodutível no gasto diário de energia. A diminuição da termogênese, portanto, é uma explicação muito improvável para graus significativos de obesidade.

Atividade física

A atividade física, componente mais variável do gasto energético, pode contribuir para uma quantidade significativa de gasto calórico em pessoas muito ativas. No entanto, os adultos sedentários exibem uma quantidade de atividade física que representa somente 20% a 25% do gasto energético total. A atividade física reduzida como causa de obesidade é uma hipótese óbvia e atraente.

Os adipócitos "bem alimentados" podem crescer até atingir o máximo de 1µg. O armazenamento de mais gordura exige um aumento do número de adipócitos pela diferenciação de pré-adipócitos. O sinal que desencadeia essa hiperplasia permanece desconhecido e é um elo crucial se o consumo excessivo de caloria for capaz de desencadear um aumento no número de adipócitos. O contrário também é possível, isto é, o fato de que o aumento no número de adipócitos leva a uma maior ingestão de alimentos.

CAUSAS DE OBESIDADE

- **Genéticas:** macrossomia adiposa congênita, obesidade infantil monstruosa associada à síndrome de Laurence-Moon-Biedl, à hiperostose frontal interna, à doença de von Gierke, à hipoglicemia familiar.
- **Neurológicas:** distrofia adiposogenital, síndrome de Kleine-Levin, após lobotomia frontal, associada a lesões corticais frontais.
- **Endócrinas:** adenoma ou hiperplasia das ilhotas de Langerhans, adenoma cromófobo da hipófise, síndrome de Cushing, hipogonadismo, menopausa.
- **Outras (ingestão excessiva de calorias):** imobilização, distúrbios psíquicos, pressão ambiental.

Bibliografia

Amâncio A. Causas de... um guia de diagnóstico diferencial. 2ª ed. Rio de Janeiro: Atheneu, 1988.

Herbert PN. Distúrbios Alimentares. *In:* Carpenter CCJ, Griggs RC, Loscalzo J. Cecil: Medicina Interna Básica. 5ª ed. Rio de Janeiro: Guanabara Koogan, 2002.

Martins CM, Juruena MF. Aspectos Psiquiátricos em Endocrinologia. *In:* Coronho V, Petroianu A, Santana EM, Pimenta LG. Tratado de Endocrinologia e Cirurgia Endócrina. Rio de Janeiro: Guanabara Koogan, 2001.

Porto CC. Exame Clínico: Bases para a Prática Médica. *In:* Porto CC. Exame Físico Geral. 5ª ed. Rio de Janeiro: Guanabara Koogan, 2004.

Sociedade Brasileira de Endocrinologia e Metabologia. Obesidade. Disponível em: <www.endocrino.org. br/obesidade>. Acessado em 24/4/2014.

Suplicy HL. Obesidade – Epidemiologia, Prevenção, Etiopatogenia e Diagnóstico. *In:* Coronho V, Petroianu A, Santana EM, Pimenta LG. Tratado de Endocrinologia e Cirurgia Endócrina. Rio de Janeiro: Guanabara Koogan, 2001.

91. OLFATO ALTERADO

Sylvia Lemos Hinrichsen
Denise Temoteo da Rocha

DEFINIÇÃO

As alterações do olfato incluem diminuição, aumento ou modificações de suas interpretações.

Cacosmia consiste em sentir mau cheiro, distinguindo-se duas variedades: subjetiva e objetiva. Já a parosmia é a interpretação errônea de uma sensação olfatória, isto é, a perversão do olfato.

A diminuição (hiposmia) ou a abolição (anosmia) do olfato podem ser devidas a causas no interior das narinas que impedem a chegada das partículas odoríferas à zona olfatória na abóbada das fossas nasais (pólipos, edema de rinite alérgica crônica, hipertrofia dos cornetos).

A atrofia da mucosa pituitária (ozena), as lesões das terminações nervosas olfatórias (neurite gripal) e os processos intracranianos que atingem o bulbo olfatório (tumores, abscessos, traumatismos) ou atuam indiretamente sobre este por aumentar a tensão intracraniana (meningite e tumores) também provocam diminuição ou abolição do olfato.

O aumento do olfato (hiperosmia) pode surgir na gravidez, no hipertireoidismo e em pacientes neuróticos, mas também pode ser decorrente de lesões na ponta do lobo temporal.

Por vezes, a hiperosmia e também a parosmia podem aparecer como aura apiléptica, isto é, precedem as crises, ou como equivalentes da crise convulsiva.

Na cacosmia subjetiva somente o indivíduo percebe o mau cheiro, como acontece na sinusite purulenta crônica; na objetiva, tanto o indivíduo como as pessoas que dele se aproximam percebem.

A cacosmia objetiva pode ocorrer em razão da sífilis nasal com sequestros, tumores ou corpo estranho. Na rinite atrófica ozenosa, a cacosmia em geral é só objetiva, devido à atrofia das terminações do nervo olfativo ou à fadiga do nervo em consequência da estimulação contínua pelos odores fétidos que se formam nesse tipo de rinite.

A parosmia surge em pacientes com afecção neurológica ou em portadores de neurite virótica. Pode ocorrer também como aura na epilepsia. As etiologias mais comuns são o traumatismo craniano e as infecções virais. O traumatismo craniano, uma causa frequente de anosmia em crianças e adultos jovens, enquanto as etiologias virais predominam nos idosos, é seguido por comprometimento unilateral ou bilateral do olfato em até 15% dos casos; a anosmia é mais comum do que a hiposmia. A disfunção olfatória é mais frequente quando o traumatismo está associado à perda da consciência, ao traumatismo craniano moderadamente grave (graus II a V) e à fratura de crânio. As lesões frontais e fraturas rompem a lâmina crivosa e os axônios olfatórios que a perfuram. Quando a anosmia traumática se desenvolve, geralmente é persistente; apenas 10% dos pacientes melhoram ou se recuperam. Pode ocorrer perversão da sensação do olfato como uma fase transitória no processo de recuperação.

As infecções virais destroem o neuroepitélio olfatório, que é substituído pelo epitélio respiratório. O vírus parainfluenza do tipo 3 parece ser especialmente nocivo para o olfato humano. A infecção pelo HIV está associada à distorção subjetiva da gustação e do olfato, o que pode ser agravado à medida que a doença avança. A anosmia também ocorre em albinos. As células receptoras estão presentes, porém são hipoplásicas, carecem de cílios e não se projetam acima das células de sustentação circunvizinhas.

O meningioma da região frontal inferior é a causa neoplásica mais frequente de anosmia; a perda do olfato pode ser a única anormalidade neurológica à apresentação.

A disosmia, que consiste em distorções subjetivas da percepção olfatória, pode ocorrer com uma doença intranasal que comprometa parcialmente o olfato, ou pode representar uma fase na recuperação a partir de uma anosmia congênita. Muitos distúrbios disósmicos consistem em odores desagradáveis ou fétidos, podendo ser acompanhados por distorções da gustação. A disosmia está associada à depressão.

CAUSAS DE ALTERAÇÕES NO OLFATO

- **Anosmia:**
  - **Transitória:** coriza, efeito do iodeto de potássio ou arsênico, enxaqueca.
  - **Persistente:**
    - **Obstrução nasal:** adenoides, desvio do septo, necrose dos ossos do nariz, aspergilose, polipose.
    - **Alterações na membrana mucosa do nariz:** rinite atrófica, paralisia do 5º par com secura da mucosa.
    - **Anormalidades dos nervos olfatórios:** ausência congênita, hidrocefalia, ruptura secundária a traumatismo, neurite olfatória secundária a uma intensa estimulação por vapores de amônia ou tabaco, neurite olfativa como parte de neurite periférica generalizada, senilidade.
    - **Lesões intracranianas:** hemorragia cerebral, embolia cerebral, trombose cerebral, traumatismo cranioencefálico, tumores do lobo unciforme, tumores das ranhuras olfativas.
    - **Doenças nervosas generalizadas**: paralisia geral, *tabes*, histeria.
    - **Outras:** pelagra.
- **Sensação de odores que não existem externamente:** sinusites (cacosmia), irritações do hipocampo por tumor pituitário, meningite basal, aneurisma do polígono de Willis, epilepsia, psicoses.

Bibliografia

Amâncio A. Causas de... um guia de diagnóstico diferencial. 2ª ed. Rio de Janeiro: Atheneu, 1988.

Braundwald E, Fauci AS, Kasper DL et al. Medicina Interna de Harrison. 18ª ed. Vol I/II. São Paulo: McGraw Hill/Artmed, 2013.

Cullen MM, Leopold DA. Disorders of Smell and Taste. Medical Clinics of North America, 1999; 83(01):57-74.

Doty RL, Kobal G. Current Trends in the Measurement of Olfactory Function. In: Handbook of Olfaction and Gustation, 1995: 8:191-225.

Doty RL. Clinical Studies of Olfaction. Chemical Senses 2005; 30(Suppl 1):S207-9.

Raquelle I. Mesholam RI, Moberg PJ, Mah RN, Doty RL. Olfaction in Neurodegenerative Disease: a Meta-analysis of Olfactory Functioning in Alzheimer's and Parkinson's Diseases. Arch Neurol, 1998; 55:84-90.

92. OLIGÚRIA

Sylvia Lemos Hinrichsen
Denise Temoteo da Rocha

DEFINIÇÃO

Denomina-se oligúria a excreção de um volume de urina inferior às necessidades para eliminação de catabólitos. Clinicamente, convencionou-se chamar de oligúria uma diurese inferior a 400mL por dia e anúria uma diurese inferior a 50-100mL/24h.

A oligúria geralmente decorre de redução do fluxo sanguíneo renal (insuficiência renal aguda, insuficiência cardíaca) ou diminuição da capacidade de filtração dos glomérulos (p. ex., glomerulonefrite).

A oligúria pré-renal pode estar relacionada a uma deficiência da irrigação renal. Já a renal é devida a danos renais, enquanto a pós-renal é consequência de uma obstrução do fluxo urinário.

A oligúria pode acompanhar qualquer causa de insuficiência renal aguda e está associada a um prognóstico mais sombrio em termos de recuperação renal em todos os distúrbios, exceto na azotemia pré-renal.

CAUSAS DE OLIGÚRIA

- **Condições pré-renais:** insuficiência cardíaca, hipotensão arterial, choque, desidratação, pós-operatório imediato, estados edematosos, queimaduras, hemorragia, perdas gastrointestinais (vômitos, diarreia, débito aumentado por sondas/drenos).
- **Condições renais:**
  - **Isquêmicas:** hemólise, hemorragias, traumatismos graves, desidratação grave, hipotensão arterial prolongada, síndrome hepatorrenal, infecções graves, complicações obstétricas (aborto, placenta prévia, gravidez ectópica, hemorragia pós-parto).
  - **Tóxicas:** mercúrio, arsênico, bismuto, ouro, chumbo, tetracloreto de carbono, cloreto de potássio, brometos, radiações, sucrose, sulfas, fósforo, clorofórmio, tolueno, intoxicação por cogumelos, formaldeído, ácido oxálico, trinitrotolueno.
  - **Vasculares:** glomerulonefrite aguda, embolia renal bilateral, trombose mesentérica, necrose cortical bilateral, trombose da artéria renal, trombose da veia renal, poliarterite, lúpus eritematoso disseminado, pancreatite aguda, nefrosclerose maligna.
  - **Parenquimatosas:** pielonefrite, necrose medular, tuberculose renal, rins policísticos, insuficiência renal crônica terminal.
  - **Obstrutivas:** precipitação intrarrenal de sulfa, ácido úrico e cálcio, obstrução de túbulos por contraste radiológico em mieloma múltiplo, abscesso perirrenal.

Oligúria

- **Condições pós-renais:**
  - **Ureteral:** coágulos, cálculos, compressão extrínseca (massas retroperitoneais), necrose de papila, tumores (bexiga, próstata, útero) invadindo os óstios uretrais, ligaduras, síndrome de Ormond.
  - **Colo vesical:** bexiga neurogênica, hiperplasia prostática, coágulo, cálculo, tumor (bexiga, próstata, útero).
  - **Uretra:** estenose (manipulação, infecção), hiperplasia prostática, coágulo, cálculo.

Bibliografia

Amâncio A. Causas de... um guia de diagnóstico diferencial. 2ª ed. Rio de Janeiro: Atheneu, 1988.

Braundwald E, Fauci AS, Kasper DL et al. Medicina Interna de Harrison. 18ª ed. Vol I/II. São Paulo: McGraw Hill/Artmed, 2013.

Costa e Silva VT, Yu L. Abordagem Clínica da Oligúria. J Bras Nefrol, 2009

Denker BM, Brenner BM. Azotemia e Anormalidades Urinárias. *In:* Braunwald E, Fauci AS, Kasper DL, Hauser SL, Longo DL, Jameson JL. Harrison: Medicina Interna. 15ª ed. Rio de Janeiro: McGraw-Hill, 2002: I:279-85.

Porto CC. Exame Físico Geral. *In:* Porto CC. Sinais e Sintomas. 5ª ed. Rio de Janeiro: Guanabara Koogan, 2004.

93. ORQUITE

Sylvia Lemos Hinrichsen
Denise Temoteo da Rocha

DEFINIÇÃO

Usualmente, a orquite resulta de extensão direta de inflamação do epidídimo ao testículo, que se torna agudamente edemaciado e doloroso. A orquite primária é comumente viral e associada à parotidite. Ao contrário das orquiepididimites bacterianas, as infecções virais são geralmente bilaterais.

Nos adolescentes, os agentes mais comuns são os sexualmente transmitidos, como a *Chlamydia trachomatis* e a *Neisseria gonorrhoeae*. Em meninos pré-puberes e nos homens acima de 35 anos, a doença é causada mais frequentemente por *Escherichia coli* e por *Proteus mirabilis*.

A orquite é a manifestação mais comum da caxumba entre os homens após a puberdade, ocorrendo em cerca de 20% dos casos. O testículo fica doloroso e aumentado muitas vezes em seu tamanho normal; a febre é um sintoma comum. Mais tarde, ocorre atrofia testicular em metade dos homens acometidos. Como a orquite é bilateral em menos de 15% dos casos, a esterilidade por caxumba é rara.

Na orquite da caxumba, a tumefação testicular pode ser acentuada, causada por edema, infiltração de células mononucleares e hemorragias focais. A esterilidade, quando ocorre, é causada por cicatrizes e atrofia do testículo após resolução da infecção viral.

Dentre homens de meia-idade, uma causa rara de aumento testicular unilateral é a orquite granulomatosa não tuberculosa. Geralmente se apresenta como uma massa testicular moderadamente dolorosa à palpação, de início súbito e, às vezes, acompanhada de febre. Contudo, pode aparecer de maneira insidiosa como uma massa testicular indolor, simulando um tumor testicular, daí sua importância. Histologicamente, a orquite é distinguida por granulomas encontrados dentro dos túbulos espermáticos e no tecido conjuntivo intertubular. Embora se suspeite de uma origem autoimune, a causa dessas lesões permanece desconhecida.

CAUSAS DE ORQUITE

- **Uretrais:**
  - **Infecciosas:** gonorreia, ureterite séptica.
  - **Traumáticas:** cateterismo, infecções na uretra posterior, depois de operações na próstata, traumatismo externo.
- **Gerais:**
  - **Infecciosas virais:** parotidite, mononucleose infecciosa, dengue.
  - **Infecciosas bacterianas:** escarlatina, influenza, sífilis, tuberculose, brucelose.

Orquite

- **Outras:** gota, febre reumática, seminoma, teratoma, metástases, febre do flebótomo, varíola, varicela, echovírus, *coxsackie*, coriomeningite linfocítica, vacínia, linfopatia venérea.

Bibliografia

Amâncio A. Causas de... um guia de diagnóstico diferencial. 2ª ed. Rio de Janeiro: Atheneu, 1988.

Braundwald E, Fauci AS, Kasper DL et al. Medicina Interna de Harrison. 18ª ed. Vol I/II. São Paulo: McGraw Hill/Artmed, 2013.

Cotran RS, Kumar V, Collins T. O Trato Genital Masculino. *In:* Cotran RS, Kumar V, Collins T. Robbins: Patologia Estrutural e Funcional. 6ª ed. Rio de Janeiro: Guanabara Koogan, 2000.

Gershon A. Caxumba. *In:* Braunwald E, Fauci AS, Kasper DL, Hauser SL, Longo DL, Jameson JL. Harrison: Medicina Interna. 15ª ed. Rio de Janeiro: McGraw-Hill, 2002.

Samuelson J. Doenças Infecciosas. *In:* Cotran RS, Kumar V, Collins T. Robbins: Patologia Estrutural e Funcional. 6ª ed. Rio de Janeiro: Guanabara Koogan, 2000.

Vital RJ, Mattos LA, Souza LRMF, Figueiredo SS, Szejnfeld J. Aspectos Ultrassonográficos das Alterações não Neoplásicas do Testículo. Radiol Bras. São Paulo, jan./feb. 2007; 40(1).

94. OSTEOARTROPATIA HIPERTRÓFICA

Sylvia Lemos Hinrichsen
Denise Temoteo da Rocha

DEFINIÇÃO

A osteoartropatia hipertrófica (OAH) é uma forma de periostite dos ossos longos associada a baqueteamento dos dedos das mãos e dos pés, o chamado "baqueteamento digital" característico desta que, em estágios mais avançados, também mostra formação de osso novo periosteal e derrames sinoviais.

Ocorre nas formas primárias e familiar e, em geral, começa na infância. A forma secundária da OAH está associada a neoplasias intratorácicas, doença pulmonar supurativa, cardiopatias congênitas e uma variedade de outros distúrbios, sendo mais comum em adultos.

O baqueteamento é quase sempre uma característica da OAH, mas pode ocorrer como manifestação isolada. Em geral, a presença de baqueteamento em um paciente tem o mesmo significado clínico que a OAH.

O baqueteamento se caracteriza pelo alargamento das pontas dos dedos, aumento do coxim palmar distal, convexidade do contorno da unha e perda do ângulo normal de 15° entre a unha proximal e a cutícula. A espessura do dedo na base da unha é maior do que a espessura na articulação interfalângica distal nos 10 dedos.

O distúrbio se caracteriza pela neoformação óssea periosteal, primariamente nas extremidades distais dos ossos longos, metatársicos, metacárpicos e falanges proximais, pela artrite das articulações adjacentes e pelo baqueteamento dos dedos.

Aproximadamente 90% dos casos estão relacionados ao câncer de pulmão. Outros distúrbios associados à OAH são a fibrose cística, a fibrose pulmonar, as infecções pulmonares crônicas, as fístulas arteriovenosas pulmonares, o mesotelioma, a cardiopatia congênita, a cirrose e a doença inflamatória intestinal. Os ossos longos mais comumente envolvidos são as partes distais do fêmur, tíbia e rádio.

A patogenia é desconhecida e sua compreensão é complicada pela diversidade de distúrbios associados à OAH. Um aumento no fluxo sanguíneo aos ossos e ao tecido conjuntivo adjacente é um achado uniforme, talvez resultado de mecanismos humorais e neurais.

Na OAH, as alterações ósseas nas partes distais dos membros começam como periostite seguida de formação de osso novo periosteal e do córtex subjacente. À medida que o processo avança, múltiplas camadas de osso novo são depositadas e se tornam contíguas com o córtex, resultando em espessamento cortical. A parte externa do osso tem aspecto laminado, com uma superfície irregular. Na doença de longa duração, essas alterações se estendem para envolver as metáfises e inserções

Osteoartropatia Hipertrófica

musculotendinosas. Pode ocorrer ossificação das membranas interósseas adjacentes. A distribuição das manifestações ósseas é geralmente bilateral e simétrica.

A OAH primária, também conhecida como paquidermoperiostite ou síndrome de Touraine-Solente-Golé, geralmente começa de forma insidiosa na puberdade. Em um menor número de pacientes, o início se dá no primeiro ano de vida. O distúrbio é herdado como um caráter autossômico dominante com expressão variável, sendo nove vezes mais comum em meninos do que em meninas.

A OAH primária se caracteriza por baqueteamento, periostite e manifestações cutâneas incomuns. As alterações cutâneas e a periostite são características proeminentes dessa síndrome.

A OAH secundária a uma doença subjacente é mais frequente do que a OAH primária, pois acompanha vários distúrbios e pode preceder em meses as manifestações clínicas do distúrbio.

CAUSAS DE OSTEOARTROPATIA HIPERTRÓFICA

Carcinoma brônquico	Tumores secundários dos pulmões
Sarcoma pulmonar	Tumores benignos dos pulmões
Tumores mediastínicos	Tumores tímicos
Supurações pleurais ou pulmonares	Fibrose pulmonar
Cardiopatias congênitas	Retocolite ulcerativa
Cirrose hepática	Mesotelioma de pleura
Tumores do esôfago	Neurofibroma mediastínico
Cisto dermoide	

Bibliografia

Amâncio A. Causas de... um guia de diagnóstico diferencial. 2ª ed. Rio de Janeiro: Atheneu, 1988.

Braundwald E, Fauci AS, Kasper DL et al. Medicina Interna de Harrison. 18ª ed. Vol I/II. São Paulo: McGraw Hill/Artmed, 2013.

Cotran RS, Kumar V, Collins T. Neoplasias. *In:* Cotran RS, Kumar V, Collins T. Robbins: Patologia estrutural e Funcional. 6ª ed. Rio de Janeiro: Guanabara Koogan, 2000.

Gilliland BC. Policondrite Recidivante e Outras Artrites. *In:* Braunwald E, Fauci AS, Kasper DL, Hauser SL, Longo DL, Jameson JL. Harrison: Medicina Interna. 15ª ed. Rio de Janeiro: McGraw-Hill, 2002.

Simms RW. Manifestações Reumáticas de Distúrbios Sistêmicos. *In:* Carpenter CCJ, Griggs RC, Loscalzo J. Cecil: Medicina Interna Básica. 5ª ed. Rio de Janeiro: Guanabara Koogan, 2002.

95. OSTEOMALACIA

Sylvia Lemos Hinrichsen
Denise Temoteo da Rocha

DEFINIÇÃO

A osteomalacia é uma doença que se caracteriza por defeito de mineralização da matriz osteoide, presente no osso trabecular e cortical, em indivíduos adultos.

O *raquitismo* é uma doença que se caracteriza por defeito de mineralização e maturação das células cartilaginosas, presentes na linha de crescimento, em crianças e adolescentes, ou seja, é a presença de *osteomalacia* no esqueleto em crescimento.

Tanto a *osteomalacia* como o *raquitismo* resultam em um osso mais fraco do que o normal, sujeito a deformidades graduais e progressivas sob estresse normal. A apresentação clínica dessas doenças depende, fundamentalmente, da idade e da fase do desenvolvimento do paciente e de sua causa principal.

No processo de formação de osso novo, os osteoblastos depositam osteoide por aposição. A matriz osteoide, composta principalmente por colágeno tipo I, se torna subsequentemente mineralizada pelo depósito de sais inorgânicos, sobretudo fosfato de cálcio. A demora entre o depósito de matriz e a mineralização leva normalmente ao aparecimento de uma "sutura" fina de osteoide não mineralizado na superfície do osso recém-formado.

A mineralização da matriz é um processo ativo, mediado pelos osteoblastos, que requer: concentrações adequadas de íons cálcio e fosfato no líquido extracelular, um pH apropriado (cerca de 7,6), uma matriz óssea de composição normal e velocidade de síntese adequada, e o controle de inibidores da mineralização. A ocorrência de defeitos em qualquer uma dessas etapas pode acarretar osteomalacia.

A hipovitaminose D resulta de produção endógena insuficiente e/ou da incapacidade de o intestino delgado absorver quantidades adequadas de vitamina da dieta. A resistência aos efeitos da vitamina D pode ser causada pelo uso dos fármacos que antagonizam a ação dessa vitamina, pelas alterações do metabolismo da vitamina D ou pela deficiência ou anormalidade dos receptores da 1,25 $(OH)_2D$.

A carência de vitamina D causa absorção intestinal insuficiente de cálcio e hipocalcemia. A hipofosfatemia é mais marcante do que a hipocalcemia, sobretudo nos estágios iniciais da deficiência.

CAUSAS DE OSTEOMALACIA

- **Deficiente absorção de cálcio e vitamina D:** dieta pobre em cálcio e em vitamina D, resistência à vitamina D, síndrome de má absorção.

Osteomalacia

- **Perda excessiva de cálcio:** pielonefrite, acidose tubular renal, hipercalciúria idiopática, lactação prolongada, má nutrição durante gravidez, hipofosfatemia familiar.
- **Utilização excessiva:** Osteíte fibrosa generalizada.

Bibliografia

Amâncio A. Causas de... um guia de diagnóstico diferencial. 2ª ed. Rio de Janeiro: Atheneu, 1988.

Braundwald E, Fauci AS, Kasper DL et al. Medicina Interna de Harrison. 18ª ed. Vol I/II. São Paulo: McGraw Hill/Artmed, 2013.

Bringhurst FR. Osteomalacia e Raquitismo. *In:* Carpenter CCJ, Griggs RC, Loscalzo J. Cecil: Medicina Interna Básica. 5ª ed. Rio de Janeiro: Guanabara Koogan, 2002.

96. OSTEOPOROSE

Sylvia Lemos Hinrichsen
Denise Temoteo da Rocha

DEFINIÇÃO

A osteoporose, o tipo mais comum de doença óssea metabólica, caracteriza-se por uma redução paralela do mineral e da matriz óssea, resultando em diminuição da quantidade de osso, cuja composição permanece normal. É um termo que denota aumento da porosidade do esqueleto resultante de uma redução da massa óssea. Quando usado de maneira não qualificada, geralmente se refere às formas mais comuns, a osteoporose senil e a pós-menopausa, nas quais a perda crítica de massa óssea torna o esqueleto vulnerável a fraturas.

A osteoporose é definida como uma redução da massa (densidade) óssea ou pela presença de uma fratura por fragilidade. Essa redução do tecido ósseo é acompanhada por deterioração na arquitetura do esqueleto, levando a um risco bastante aumentado de fratura.

Também é definida operacionalmente como uma densidade óssea que cai 2,5 desvios-padrão (DP) abaixo da média – também referida como escore T de -2,5. Aqueles que se situam no limite inferior da faixa normal dos jovens (um escore T > 1DP abaixo da média) apresentam densidade óssea menor e são considerados sob risco aumentado de osteoporose.

O distúrbio pode ser localizado em um determinado osso ou região, como na osteoporose por desuso de um membro, ou atingir todo o esqueleto, como manifestação de uma doença óssea metabólica. A osteoporose generalizada, por sua vez, pode ser primária ou secundária a uma grande variedade de distúrbios.

A massa óssea máxima é atingida durante o início da idade adulta. Sua magnitude é determinada principalmente por fatores hereditários, sobretudo o alelo da molécula receptora de vitamina D. Entretanto, atividade física, força muscular, dieta e estado hormonal também contribuem. Uma vez alcançada a massa esquelética máxima, um pequeno déficit da formação óssea se acumula a cada ciclo de reabsorção e formação de cada unidade multicelular básica.

A osteopenia pode resultar do crescimento deficiente do osso na puberdade, da perda acelerada de osso na idade adulta, ou de ambos os processos.

As mulheres cuja osteopenia é mais intensa do que o esperado para a idade são consideradas portadoras de *osteoporose do tipo I* ou pós-menopausa.

O mecanismo pelo qual a deficiência de estrogênio resulta em perda óssea ainda não foi estabelecido.

A osteopenia que resulta do envelhecimento normal, que afeta ambos os sexos, foi denominada *osteoporose do tipo II* ou *senil*.

Osteoporose

É difícil distinguir entre osteoporose tipos I e II, havendo na prática superposições destas.

Após ter alcançado seu valor máximo, a densidade óssea permanece estável por vários anos e, a seguir, declina. Evidências consideráveis sugerem que a perda óssea começa antes da menopausa nas mulheres e entre a terceira e a quinta década de vida nos homens.

A osteoporose é assintomática, a menos que resulte em fratura, habitualmente uma fratura vertebral por compressão ou fratura do pulso, quadril, costelas, pelve ou úmero.

CAUSAS DE OSTEOPOROSE

- **Distúrbios na atividade osteoblástica:** osteoporose de desuso (fratura, paralisias), menopausa, agenesia ovariana, pan-hipopituitarismo, *fragilitas ossium* (*osteogenesis imperfecta*, osteopsatirose, hipoplasia hereditária do mesênquima).
- **Distúrbios na formação da matriz:** desnutrição, hipertireoidismo, diabetes, escorbuto, reação de alarme, doença de Cushing, uso de corticoides, senilidade, eunucoidismo.
- **Outras:** acromegalia, osteoporose idiopática, síndrome de Werner, angioceratoma *corporis difusum*, cirrose hepática, uso de heparina, pênfigo foliáceo.

FATORES DE RISCO PARA OSTEOPOROSE

- **GENÉTICOS:** raça branca ou asiática, história familiar, baixa estatura, massa muscular pouco desenvolvida.
- **Estilo de vida:** baixa ingesta de cálcio, sedentarismo, exercício excessivo levando à amenorreia (ausência de menstruação), pouca exposição solar, nuliparidade, tabagismo*, alcoolismo*, dieta vegetariana*, alta ingesta de proteínas permanentemente*, alta ingesta de cafeína permanentemente*.
- **Ginecológicos:** menopausa precoce sem reposição hormonal, primeira menstruação tardia, retirada cirúrgica de ovários sem reposição hormonal, ligadura das trompas+, retirada cirúrgica parcial do útero+.

* Em associação com os outros fatores.
+ Risco de diminuição da função ovariana por insuficiência vascular.

Bibliografia

Amâncio A. Causas de... um guia de diagnóstico diferencial. 2ª ed. Rio de Janeiro: Atheneu, 1988.

Braundwald E, Fauci AS, Kasper DL et al. Medicina Interna de Harrison. 18ª ed. Vol I/II. São Paulo: McGraw Hill/Artmed, 2013.

Frazão P, Naveira M. Prevalência de Osteoporose: uma Revisão Crítica. Rev Bras Epidemiol, 2006; 9(2):206-14.

Shilbayeh S. Prevalence of Osteoporosis and its Reproductive Risk Factors among Jordanian Women: A Cross-Sectional study. Osteoporosis International, 2003; 14(11):929-40.

97. PALADAR ALTERADO

Sylvia Lemos Hinrichsen
Denise Temoteo da Rocha

DEFINIÇÃO

São inúmeros os distúrbios do paladar ou da gustação, muitas vezes difíceis de dissociar de alterações do olfato, sentido com o qual o paladar se inter-relaciona e que o complementa.

As alterações da gustação (disgeusias) se caracterizam por diminuição (hipogeusia) e distorção (parageusia). A perda total do paladar se denomina ageusia. A hipergeusia (sensibilidade aumentada do paladar) também ocorre, mas pouco se sabe sobre sua causa e significado.

Os botões gustativos e a porção receptora especializada das células olfatórias bipolares estão constantemente sendo renovados, e o processo de renovação pode ser afetado por estados nutricionais, metabólicos e hormonais, por radiação terapêutica, por fármacos e pela idade.

O olfato, quando diminuído, pode ser causa de hipogeusia ou se alterar concomitantemente.

Distúrbios do paladar e do olfato podem ser devidos a distúrbios neurológicos (paralisia facial, lesões da corda do tímpano, traumatismos cranianos, esclerose múltipla, tumores cerebrais, epilepsia), mas podem ocorrer em grande número de outras condições clínicas, tais como uremia (disgeusia metálica), cirrose, estados carenciais de vitaminas (niacina, vitamina B_{12}) ou de minerais (zinco) e em certos distúrbios hormonais, especialmente da esfera gonádica e suprarrenal. Alterações importantes do paladar são também descritas em pacientes com cânceres, que podem apresentar hipogeusia para sabor doce e disgeusias pícrica (amarga) e metálica. São relatados casos de aumento de limiar de percepção do gosto associado com diminuição da discriminação para o sabor doce em diabéticos e para o sabor salgado em hipertensos.

São numerosos os medicamentos de uso corrente que podem causar transtornos mais ou menos intensos e duradouros do paladar, assim como muitos dos distúrbios sistêmicos exercem seus efeitos por meio da diminuição da velocidade de renovação dos receptores sensoriais da língua e nos epitélios olfatórios.

É possível, no entanto, que a menor ingestão de proteína e de calorias comprometa a atividade dos botões gustativos e das células olfatórias da mesma maneira que a regeneração do epitélio intestinal.

Doenças virais, como gripe e hepatite, também alteram o paladar. Os distúrbios quimiossensoriais, no entanto, geralmente reduzem o prazer e a qualidade de vida e são importantes para as pessoas que os apresentam.

Os distúrbios do paladar interferem na digestão porque os estimulantes do paladar alteram os fluxos salivar e pancreático, as contrações gástricas e a motilidade intestinal. O olfato também contribui para a antecipação e a ingestão de comida, uma vez que muito do que provamos deriva de estimulação olfatória durante a ingestão e a mastigação. A incapacidade de detectar paladares nocivos e odores nocivos pode resultar em envenenamento por comida ou por gás, principalmente nos indivíduos idosos. Num caso extremo, os distúrbios quimiossensoriais podem levar a estresse intenso, anorexia e depressão.

CAUSAS DE ALTERAÇÕES DO PALADAR

- **Ageusia e hipogeusia:** glossite, epitelioma da língua, lesão do nervo lingual, lesão da corda do tímpano, lesão do glossofaríngeo, enxaqueca, síndrome de Ramsay-Hunt.
- **Parageusia (perversão do paladar):** glossites, gravidez, histeria.
- **Alucinações do paladar:** demência, lesões do uncus.
- **Cacogeusia (paladar asqueroso):** cárie dentária, gengivite, glossite, estomatite, epitelioma, goma, carcinoma gástrico, estenose pilórica, bronquiectasia, abscesso pulmonar, tuberculose pulmonar.
- **Paladar metálico:** intoxicação por selênio, intoxicação por chumbo.

Bibliografia

Amâncio A. Causas de... um guia de diagnóstico diferencial. 2ª ed. Rio de Janeiro: Atheneu, 1988.

Baloh RW. Os Sentidos Especiais. *In:* Wyngaarden JB, Smith LH, Bennett JC. Cecil: Tratado de Medicina Interna. 19ª ed. Rio de Janeiro: Guanabara Koogan, 1992.

Braundwald E, Fauci AS, Kasper DL et al. Medicina Interna de Harrison. 18ª ed. Vol I/II. São Paulo: McGraw Hill/Artmed, 2013.

Moraes J. Doenças da Boca. *In:* Dani R, Castro LP. Gastroenterologia Clínica. 3ª ed. Rio de Janeiro: Guanabara Koogan, 1993.

Smith DV, Margolskee RF. Making Sense of Taste. Scientific American, 2001; 284:32-9.

98. PARALISIA FACIAL

Sylvia Lemos Hinrichsen
Denise Temoteo da Rocha

DEFINIÇÃO

A paralisia facial (paresia) ou paralisia total de todos ou alguns músculos da expressão facial pode ser classificada em central ou periférica.

A paralisia central é causada por lesões supranucleares (trato corticonuclear), em que a motricidade da metade superior da face é geralmente preservada.

Na paralisia facial central encontram-se desvio da rima bucal, apagamento do sulco nasolabial, disartria e ausência da contração do plastima. A principal causa da paralisia facial central são os acidentes vasculares cerebrais. Nas paralisias centrais, entretanto, pode haver contração involuntária da musculatura mímica como manifestação emocional. Assim, o indivíduo pode contrair a musculatura mímica do lado paralisado quando ri ou chora, embora não possa fazê-lo voluntariamente.

A paralisia facial periférica é causada pela paralisia dos nervos faciais, que passam a apresentar incapacidade de fechar o olho e mover o lábio do lado afetado. São sintomas frequentes na paralisia facial periférica: sensação de dormência ou fraqueza, sensação de pressão ou edema da hemiface afetada, alterações no paladar ou, até mesmo, abolição deste em certas regiões internas da cavidade bucal, intolerância a barulhos, olho ressecado e dores em seu entorno, assim como na orelha do lado afetado.

A paralisia facial periférica, normalmente, é causada por um choque térmico, entre outros motivos, embora existam várias causas (diabetes, infecção pelo HIV, tumores das parótidas e do ângulo pontocerebelar, otite média, sarcoidose, eclâmpsia, amiloidose, síndrome de Guillain-Barré) e outras, dependendo da localização.

São doenças que podem causar paralisia facial periférica bilateral: diabetes melito, paralisia de Bell, sarcoidose, poliarterite nodosa, síndrome de Guillain-Barré, *miastenia gravis*, paralisia bulbar, porfiria, leucemias, distrofia miotônica, meningite, síndrome de Möbius, botulismo, mononucleose.

CAUSAS DE PARALISIA FACIAL

- **Supranuclear:**
  - Tumores cerebrais.
  - Hemorragia e trombose cerebrais.
- **Nuclear – infranuclear:**
  - **Lesões pontinas:** tumores, siringobulbia, lesões vasculares, poliomielite, paralisia de Landry, esclerose múltipla, atrofia muscular progressiva.
  - **Lesões na fossa posterior**: neuroma acústico, tumores, meningite sifilítica e tuberculosa.

Paralisia Facial

- **Lesões dentro do osso temporal:** fratura de crânio, otite e mastoidite, lesão cirúrgica, herpes-zóster (síndrome de Ramsay-Hunt), paralisia de Bell.
- **Lesões dos ramos periféricos extracranianos:** inflamações faciais, compressão por tumores parotídeos, traumatismo obstétrico.
- **Lesões de todo o nervo:** tétano, encefalite, sarcoidose.
- **Outras:** paralisia muscular facioescapuloumeral, *miastenia gravis,* síndrome de Melkersson, trauma (acidentes, batidas no lado da cabeça ou face), congênito (presente ao nascimento).

Bibliografia

Amâncio A. Causas de... um guia de diagnóstico diferencial. 2ª ed. Rio de Janeiro: 1988.

Azenha MR, Sicchieri L, Oliveira Neto PJ, Rosa AL. Paralisia Facial após Técnica Anestésica Mandibular. Rev Cir Traumatol Bucomaxilofac Abr-jun. 2010; 10(2). Disponível em <http://revodonto.bvsalud.org/scielo.php?script=sci_arttext&pid=S1808-52102010000200002>.

Braundwald E, Fauci AS, Kasper DL et al. Medicina Interna de Harrison. 18ª ed. Vol I/II. São Paulo: McGraw Hill/Artmed, 2013.

Peitersen E. Bell's Palsy: The Spontaneous Course of 2,500 Peripheral Facial Nerve of Different Etiologies. Acta Otolaryngol, 2002 (Suppl 549):4-30.

Sharma OP, Eltahir N, Roy M. Facial Palsy in a Patient with Leptospirosis: Causal or Accidental. Sarcoidosis, Vasculitis, and Diffuse Lung Diseases, 1999; 16:104-6.

Vasconcelos BCE, Bessa-Nogueira RV, Maurette PE, Carneiro SCSA. Facial Nerve Paralysis after Impacted Lower Third Molar Surgery: A Literature Review and Case Report. Med Oral Patol Oral Cir Bucal, 2006; 11:175-8.

99. PARÓTIDAS (Aumento)

Sylvia Lemos Hinrichsen
Denise Temoteo da Rocha

DEFINIÇÃO

As glândulas que produzem a saliva são as parótidas, as submandibulares, as sublinguais e as glândulas salivares menores. Estas estão localizadas, aos pares, ao redor da face e no interior da cavidade bucal e faringe, no espaço abaixo da mucosa de revestimento dessas cavidades.

A parótida é a maior das três glândulas salivares pares. Localiza-se entre o ramo da mandíbula e o processo estiloide do temporal. Em seu interior está o ducto parotídeo, que entra na cavidade da boca através de um pequeno furo na altura do segundo dente molar maxilar. A maior parte da saliva serosa é produzida pela parótida.

A glândula é atravessada pela artéria carótida externa e pelo nervo facial (VII par craniano) e suas ramificações.

As doenças das glândulas salivares são do tipo inflamatórias e obstrutivas/tumorais. As doenças inflamatórias (a caxumba é a mais comum) são causadas por vírus, por obstrução nos ductos de drenagem das glândulas, por cálculos e alguns tipos de doenças reumáticas, desidratação e infecções (decorrentes da desidratação, uma vez que a base da formação da saliva é a água).

As doenças tumorais representam raridade (3% de todos os tumores) e ocorrem em 80% das vezes nas glândulas salivares maiores, com maior predileção pelas glândulas parótidas. Dos tumores que afloram na parótida, 80% são benignos, e das glândulas salivares menores, só 50% o são.

CAUSAS DE AUMENTO DAS PARÓTIDAS

- **Unilateral:** litíase salivar, parotidite bacteriana, síndrome de Sjögren, tumor parotídeo, sialectasia congênita.
- **Bilateral:** caxumba, sarcoidose, linfomas, síndrome de Mickulicz, macroglobulinemia de Waldenström, leucemia, tuberculose, cirrose hepática, desnutrição (por pelagra, diabetes, anemia, alcoolismo), retocolite ulcerativa, tumores mistos congênitos, lipomatose, síndrome de Sjögren, esclerodermia, megaesôfago, enfisema parotídeo de músculos, compressão por máscara anestésica, ingestão excessiva de amido

Bibliografia

Amâncio A. Causas de... um guia de diagnóstico diferencial. 2ª ed. Rio de Janeiro: Atheneu, 1988.

Braundwald E, Fauci AS, Kasper DL et al. Medicina Interna de Harrison. 18ª ed. Vol I/II. São Paulo: McGraw Hill/Artmed, 2013.

Cheuk W, Chan JKC. Advances in Salivary Gland Pathology. Histopathology, 2007; 51:1-20.

Laane CJ, Murr AH, Mhatre AN, Jones KD, Lalwani AK. Role of Epstein-Barr Virus and Cytomegalovirus in the Etiology of Benign Parotid Tumors. Head & Neck, 2002; 24(5):443-50.

Lima SS, Soares AF, Amorim RFB, Freitas RA. Perfil Epidemiológico das Neoplasias de Glândulas Salivares: Análise de 245 Casos. Rev Bras Otorrinolaringol, 2005; 71(3):335-40.

Pinkston JA, Cole P. Cigarette Smoking and Warthin's Tumor. American Journal of Epidemiology, 1996; 144:487-92.

Oh YS, Eisele DW. Salivary Glands Neoplasms. *In:* Bailey BJ, Johnson JT, Newlands SD. Head & Neck Surgery – Otolaryngology. 4th ed. Philadelphia: Lippincott Williams & Wilkins, 2006.

Ximenes JA, Imamura R, Sennes LU. Neoplasias Benignas das Glândulas Salivares. Arq Int Otorr, jul/set. 2002; 6(3). Disponível em <http://www.arquivosdeorl.org.br/conteudo/acervo_port.asp?id=202>.

100. PERICARDITE

Sylvia Lemos Hinrichsen
Denise Temoteo da Rocha

DEFINIÇÃO

O processo patológico mais frequente do pericárdio é a pericardite aguda. Embora diversas causas sejam possíveis, a mais comum é a infecção viral. Essa doença se caracteriza por dor torácica, atrito pericárdico, alterações eletrocardiográficas e derrame pericárdico, que pode levar a casos agudos de tamponamento cardíaco ou crônicos de pericardite constritiva.

A pericardite constritiva crônica é um distúrbio que acontece quando a cura da pericardite fibrinosa aguda, serofibrinosa ou de um derrame pericárdico crônico é seguida por obliteração da cavidade pericárdica com formação de tecido de granulação, que se contrai gradualmente e forma uma cicatriz rígida, encerrando o coração e interferindo no enchimento dos ventrículos.

Devido às dificuldades para se determinar a causa da pericardite, esta não é determinada em muitos casos, e a doença é classificada como idiopática. A pericardite viral é a etiologia conhecida mais frequente, sendo seus achados clínicos muito semelhantes aos da pericardite idiopática. Assim, é viável que a pericardite viral seja a responsável por muitos dos casos de pericardites ditas idiopáticas.

Os vírus que afetam o coração atacam tanto o miocárdio como o pericárdio. Os enterovírus, especialmente o *Coxsackie*, são os maiores responsáveis pela pericardite.

Os vírus chegam ao coração por via hematogênica. A inflamação ocorre nos folhetos visceral e parietal. Derrames podem ser serosos, serofibrinosos ou serossanguinolentos. Miocardite concomitante pode ou não ser evidente. Raramente a pericardite viral origina constrição no futuro.

As bactérias também podem causar pericardite aguda, porém o início da utilização dos antibióticos reduziu significativamente sua incidência, já que as infecções pulmonares eram importantes vias de disseminação para o pericárdio. *Staphylococcus aureus* (*S. aureus*), *Streptococcus* do grupo A e *Streptococcus pneumoniae* (*S. pneumoniae*) ainda são os agentes mais encontrados, porém o surgimento de agentes gram-negativos é importante em pacientes idosos com comorbidades. As infecções bacterianas são proporcionalmente mais comuns em crianças, tendo *S. aureus*, *Haemophilus influenzae* (*H. influenzae*) e *Neisseria meningitidis* (*N. minengitidis*) como principais agentes.

A pericardite bacteriana resulta da expansão de um foco contíguo pulmonar e de um foco cardíaco, como na endocardite infecciosa, infecção hematogênica ou penetração direta em traumas e cirurgias. Os derrames são geralmente purulentos e

Pericardite

podem ser loculados quando é feito o diagnóstico. A organização do derrame leva a adesões e à obliteração do espaço pericárdico e também pode levar à constrição.

Há relatos de que aproximadamente 1% dos pacientes com tuberculose pulmonar desenvolve pericardite aguda ou crônica. Essa infecção permanece como importante causa de derrame pericárdico crônico e de pericardite constritiva.

A histoplasmose é a causa mais comum de pericardite fúngica. Outros fungos incluem a aspergilose, a blastomicose e as infecções causadas por *Candida albicans* e *Candida tropicalis*. Grupos de risco para essas infecções são pacientes usuários de drogas, imunodeprimidos ou que fazem uso de antibióticos de largo espectro e aqueles convalescentes de cirurgia aberta complicada.

Na pericardite aguda serosa, os exsudatos inflamatórios serosos são tipicamente produzidos por inflamações não infecciosas, como febre reumática, lúpus eritematoso sistêmico, esclerodermia, tumores e uremia.

A pericardite aguda fibrinosa e a serofibrina são as duas formas anatômicas mais frequentes de pericardite, sendo compostas de líquido seroso misturado com exsudato fibrinoso. As causas mais comuns incluem infarto agudo do miocárdio, síndrome do pós-infarto, uremia, irradiação do tórax, febre reumática, lúpus eritematoso e traumatismo. A cirurgia cardíaca de rotina também é acompanhada de reação fibrinosa.

A pericardite aguda purulenta ou supurativa quase sempre indica invasão do espaço pericárdico por micro-organismos infecciosos.

Na pericardite aguda hemorrágica há um exsudato composto de sangue misturado com derrame fibrinoso ou supurativo, mais comumente causado por tuberculose ou pelo comprometimento neoplásico maligno direto do espaço pericárdico.

Na pericardite aguda caseosa, a caseificação no interior do saco pericárdico é, até prova em contrário, de origem tuberculosa; raramente as infecções fúngicas produzem um padrão semelhante. A pericardite caseosa é rara, mas constitui o antecedente mais frequente da pericardite constritiva crônica fibrocalcificada e incapacitante.

À pericardite constritiva crônica também podem se seguir infecção purulenta, traumatismo, cirurgia cardíaca de qualquer tipo, irradiação do mediastino, histoplasmose, doença neoplásica (especialmente câncer de mama, de pulmão e linfoma), pericardite idiopática ou viral aguda, artrite reumatoide, lúpus eritematoso sistêmico (LES) e insuficiência renal crônica com uremia tratada por diálise crônica. Em muitos pacientes, a causa da doença pericárdica é indeterminada e, nesses, um surto assintomático ou esquecido de pericardite viral, aguda ou idiopática, pode ter sido o evento incitante. O coração também pode sofrer constrição e compressão por tumores malignos ou coágulos sanguíneos organizados na cavidade pericárdica.

A anormalidade fisiológica básica nos pacientes sintomáticos com pericardite constritiva crônica, como naqueles com tamponamento cardíaco, é a incapacidade de enchimento ventricular por causa das limitações impostas pelo pericárdio rígido e espessado ou pelo líquido pericárdico tenso. Na pericardite constritiva, o enchimento ventricular é desimpedido durante o início da diástole, mas se reduz abruptamente quando o limite elástico do pericárdio é atingido,

240

enquanto no tamponamento cardíaco o enchimento ventricular é impedido por toda a diástole. Apesar dessas alterações hemodinâmicas, a função miocárdica pode ser normal ou apenas um pouco comprometida.

CAUSAS DE PERICARDITE

- **Primária:** aguda idiopática benigna.
- **Secundária.**
  - **Infecciosa:**
    - **Bacterianas:** tuberculose, pneumocócica, estafilocócica, tularemia, brucelose, meningocócica, escarlatina, sífilis, tifoide, gonococos, *Haemophilus influenzae*, *Escherichia coli.*
    - **Viróticas:** mononucleose infecciosa, *Coxsackie* A e B, linfogranuloma venéreo, caxumba, varicela, pós-vacinal (varíola, difteria, tétano).
    - **Fúngicas:** actinomicose, histoplasmose, coccidioidomicose, *Candida.*
    - **Riquetsioses:** febre Q.
    - **Parasitárias:** amebíase, equinococose, cisticercose, toxoplasmose, dracunculose, doença de Chagas.
  - **Doenças do colágeno:** febre reumática, lúpus eritematoso disseminado, artrite reumatoide, periarterite nodosa, doença do soro, esclerodermia, esclerodermia.
  - **Tóxicas:** psicofuranina, hidralazina, fenilbutazona, tetraciclina, estreptomicina, metiltiouracil.
  - **Traumáticas:** pericardiotomia, manipulação pericárdica, ferida penetrante, ferida não penetrante.
  - **Metabólicas:** uremia, mixedema, doença de Addison, beribéri, hipercolesterolemia, doença glicogênica, doença de Gaucher, gota.
  - **Neoplasias e granulomatoses:** carcinoma brônquico, carcinoma de mama, carcinoma gástrico, linfomas, leucemias, timoma infiltrante, sarcoidose, tumores primários do pericárdio, melanoma.
  - **Outras:** síndrome de Reiter, após esplenectomia por anemia de Cooley em crianças, após irradiações, infarto do miocárdio (síndrome de Dressler), aneurisma dissecante, uso de anticoagulantes, anemia hipoplástica congênita, ataxia de Friedreich, retocolite ulcerativa, endarterites, necrose aguda de gordura pericárdica, perfuração do miocárdio por marca-passo cardíaco.

Bibliografia

Amâncio A. Causas de... um guia de diagnóstico diferencial. 2ª ed. Rio de Janeiro: Atheneu, 1988.

Braunwald E. Doença Pericárdica. *In:* Braunwald E, Fauci AS, Kasper DL, Hauser SL, Longo DL, Jameson JL. Harrison: Medicina Interna. 15ª ed. Rio de Janeiro: McGraw-Hill, 2002.

Braundwald E, Fauci AS, Kasper DL et al. Medicina Interna de Harrison. 18ª ed. Vol I/II. São Paulo: McGraw Hill/Artmed, 2013.

Ferreira ALS, Silva CRM, Garret M, Pedrosa RP, Araújo M. Pericardite/Miocardite. *In:* Hinrichsen SL. Doenças Infecciosas e Parasitárias. Rio de Janeiro: Guanabara Koogan, 2005.

Schöen FJ. O Coração. *In:* Cotran RS, Kumar V, Collins T. Robbins: Patologia Estrutural e Funcional. 6ª ed. Rio de Janeiro: Guanabara Koogan, 2000.

101. POLIÚRIA

Sylvia Lemos Hinrichsen
Denise Temoteo da Rocha

DEFINIÇÃO

O rim é o órgão responsável pelo controle da água. Quando muito líquido é ingerido, o excesso sai na urina. Quando se urina demais sem o consumo de muitos líquidos, é sinal de que há algo fora do esperado.

A poliúria é um sintoma que corresponde ao aumento do volume de urina (> 2.500mL por dia), podendo ou não ser acompanhado de aumento da frequência urinária.

A polaciúria (polaquiúria) é o aumento da frequência do ato de urinar, mas com o volume total ao longo do dia dentro da faixa da normalidade. Trata-se daquela pessoa que urina várias vezes, mas sempre em pequenas quantidades.

A nictúria é o excesso de urina que ocorre durante a noite e faz com que a pessoa acorde várias vezes para urinar.

CAUSAS DE POLIÚRIA

- **Redução de hormônio antidiurético circulante:** diabetes insípido, ingestão compulsória de água, deficiência de potássio, lesão no centro da sede, hipercalcemia, ingestão de álcool.
- **Doença renal:** diabetes insípido nefrogênico, síndrome de Fanconi, insuficiência renal crônica, oclusão parcial da artéria renal, pielonefrite crônica, hidronefrose, anemia de células da artéria renal, anemia de células falciformes, fase de recuperação de insuficiência renal aguda, cistinose.
- **Diurese osmótica:** glicosúria, hipernatriúria (após desobstrução urinária), uso de manitol.
- **Outras:** intoxicação pelo chumbo, taquicardias paroxísticas.

Bibliografia

Amâncio A. Causas de... um guia de diagnóstico diferencial. 2ª ed. Rio de Janeiro: Atheneu, 1988.

Braundwald E, Fauci AS, Kasper DL et al. Medicina Interna de Harrison. 18ª ed. Vol I/II. São Paulo: McGraw Hill/Artmed, 2013.

Maghnie M. Diabetes Insipidus. Horm Res, 2003; 59 (Suppl 1):42-54. Laczi F. Diabetes Insipidus: Etiology, Diagnosis, and Therapy. Orv Hetil, 2002 Nov 17; 143(46):2.579-85.

Torres Guinea M, de Arriba de la Fuente G. Protocolo Diagnóstico de la Poliuria. Medicine, 2011; 10(8):5435-7.

102. PRESENÇA DE AR

Sylvia Lemos Hinrichsen
Denise Temoteo da Rocha

DEFINIÇÃO

PNEUMOPERITÔNIO

Consiste na presença de ar na cavidade abdominal decorrente da perfuração de órgãos (ocos) e/ou por procedimento técnico-cirúrgico. Caracteriza-se clinicamente por dor e distensão abdominal.

O diagnóstico é habitualmente realizado pela radiografia (tórax e abdome), sendo o achado mais frequente a presença de ar intraperitoneal no quadrante superior direito do abdome, radiologicamente evidente quando a quantidade de ar no abdome oscila entre 30 e 90cm.

Na videolaparoscopia é criado um espaço na cavidade abdominal e pélvica de modo a permitir a inserção dos instrumentos e a manipulação sobre os órgãos internos abdominais e pélvicos, causando um pneumoperitônio (por técnica cirúrgica) por meio de agulha (Veress) ligada a uma mangueira de CO_2, que insufla o abdome.

CAUSAS DE PNEUMOPERITÔNIO

- Esclerodermia intestinal.
- Ruptura de cisto de diverticulite.
- Ruptura de cisto aéreo de pneumatose cística intestinal.
- Perfuração de víscera oca.
- Por iatrogenia (punção abdominal, pós-laparotomia ou terapêutica).

PNEUMATÚRIA

Consiste na presença de bolhas de ar/gás na urina.

CAUSAS DE PNEUMATÚRIA

- Fístula retovesical.
- Fístula vesicovaginal.
- Fístula sigmóideo-vesical.
- Fermentação de urina glicosúrica.
- Infecção urinária (por anaeróbios).

Presença de Ar

PNEUMOPERICÁRDIO

O pneumopericárdio é definido como acúmulo de ar ou gás no saco pericárdico.

CAUSAS DE PNEUMOPERICÁRDIO

- **Iatrogenia.**
- **Trauma:** ferida penetrante do tórax, contusão torácica.
- **Espontâneo:** tuberculose pulmonar, pericardite por histoplasma, corpo estranho no esôfago, enfisema do mediastino, reanimação com pressão negativa, lesões erosadas do trato digestivo superior (benigna ou maligna), lesão erosada brônquica.

PNEUMOTÓRAX

Também chamado de *pulmão colapsado*, trata-se de uma emergência causada pela presença de ar na cavidade pleural por causa de uma doença ou lesão.

CLASSIFICAÇÃO DO PNEUMOTÓRAX SEGUNDO ETIOLOGIA*

- Pneumotórax espontâneo (primário ou secundário).
- Pneumotórax traumático.
- Pneumotórax iatrogênico (induzido ou terapêutico).

* (1) Pneumotórax espontâneo primário ocorre em paciente hígido aparentemente sem doença pulmonar, e o pneumotórax espontâneo secundário está associado à doença pulmonar persistente; (2) pneumotórax traumático é decorrente das feridas ou contusões torácicas por ferimentos (faca, punhal, tiro de arma de fogo, pancada por atropelamento); e (3) pneumotórax iatrogênico é causado pelo emprego de métodos propedêuticos ou terapêuticos invasivos ou pelo uso da ventilação mecânica, incluindo-se o pneumotórax em recém-nascido.

CAUSAS DE PNEUMOTÓRAX ESPONTÂNEO

- Ruptura de bolhas e vesículas subpleurais.
- Tuberculose pulmonar.
- Câncer brônquico.
- Enfisema bolhoso.
- Fístula broncopleural.
- Fístula pleurocutânea.
- Ruptura de abscesso pulmonar.
- Fístula bronco-hepática.
- Ruptura espontânea de esôfago.
- Histiocitose X.
- Sarcoidose.
- Pneumonia estafilocócica.

CAUSAS DE PNEUMOTÓRAX TRAUMÁTICO

- Ruptura de pulmão, brônquio, traqueia.
- Ruptura de víscera oca abdominal com ruptura associada do diafragma.
- Fratura de costela com lesão pulmonar.
- Traqueotomia.
- Ferida da parede do tórax.
- Toracotomias.
- Pneumotórax artificial.
- Tireoidectomia.

CAUSAS DE PNEUMOTÓRAX IATROGÊNICO

- Punção venosa central infraclavicular e supraclavicular com cateter vascular. Toracocentese.
- Biópsia pleura.
- Biópsia transbrônquica.
- Punção com biópsia pulmonar transparietal.
- Punção com biópsia de fígado e rim.
- Bloqueio de nervos cervicais e intercostais.
- Acupuntura.
- Massagem cardíaca externa.
- Ventilação pulmonar com pressão positiva.

Bibliografia

ABC da Saúde. Pneumotórax. Disponível: <http://pt.wikipedia.org/wiki/Pneumot%C3%B3rax>.

Amâncio A. Causas de... um guia de diagnóstico diferencial. 2ª ed. Rio de Janeiro: Atheneu, 1988.

Braundwald E, Fauci AS, Kasper DL et al. Medicina Interna de Harrison. 18ª ed. Vol I/II. São Paulo: McGraw Hill/Artmed, 2013.

Noppen M, Alexander P, Driesen P, Slabbynck H, Verstraeten A. Manual Aspiration Versus Chest Tube Drainage in First Episodes of Primary Spontaneous Pneumothorax: a Multicenter, Prospective, Randomized Pilot Study. Am J Respir Crit Care Med, 2002; 165(9):1240-4. Comment in: Am J Respir Crit Care Med, 2002; 165(9):1202-3.

Omori H, Asahi H, Inoue Y, Irinoda T, Saito K. Pneumoperitoneum without Perforation of the Gastrointestinal Tract. Dig Surg, 2003; 20:334-8.

Wikipédia. Pneumoperitônio. Disponível em: <http://pt.wikipedia.org/wiki/pneumoperit%C3%B4nio>.

Wikipedia. Pneumotórax. Disponível em: <http://pt.wikipedia.org/wiki/Pneumot%C3%B3rax>.

103. PRURIDO

Sylvia Lemos Hinrichsen
Denise Temoteo da Rocha

DEFINIÇÃO

O prurido, do latim *pruritu*, também conhecido como coceira ou comichão, é uma sensação desagradável causada por doenças ou agentes irritantes que fazem com que o indivíduo se coce para a obtenção de alívio.

O ato de se arranhar para se coçar faz com que as células e terminações nervosas se inflamem e liberem histamina, que leva ao prurido, gerando assim o ciclo de manutenção da sensação de prurido-arranhadura.

CAUSAS DE PRURIDO

- **Sistêmico:**
  - **Doenças hematológicas:** leucemia, doença de Hodgkin, micose fungoide, policitemia *vera*.
  - **Doenças endócrinas/metabólicas:** diabetes, doença tireoidiana, beribéri, gota, hipercalcemia, hipotireoidismo.
  - **Diversas:** psiconeuroses, icterícia obstrutiva, uremia, urticária, alergias, queimadura do sol, parasitoses cutâneas, fase toxêmica de esquistossomose mansônica.
- **Localizado:**
  - **Cutâneo:** causado por doenças dermatológicas.
  - **Anal:** fissuras, fístulas, inflamações, hemorroidas, micoses, oxiurose, estrongiloidíase, diarreia prolongada, uso de antibióticos, psiconeurose, dermatite de contato, psoríase.
- **Vulvar:** inflamações genitais, anemias, diabetes.

Bibliografia

Amâncio A. Causas de... um guia de diagnóstico diferencial. 2ª ed. Rio de Janeiro: Atheneu 1988.

Braundwald E, Fauci AS, Kasper DL et al. Medicina Interna de Harrison. 18ª ed. Vol I/II. São Paulo: McGraw Hill/Artmed, 2013.

Smeltzer SC, Bare BG, Brunner e Suddarth. Tratado de Enfermagem Médico-Cirúrgica. 9ª ed. Rio de Janeiro: Guanabara Koogan, 2002.

Wikipédia. Prurido. Disponível em: <http://pt.wikipedia.7val.com/wiki/Prurido>.

104. PÚRPURA

Sylvia Lemos Hinrichsen
Denise Temoteo da Rocha

DEFINIÇÃO

O termo *púrpura* descreve o tom existente entre o vermelho e o azul, mais precisamente o roxo. Em saúde é usado como dado semiológico que significa a presença de sangue fora dos vasos sanguíneos na pele ou nas mucosas, quando apresenta seu tamanho aumentado (quando pequeno, é chamado de petéquia).

A púrpura é provocada pelo rompimento de pequeníssimos vasos do sistema circulatório, chamados de capilares por analogia a fios de cabelo, por onde flui o sangue. Essa ruptura é geralmente ocasionada por traumatismo na pele ou nas mucosas, que, na maioria das vezes, se apresentam como manchas indolores vermelho-arroxeadas.

CAUSAS DE PÚRPURA

- **Trombocitopênicas:**
  - **Autoimune:** idiopática, trombocitopenia neonatal, lúpus eritematoso sistêmico, leucemia crônica, carcinomas.
- **Trombóticas:**
  - **Por agentes químicos:** arsênios orgânicos, sais de ouro, benzeno, quinidina, estrógenos, dinitrofenol, bismuto, iodeto, tinturas orgânicas para cabelos, sulfas, estreptomicina, tridiona, clorotiazida.
  - **Por agentes físicos:** irradiações, queimaduras extensas.
  - **Por agentes vegetais:** alimentos.
  - **Por agentes animais:** venenos de cobras, vacina da coqueluche, picadas de inseto.
  - **Por doenças hematológicas/baço:** leucemias, linfomas, anemia aplástica, anemias megaloblásticas, esplenomegalias de longa duração.
  - **Por infecções:** bacteriemias, endocardite bacteriana, febre tifoide, sarampo, vacínia, tuberculose disseminada, rubéola, síndrome hemolítico-urêmica, mononucleose infecciosa.
  - **Outras causas:** carcinomas, sarcomas, granulomas, lipoidoses, escorbuto, uremia, estase sanguínea prolongada, transfusão incompatível, embolia por líquido amniótico, descolamento prematuro da placenta, histiocitose X (síndrome de Letterer-Siwe) neonatal após uso de clorotiazida pela mãe, reaquecimento após anestesia com hipotermia.
- **Não trombocitopênicas:** hemorragias.

Bibliografia

Amâncio A. Causas de... um guia de diagnóstico diferencial. 2ª ed. Rio de Janeiro: Atheneu, 1988.

Braundwald E, Fauci AS, Kasper DL et al. Medicina Interna de Harrison. 18ª ed. Vol I/II. São Paulo: McGraw Hill/Artmed, 2013.

Nabhan C, Kwann HC. Current Concepts in the Diagnosis and Management of Thrombotic Thrombocytopenic Purpura. Hematol Oncol Clin North Am, 2003; 17(1):177-99.

Ribeiro LC, Rodrigues Júnior ENA, Silva MD, Takiuchi A, Fontes CJ. Púrpura em Paciente com Estrongiloidíase Disseminada. Rev Soc Bras Med Trop. Uberaba May/June 2005; 38(3). Disponível em: <http://www.scielo.br/scielo.php?script=sci_arttext&pid=S0037-86822005000300010>.

105. QUILÚRIA

Sylvia Lemos Hinrichsen
Denise Temoteo da Rocha

DEFINIÇÃO

A ruptura e a consequente fistulização de vasos linfáticos dilatados para dentro de qualquer segmento do trato urinário levam ao extravasamento de linfa, que se junta à urina e produz clinicamente a denominada quilúria.

Cerca de 80% a 90% da gordura da dieta é absorvida pelos linfáticos lácteos do intestino na forma de quilomícrons, o que confere o aspecto leitoso à linfa e, consequentemente, à urina que contém essas partículas. Essa lipoproteína é sintetizada na mucosa intestinal e transporta a gordura absorvida via canais lácteos, ducto torácico, até o coração direito, ganhando o sistema sanguíneo.

A quilúria é normalmente classificada como tropical (ou parasitária) e não tropical (ou não parasitária). Normalmente, o termo *tropical* é usado como sinônimo de quilúria determinada pela filariose bancroftiana, que é endêmica em mais de 80 países e acomete cerca de 100 milhões de pessoas.

CAUSAS DE QUILÚRIA

- **Parasitária:** filariose (bancroftiana), equinococose, cisticercose, celulose, ascaridíase, malária.
- **Não parasitária:** obstrução do canal torácico (por trauma, tuberculose renal, abscesso, tumores malignos, cistos ou gânglios no hilo renal e ureteres, gravidez), aneurisma linfático, fístulas linfourinárias, difteria, diabetes, esferocitose hereditária.
- **Idiopática.**

Bibliografia

Amâncio A. Causas de... um guia de diagnóstico diferencial. 2ª ed. Rio de Janeiro: Atheneu, 1988.

Altintepe L, Tonbul HZ, Ozbey I et al. Urinary tuberculosis: Ten Year's Experience. Ren Fail, 2005; 27:657-61.

Braundwald E, Fauci AS, Kasper DL et al. Medicina Interna de Harrison. 18ª ed. Vol I/II. São Paulo: McGraw Hill/Artmed, 2013.

Dreyer G, Mattos D, Norões J. Quilúria. São Paulo: Rev Assoc Med Bras, sept./oct. 2007; 53(5). Disponível em: <http://www.scielo.br/scielo.php?pid=S0104-42302007000500025&script=sci_arttext>.

Dreyer G, Addiss D, Dreyer P, Norões J. Urogenital Problems in Bancroftian Filariasis. In: Dreyer G, Addiss D, Dreyer P, Noroes J, editors. Basic Lymphoedema Management: Treatment and Prevention of Problems Associated with Lymphatic Filariasis. Hollis: Hollis Publishing, 2002:53-66.

Tavolini IM, Sacco E, Alemayehu HS, Bassi P. Non-parasitic Chyluria: an Interesting case of Uncertain Interpretation. Arch Ital Urol Androl, 2003; 75:228-9.

106. RAYNAUD, FENÔMENO DE

Sylvia Lemos Hinrichsen
Denise Temoteo da Rocha

DEFINIÇÃO

O fenômeno de Raynaud é caracterizado por isquemias digitais episódicas, manifestadas clinicamente pelo desenvolvimento sequencial de empalidecimento, cianose e rubor dos dedos dos pés ou das mãos, após exposição ao frio e reaquecimento subsequente.

Em geral, é dividido em duas categorias: a idiopática, denominada *doença de Raynaud*, e a secundária, associada a outras doenças ou etiologias conhecidas de vasoespasmo.

O estresse emocional também pode precipitar o surgimento desse fenômeno. As alterações de cores, em geral, são bem demarcadas e restritas aos dedos dos pés e das mãos. Tipicamente, uma ou mais pontas dos dedos se tornarão esbranquiçadas quando o paciente ficar exposto a um ambiente frio ou ao toque de um objeto frio. O embranquecimento, ou palidez, representa a fase isquêmica do fenômeno e resulta do vasoespasmo das artérias digitais. Durante a fase isquêmica, os capilares e as vênulas se dilatam, sendo a cianose o resultado da desoxigenação do sangue presente nesses vasos. Uma sensação de frio, dormência ou parestesia dos dedos frequentemente acompanha as fases de palidez e cianose.

Com o reaquecimento, o vasoespasmo digital regride e o fluxo sanguíneo nas artérias dilatadas aumenta dramaticamente. Essa "hiperemia reativa" imprime uma coloração avermelhada aos dedos. Além de rubor e calor, o paciente experimenta uma sensação de pulsação e dor. Apesar de a resposta de coloração trifásica ser característica do fenômeno de Raynaud, alguns pacientes podem apresentar somente palidez e cianose, e outros, apenas cianose.

CAUSAS DO FENÔMENO DE RAYNAUD

- **Traumáticas:** pós-traumático, pós-operatório, profissional (microtraumas repetidos): doença do martelo pneumático, vasoespasmo dos pianistas e tipistas, oclusão arterial da mão.
- **Lesões nervosas:** síndrome do vértice torácico (costela cervical, síndrome do escaleno, síndrome de hiperabdução, síndrome costoclavicular), neuropatias periféricas, poliomielite, atrofia muscular progressiva, hemi- e monoplegia, siringomielia, causalgia, espina bífida, tumores nervosos, hérnia de disco, mielodisplasia.
- **Doenças vasculares:** aterosclerose, tromboangiite obliterante, embolia.
- **Intoxicações:** ergotismo, chumbo, arsênico, tálio.

- **Hemopatias:** hemoglobinúria paroxística, crioglobulinemias, macroglobulinemias, policitemia *vera*.
- **Outras:** esclerodermia, lúpus eritematoso sistêmico, tuberculose pulmonar avançada, sífilis, malária, artrite reumatoide, osteoporose dolorosa, convalescença de febre tifoide, pneumonia, influenza e estreptococcias.

Bibliografia

Amâncio A. Causas de... um guia de diagnóstico diferencial. 2ª ed. Rio de Janeiro: Atheneu, 1988.

Braundwald E, Fauci AS, Kasper DL et al. Medicina Interna de Harrison. 18ª ed. Vol I/II. São Paulo: McGraw Hill/Artmed, 2013.

Creager MA, Dzau VJ. Doenças Vasculares dos Membros. *In:* Braunwald E, Fauci AS, Kasper DL, Hauser SL, Longo DL, Jameson JL. Harrison: Medicina Interna. 15ª ed. Rio de Janeiro: McGraw-Hill, 2002: 15(I):1.516-24.

Kayser C, Santos MF, Andrade LEC. Estudo-piloto sobre a Eficácia do Losartan no Tratamento do Fenômeno de Raynaud e Correlação com Alterações na Microcirculação em Pacientes com Esclerose Múltipla. *In:* Rev Bras Reumatol. São Paulo. Nov./Dec; 45(6). Disponível em: <http://www.scielo.br/scielo.php?pid=S0482-50042005000600003&script=sci_arttext&tlng=pt>.

107. RETENÇÃO DE URINA/ RIGIDEZ DE NUCA/ROUQUIDÃO

Sylvia Lemos Hinrichsen
Denise Temoteo da Rocha

RETENÇÃO DE URINA

DEFINIÇÃO

No homem, a urina é um fluido excretório resultante da filtragem do sangue nos rins. É formada na filtração feita nos néfrons, que apresentam uma parede em forma de tubo, chamada de túbulo, o qual é rodeado de vasos sanguíneos que sugam os nutrientes necessários ao organismo e depois se direcionam para os ureteres e para a bexiga, sendo então a urina armazenada e passada para a uretra, quando, finalmente, é expelida.

CAUSAS DE RETENÇÃO DE URINA

- **Mecânicas:** estenose uretral, ruptura de uretra, cálculo ou coágulo uretral ou vesical, tumor vesical, cistite aguda, prostatismo.
- **Nervosas:** espasmo esfincteriano externo, paralisia de nervos vesicais, histeria, anestesia profunda.

RIGIDEZ DE NUCA

DEFINIÇÃO

Trata-se de uma resistência à flexão passiva da nuca causada por lesão muscular ou irritação meníngea. Há uma incapacidade de flexionar a cabeça para a frente em razão da rigidez dos músculos do pescoço.

O meningismo consiste na tríade de rigidez na nuca, fotofobia (intolerância ao brilho da luz) e dor de cabeça. É um sinal de irritação das meninges, como observado na meningite, hemorragia subaracnóidea e outras.

CAUSAS DE RIGIDEZ DO PESCOÇO

- Meningites.
- Tumor ou abscesso subtentorial.
- Hemorragia subaracnóidea.
- Trombose do seio longitudinal superior.
- Encefalites agudas.

- Tétano.
- Hidrofobia.
- Intoxicação por estricnina.
- Asfixia.
- Torcicolo.
- Abscesso retrofaríngeo.
- Síndrome do homem rígido.
- Osteoartrite cervical.
- Espondilite anquilosante.
- Parotidite epidêmica.
- Poliomielite.
- Leptospirose.
- Encefalomielite.
- Cisticercose.

ROUQUIDÃO

DEFINIÇÃO

A rouquidão ou disfonia é definida como qualquer mudança no caráter vocal, de caráter agudo (de curta duração) ou crônico (longa duração, mais de 15 dias).

Qualquer edema ou irregularidade na superfície de revestimento (mucosa) das pregas vocais ocasiona a perturbação da voz (som que resulta da vibração das pregas vocais e de todas as estruturas do aparelho fonador), caracterizada pela falta de clareza (limpidez) do som causada pela rouquidão.

CAUSAS DA ROUQUIDÃO

- **Funcional:** uso habitual e excessivo da voz (oradores, locutores, camelôs, cantores), uso ocasional e excessivo da voz (torcedores, cantores).
- **Problemas da laringe:** inflamação, ulcerações (tuberculose, sífilis, Hansen, tumores, após uso de sonda traqueal/esofágica), edema (angioneurótico, iodismo, drogas).
- **Paralisia da corda vocal:** bócio, aneurisma aórtico, adenomegalia cervical, tumores do esôfago, lesões do nervo recorrente durante cirurgias, tumores brônquicos, tumores de cordas vocais, estenose mitral, tumor de mediastino.
- **Lesões cricoaritenoidianas.**
- **Outras:** mixedema, *miastenia gravis*, acromegalia, hipertireoidismo, amiloidose da laringe, tumor do corpo carotídeo, osteoartrite cervical, esclerodermia, uso excessivo de atropina.

Bibliografia

Amâncio A. Causas de... um guia de diagnóstico diferencial. 2ª ed. Rio de Janeiro: Atheneu, 1988.

Retenção de Urina/Rigidez de Nuca/Rouquidão

Behlau M, Azevedo R, Madazio G. Anatomia da Laringe e Fisiologia da Produção Vocal. *In:* Behlau M. Voz: O Livro do Especialista. Rio de Janeiro: Revinter, 2001.

Braundwald E, Fauci AS, Kasper DL et al. Medicina Interna de Harrison. 18ª ed. Vol I/II. São Paulo: McGraw Hill/Artmed, 2013.

Fortes FSG, Imamura R, Tsuji DH, Sennes LU. Perfil dos Profissionais da Voz com Queixas Vocais Atendidos em um Centro Terciário de Saúde. Rev Bras Otorrinolaringol, 2007; 73:27-31.

Martins RHG, Cerqueira JR, Dias NH, Castilho EC, Braz LG, Navarro LHC. Rouquidão após Intubação Traqueal. *In:* Rev Bras Anestesiol. Campinas mar/apr. 2006; 56(2). Disponível em: <http://www.scielo.br/scielo.php?pid=S0034-70942006000200011&script=sci_arttext>.

Menezes AMB, Horta BL, Oliveira AL, Kaufmann RAC. Risco de Câncer de Pulmão, Laringe e Esôfago Atribuível ao Fumo. Rev Saúde Pública 2002; 36:129-34.

Sobrinho FP, Della Negra M, Queiroz W, Ribeiro UJ, Bittencourt S, Klautau GB. Histoplasmose de Laringe. *In:* Rev Bras Otorrinolaringol. São Paulo: nov./dec. 2007:73(6). Disponível em: <http://www.scielo.br/pdf/rboto/v73n6/a22v73n6.pdf>.

108. SIALORREIA/SÍNCOPE/ SÍNDROME DE MÁ ABSORÇÃO

Sylvia Lemos Hinrichsen
Denise Temoteo da Rocha

SIALORREIA

DEFINIÇÃO

Sialorreia, ptialismo ou polissialia se caracteriza pela secreção abundante de saliva.

CAUSAS DE SIALORREIA

- Gravidez.
- Parasitoses intestinais.
- Micoses de esôfago.
- Pelagra.
- Escorbuto.
- Cretinismo.
- Intoxicação por mercúrio/iodo/cobre.
- Hipercloridria.
- Câncer de esôfago.
- Insuficiência renal.
- Doença de Parkinson.
- Tumor no terceiro ventrículo.
- Raiva.
- Epilepsia.
- Carcinoide brônquico.
- Intoxicação por digitálicos/arsênio/anticolinérgicos.
- Psicogênica.

SÍNCOPE

DEFINIÇÃO

Síncope ou desmaio é a perda súbita e transitória da consciência e consequentemente da postura, em razão da isquemia cerebral transitória generalizada (redução na irrigação de sangue para o cérebro), com recuperação espontânea da consciência.

A síncope, apesar de frequente, é geralmente benigna e com bom prognóstico, inversamente ao que se observa na síncope de etiologia cardíaca.

Síncope é um problema frequente, sendo responsável por aproximadamente 1% a 6% de todas as admissões hospitalares. Cerca de 30% das pessoas têm pelo menos uma síncope, e em mais de 40% dos casos existe recidiva, sobretudo nos primeiros 12 meses após o primeiro episódio.

CAUSAS DE SÍNCOPE

- Hemorragia aguda.
- Hipoglicemia.
- Histeria e hiperventilação.
- Hipotensão ortostática.
- Infarto do miocárdio.
- Estenose aórtica.
- Aterosclerose cerebral.
- Síndrome de Stokes-Adams.
- Taquicardia paroxística.
- Hipertensão pulmonar/estenose pulmonar.
- Epilepsia.
- Encefalopatia hipertensiva.
- Pós-simpatectomia.
- Neuropatia diabética.
- Siringomielia.
- *Tabes dorsalis.*
- Medicamentos: nitrito, diuréticos, fenotiazinas, anti-hipertensivos.
- Reflexo vasovagal/reflexo do seio carotídeo.

SÍNDROME DE MÁ ABSORÇÃO

DEFINIÇÃO

Define-se como má digestão a redução na quebra de nutrientes (carboidratos, proteínas, gorduras) em subprodutos absorvíveis (mono-, di- ou oligossacarídios, aminoácidos, oligopeptídios, ácidos graxos, monoglicerídios).

Já a má absorção é definida como a redução na captação e transporte de nutrientes adequadamente digeridos (incluindo vitaminas e oligoelementos) pela mucosa.

A apresentação da má absorção varia consideravelmente, desde esteatorreia e emagrecimento graves, até alterações mínimas e incidentais em exames laboratoriais bioquímicos e hematológicos.

Na prática, o objetivo primário da estratégia diagnóstica da má absorção é encontrar ou descartar uma doença ou condição que cause a má assimilação no indivíduo e suas consequências.

Nos casos mais graves, a diarreia e a perda de peso são os sinais típicos; no entanto, em formas mais brandas ou oligossintomáticas pode ser até difícil suspeitar que a má absorção seja a causa para as queixas do paciente. É portanto importante uma anamnese detalhada, particularmente em relação a queixas de fezes amolecidas, um aumento da frequência de evacuações, fadiga, fraqueza, desconforto abdominal, perda de peso não justificada, alterações de pele e dores ósseas.

O que se encontra na má absorção*

Achados clínicos	Achados laboratoriais	Má absorção de
Diarreia	Peso fecal aumentado, potássio sérico reduzido	Água e eletrólitos
Esteatorreia	Gordura fecal aumentada, colesterol sérico reduzido	Lipídios e ácidos biliares
Perda de peso	Gordura fecal aumentada, quimotripsina ou elastase reduzidas, teste da xilose reduzida	Gorduras, carboidratos e proteínas
Anemia	Ferro sérico e contagem de hemácias reduzidos, hemácias hipocrômicas e microcíticas	Ferro
Anemia perniciosa e glossite	Contagem de hemácias reduzidas, hemácias hipercrômicas e megaloblásticas, teste de Schilling anormal	Vitamina B_{12} e ácido fólico
Dor em membros e ossos, fraturas ósseas patológicas e sinal de Chvostek	Osteoporose, osteomalacia, cálcio sérico reduzido, fosfatase alcalina aumentada, alterações radiológicas	Potássio, magnésio, cálcio, vitamina D, proteínas e aminoácidos
Sinais de sangramento, fragilidade da pele e hemorragia petequial	Tempo de protrombina aumentado	Vitaminas K e C
Edema (perda intestinal de proteínas)	Proteína total e albumina sérica reduzidas, clareamento de alfa-1-antitripsina fecal aumentado	Proteína

Sialorreia/Síncope/Síndrome de Má Absorção 257

Achados clínicos	Achados laboratoriais	Má absorção de
Distensão abdominal e flatulência	Alterações radiológicas e ecográficas abdominais, teste respiratório com glicose-H_2 aumentada	Carboidratos
Intolerância à lactose	Teste respiratório com lactose-H_2 aumentada, lactase na mucosa intestinal reduzida	Lactose
Neuropatia periférica	Função nervosa periférica reduzida	Vitaminas B_1, B_6 e B_{12}
Hiperqueratose, paraqueratose e acrodermatite	Retinol e zinco séricos reduzidos	Vitamina A, zinco
Cegueira noturna	Retinol sérico reduzido	Vitamina A

* WGO Practice Guidelines: má absorção.

CAUSAS DE MÁ ABSORÇÃO

- **Superfície digestiva reduzida:** gastrectomia, gastroileostomia, exclusão jejunal, ressecção do delgado, fístulas digestivas internas e externas.
- **Doenças da parede intestinal:** doença celíaca, espru tropical, deficiência de enzimas separadoras de açúcar, ileojejunite por estrongiloidíase/outras, esclerodermia, amiloidose, enterite por irradiação, enterites bacterianas e virais, linfomas, doença de Whipple, tuberculose intestinal.
- **Alterações da flora intestinal:** síndrome da alça cega, diverticulose jejunal, estenose múltipla do delgado, fístulas do delgado, uso de neomicina.
- **Defeitos na digestão:** insuficiência pancreática, obstrução biliar, cirrose congênita.
- **Outras:** carcinomas, diabetes, hipoparatireoidismo, hipotireoidismo, síndrome de Zollinger-Ellison, hipogamaglobulinemia, abetalipoproteinemia, insuficiência arterial mesentérica, enteropatia perdedora de proteínas, sarcoidose, pneumatose cística intestinal.

Bibliografia

Amâncio A. Causas de... um guia de diagnóstico diferencial. 2ª ed. Rio de Janeiro: Atheneu: 1988.
Braundwald E, Fauci AS, Kasper DL et al. Medicina Interna de Harrison. 18ª ed. Vol I/II. São Paulo: McGraw Hill/Artmed, 2013.
Julio C. Malabsorption Syndromes. Bai Digestion, 1998; 59:530-46.
Wikipédia. Síncope. Disponível em: <http://pt.wikipedia.org/wiki/S%C3%ADncope_(medicina)>.
WGO. World Gastroenterology Organisation Practice Guidelines. Practice Guidelines: Má absorção. Disponível em: <http://www.omge.org/assets/downloads/pt/pdf/guidelines/malabsorption_pt.pdf>.

109. SOLUÇO

Sylvia Lemos Hinrichsen
Denise Temoteo da Rocha

DEFINIÇÃO

O soluço (ou singulto) é um fenômeno reflexo que se manifesta por contração espasmódica e involuntária do diafragma, seguida de movimento de distensão e de relaxamento pelo qual o pouco ar que a contração força para entrar no estômago é expulso com um ruído característico, que geralmente se repete várias vezes por minuto.

Ocorre após a ingestão de líquido ou sólido, sendo, na maioria dos casos, benigno e autolimitado, mas pode ser sintoma de uma doença.

Pode ser resolvido com a interrupção do ciclo respiratório, segurando por alguns segundos a respiração e forçando o diafragma a voltar a funcionar juntamente com a respiração.

Pode ser causado por disfunções dos sistemas nervosos central e periférico, embora possa ocorrer após a ingestão de bebidas alcoólicas ou carbonadas.

Soluços persistentes ou incessantes podem ser causados por qualquer condição que irrite ou afete os nervos relevantes.

CAUSAS DE SOLUÇO

- Acidose.
- Pneumonia.
- Atelectasia pulmonar maciça.
- Pancreatite aguda.
- Abscesso hepático e subfrênico.
- Hemorragia intracraniana.
- Hipertensão intracraniana.
- *Pleuris* diafragmática.
- Hérnia diafragmática.
- Peritonite.
- Dilatação aguda do estômago.
- Distensão abdominal.
- Infarto pulmonar.
- Histeria.
- Irritação frênica por tumor.
- Bebidas carbonadas.
- Falta de água.
- Comer muito rápido.

Soluço

- Ficar com fome por certo período de tempo.
- Tomar uma bebida gelada enquanto come uma refeição muito quente.
- Comer pratos muito quentes ou picantes.
- Rir muito.
- Redução da temperatura corporal.
- Consumir bebidas alcoólicas em excesso.
- Chorar compulsivamente (soluçar) – o choro permite que o ar entre no estômago.
- Fumar (por inalação anormal).
- Falar durante muito tempo.
- Falta de vitaminas.
- Excesso ou falta de íons (potássio, sódio).
- Insuficiência renal com altos níveis de ureia sanguínea, respiração rápida, levando à diminuição de dióxido de carbono no sangue.
- Laringite.
- Arroto.
- Refluxo gástrico.
- Sensação de alimento no esôfago.
- Irritação do tímpano.
- Quimioterapia.
- Anestesia geral.
- Cirurgia.
- Tumor.
- Infecções.
- Diabetes.
- Levantar-se muito rapidamente.
- Vomitar.
- Falta de ar.
- Estímulo direto ao nervo vago.
- Idiopática.

Bibliografia

Amâncio A. Causas de... um guia de diagnóstico diferencial. 2ª ed. Rio de Janeiro: Atheneu, 1988.

ABC da Saúde. Soluços. Disponível em: <http://www.abcdasaude.com.br/artigo.php?399>.

Silva CRL, Santiago LC, Silva RCL. Causas de Sinais & Sintomas Medicina. Enfermagem. Fisioterapia. Nutrição. Rio de Janeiro: Água Dourada. 2010.

110. SUOR

Sylvia Lemos Hinrichsen
Denise Temoteo da Rocha

DEFINIÇÃO

O suor (transpiração) é o resultado da perda de fluido líquido do organismo humano, composto por cloreto de sódio e ureia em solução. É secretado pelas glândulas sudoríparas.

Acumulado em certas áreas do corpo humano, como pés, axilas e virilhas, o suor pode ser colonizado por fungos e bactérias, o que produzirá mau odor (que varia segundo as etnias, uma vez que a quantidade de glândulas sudoríporas varia de pessoa a pessoa).

O suor noturno pode ser um sinal de que algo está errado com a saúde, embora uma das causas desse suor excessivo possa ser motivada por estresse e preocupações.

CAUSAS DE ANORMALIDADE DO SUOR*

- **Hiperidrose:** exercício físico, febre (malária, tuberculose, brucelose, pneumonia), lesão do hipotálamo: tumor, trauma, inflamação, hipertireoidismo, diabetes, hiperpituitarismo, menopausa, gravidez, feocromocitoma, gota, alcoolismo agudo, reações a drogas, acrodinia, disautonomia familiar, insuficiência respiratória aguda, hipotensão arterial, choque, doença de Parkinson, raquitismo, escorbuto, mucoviscidose, coarctação da aorta, intoxicação salicílica, hipotonicidade dos fluidos corporais, emoção, tromboflebite, esclerodermia, tumor cerebral, lesão da medula, lesões de nervos periféricos, síndrome de Frey, artrite reumatoide (palmar).
- **Anidrose – hipoidrose:** ictiose, neuropatia periférica diabética, síndrome de Horner, mixedema, ganglioneuroma mediastínico, hipotensão ortostática idiopática, desnutrição, lesão medular, ciática.
- **Bromoidrose:** febre reumática, uremia, escorbuto, pneumonia, idiopática.
- **Cromidrose:**
  - **Fatores exógenos:** bactérias cromogênicas do gênero *Coryne bacterium* (cor amarela/vermelha).
  - **Decomposição do cobre na pele** (cor azulada/verde).
  - **Ocronose (alcaptonúria):** coloração na esclera e nas cartilagens nasal e auditiva, ou secreções sebáceas (cor preta/pardo-esverdeada).
- **Sudorese noturna:** infecções: tuberculose, HIV/AIDS, actinomicose, neuropatia diabética, reação à insulina, doença de Whipple, menopausa, linfomas/tumores, baixa de açúcar no sangue em diabéticos, medicamentos.

* (1) hiperidrose – aumento da transpiração: (2) anidrose – transpiração normal; (3) hipoidrose – transpiração diminuída; (4) bromoidrose – transpiração com odor; (5) cromidose – suor com cor por pigmentos endógenos.

Bibliografia

Amâncio A. Causas de... um guia de diagnóstico diferencial. 2ª ed. Rio de Janeiro: Atheneu, 1988.

Braundwald E, Fauci AS, Kasper DL et al. Medicina Interna de Harrison. 18ª ed. Vol I/II. São Paulo: McGraw Hill/Artmed, 2013.

Infoescola. Ocronose. Disponível em: <www.infoescola.com/doenças/ocronose>.

Tu YR, Li X, Lin M, Lai FC, Li YP, Chen JF et al. Epidemiological Survey of Primary Palmar Hyperhidrosis in Adolescent in Fuzhou of People's Republic of China. Eur J Cardiothorac Surg, 2007; 31(4):737-9.

111. SURDEZ (DISACUSIA)

Sylvia Lemos Hinrichsen
Denise Temoteo da Rocha

DEFINIÇÃO

Disacusia significa perda da capacidade auditiva, que pode ser moderada (hipoacusia), acentuada (surdez) ou total (anacusia ou cofose).

A perda da audição usualmente se expressa em termos da capacidade para ouvir tons puros, que são definidos pela sua frequência e intensidade. No sentido de quantificar a magnitude da perda de audição, os níveis normais de audição são definidos por meio de um padrão internacional. Esses níveis representam a intensidade do som mais fraco que pode ser escutado pelos ouvidos normais. O nível de audição de um paciente é a diferença em decibéis (dB) entre o tom puro mais fraco que pode ouvir e o nível normal de referência dado pelo padrão.

A surdez pura para palavras não é uma síndrome afásica verdadeira, uma vez que os déficits de linguagem são específicos para algumas modalidades. Os pacientes não têm dificuldade em entender a linguagem escrita e podem se expressar bem pela linguagem falada ou escrita. Eles não têm qualquer dificuldade em interpretar e reagir aos sons do ambiente, já que o córtex auditivo primário e os retransmissores auditivos subcorticais estão preservados. Contudo, as informações auditivas não podem ser levadas até a rede da linguagem nem podem ser decodificadas em representações neurais da palavra, e o paciente reage à linguagem falada como se estivesse em uma língua estranha que não pode ser decifrada. Os pacientes não conseguem repetir a linguagem falada, porém não têm dificuldade em denominar objetos.

A surdez de origem genética, em geral por aplasia ou deterioração das células ciliares, pode estar presente desde o nascimento ou pode se desenvolver na vida adulta.

A perda de audição bilateral, gradual, progressiva, comumente associada ao envelhecimento, é chamada de presbiacusia, a qual não é uma entidade nosológica distinta, mas representa múltiplos efeitos da idade sobre o sistema auditivo.

CAUSAS DE SURDEZ

- **Frequentes:** otosclerose, simulação, exposição prolongada a ruídos intensos, presbiacusia, anomalias congênitas, obstrução do conduto auditivo externo, infecções auditivas, meningites e encefalites, lesão da membrana do tímpano, mastoidites, uso de salicilatos, cloroquina, quinina, quinidina, furosemida, ácido etacrínico, estreptomicina, gentamicina, canamicina, neomicina e vancomicina.

Surdez (Disacusia)

- **Pouco frequentes:**
  - Lesões do tronco encefálico, lues, mielose funicular, esclerose múltipla, craniostose, febre tifóide, osteogênese imperfeita.
  - Doença de Paget, doença de Refsum, doença de Mènière, ataxia de Friedreich, doença de Tay-Sachs (idiotia amaurótica familiar: paralisia + demência + cegueira progressiva).
  - Síndrome de Costen, síndrome de Vogt-Koyanagi, síndrome de Jervell-Lange, síndrome de Ramsay-Hunt.
  - Síndrome de Trotter (surdez + nevralgia do trigêmeo), síndrome de Usher (surdez congênita + retinite pigmentar), síndrome de Alport (nefrite familiar progressiva + disacusia neurossensorial bilateral), síndrome de Klippel-Feil (anomalia congênita com fusão da coluna cervical e das quatro primeiras vértebras torácicas), síndrome da fossa pterigopalatina (amaurose + surdez + anestesia infraorbital + dor no maxilar superior + paralisia do músculo pterigóideo).

Bibliografia

Amâncio A. Causas de... um guia de diagnóstico diferencial. 2ª ed. Rio de Janeiro: Atheneu, 1988.

Baloh RW. Os Sentidos Especiais. *In:* Wyngaarden JB, Smith LH, Bennett JC. Cecil: Tratado de Medicina Interna. 19ª ed. Rio de Janeiro: Guanabara Koogan, 1992.

Mesulam MM. Afasias e Outros Distúrbios Cerebrais Focais. *In:* Braunwald E, Fauci AS, Kasper DL, Hauser SL, Longo DL, Jameson JL. Harrison: Medicina Interna. 15ª ed. Rio de Janeiro: McGraw-Hill, 2002.

Porto CC. Exame Físico Geral. *In:* Porto CC. Sinais e Sintomas. 5ª ed. Rio de Janeiro: Guanabara Koogan, 2004.

Sauders JE. Global Strategies for Hearing Laos. Prevention: an introduction. ENT and Audiology News. 2009.

112. TETANIA/TREMOR/TRISMO

Sylvia Lemos Hinrichsen
Denise Temoteo da Rocha

TETANIA

DEFINIÇÃO

Tetania consiste em espasmos musculares (contrações involuntárias dos músculos).

CAUSAS DE TETANIA

- Tétano.
- Hipoparatireoidismo.
- Raquitismo.
- Osteomalacia.
- Síndrome de má absorção.
- Gravidez.
- Lactação.
- Hiperventilação.
- Ingesta de alcalinos.
- Alcalose hipoclorêmica.
- Pseudo-hipoparatireoidismo.
- Hiperaldosteronismo primário.
- Retocolite ulcerativa.
- Insuficiência renal com retenção de fosfato.
- Hipomagnesemia.
- Infecções.
- Hipocalcemia.

TREMOR

DEFINIÇÃO

Tremor é um movimento muscular involuntário, rítmico, que envolve movimentações oscilatórias de uma ou mais partes do corpo. Trata-se do mais comum de todos os movimentos involuntários, podendo afetar mãos (mais comum), braços, cabeça, face, cordas vocais, tronco e pernas.

Tetania/Tremor/Trismo

CAUSAS DE TREMOR

- Senil.
- Familiar.
- Psiconeurose.
- Hipertireoidismo.
- Doença de Parkinson.
- Tóxico (mercúrio, ópio e derivados, álcool, anfetaminas, cafeína, corticosteroides, antidepressivos).
- Esclerose múltipla.
- Doença de Wilson (degeneração hepatolenticular).
- Acidente vascular cerebral.
- Insuficiência hepática.
- Hipoglicemia.
- Falta de vitaminas.
- Fenilcetonúria.
- Calafrios febris ou por frio.
- Tumores cerebrais.
- Tumores cerebelares.
- Uremia.
- Colagenoses.

TRISMO

DEFINIÇÃO

Trismo é uma contratura dolorosa da musculatura da mandíbula (masseteres).

CAUSAS DE TRISMO

- Tétano.
- Tetania.
- Septicemia.
- Intoxicação por estricnina.
- Hidrofobia.
- Triquinose.
- Mieloencefalite pós-vacínica.
- Actinomicose cervicofacial.
- Catalepsia.
- Hipoglicemia pós-alcoólica.
- Parotidite.
- Abscesso dentário.
- Amigdalites.

- Estomatite.
- Miosite ossificante.
- Tumores mandibulares.
- Osteomielite mandibular.
- Artrite temporomandibular.
- Nevralgia facial.
- Dermatomiosite.
- Esclerodermia.
- Histeria.

Bibliografia

Amâncio A. Causas de... um guia de diagnóstico diferencial. 2ª ed. Rio de Janeiro: Atheneu, 1988.

Braundwald E, Fauci AS, Kasper DL et al. Medicina Interna de Harrison. 18ª ed. Vol I/II. São Paulo: McGraw Hill/Artmed, 2013.

Elbe RJ. The Role of Aging in the Clinical Expression of Essential Tremor. Exp Gerontol, 1995: 30:337-47.

Hallet M. Classification and treatment of tremor. JAMA, 1991; 266:1115-7.

113. TROMBOSE VENOSA

Sylvia Lemos Hinrichsen
Denise Temoteo da Rocha

DEFINIÇÃO

A presença de trombos dentro de uma veia profunda e a resposta inflamatória na parede vascular que a acompanha são denominadas trombose venosa ou tromboflebite.

A trombose das veias safenas magna e parva ou de suas tributárias, isto é, trombose venosa superficial, não resulta em embolia pulmonar.

A grande maioria dos trombos venosos ocorre nas veias superficiais ou profundas da perna.

Os fatores que predispõem a trombose venosa incluem estase, dano vascular e hipercoagulabilidade. Consequentemente, inúmeras situações clínicas estão associadas a risco elevado de trombose venosa.

A trombose venosa pode ocorrer em mais de 50% dos pacientes submetidos a procedimentos cirúrgicos ortopédicos, particularmente aqueles envolvendo quadril ou joelhos, e em 10% a 40% dos indivíduos que são submetidos a cirurgias torácicas ou abdominais. A prevalência da trombose venosa é particularmente elevada nos pacientes com cânceres de pâncreas, pulmão, trato geniturinário, estômago e mama.

Aproximadamente 10% a 20% dos pacientes com trombose venosa profunda idiopática têm ou desenvolvem neoplasia ativa, não existindo consenso se esses indivíduos devem ser submetidos a um *check-up* rigoroso para pesquisa de malignidade oculta.

O risco de trombose está aumentado após traumatismo, como fraturas de coluna, pelve, fêmur e tíbia. A imobilização, independentemente da doença de base, é uma importante causa predisponente da trombose venosa, o que pode explicar a causa da incidência relativamente elevada nos pacientes com infarto agudo de miocárdio ou insuficiência cardíaca congestiva. A incidência de trombose venosa durante a gravidez, particularmente no terceiro trimestre e no primeiro mês pós-parto, aumenta, assim como nas mulheres que fazem uso de contraceptivos orais e tratamento de reposição hormonal pós-menopausa.

As maiores consequências da trombose venosa profunda são a embolia pulmonar e a síndrome de insuficiência venosa crônica.

As tromboses venosas profundas são totalmente assintomáticas em aproximadamente 50% dos pacientes afetados e reconhecidas apenas em retrospecto após a embolização.

A trombose venosa superficial está associada a cateteres endovenosos e infusões, ocorre em varizes, e pode se desenvolver em associação com a trombose

268 — Trombose Venosa

venosa profunda. A trombose venosa superficial migratória é frequentemente um marcador de carcinoma e também pode ocorrer nos pacientes com vasculites, como a tromboangiite obliterante.

Não obstante, o edema local e a drenagem venosa comprometida predispõem a pele sobrejacente envolvida a infecções por traumatismo leve e ao desenvolvimento de úlceras varicosas.

Seja qual for a situação clínica específica, idade avançada, repouso no leito e imobilização elevam o risco de trombose venosa profunda; atividade física reduzida diminui a ação de ordenha dos músculos na parte distal da perna e, assim, alentece o retorno venoso.

CAUSAS DE TROMBOSE VENOSA

- **Local:** esclerose de veias, contusões, lacerações e fraturas, supuradas por contiguidade, das veias varicosas, das doenças arteriais.
- **Sistêmica:**
  - Puerpério e gravidez, pós-operatório.
  - Infecções: tuberculose, sífilis, febre tifoide, infecções respiratórias, doença de Chagas.
  - Doenças do sangue: policitemia *vera*, leucemias, anemia perniciosa, trombocitose pós-esplenectomia, anemia de células falciformes, disproteinemias.
  - Condições cardiovasculares: insuficiência cardíaca, infarto do miocárdio, tromboangiite obliterante, após cateterização cardíaca transeptal.
  - Tumores: pâncreas, pulmões, estômago, ovários, mama, próstata.
  - Outras: diabetes, gota, retocolite ulcerativa, colagenoses, obesidade, síndrome nefrótica, uso prolongado de esteroide, uso de anticoncepcionais orais, amiloidose, síndrome de Marchiafava-Micheli, síndrome de Behçet, homocistinúria.
- **Idiopática.**

A homocisteína, um homólogo do aminoácido natural cisteína, é útil para a avaliação de pacientes em risco para doenças cardiovasculares (DCV). Quando em níveis elevados, pode lesionar o revestimento endotelial das artérias e promover a formação de trombos. Fatores genéticos e dieta pobre em ácido fólico, vitaminas B_6 e B_{12} estão associados a níveis elevados de homocisteína.

Bibliografia

Amâncio A. Causas de... um guia de diagnóstico diferencial. 2ª ed. Rio de Janeiro: Atheneu, 1988.

Braundwald E, Fauci AS, Kasper DL et al. Medicina Interna de Harrison. 18ª ed. Vol I/II. São Paulo: McGraw Hill/Artmed, 2013.

Creager MA, Dzau VJ. Doenças Vasculares dos Membros. *In:* Braunwald E, Fauci AS, Kasper DL, Hauser SL, Longo DL, Jameson JL. Harrison: Medicina Interna. 15ª ed. Rio de Janeiro: McGraw-Hill, 2002.

Mitchell RN, Cotran RS. Distúrbios Hemodinâmicos, Trombose e Choque. *In:* Cotran RS, Kumar V, Collins T. Robbins: Patologia Estrutural e Funcional. 6ª ed. Rio de Janeiro: Guanabara Koogan, 2000.

Wikipédia. Homocisteína. Disponível em: <pt.wikipedia.org/wiki/homociste%c3/ADNA>.

114. ÚLCERA PÉPTICA

Sylvia Lemos Hinrichsen
Denise Temoteo da Rocha

DEFINIÇÃO

A dor epigástrica em queimação, acentuada pelo jejum e aliviada pela alimentação, define um complexo de sintomas associado à doença ulcerosa péptica (DUP). Uma úlcera é definida como uma quebra da integridade da mucosa do estômago e/ou do duodeno, o que causa um defeito local ou escavação em razão da inflamação ativa. As úlceras que ocorrem no estômago e/ou duodeno são muitas vezes de natureza crônica.

Úlceras pépticas são lesões crônicas, geralmente solitárias, que ocorrem em qualquer local do trato gastrointestinal exposto à ação agressiva dos sucos pépticos ácidos. As lesões são geralmente únicas e têm menos de 4cm de diâmetro.

A dor abdominal está presente em muitas doenças gastrointestinais, incluindo-se a úlcera duodenal e a úlcera gástrica, mas tem valor preditivo baixo para a presença de úlcera duodenal e úlcera gástrica.

A dor epigástrica, descrita como queimação ou desconforto corrosivo, pode estar presente na úlcera duodenal e na úlcera gástrica. Esse desconforto também pode ser descrito como uma dor pouco definida ou dor de fome.

CAUSAS DE ÚLCERA PÉPTICA AGUDA

- **Doenças do sistema nervoso central (SNC):** tumores intracranianos, acidente vascular cerebral, traumatismo cranioencefálico, poliomielite bulbar.
- **Cirurgias**, principalmente cardiovasculares, geniturinárias e abdominais.
- **Fraturas**.
- **Queimaduras**.
- **Hipoxia:** insuficiência respiratória, *cor pulmonale*, pneumotórax, laringotraqueíte aguda, câncer brônquico, hipoxia sob anestesia.
- **Outras:** uremia, coma diabético, intoxicação barbitúrica, intubação nasogástrica, septicemia, choque, desidratação, embolia gordurosa.

CAUSAS DE ÚLCERA PÉPTICA CRÔNICA

Hiperparatireoidismo	Adenomatose endócrina múltipla
Síndrome de Zollinger-Ellison	Cirrose hepática
Anastomose porto-cava	Duplicação de delgado
Policitemia *vera*	Leucemia granulocítica crônica
Tumor carcinoide	Mucoviscidose no adulto
Síndrome hipotalâmica	Doença pulmonar obstrutiva crônica
Estrongiloidose	Uso de fenilbutazona
Uso de corticoides	Uso de sulfimpirazona
Artrite reumatoide	Pancreatite crônica
Doença de Rendu-Osler	

Bibliografia

Amâncio A. Causas de... um guia de diagnóstico diferencial. 2ª ed. Rio de Janeiro: Atheneu, 1988.

Braundwald E, Fauci AS, Kasper DL et al. Medicina Interna de Harrison. 18ª ed. Vol I/II. São Paulo: McGraw Hill/Artmed, 2013.

Crawford JM. O Trato Gastrintestinal. *In:* Cotran RS, Kumar V, Collins T. Robbins: Patologia estrutural e Funcional. 6ª ed. Rio de Janeiro: Guanabara Koogan, 2000.

Topazian M. Endoscopia Gastrintestinal. *In:* Braunwald E, Fauci AS, Kasper DL, Hauser SL, Longo DL, Jameson JL. Harrison: Medicina Interna. 15ª ed. Rio de Janeiro: McGraw-Hill, 2002.

Valle JD. Doença Ulcerosa Péptica e Distúrbios Relacionados. *In:* Braunwald E, Fauci AS, Kasper DL, Hauser SL, Longo DL, Jameson JL. Harrison: Medicina Interna. 15ª ed. Rio de Janeiro: McGraw-Hill, 2002.

115. VERTIGEM

Sylvia Lemos Hinrichsen
Denise Temoteo da Rocha

DEFINIÇÃO

Vertigem é um sintoma no qual se tem a sensação de uma tontura rotatória, podendo causar náuseas, vômitos e ilusão de movimento.

Tontura é o termo que representa genericamente todas as manifestações de desequilíbrio. As tonturas estão entre os sintomas mais frequentes em todo o mundo e são de origem labiríntica em 85% dos casos. Mais raramente, podem ser de origem visual, neurológica ou psíquica.

Labirintite é uma doença de rara ocorrência, caracterizada por uma infecção ou inflamação no labirinto. O termo é utilizado de forma equivocada para designar todas as doenças do labirinto.

CAUSAS DE VERTIGEM

- **Drogas/medicamentos:** álcool, gentamicina, estreptomicina, maconha, cafeína, diuréticos (furosemida), anti-hipertensivos, carbamazepina, antidepressivos, benzodiazepínicos, nicotina, anticoncepcionais, anti-inflamatórios, antibióticos.
- **Problemas circulatórios:** ataque isquêmico transitório (distúrbios temporários da função cerebral causados pelo suprimento sanguíneo insuficiente a regiões do cérebro durante breves períodos) afetando as artérias vertebrais e basilares.
- **Anormalidades do ouvido:** depósitos de cálcio num dos canais semicirculares na orelha interna (que causa vertigem postural paroxística benigna).
- **Outras:** infecções (por bactérias ou vírus/herpes-zóster/varicela), traumatismos de cabeça e pescoço, erros alimentares, tumores cerebrais, envelhecimento, distúrbios vasculares (hiper ou hipotensão arterial, aterosclerose), doenças metabólicas-endócrinas (hipercolesterolemia, hiper- ou hipoglicemia, hiper- ou hipoinsulinemia, hiper- ou hipotireoidismo), anemia.

DOENÇAS QUE PODEM ACOMETER OS SISTEMAS VESTIBULAR E AUDITIVO

- **Vertigem postural paroxística benigna:** breves e repentinos episódios de vertigem e/ou enjoo aos movimentos da cabeça.
- **Doença de Ménière**: queixa de crises vertiginosas, diminuição da audição, sensação de pressão no ouvido.
- **Neurite vestibular:** vertigem aguda, intensa e prolongada, com náuseas e vômitos. Pode ser de origem inflamatória ou infecciosa (viral).

Vertigem

- **Doenças do ouvido médio e/ou tuba auditiva:** vertigens, zumbido e/ou diminuição da audição podem ser causados por obstrução da tuba auditiva e otite média.
- **Cinetose** (mal do movimento): tonturas, náuseas, eventualmente vômitos, palidez e suor podem ocorrer em veículos em movimento.
- **Surdez súbita e vertigem:** a perda auditiva, habitualmente, surge em um dos ouvidos e pode ter diferentes causas, como infecções por vírus, traumatismos cranianos ou acústicos, doenças autoimunes, vascular ou tumores. Tonturas de vários tipos podem ocorrer. É comum a crise vertiginosa típica, com náuseas e vômitos.
- **Esclerose múltipla:** é uma afecção crônica e progressiva, de causa desconhecida, do sistema nervoso central.

Bibliografia

Amâncio A. Causas de... um guia de diagnóstico diferencial. 2ª ed. Rio de Janeiro: Atheneu, 1988.

ABC da Saúde. Vertigem, Tontura e Labirintite. Disponível em: <http://www.abcdasaude.com.br/artigo.php?542>.

Lippincott Willians & Wilkins. Manual de sinais e sintomas. 4ª ed. São Paulo: Gen/Roca, 2012.

Parte II

Causas de...
SINTOMAS & SINAIS – ALTERAÇÕES LABORATORIAIS

Sylvia Lemos Hinrichsen

"O diagnóstico continua sendo uma arte e, por isso, não exclui o subjetivismo do observador nem o seu senso clínico."

Aloysio Amâncio

> *"A clínica é soberana. Os exames complementam."*

Grande parte das decisões diagnósticas envolve exames complementares (laboratoriais, biópsias e imagens) capazes de revelar o que está acontecendo no corpo do paciente.

Exames complementares, como o próprio nome diz, complementam a hipótese diagnóstica formulada. Por essa razão é preciso estudar o histórico e o exame físico do paciente e, com base em seu conhecimento, solicitar os exames, cujos resultados devem ser analisados quanto à sua relevância e se estão dentro dos valores referenciais para o diagnóstico do doente.

Antes de se iniciar qualquer formulação diagnóstica é preciso analisar o paciente, seus sintomas e sinais como um todo, buscando cada detalhe da história que possa modificar a investigação clínica.

É essencial na elaboração de um diagnóstico fazer um *checklist* de suas doenças, comorbidades, medicamentos em uso recente e/ou nos últimos meses que antecederam os sintomas e/ou sinais que o fizeram buscar auxílio diagnóstico.

Deve-se também atentar para a defasagem entre a solicitação de um exame complementar e os resultados, que em alguns casos podem levar semanas para análise dentro do contexto da avaliação diagnóstica.

Em geral, fazem parte dos exames complementares um hemograma completo, um painel bioquímico (metabólico básico), testes toxicológicos e genéticos, além de biópsias e imagens (raios X, tomografia computadorizada [TC], ressonância magnética [RM], medicina nuclear/PET *scan*, ultrassonografia, entre outros) (Quadro II.1).

274   Parte II   Causas de... Sintomas & Sinais – Alterações Laboratoriais

Quadro II.1. Alguns exames laboratoriais usados no diagnóstico clínico*

Sangue

  Hematológicos: hemograma (hemácias, leucócitos, plaquetas), coagulação, hemostasia, grupos sanguíneos, testes pré-transfusionais.

  Determinações bioquímicas: glicemia, ureia, creatinina, ácido úrico, transaminases, sódio, potássio, cloreto, fósforo, magnésio, cálcio, ferro, ferritina, transferrina, amilase, lipase, colesterol total e frações, triglicerídeos, bilirrubinas, proteínas plasmáticas, colinesterase, creatinoquinases, troponinas, fosfatases, gamaglutamil-transferase, lactato-desidrogenase, hemoglobina glicosilada, frutosamina, hormônios.

  Sorologia: complemento, fatores antigamaglobulina, anticorpos antinucleares, anticorpos antieritrocíticos, antiestreptolisina O, imunidade celular, antígeno carcinoembrionário, sistema HLA, imunocomplexos, antígenos/anticorpos contra doenças infecciosas.

Fezes: caracteres macroscópicos, químicos, exames bacteriológicos e parasitológicos.

Urina: volume, pH, densidade, proteína de Bence Jones, albumina, glicose, corpos cetônicos, hemoglobina, sangue, leucócitos, nitrito, bilirrubina, urobilinogênio, cilindros, cristais, células epiteliais, leveduras, bactérias, cálcio, porfobilinogênio, coproporfirinas urinárias, ácido fenilpirúvico.

Líquido cefalorraquidiano (LCR): caracteres físicos/químicos, citologia, exames bacteriológicos/sorológicos infecciosos.

Outros exames: suco gástrico, suor, saliva, exsudatos/transudatos, secreção vaginal/esperma, líquido amniótico/sinovial, provas funcionais (respiratória, renal, intestino delgado, hepática, pancreática, endócrina), marcadores tumorais, coprocultura, culturas de material do trato geniturinário, culturas de material de garganta e do escarro, culturas de exsudatos e transudatos, hemoculturas e cultura do LCR.

---

*Gorina AB. A clínica e o laboratório. 12ª ed. Rio de Janeiro: Guanabara Koogan, 1984:475.
Ravel R. Laboratório clínico. Aplicações clínicas dos dados laboratoriais. 6ª ed. Rio de Janeiro: Guanabara Koogan, 1997:616.

Um exame complementar é um apoio ao diagnóstico de um paciente, ao lado da história (anamnese), exame físico e evolução clínica.

Caberá ao solicitante do exame complementar analisar os resultados obtidos e decidir se estão ou não compatíveis com as evidências científicas segundo as hipóteses diagnósticas formuladas com base nos sintomas e sinais apresentados pelo doente.

Os laboratórios (análises/histologia, imagens, outros) atendem a uma solicitação clínica (que deverá ser legível e objetiva) para a realização do exame e emitem um laudo (também legível e objetivo) para que seja utilizado, ao lado das outras informações fundamentais à sua avaliação, conforme plano de investigação proposto.

Na elaboração de um diagnóstico é fundamental que sejam valorizados os sintomas e sinais referidos pelo paciente e/ou observados pelo profissional de saúde da equipe multidisciplinar. Os exames complementares deverão ser solicitados de acordo com suas complexidades e sensibilidades/especificidades seguindo uma hipótese e cronologias.

Parte II   Causas de... Sintomas & Sinais – Alterações Laboratoriais

A análise de um exame complementar deverá ser cautelosa e observar se haverá necessidade de complementação diagnóstica com outros exames, consoante hipóteses e diagnósticos diferenciais.

Devido às dificuldades de interpretação diagnóstica do ponto de vista de alguns resultados, especialmente dos que podem apresentar reações falso-positivas/negativas e/ou diminuição ou desaparecimento de títulos de anticorpos que dependem de metodologias que podem variar, como também do próprio paciente (aspectos intrínsecos a cada ser humano) e/ou comorbidades e/ou gestação, o plano terapêutico deverá ser elaborado levando-se em conta todas as variáveis inerentes à análise feita diante dos resultados dos exames solicitados.

Toda metodologia diagnóstica deverá incluir o monitoramento dos resultados dos exames complementares realizados, preferencialmente na mesma unidade diagnóstica/laboratório.

E, se ainda houver dúvida no diagnóstico que possa levar a riscos de interpretação e/ou definições terapêuticas, o profissional/médico solicitante do exame poderá ainda discutir com os especialistas das equipes multidisciplinares responsáveis pela realização/interpretação dos exames realizados.

Também vale a pena lembrar que, ao se elaborar um plano diagnóstico e/ou terapêutico de um paciente, este deverá participar de todas as etapas propostas e assinar um termo de consentimento informado, significando que não só concorda com a decisão da equipe multidisciplinar/médica como também entende qual será a(s) opção(ões) a ser(em) seguida(s). Deverão estar escritos nesse termo de consentimento (livre e informado) quais os exames e/ou procedimentos a serem realizados, assim como os riscos à saúde deles decorrentes.

Um diagnóstico clínico feito para um paciente a partir de seus sintomas e sinais é trabalho de equipe multidisciplinar e depende das competências técnicas dos profissionais envolvidos, como também das outorgas de privilégio concedidas pelos serviços de saúde em relação ao atendimento do paciente, as quais são estabelecidas por legislações éticas e pertinentes habilidades profissionais em conformidade com padrões de credenciamento adotados pelas instituições envolvidas.

1. AMILASE SÉRICA

Tatiana de Aguiar Santos Vilella
Eduardo Caetano Brandão
Sylvia Lemos Hinrichsen

DEFINIÇÃO

A amilase é uma enzima que catalisa a hidrólise do amido, predominantemente de origem glandular pancreática e salivar. A avaliação dos níveis séricos da amilase tem grande utilidade clínica no diagnóstico das doenças do pâncreas e na investigação da função pancreática.

ROTEIRO DIAGNÓSTICO

Na pancreatite aguda, os níveis de amilase podem alcançar valores de quatro a seis vezes o limite superior de referência, elevando-se em 2 a 12 horas e retornando aos níveis normais em 3 a 4 dias. A magnitude da elevação da amilase não se correlaciona com a gravidade da lesão pancreática. Cerca de 20% dos casos de pancreatite aguda podem cursar com valores normais de amilase. Por isso, a dosagem concomitante dos níveis de lipase é importante, permitindo o diagnóstico desses casos. Nos casos que evoluem com formação de pseudocistos, os níveis de amilase continuam elevados por mais tempo. Os abscessos pancreáticos também podem elevar esses níveis. As pancreatites crônicas cursam com níveis normais ou pouco elevados de amilase.

O carcinoma pancreático cursa com níveis normais; a elevação é vista em menos de 5% dos pacientes. Na maior parte dos casos, os níveis de amilase só se elevam quando o tumor provoca a obstrução do ducto pancreático principal.

As causas não pancreáticas de aumento da amilase incluem lesões inflamatórias das glândulas salivares, como parotidite, apendicite aguda, gravidez ectópica, úlcera péptica perfurada, trauma pancreático, obstrução intestinal, aneurisma dissecante da aorta, pós-operatório de cirurgias torácicas e abdominais, queimaduras, doenças do trato biliar, traumas e uso de um grande número de drogas/medicamentos, como morfina e derivados.

Resultados falsamente normais

Em certas situações podem ocorrer níveis de amilase sérica falsamente baixos ou normais.

A *administração de glicose* provoca uma redução do nível sérico de amilase, de modo que os valores obtidos durante a terapia endovenosa com líquidos contendo glicose podem não ser confiáveis, devendo-se aguardar pelo menos 1 hora ou, de preferência, 2 horas depois de o paciente ter se alimentado para determinar os níveis séricos de amilase.

Na *necrose pancreática hemorrágica maciça* pode não haver nenhuma elevação dos níveis séricos de amilase, visto que há células funcionantes para produzi-la. Todavia, é rara a ocorrência desse grau de destruição pancreática.

A *lipemia sérica* produz uma redução artificial dos valores da amilase sérica quando são utilizadas as metodologias mais atuais. Como a hipertrigliceridemia ocorre em cerca de 10% a 15% dos pacientes com pancreatite aguda, e como não se pode contar com muitos laboratórios para identificar o problema ou descrever o aspecto do soro, deve-se considerar a possibilidade de lipemia se os resultados da amilase sérica não correspondem ao quadro clínico.

CAUSAS DE AMILASE SÉRICA ALTERADA

- **Aumento:**
    - **Pancreatite aguda primária ou pancreatite crônica recidivante:** idiopática, traumática, pancreatite associada com álcool, sensibilidade a medicamentos (tiazídicos, furosemida, anticoncepcionais orais, tetraciclinas, ácido valproico, metronidazol).
    - **Associada a doenças do trato biliar:** colecistite, litíase do trato biliar, tumor.
    - **Associada a doença intra-abdominal aguda não biliar:** úlcera péptica perfurada ou não perfurada, peritonite, hemorragia intra-abdominal, obstrução ou infarto intestinal e cirurgia abdominal recente.
    - **Parotidite.**
    - **Hepatites virais.**
    - **Uso de morfina, codeína, meperidina, prostigmina, metacolina, ureocolina, clorotiazida, corticosteroides.**
    - **Outras condições:** gravidez ectópica, insuficiência renal, queimaduras extensas.
- **Diminuição:**
    - **Hepatopatias graves.**
    - **Uso de glicose, frutose, glucagon, insulina, tolbutamida.**

Bibliografia

Amâncio A. Causas de... um guia de diagnóstico diferencial. 2ª ed. Rio de Janeiro: Atheneu, 1988.

Ferreira AW, Moraes SL. Diagnóstico Laboratorial das Principais Doenças Infecciosas e Autoimunes. 3ª ed. Rio de Janeiro: Guanabara Koogan, 2013.

McPherson RA, Pincus MR. Diagnósticos Clínicos e Tratamento por Métodos Laboratoriais de Henry. 21ª ed. São Paulo: Manole, 2013.

Naoum PC. Doenças que Alteram os Exames Bioquímicos. 1ª ed. Rio de Janeiro: Atheneu, 2013.

Ravel R. Laboratório Clínico. Aplicações Clínicas dos Dados Laboratoriais. 6ª ed. Rio de Janeiro: Guanabara Koogan, 1997.

Williamsom MA, Snyder LM. Interpretação de Exames Laboratoriais. 9ª ed. Rio de Janeiro: Guanabara Koogan, 2013.

2. CÁLCIO

Tatiana de Aguiar Santos Vilella
Eduardo Caetano Brandão
Sylvia Lemos Hinrichsen

DEFINIÇÃO

O cálcio é essencial para várias funções do corpo, incluindo a contração muscular, a condução nervosa e o funcionamento adequado de muitas enzimas. A maior parte do cálcio do corpo é armazenada nos ossos, mas ele também é encontrado nas células e no sangue. A manutenção de uma concentração normal de cálcio no sangue depende da ingestão de pelo menos 500 a 1.000mg diários de cálcio, da absorção de uma quantidade adequada desse cálcio pelo trato gastrointestinal e da excreção do excesso pela urina.

Quando necessário, o cálcio se desloca dos ossos para o sangue para manter sua concentração sérica. No entanto, a mobilização excessiva do cálcio dos ossos acabará provocando seu enfraquecimento, podendo levar à osteoporose. A concentração sérica de cálcio é regulada por dois hormônios: o hormônio paratireóideo (paratormônio) e a calcitonina. O hormônio paratireóideo é produzido pelas quatro glândulas paratireóideas localizadas ao redor da tireoide, no pescoço. Níveis reduzidos de cálcio sérico induzem secreção aumentada do hormônio paratireóideo, enquanto a elevação aguda do cálcio sérico diminui a secreção do hormônio. O hormônio paratireóideo também estimula os ossos a liberar cálcio para o sangue e faz com que os rins excretem uma menor quantidade na urina. A calcitonina, hormônio produzido por células das paratireoides, da tireoide e do timo, reduz a concentração sérica de cálcio pela estimulação de seu deslocamento para os ossos.

ROTEIRO DIAGNÓSTICO

As alterações nos níveis normais de cálcio no organismo podem acarretar processos patológicos que devem ser avaliados com atenção.

A hipocalcemia (concentração de cálcio sérico baixa) se caracteriza por uma concentração sanguínea de cálcio inferior a 8,8mg/dL de sangue. A concentração sérica de cálcio pode diminuir em decorrência de vários problemas distintos. A hipocalcemia é mais comum em distúrbios que produzem perda crônica de cálcio pela urina ou incapacidade de mobilizar o cálcio dos ossos. Como a maior parte do cálcio presente no sangue é transportada pela albumina (uma proteína), uma concentração muito baixa de albumina acarreta uma concentração sérica baixa de cálcio. No entanto, a hipocalcemia causada por concentrações muito baixas de albu-

Cálcio

mina geralmente não é importante, pois mesmo o cálcio que não se encontra ligado à albumina pode prevenir os sintomas da hipocalcemia.

A hipercalcemia, concentração de cálcio sérico alta, mostra uma medida sanguínea de cálcio superior a 10,6mg/dL de sangue e pode ser causada pelo aumento da absorção gastrointestinal ou da ingestão de cálcio. Os indivíduos que ingerem grandes quantidades de cálcio, como fazem ocasionalmente aqueles com úlceras pépticas que ingerem uma grande quantidade de leite e também tomam antiácidos que contêm cálcio, podem apresentar hipercalcemia. De modo similar, uma dose excessiva de vitamina D pode afetar a concentração sérica de cálcio, aumentando sua absorção no trato gastrointestinal. No entanto, a causa mais comum da hipercalcemia é o hiperparatireoidismo, devido à secreção excessiva do hormônio paratireóideo por uma ou mais das quatro glândulas paratireoides.

Em relação à concentração urinária de cálcio, sua determinação é útil na avaliação de pacientes com cálculo renal e, eventualmente, no seguimento de portadores de hiperparatireoidismo, lesões ósseas metastáticas, mieloma, intoxicação por vitamina D, acidose tubular renal, tireotoxicose, doença de Paget e sarcoidose. A calciúria pode aumentar (hipercalciúria), por efeito *in vivo*, com o uso de acetazolamida, cloreto de amônio, corticosteroides, vitamina D, diuréticos (efeito inicial), entre outros, ou diminuir (hipocalciúria) com o uso crônico de diuréticos, bicarbonato, estrógeno, lítio e anovulatórios.

O diagnóstico de hipocalcemia e hipercalcemia pode ser realizado rotineiramente por meio da dosagem sérica de cálcio no sangue, sendo necessário que o paciente esteja em jejum de, no mínimo, 4 horas.

CAUSAS DE CÁLCIO ALTERADO

- No sangue:
  - Hipercalcemia:
    - Hiperparatireoidismo primário, hiperparatireoidismo secundário, hipervitaminose D, síndrome de Burnett, imobilização prolongada (osteoporose), sarcoidose, mieloma múltiplo, leucemia aguda, hipertireoidismo, adenomatose endocrinológica múltipla, doença de Paget, insuficiência suprarrenal aguda, hipotireoidismo, idiopática da infância, acromegalia, policitemia *vera*, uso prolongado de doses elevadas de estrógenos, metástases ósseas, acidose tubular renal.
    - Pseudo-hiperparatireoidismo, hipercalcemia de tumores malignos sem metástases ósseas, carcinoma de células renais, carcinoma brônquico, carcinoma de bexiga, carcinoma de ovário, carcinoma de endométrio, carcinoma vulvar, carcinoma de pênis, leiomiossarcoma uterino, carcinoma de esôfago, carcinoma de colo, carcinoma de pâncreas, hemangiossarcoma do fígado, hepatoma, linfossarcoma, doença de Hodgkin.
  - Hipocalcemia: hipoparatireoidismo, pseudo-hipoparatireoidismo, hipovitaminose D, síndromes de má assimilação, pancreatite aguda, uremia, síndrome nefrótica, úlcera perfurada, hiperventilação, dieta deficiente em cálcio, uso endovenoso de

280

Cálcio

magnésio, oxalato e citrato (transfusões maciças de sangue), oxalose idiopática familiar, insuficiência renal com retenção de fosfatos, intoxicação por ácido oxálico.

- **Na urina:**
  - **Hipercalciúria:** hiperparatireoidismo primário, metástases osteolíticas, mieloma múltiplo, osteoporose, hipervitaminose D, sarcoidose, acidose tubular renal, idiopática, hipertireoidismo, doença de Paget, doença de Wilson.
  - **Hipocalciúria:** hipocalcemia (exceto uremia), síndrome nefrótica, crescimento, gravidez e lactação, raquitismo, mixedema.

Bibliografia

Amâncio A. Causas de... um guia de diagnóstico diferencial. 2ª ed. Rio de Janeiro: Atheneu, 1988.

Ferreira AW, Moraes SL. Diagnóstico Laboratorial das Principais Doenças Infecciosas e Autoimunes. 3ª ed. Rio de Janeiro: Guanabara Koogan, 2013.

Guyton AC, Hall JE. Tratado de Fisiologia Médica. 9ª ed. Rio de Janeiro: Guanabara Koogan, 1996.

Henry JB. Diagnóstico Clínico e Tratamento por Métodos de Laboratório. 20ª ed. São Paulo: Manole, 2008.

McPherson RA, Pincus MR. Diagnósticos Clínicos e Tratamento por Métodos Laboratoriais de Henry. 21ª ed. São Paulo: Manole, 2013.

Naoum PC. Doenças que Alteram os Exames Bioquímicos. 1ª ed. Rio de Janeiro: Atheneu, 2013.

Ravel R. Laboratório Clínico. Aplicações Clínicas dos Dados Laboratoriais. 6ª ed. Rio de Janeiro. Guanabara Koogan, 1997.

Williamsom MA, Snyder LM. Interpretação de Exames Laboratoriais. 9ª ed. Rio de Janeiro: Guanabara Koogan, 2013.

3. CAROTENEMIA

Tatiana de Aguiar Santos Vilella
Eduardo Caetano Brandão
Sylvia Lemos Hinrichsen

DEFINIÇÃO

Os carotenos são pigmentos orgânicos encontrados nas plantas e nos micro-organismos, como algas e fungos. São essenciais para a vida.

Os carotenoides são divididos em duas classes: xantofilas e carotenos, entre os quais se encontram o betacaroteno (pró-vitamina A) e o licopeno. Os carotenoides são responsáveis pelos pigmentos vermelho, laranja e amarelo em frutas e vegetais. Frutas e vegetais ricos em carotenos parecem proteger as pessoas de certos tipos de câncer, doença cardíaca e degeneração macular relacionada à idade.

ROTEIRO DIAGNÓSTICO

A carotenemia é um achado comum em crianças, principalmente devido à ingesta excessiva de cenouras, mas também pode estar associada à ingestão de muitos outros vegetais amarelos e frutas cítricas. O caroteno é um lipocromo que normalmente confere uma coloração amarelada à pele, com a cor das escleróticas permanecendo normal. Com a elevação dos níveis séricos de caroteno, a cor amarelada da pele se torna mais evidente.

Esse exame é utilizado para o diagnóstico de estados de hipercarotenemia por ingestão excessiva de precursores. Portanto, níveis aumentados são encontrados na hipercarotenemia, e os diminuídos, em doenças que cursam com síndrome de má absorção. Essa dosagem é útil como diagnóstico diferencial de hiperbilirrubinemia.

A dosagem de caroteno deve respeitar um jejum de 4 horas (adultos) e 3 horas (crianças), não devendo ser ingerida bebida alcoólica nas 24 horas que antecedem o exame. Valores normais estão entre 50 e 250µg/dL.

CAUSAS DE CAROTENEMIA ALTERADA

Aumento	Diminuição
Ingestão excessiva de cenouras	Baixa ingestão de carotenos
Hiperlipemia pós-prandial	Febre elevada
Mixedema	Doença hepática
Diabetes melito	Síndrome de má assimilação
Pan-hipopituitarismo	

Bibliografia

Amâncio A. Causas de... um guia de diagnóstico diferencial. 2ª ed. Rio de Janeiro: Atheneu, 1988.

Fleury. Manual de Exames. São Paulo. Laboratório Fleury S/C, 1999.

Henry JB. Diagnóstico Clínico e Tratamento por Métodos de Laboratório. 20ª ed. São Paulo: Manole, 2008.

McPherson RA, Pincus MR. Diagnósticos Clínicos e Tratamento por Métodos Laboratoriais de Henry. 21ª ed. São Paulo: Manole, 2013.

Williamsom MA, Snyder LM. Interpretação de Exames Laboratoriais. 9ª ed. Rio de Janeiro: Guanabara Koogan, 2013.

4. CLORO

Tatiana de Aguiar Santos Vilella
Eduardo Caetano Brandão
Sylvia Lemos Hinrichsen

DEFINIÇÃO

O cloro sérico é importante para avaliação de distúrbios dos equilíbrios hidroeletrolítico e ácido-básico. O cloreto é o ânion extracelular mais abundante. Em geral, é afetado pelas mesmas condições que o sódio (que é o cátion extracelular mais abundante) e, aproximadamente, no mesmo grau.

A dosagem do cloro urinário é um bom auxiliar para a avaliação do metabolismo hidrossalino e para a monitoração de pacientes usuários de diuréticos.

O intervalo de referência para o cloro sérico é de 96 a 106mEq/L e para o teor urinário (muito dependente do aporte) é de 110 a 250mEq/24h.

ROTEIRO DIAGNÓSTICO

A dosagem do cloro sérico se apresenta elevada nas desidratações hipertônicas, em algumas acidoses tubulares renais, nas diarreias com grande perda de bicarbonato, na intoxicação por salicilatos e no hiperparatireoidismo primário. Entretanto, estará reduzida no paciente com vômitos prolongados, na nefrite com perda de sal, na acidose metabólica, na insuficiência suprarrenal, na secreção inadequada do hormônio antidiurético ou quando é realizada aspiração de grandes volumes de secreção gástrica.

A dosagem do cloro urinário contribui também para diferenciar as alcaloses cloro-responsivas das que não são. Na alcalose resultante de vômitos intensos ou aspiração gástrica, por exemplo, a administração de cloro em razão de seus níveis urinários estarem inferiores a 10mEq/L reverte a alcalose. No caso de alcaloses em que o nível de cloro urinário é superior a 20mEq/L, como nos estados de excesso de corticosteroides, nas síndromes de Cushing e nas doenças de Crohn e de Bartter, por exemplo, a resposta à administração de cloro é mínima ou ausente.

CAUSAS DE CLORO SÉRICO ALTERADO

AUMENTO	DIMINUIÇÃO
Desidratação hipertônica	Vômito prolongado
Acidose tubular renal	Nefrite com perda de sal
Diarreia com grande perda de bicarbonato	Acidose metabólica
	Insuficiência suprarrenal
Intoxicação por salicilato	Secreção inadequada do hormônio antidiurético
Hiperparatireoidismo primário	Aspiração de grandes volumes de secreção gástrica

Bibliografia

Amâncio A. Causas de... um guia de diagnóstico diferencial. 2ª ed. Rio de Janeiro: Atheneu, 1988.

Andriolo A. Guias de Medicina Ambulatorial e Hospitalar. São Paulo: Manole, 2005.

Ferreira AW, Moraes SL. Diagnóstico Laboratorial das Principais Doenças Infecciosas e Autoimunes. 3ª ed. Rio de Janeiro: Guanabara Koogan, 2013.

McPherson RA, Pincus MR. Diagnósticos Clínicos e Tratamento por Métodos Laboratoriais de Henry. 21ª ed. São Paulo: Manole, 2013.

Naoum PC. Doenças que alteram os Exames Bioquímicos. 1ª ed. Rio de Janeiro: Atheneu, 2013.

Ravel R. Laboratório Clínico. Aplicações Clínicas dos Dados Laboratoriais. 6ª ed. Rio de Janeiro: Guanabara Koogan, 1997.

Williamsom MA, Snyder LM. Interpretação de Exames Laboratoriais. 9ª ed. Rio de Janeiro: Guanabara Koogan, 2013.

5. COLESTEROL

Tatiana de Aguiar Santos Vilella
Eduardo Caetano Brandão
Sylvia Lemos Hinrichsen

DEFINIÇÃO

As gorduras, também denominadas lipídios, são substâncias ricas em energia que servem como fonte principal de combustível para os processos metabólicos do corpo. As gorduras são obtidas dos alimentos ou são formadas no corpo (sobretudo no fígado) e podem ser armazenadas nas células adiposas para uso futuro.

As duas principais gorduras presentes no sangue, que são o colesterol e os triglicerídeos, se deslocam no sangue ligadas a determinadas proteínas, recebendo esse complexo a denominação de lipoproteínas. As principais lipoproteínas de interesse clínico são as de baixíssima densidade (VLDL), as de baixa densidade (LDL – mau colesterol) e as lipoproteínas de alta densidade (HDL – bom colesterol).

O colesterol é necessário em muitas funções corporais complexas, incluindo a síntese do estrogênio, androgênio e progesterona, que são hormônios responsáveis pelas características sexuais secundárias, masculinas e femininas e ainda garantem a integridade das células nervosas.

ROTEIRO DIAGNÓSTICO

A dosagem de colesterol total e suas frações são parâmetros bioquímicos frequentemente analisados em laboratórios de análises clínicas. Esses exames são utilizados na avaliação de doença coronariana, em que, habitualmente, níveis elevados se associam a maior risco de aterosclerose. Para o colesterol total são considerados desejáveis valores inferiores a 200mg/dL; limítrofes, entre 200 e 240mg/dL; e altos, superiores a 240mg/dL. O colesterol está aumentado na hipercolesterolemia primária e também secundariamente em casos de síndrome nefrótica, hipotireoidismo, diabetes melito, cirrose biliar primária e hipoalbuminemia. Níveis reduzidos podem ser observados na desnutrição e no hipertireoidismo.

CAUSAS DE COLESTEROL ALTERADO NO SANGUE

- **Alterações fisiológicas:**
  - **Aumento:** pós-prandial, inanição, gravidez.
  - **Diminuição:** infância e puberdade.

286 Colesterol

- **Alterações patológicas:**
  - **Aumento:** icterícia obstrutiva, doença de von Gierke, hepatite por vírus (forma leve), cirrose portal (forma leve), síndrome nefrótica, pancreatite crônica, após pancreatectomia, diabetes melito, hipotireoidismo, hipercolesterolemia familiar, aterosclerose, gota.
  - **Diminuição:** doenças hepáticas graves, inanição, uremia terminal, septicemia, hipertireoidismo, síndrome de má assimilação, uso de ACTH e corticoides, anemia perniciosa, anemia hemolítica, anemia hipocrômica severa, hemofilia, acantocitose, doença de Addison.

Bibliografia

Amâncio A. Causas de... um guia de diagnóstico diferencial. 2ª ed. Rio de Janeiro: Atheneu, 1988.

Ferreira AW, Moraes SL. Diagnóstico Laboratorial das Principais Doenças Infecciosas e Autoimunes. 3ª ed. Rio de Janeiro: Guanabara Koogan, 2013.

Fleury. Manual de Exames. São Paulo: Laboratório Fleury S/C, 1999.

Guyton AC, Hall JE. Tratado de Fisiologia Médica. 10ª ed. Rio de Janeiro: Guanabara Koogan, 2002.

Henry JB. Diagnóstico Clínico e Tratamento por Métodos de Laboratório. 19ª ed. São Paulo: Manole, 1999.

McPherson RA, Pincus MR. Diagnósticos Clínicos e Tratamento por Métodos Laboratoriais de Henry. 21ª ed. São Paulo: Manole, 2013.

Naoum PC. Doenças que alteram os Exames Bioquímicos. 1ª ed. Rio de Janeiro: Atheneu, 2013.

6. CRIOGLOBULINEMIAS

Tatiana de Aguiar Santos Vilella
Eduardo Caetano Brandão
Sylvia Lemos Hinrichsen

DEFINIÇÃO

As crioglobulinas são imunoglobulinas presentes na circulação sanguínea, produzidas pelos monócitos da medula óssea em decorrência de uma reação autoimune ou sem imunopatologia estabelecida. Quando submetidas a baixas temperaturas, as crioglobulinas precipitam, constituindo um fenômeno denominado crioglobulinemia. Porém, este fenômeno é reversível, pois as imunoglobulinas se redissolvem após aquecidas.

A crioglobulinemia pode ser dividida em tipo I (monoclonal), tipo II (mista, com pico monoclonal) e tipo III (mista, policlonal). A imunoglobulina monoclonal ocorre quando formada por um único clone de células. As crioglobulinemias mistas tipo II são constituídas de complexos imunes séricos, sendo sua forma mais comum a presença de um fator reumatoide IgM monoclonal, formando um complexo com uma IgG policlonal. Esse tipo é comumente associado ao lúpus eritematoso sistêmico (LES), síndrome de Sjögren e artrite reumatoide. As crioglobulinas tipo II, quando submetidas a baixas temperaturas, precipitam imunocomplexos que provocam a vasculite crioglobulinêmica. Imunoglobulinas policlonais são anticorpos heterogêneos formados por vários clones diferentes de células. As globulinas insolúveis no frio são conhecidas por fibronectina.

ROTEIRO DIAGNÓSTICO

As manifestações clínicas da crioglobulinemia dependem de uma vasculite dos pequenos vasos. Como os pequenos vasos formam a rede vascular da membrana sinovial, as manifestações clínicas da crioglobulinemia podem estar evidenciadas em portadores de artrite reumatoide, além do perfil imunogenético e de autoanticorpos (fator reumatoide e crioglobulinas).

A dosagem de crioglobulinas é útil no diagnóstico e para a caracterização de crioglobulinemias. As crioglobulinas ocorrem de forma idiopática em doenças linfoproliferativas, doenças infecciosas agudas ou crônicas, em doenças autoimunes como o lúpus, no mieloma múltiplo, na macroglobulinemia de Waldenström e em certos tumores. Verifica-se ainda uma forte associação entre a crioglobulinemia mista e a hepatite C.

Para dosagem de crioglobulinas séricas deve ser respeitado um jejum de 4 horas. São considerados valores normais as dosagens inferiores a 80µg/mL de soro.

A caracterização imunoquímica só deverá ser feita quando o resultado da dosagem for superior a 80µg/mL de soro.

CAUSAS DE CRIOGLOBULINEMIAS

- **Essencial:**
  - – Assintomática.
  - – Associada a manifestações vasculares periféricas, trombose visceral, hemaglutinação a frio.
- **Secundárias:**
  - – **Doença neoplásica:** mieloma múltiplo, leucemia linfática crônica, policitemia vera, linfossarcoma.
  - – **Colagenoses:** periarterite nodosa, lúpus eritematoso sistêmico, artrite reumatoide, síndrome de Sjögren, febre reumática.
  - – **Infecção:** leishmaniose visceral, endocardite bacteriana subaguda, malária.
  - – **Outras:** cirrose hepática, doença coronariana, sífilis, mononucleose infecciosa, macroglobulinemias, glomerulonefrites.

Bibliografia

Amâncio A. Causas de... um guia de diagnóstico diferencial. 2ª ed. Rio de Janeiro: Atheneu, 1988.

Ferreira AW, Moraes SL. Diagnóstico Laboratorial das Principais Doenças Infecciosas e Autoimunes. 3ª ed. Rio de Janeiro: Guanabara Koogan, 2013.

Fleury. Manual de Exames. São Paulo: Editora Laboratório Fleury S/C Ltda., 1999.

Henry JB. Diagnóstico Clínico e Tratamento por Métodos de Laboratório. 20ª ed. São Paulo: Manole, 2008.

McPherson RA, Pincus MR. Diagnósticos Clínicos e Tratamento por Métodos Laboratoriais de Henry. 21ª ed. São Paulo: Manole, 2013.

Silveira DHS, Boery EN, Boery RNSO. Reflexões acerca da Crioterapia na Fase Aguda da Artrite Reumatoide e suas Correlações com a Crioglobulinemia. Rev Saúde Com, 2006; 2(2):153-60.

Williamsom MA, Snyder LM. Interpretação de Exames Laboratoriais. 9ª ed. Rio de Janeiro: Guanabara Koogan, 2013.

Zago MA, Falcão RP, Pasquini R. Tratado de Hematologia. 1ª ed. Rio de Janeiro: Atheneu, 2013.

7. DESIDROGENASE LÁCTICA

Tatiana de Aguiar Santos Vilella
Eduardo Caetano Brandão
Sylvia Lemos Hinrichsen

DEFINIÇÃO

A desidrogenase láctica (DL), também conhecida como lactato desidrogenase (LDH), é uma enzima encontrada em vários tipos de tecido e órgãos, como coração, hemácias, fígado, músculo esquelético, rim, cérebro, pulmões e tecido linfoide. Desse modo, os valores de LDH total estarão altos em uma variedade de situações clínicas. Devido à sua distribuição diversificada pelos tecidos, a dosagem de LDH total não é um indicador específico nem de doenças hepáticas nem de doenças cardíacas. Porém, quando determinada com outras enzimas, ou quando fracionada, em isoenzimas, torna-se bastante útil para o diagnóstico dessas enfermidades.

A origem principal das frações de LDH é a seguinte: LDH_1 (coração, hemácias e rins), LDH_2 (coração e sistema reticuloendotetial), LDH_3 (pulmões e outros tecidos), LDH_4 (placenta e pâncreas) e LDH_5 (fígado e músculo esquelético). Por ser composta por essas cinco subunidades (isoenzimas), a LDH necessita que se faça o fracionamento para a dosagem da fração cardíaca LDH_1 e, caso o paciente tenha lesão no parênquima renal ou doença hemolítica, podem ser obtidos resultados falso-positivos para infarto agudo do miocárdio devido ao efeito cumulativo que as lesões nesses órgãos apresentam. Além do mais, a LDH apresenta uma janela diagnóstica tardia, se confrontada com outros marcadores.

ROTEIRO DIAGNÓSTICO

Valores elevados de LDH total são observados em uma variedade de condições clínicas. Os níveis mais altos são encontrados em pacientes com anemia megaloblástica, em carcinomas e no choque grave. Elevações moderadas ocorrem em pacientes com infarto do miocárdio, infarto pulmonar, anemia hemolítica, leucemia, mononucleose infecciosa e nos pacientes com distrofia muscular progressiva. Alterações pequenas de LDH total são encontradas em pacientes com hepatite aguda, nas icterícias obstrutivas e na cirrose.

Com relação às frações, a LDH é importante clinicamente no infarto agudo do miocárdio, em que ocorre elevação moderada da LDH_1 e pequena da LDH_2 nas primeiras horas após o infarto, atingindo o pico em 48 a 72 horas e retornando aos níveis de referência dentro de 10 a 14 dias. Uma relação LDH_1/LDH_2 maior do que 1 é uma informação bastante indicativa de infarto do miocárdio. Nas doenças hepáticas ocorre aumento das frações LDH_4 (moderado) e LDH_5 (acentuado) nas hepatites agudas, icterícias obstrutivas e cirrose. Nas doenças do sistema nervoso central (SNC), como, por exemplo, nas meningites e tumores malignos, há aumento nas frações LDH_2 e LDH_3. Em doenças malignas, quando em presença de metástase, verifica-se aumento das frações LDH_2, LDH_3 e LDH_4. Na anemia aplástica, todas as frações se elevam em razão da destruição das hemácias e leucócitos.

Para a realização desse exame é recomendado que o paciente esteja em jejum mínimo de 4 horas.

CAUSAS DE ALTERAÇÕES DA DESIDROGENASE LÁCTICA AUMENTADA

- **Doenças hepáticas e das vias biliares:** hepatite, cirrose, icterícia obstrutiva.
- **Anemias:** anemia megaloblástica, anemia falciforme, anemia hemolítica grave.
- **Tumores:** carcinoma metastático, leucemia aguda, leucemia crônica granulocítica, outros tumores.
- **Outras:** infarto do miocárdio, doença renal, infarto pulmonar, proteinose alveolar pulmonar, crescimento, gravidez, esmagamento e destruição muscular, pancreatite aguda, acidente vascular cerebral.

Bibliografia

Amâncio A. Causas de... um guia de diagnóstico diferencial. 2ª ed. Rio de Janeiro. 1988:279.

Ferreira AW, Moraes SL. Diagnóstico Laboratorial das Principais Doenças Infecciosas e Autoimunes. 3ª ed. Rio de Janeiro: Guanabara Koogan, 2013.

Fleury. Manual de Exames. São Paulo: Laboratório Fleury S/C, 1999.

Henry JB. Diagnóstico Clínico e Tratamento por Métodos de Laboratório. 20ª ed. São Paulo: Manole, 2008.

McPherson RA, Pincus MR. Diagnósticos Clínicos e Tratamento por Métodos Laboratoriais de Henry. 21ª ed. São Paulo: Manole, 2013.

Naoum PC. Doenças que alteram os Exames Bioquímicos. 1ª ed. Rio de Janeiro: Atheneu, 2013.

Williamsom MA, Snyder LM. Interpretação de Exames Laboratoriais. 9ª ed. Rio de Janeiro: Guanabara Koogan, 2013.

8. DISPROTEINEMIAS

Tatiana de Aguiar Santos Vilella
Eduardo Caetano Brandão
Sylvia Lemos Hinrichsen

DEFINIÇÃO

Disproteinemias são alterações dos níveis séricos de proteínas plasmáticas.

Os intervalos de referência são: proteínas totais, de 6,4 a 8,1g/dL; albumina, de 4 a 5,3g/dL; globulinas, de 1,0 a 3,0g/dL; e relação albumina/globulinas, de 2,0 a 5,0g/dL.

A albumina, responsável pela manutenção da pressão oncótica do plasma, é uma reserva estratégica de aminoácidos e atua como proteína de transporte para alguns medicamentos e outras substâncias. A maior parte da albumina sérica é produzida pelo fígado.

As globulinas exercem funções mais variadas do que a albumina e formam o principal sistema de anticorpos, as proteínas da coagulação, o complemento e certas substâncias de função especial, como as proteínas de "reação aguda". Algumas das globulinas são sintetizadas pelo fígado e o sistema reticuloendotelial, enquanto outras são produzidas por outros tecidos ou por mecanismos que ainda não estão bem elucidados.

A dosagem das proteínas totais e a quantificação da albumina e das globulinas são úteis na avaliação e no acompanhamento das hipoproteinemias, que podem ocorrer por deficiência de síntese proteica, como visto nas hepatopatias e na desnutrição, ou por perda proteica excessiva, como acontece na síndrome nefrótica e nas enteropatias com perda proteica.

ROTEIRO DIAGNÓSTICO

A eletroforese continua sendo a prova de triagem mais comumente utilizada para anormalidades das proteínas séricas. Normalmente, a eletroforese das proteínas séricas exige bandas que correspondem à albumina, às globulinas alfa-1 e alfa-2, às betaglobulinas e a gamaglobulinas. Um instrumento especial (densitômetro) traduz a quantidade de proteínas ou a densidade dessas bandas num padrão linear.

A eletroforese de proteínas é útil na caracterização de disproteinemias, como:

- hipoalbuminemias encontradas na síndrome nefrótica, na cirrose hepática, na desnutrição, na enteropatia com perda proteica e nos processos inflamatórios crônicos;
- hipogamaglobulinemias primária ou secundária à síndrome nefrótica, mieloma múltiplo;

292 Disproteinemias

- hipergamaglobulinemias:
  - policlonal: na cirrose hepática, nas infecções subagudas e crônicas, nas doenças autoimunes e em algumas doenças linfoproliferativas;
  - monoclonal: no mieloma múltiplo, na macroglobulinemia de Waldenström e em algumas outras doenças linfoproliferativas malignas.

▓ CAUSAS DE DISPROTEINEMIAS

- **Albumina:** hepatopatias, síndrome de má assimilação, síndrome nefrótica, fístulas intestinais, hemorragia maciça, dermatoses extensas, queimaduras, desnutrição, desidratação.
- **Alfa-1-globulina:** gravidez, estrogenioterapia.
- **Alfa-2-globulinas:** hepatopatias, estrogenioterapia, anemia megaloblástica, desnutrição, síndrome nefrótica, enteropatia com perda de proteínas, hipertireoidismo, insuficiência suprarrenal.
- **Betaglobulinas:** desnutrição proteica, anemia ferropriva crônica, gravidez no terceiro trimestre, icterícia obstrutiva, cirrose, hipertensão maligna, doença de Cushing, poliarterite nodosa, carcinoma.
- **Gamaglobulinas:** hipogamaglobulinemia e agamaglobulinemia primárias ou secundárias, infecções crônicas, doenças reumatoides do colágeno, doença de Hodgkin, linfoma maligno, leucemia linfocítica crônica, mieloma múltiplo, macroglobulinemia de Waldenström, hepatopatias.

Bibliografia

Amâncio A. Causas de... um guia de diagnóstico diferencial. 2ª ed. Rio de Janeiro: Atheneu, 1988.

Andriolo A. Guias de Medicina Ambulatorial e Hospitalar. São Paulo: Manole, 2005.

Ferreira AW, Moraes SL. Diagnóstico Laboratorial das Principais Doenças Infecciosas e Autoimunes. 3ª ed. Rio de Janeiro: Guanabara Koogan, 2013.

McPherson RA, Pincus MR. Diagnósticos Clínicos e Tratamento por Métodos Laboratoriais de Henry. 21ª ed. São Paulo: Manole, 2013.

Naoum PC. Doenças que Alteram os Exames Bioquímicos. 1ª ed. Rio de Janeiro: Atheneu, 2013.

Ravel R. Laboratório Clínico. Aplicações Clínicas dos Dados Laboratoriais. 6ª ed. Rio de Janeiro: Guanabara Koogan, 1997.

Williamsom MA, Snyder LM. Interpretação de Exames Laboratoriais. 9ª ed. Rio de Janeiro: Guanabara Koogan, 2013.

9. EOSINOFILIA

Tatiana de Aguiar Santos Vilella
Eduardo Caetano Brandão
Sylvia Lemos Hinrichsen

DEFINIÇÃO

Eosinofilia é o aumento do número absoluto de eosinófilos, ultrapassando o limite de referência, arbitrado em 500/µL. O número de eosinófilos no organismo é estreitamente regulado e se mantém baixo no sangue. A presença nos tecidos se restringe à mucosa intestinal. Diversas doenças e eventualidades clínicas se acompanham de acúmulo de eosinófilos no sangue e nos tecidos acometidos.

ROTEIRO DIAGNÓSTICO

A eosinofilia faz parte da resposta imunológica às parasitoses. Em relação aos nematódios intestinais, a eosinofilia é constante nas infestações por *Ascaris lumbricoides, Necator americanus, Ancylostoma duodenale* e *Strongyloides stercoralis*. Todos fazem ciclo pulmonar e podem causar a síndrome de Loeffler: eosinofilia intensa e infiltrados pulmonares intersticiais, com evolução para a cura em algumas semanas. Depois há eosinofilia proporcional à magnitude da infestação intestinal; grandes infestações podem provocar eosinofilias > 50.000/µL.

Todos os nematódios teciduais causam eosinofilia, geralmente > 2.000/µL. As infestações por *Trichinella spiralis* e *Toxocara canis/catis* (*larva migrans visceralis*) não são raras. O *Ancylostoma braziliensis* e o *caninum*, que causam *larva migrans* cutânea, podem fazer o ciclo pulmonar, nesse caso, com eosinofilia. A *Wuchereria bancrofti* e as filárias africanas e asiáticas causam eosinofilia constante e são responsáveis pela eosinofilia tropical, síndrome com evolução de semanas ou meses, com tosse, infiltrados pulmonares, alta imunoglobulina E (IgE) e considerável eosinofilia.

Entre os cestódios intestinais e teciduais, a *Taenia saginata* e a *Taenia solium*, quando solitárias no intestino, causam eosinofilia moderada (eosinófilos < 15%) e inconstante. Na cisticercose e no cisto hidático (*Echinococcus granulosus*) há eosinofilia moderada em 20% a 25% dos casos.

O *Schistosoma mansoni*, um trematódio de considerável prevalência na região Nordeste, causa eosinofilia durante a dermatite da infestação e na síndrome febril aguda; já na localização tecidual, com hiperesplenismo e pancitopenia, a eosinofilia é inconstante.

Doenças alérgicas e da pele: na asma são comuns eosinofilias até 1.500/µL. Nos surtos de rinite alérgica, com fluido nasal rico em eosinófilos, a eosinofilia sanguínea é moderada (< 1.000/µL) ou ausente; é moderada, também, em caso de urticária, prurido, eczema e ictiose. Há eosinofilia no pênfigo e nas farmacodermias. Não há na psoríase e na dermatite herpetiforme é exceção. As micoses superficiais e ungueais não causam eosinofilia. Há duas doenças dermatológicas com considerável eosinofilia: a dermatite granulomatosa (doença de Well) e a fasciite eosinofílica (doença de Schulman).

A radioterapia causa eosinofilia constante, geralmente entre 1.000 e 2.500/µL, que dura algumas semanas e não tem consequências ou implicações prognósticas.

A síndrome hipereosinofílica é uma rara síndrome caracterizada por eosinofilia considerável e persistente, com dano tecidual. Certamente se correlaciona com alterações dos linfócitos T e secreção excessiva de interleucina-5 e outras. No hemograma, há eosinofilia, geralmente entre 2.000 e 20.000/µL, mas que pode exceder a 60.000/µL; anemia, neutrófilos e plaquetas normais. O diagnóstico diferencial com leucemia eosinofílica é difícil. As alterações citogenéticas ou excesso de blastos na medula favorecem seu diagnóstico.

Na leucemia mieloide crônica, os eosinófilos estão em baixa percentagem, mas, em número absoluto, há eosinofilia.

As eosinofilias sem causa aparente são comuns. Questionário cuidadoso e exames repetidos não revelam causa para muitos casos de eosinofilia crônica, às vezes com contagens elevadas. Em pacientes sadios e que se mantêm hígidos durante 3 a 4 meses de acompanhamento, a eosinofilia quase nunca se mostra, mais tarde, como expressão de doença grave.

CAUSAS DE EOSINOFILIA

- **Doenças alérgicas:** asma, urticária, edema angioneurótico, rinite alérgica, aspergilose broncopulmonar alérgica, eczema, dermatite atópica.
- **Doenças da pele:** pênfigo, dermatite herpetiforme, eritema multiforme.
- **Parasitoses:** triquinose, *larva migrans* visceral, tricuríase, ascaridíase, estrongiloidíase, ancilostomíase, cisticercose, equinococose, filariose, esquistossomose, infecção por *Pneumocystis carinii*, hidatiose, fasciolíase.
- **Infecções não parasitárias:** aspergilose, brucelose, febre da arranhadura do gato, pneumonia por *Chlamydia* no lactente, coccidioidomicose aguda, mononucleose infecciosa, doença micobacteriana, escarlatina.
- **Doenças do sistema hematopoético:** leucemia mieloide crônica, eritremia, doença de Hodgkin, anemia perniciosa.
- **Tumores:** carcinoma brônquico, tumores do ovário, tumores ósseos, tumores que envolvem superfícies serosas, adenoma de próstata.
- **Outras:** síndrome de Loeffler, após esplenectomia, angiites de hipersensibilidade, hepatite medicamentosa, radioterapia, uso de estreptomicina, isoniazida, fenitoína, digitálicos, acetilcolina, granuloma eosinófilo, pan-hipopituitarismo pós-puberal, sarcoidose, doença de Addison.

Bibliografia

Amâncio A. Causas de... um guia de diagnóstico diferencial. 2ª ed. Rio de Janeiro: Atheneu, 1988.

Failace R. Hemograma: Manual de Interpretação. 4ª ed. Porto Alegre: Artmed, 2003.

Ferreira AW, Moraes SL. Diagnóstico Laboratorial das Principais Doenças Infecciosas e Autoimunes. 3ª ed. Rio de Janeiro: Guanabara Koogan, 2013.

McPherson RA, Pincus MR. Diagnósticos Clínicos e Tratamento por Métodos Laboratoriais de Henry. 21ª ed. São Paulo: Manole, 2013.

Ravel R. Laboratório Clínico. Aplicações Clínicas dos Dados Laboratoriais. 6ª ed. Rio de Janeiro: Guanabara Koogan, 1997.

Williamsom MA, Snyder LM. Interpretação de Exames Laboratoriais. 9ª ed. Rio de Janeiro: Guanabara Koogan, 2013.

Zago MA, Falcão RP, Pasquini R. Tratado de Hematologia. 1ª ed. Rio de Janeiro: Atheneu, 2013.

10. EOSINOPENIA

Tatiana de Aguiar Santos Vilella
Eduardo Caetano Brandão
Sylvia Lemos Hinrichsen

DEFINIÇÃO

Eosinopenia é a diminuição do número de eosinófilos do sangue. Como o limite inferior é muito baixo, o valor *zero* na fórmula leucocitária convencional pode ser obtido apenas por chance estatística, não representando ausência de eosinófilos. Nas fórmulas automatizadas < 50 eosinófilos/µL significa eosinopenia real.

ROTEIRO DIAGNÓSTICO

Há eosinopenia em todos os casos de estímulo do eixo hipófise/suprarrenal, desde o estresse de eventos cotidianos até o começo de doenças infecciosas em geral, na "fase de luta" da maioria das infecções agudas.

A precocidade da desaparição dos eosinófilos na apendicite e demais casos de abdome agudo é útil para o diagnóstico.

O tratamento com doses farmacológicas de corticoides causa eosinopenia. A diminuição da contagem após injeção de hormônio adrenocorticotrófico (ACTH) era usada como teste de função suprarrenal (teste de Thorn).

CAUSAS DE EOSINOPENIA

Uso de corticoides, ACTH, adrenalina, efedrina, insulina	Síndrome de Cushing
	Anemia aplástica
Acromegalia	Crises dolorosas viscerais: embolia
Fase aguda de infecções	pulmonar, colecistite etc.
Anemia perniciosa	Crise hipoglicêmica e coma diabético
Caquexia	Choque traumático, cirúrgico
Queimaduras	Convulsões generalizadas

Bibliografia

Amâncio A. Causas de... um guia de diagnóstico diferencial. 2ª ed. Rio de Janeiro: Atheneu, 1988.

Failace R. Hemograma: Manual de Interpretação. 4ª ed. Porto Alegre: Artmed, 2003.

Ferreira AW, Moraes SL. Diagnóstico Laboratorial das Principais Doenças Infecciosas e Autoimunes. 3ª ed. Rio de Janeiro: Guanabara Koogan, 2013.

Gorina AB. A Clínica e o Laboratório. 12ª ed. Rio de Janeiro: Guanabara Koogan, 1981.

McPherson RA, Pincus MR. Diagnósticos Clínicos e Tratamento por Métodos Laboratoriais de Henry. 21ª ed. São Paulo: Manole, 2013.

Williamsom MA, Snyder LM. Interpretação de Exames Laboratoriais. 9ª ed. Rio de Janeiro: Guanabara Koogan, 2013.

Zago MA, Falcão RP, Pasquini R. Tratado de Hematologia. 1ª ed. Rio de Janeiro: Atheneu, 2013.

11. FOSFATASE ÁCIDA

Tatiana de Aguiar Santos Vilella
Eduardo Caetano Brandão
Sylvia Lemos Hinrichsen

DEFINIÇÃO

Fosfatase ácida é o nome de uma família de enzimas de origem e estrutura diferentes, mas que apresentam a capacidade de hidrolisar os mesmos substratos em meio ácido. Em geral, é mencionada a atividade da fosfatase ácida total e da fração prostática. Os intervalos de referência da fosfatase ácida total são de até 6,5U/L para homens e 5,5U/L para mulheres. Para a fração prostática, detectada apenas em homens após a puberdade, o limite superior de referência é de 2,6U/L.

ROTEIRO DIAGNÓSTICO

Os níveis da fosfatase ácida podem se elevar, como na doença de Gaucher (alteração do armazenamento lisossômico), doença de Paget, neoplasia com comprometimento ósseo, doença renal, processos hepatobiliares e doenças do sistema reticuloendotelial.

A determinação da atividade da fração prostática é empregada como marcador de câncer prostático, mas tem caído em desuso em razão da utilização do antígeno prostático específico (PSA) e dos problemas inerentes à acurácia de sua medição, que necessita de manipulação especial da amostra de soro motivada por instabilidade enzimática, flutuação circadiana, alterações secundárias ao exame retal digital e biópsia, além de reações cruzadas com fosfatases não prostáticas, produzidas pelo fígado, rins, ossos e células sanguíneas.

Em crianças, a determinação da atividade sérica da fosfatase ácida total contribui para o diagnóstico de doença de Gaucher e outras doenças de depósito (tesauroses), leucemia mielocítica, trombocitopatias e osteogênese imperfeita.

CAUSAS DE FOSFATASE ÁCIDA AUMENTADA

- **Neoplasia:** câncer de próstata, metástase para tecidos moles, sarcoma osteogênico, metástase osteoblástica, metástase osteolítica.
- **Hepáticas:** necrose hepatocelular, icterícia obstrutiva, metástase hepática.
- **Hematológicas:** metaplasia mieloide, leucemias crônicas.
- **Outras:** infarto do miocárdio, pancreatite, insuficiência renal, infecções agudas, artrite reumatoide, doença de Paget.

Fosfatase Ácida

Bibliografia

Amâncio A. Causas de... um guia de diagnóstico diferencial. 2ª ed. Rio de Janeiro: Atheneu, 1988.

Andriolo A. Guias de Medicina Ambulatorial e Hospitalar. São Paulo: Manole, 2005.

Ferreira AW, Moraes SL. Diagnóstico Laboratorial das Principais Doenças Infecciosas e Autoimunes. 3ª ed. Rio de Janeiro: Guanabara Koogan, 2013.

McPherson RA, Pincus MR. Diagnósticos Clínicos e Tratamento por Métodos Laboratoriais de Henry. 21ª ed. São Paulo: Manole, 2013.

Naoum PC. Doenças que Alteram os Exames Bioquímicos. 1ª ed. Rio de Janeiro: Atheneu, 2013.

Ravel R. Laboratório Clínico. Aplicações Clínicas dos Dados Laboratoriais. 6ª ed. Rio de Janeiro: Guanabara Koogan, 1997.

Williamsom MA, Snyder LM. Interpretação de Exames Laboratoriais. 9ª ed. Rio de Janeiro: Guanabara Koogan, 2013.

12. FOSFATASE ALCALINA

Tatiana de Aguiar Santos Vilella
Eduardo Caetano Brandão
Sylvia Lemos Hinrichsen

DEFINIÇÃO

A fosfatase alcalina (ALP) constitui um grupo de enzimas estreitamente relacionadas e com atividade máxima quando o pH é de cerca de 10.

A ALP é encontrada em numerosos tecidos, sendo suas maiores concentrações observadas no fígado e no epitélio do trato biliar, no osso, na mucosa intestinal e na placenta. O fígado e o osso constituem os dois tecidos mais comumente responsáveis pela elevação da ALP.

Recomenda-se que cada laboratório estabeleça sua própria faixa de valores de referência, conforme o tipo de método de análise empregado. Os valores da faixa de referência variam de acordo com a idade, sendo 1,5 a 2 vezes mais altos em crianças do que em adultos, devido ao crescimento ósseo ativo.

ROTEIRO DIAGNÓSTICO

As três patologias hepáticas mais frequentemente associadas a elevação da fosfatase alcalina incluem a obstrução extra-hepática (ducto biliar comum) do trato biliar, a obstrução intra-hepática do trato biliar em razão da lesão aguda dos hepatócitos e lesões hepáticas invasivas (tumor, abscesso, granulomas).

Na obstrução extra-hepática ou na cirrose biliar primária, os níveis de ALP geralmente ultrapassam cinco vezes o limite superior. Em pacientes com icterícia causada por obstrução intra-hepática (mais frequentemente cirrose ativa grave ou hepatite a vírus), os níveis de ALP estão três vezes maiores do que o limite superior de referência.

Os osteoblastos no osso produzem grandes quantidades de ALP, e o aumento acentuado da atividade osteoblástica prejudica a utilidade da determinação da ALP como prova de função hepática. O crescimento ósseo normal da infância e adolescência, a consolidação de fraturas, a doença de Paget do osso, o hiperparatireoidismo, o raquitismo, a osteomalacia e o carcinoma metastático osteoblástico produzem regularmente valores elevados de fosfatase alcalina.

Durante a gravidez, a placenta produz ALP. A fosfatase alcalina de origem placentária começa a aumentar no final do primeiro trimestre, podendo atingir um valor de até quatro vezes o limite superior de referência no terceiro trimestre.

CAUSAS DE FOSFATASE ALCALINA ALTERADA

- **Aumento:**
  - **Doenças hepáticas e biliares:**
    - Obstrução intra ou extra-hepática
    - Lesões hepáticas: carcinoma hepatocelular, metástases hepáticas, cirrose hepática, amiloidose secundária do fígado, abscesso hepático, sarcoidose hepática, colangite, tuberculose hepática, linfomas, necrose hepatocelular.
  - **Doenças ósseas:** metástases, sarcoma osteogênico, doença de Paget, mieloma múltiplo, osteomalacia, cura de fratura, hiperparatireoidismo primário, hiperparatireoidismo secundário (com cálcio baixo), doença de Gaucher com reabsorção óssea, sífilis óssea.
  - **Outras:** insuficiência renal, hipertireoidismo, sarcoidose pulmonar, sarcoidose com lesão hepática ou óssea, carcinoma renal, tuberculose miliar, lúpus eritematoso sistêmico, gravidez, adolescência, tratamento com fenitoína
- **Diminuição:** escorbuto, hipofosfatasia, após irradiação, acondroplasia, hipotireoidismo, doença celíaca.

Bibliografia

Amâncio A. Causas de... um guia de diagnóstico diferencial. 2ª ed. Rio de Janeiro: Atheneu, 1988.

Ferreira AW, Moraes SL. Diagnóstico Laboratorial das Principais Doenças Infecciosas e Autoimunes. 3ª ed. Rio de Janeiro: Guanabara Koogan, 2013.

McPherson RA, Pincus MR. Diagnósticos Clínicos e Tratamento por Métodos Laboratoriais de Henry. 21ª ed. São Paulo: Manole, 2013.

Naoum PC. Doenças que Alteram os Exames Bioquímicos. 1ª ed. Rio de Janeiro: Atheneu, 2013.

Ravel R. Laboratório Clínico. Aplicações Clínicas dos Dados Laboratoriais. 6ª ed. Rio de Janeiro: Guanabara Koogan, 1997.

Williamsom MA, Snyder LM. Interpretação de Exames Laboratoriais. 9ª ed. Rio de Janeiro: Guanabara Koogan, 2013.

13. FÓSFORO SÉRICO

Tatiana de Aguiar Santos Vilella
Eduardo Caetano Brandão
Sylvia Lemos Hinrichsen

DEFINIÇÃO

No organismo o fósforo faz parte de compostos orgânicos (proteínas, lipídios, carboidratos, ácidos nucleicos) ou como fosfatos inorgânicos, cumprindo diversas funções (transporte de energia, estrutura dos tecidos e/ou manutenção do pH dos líquidos corporais).

Os tecidos ósseo e muscular contêm fósforo como constituinte essencial, e é notável sua participação na composição do tecido nervoso. Sua concentração na circulação está regulada, entre outros fatores, pelos níveis de vitamina D e pelas glândulas endócrinas, observando-se variações fisiológicas de acordo com idade, atividade física, hábitos alimentares, gravidez etc. Existem situações patológicas nas quais esse equilíbrio se altera, produzindo anormalidades na concentração do fósforo circulante. Nesses casos, deve ser solicitada a dosagem de fósforo sérico para confirmação da suspeita diagnóstica.

ROTEIRO DIAGNÓSTICO

A concentração sérica normal do fósforo nos adultos varia entre 2,4 e 4,6mg/dL nos homens e entre 2,3 e 4,3mg/dL nas mulheres. Em crianças, esses valores se elevam, passando a ser de 3,8 a 5,9mg/dL no sexo masculino e de 3,9 a 6,1mg/dL no sexo feminino. Valores de fósforo sérico abaixo ou acima desses referenciais são denominados hipo- e hiperfosfatemia.

A hipofosfatemia (valor baixo de fosfato sanguíneo) ocorre quando a concentração de fosfato sérico é inferior a 2,4mg/dL. A hipofosfatemia crônica surge no hiperparatireoidismo, no hipotireoidismo, na insuficiência renal e pelo uso prolongado de diuréticos. Quantidades tóxicas de teofilina podem diminuir a quantidade de fosfato no corpo. A ingestão de grandes quantidades de antiácidos, como o hidróxido de alumínio, durante um tempo prolongado, também pode consumir o fosfato do corpo, especialmente nos indivíduos submetidos a diálise renal. As reservas de fosfato se esgotam quando existem desnutrição grave, cetoacidose diabética, intoxicação grave por álcool ou queimaduras graves. À medida que essas pessoas se restabelecem de suas afecções, a concentração de fosfato no sangue pode cair rápida e perigosamente, porque o corpo utiliza grandes quantidades de fosfato. Pode-se ter hipofosfatemia sem que se sofra de qualquer doença. Os sintomas surgem apenas quando a concentração de fosfato no sangue diminui demasiadamente.

Fósforo Sérico

A hiperfosfatemia (valor elevado de fosfato sanguíneo) ocorre quando a concentração de fosfato sérico é superior a 4,6mg/dL. A hiperfosfatemia é uma condição difícil de ocorrer em indivíduos que possuem rins normais, uma vez que estes são muito eficientes na excreção do excesso de fosfato. Nos pacientes com disfunções renais graves, a hiperfosfatemia causa problemas, dado que a diálise não é muito eficaz na eliminação do fosfato.

CAUSAS DE FÓSFORO ALTERADO

AUMENTADO	DIMINUÍDO
Hipoparatireoidismo	Hiperparatireoidismo
Insuficiência renal	Osteomalacia
Síndrome de Burnett	Síndrome de Fanconi
Hipervitaminose D	Acidose diabética
Acromegalia	Câncer metastático
Fraturas em consolidação	Hipofosfatemia familiar
Adolescência	Doença de Wilson
Insuficiência hepática aguda grave	Esteatorreias
Leucemia mieloide crônica	Sepse por Gram-negativos
Insuficiência suprarrenal	Uso de diuréticos clorotiazídicos
Obstrução intestinal	Ingesta excessiva de sais de alumínio
Coma diabético	Desnutrição

Bibliografia

Amador E, Urban J. Clinical Chemistry, 1972; 18:601.

Amâncio A. Causas de... um guia de diagnóstico diferencial. 2ª ed. Rio de Janeiro. 1988:279.

Ferreira AW, Moraes SL. Diagnóstico Laboratorial das Principais Doenças Infecciosas e Autoimunes. 3ª ed. Rio de Janeiro: Guanabara Koogan, 2013.

Fleury. Manual de Exames. São Paulo: Laboratório Fleury S/C, 1999.

Guyton AC, Hall JE. Tratado de Fisiologia Médica. 9ª ed. Rio de Janeiro: Guanabara Koogan, 1996.

Henry JB. Diagnóstico Clínico e Tratamento por Métodos de Laboratório. 20ª ed. São Paulo: Manole, 2008.

McPherson RA, Pincus MR. Diagnósticos Clínicos e Tratamento por Métodos Laboratoriais de Henry. 21ª ed. São Paulo: Manole, 2013.

Naoum PC. Doenças que Alteram os Exames Bioquímicos. 1ª ed. Rio de Janeiro: Atheneu, 2013.

Ravel R. Laboratório clínico. Aplicações Clínicas dos Dados Laboratoriais. 6ª ed. Rio de Janeiro: Guanabara Koogan, 1997.

Williamsom MA, Snyder LM. Interpretação de Exames Laboratoriais. 9ª ed. Rio de Janeiro: Guanabara Koogan, 2013.

14. GLICOSÚRIA

Tatiana de Aguiar Santos Vilella
Eduardo Caetano Brandão
Sylvia Lemos Hinrichsen

DEFINIÇÃO

O termo glicosúria é utilizado quando se detecta glicose na urina.

Em circunstâncias normais, quase toda glicose filtrada pelos glomérulos é reabsorvida no túbulo contorcido proximal; por isso, a urina contém quantidades mínimas de glicose. Essa reabsorção é feita por transporte ativo e serve para atender às necessidades de glicose do organismo. Se os níveis sanguíneos de glicose se elevam demais, os túbulos deixam de transportá-la e ela passa a aparecer na urina. O nível sanguíneo em que cessa a reabsorção tubular é chamado de "limiar renal"; no caso da glicose, é de 160 a 180mg/dL.

ROTEIRO DIAGNÓSTICO

Em razão de sua utilidade na detecção e no controle do diabetes melito, o teste de glicosúria é a análise bioquímica realizada com maior frequência na urina. É interessante assinalar que alguns diabéticos (sobretudo os idosos) possuem limiares excepcionalmente altos (de até 300mg/dL). Todavia, o exame de urina de rotina constitui um método utilizado para prevenção de cetoacidose, bem como para a monitoração ambulatorial contínua da terapia.

Nas doenças que afetam a reabsorção tubular, a glicosúria não vem acompanhada por hiperglicemia, o que também é observado em casos de hiperglicemia não diabética, como as que ocorrem nas lesões do sistema nervoso central e nos distúrbios da tireoide.

A glicosúria da gravidez ocorre durante o terceiro trimestre de gestação. A etiologia parece consistir numa combinação de aumento da taxa de filtração glomerular e redução temporária do limiar renal.

Ocorre glicosúria sem hiperglicemia em 20% dos pacientes com intoxicação pelo chumbo. Essa glicosúria decorre de um efeito tóxico direto sobre as células tubulares renais.

Deve-se ter em mente que os níveis de glicose no sangue oscilam e que a pessoa normal pode apresentar glicosúria após uma refeição rica em glicose. Portanto, os resultados mais representativos são os obtidos de amostras colhidas em condições controladas.

Recomenda-se jejum antes da coleta para os testes seletivos. Para monitoramento do diabetes, as amostras são geralmente coletadas 2 horas após as refeições.

Glicosúria

A primeira urina da manhã nem sempre representa uma amostra de jejum, pois a glicose contida nos alimentos do jantar anterior pode se acumular na bexiga durante a noite; assim, deve ser solicitado ao paciente que esvazie a bexiga e colha a segunda amostra. A urina para o teste de glicose também é colhida em conjunto com amostras de sangue, retiradas durante o exame de tolerância à glicose, que é usado para confirmar o diagnóstico de diabetes melito ou de hipoglicemia.

CAUSAS DE GLICOSÚRIA

- **Metabólicas:** diabetes, pancreatite, hemocromatose, síndrome de Fanconi.
- **Neuroendócrinas:** acromegalia, adenoma basófilo de hipófise, hipertireoidismo, emocional, feocromocitoma, carcinoma adrenocortical, traumatismo cranioencefálico, hemorragia cerebral, pinealoma, doença de Wilson, síndrome de Cushing.
- **Degenerativas:** cirrose hepática avançada, carcinoma de fígado, doença renal crônica, carcinoma metastático de suprarrenais.
- **Outras:** infecções agudas, carbúnculo, gravidez, uso de clorotiazida em pré-diabéticos, pós-prandial, glicosúria tóxica, infarto recente do miocárdio, uso de corticoides, ácido etacrínico, barbitúricos, morfina, éter e clorofórmio.

Bibliografia

Amâncio A. Causas de... um guia de diagnóstico diferencial. 2ª ed. Rio de Janeiro: Atheneu, 1988.

Ferreira AW, Moraes SL. Diagnóstico Laboratorial das Principais Doenças Infecciosas e Autoimunes. 3ª ed. Rio de Janeiro: Guanabara Koogan, 2013.

McPherson RA, Pincus MR. Diagnósticos Clínicos e Tratamento por Métodos Laboratoriais de Henry. 21ª ed. São Paulo: Manole, 2013.

Naoum PC. Doenças que Alteram os Exames Bioquímicos. 1ª ed. Rio de Janeiro: Atheneu, 2013.

Ravel R. Laboratório Clínico. Aplicações Clínicas dos Dados Laboratoriais. 6ª ed. Rio de Janeiro: Guanabara Koogan, 1997.

Strasinger SK. Uroanálise e Fluidos Biológicos. 3ª ed. São Paulo: Premier, 2000.

Williamsom MA, Snyder LM. Interpretação de Exames Laboratoriais. 9ª ed. Rio de Janeiro: Guanabara Koogan, 2013.

15. HEMATÚRIA

Tatiana de Aguiar Santos Vilella
Eduardo Caetano Brandão
Sylvia Lemos Hinrichsen

DEFINIÇÃO

Hematúria ou sangue na urina é um sinal que ocorre nas doenças renais e não pode ser ignorado pelos portadores, nem pelos médicos. Em toda a urina há sempre hemácias (sangue) em quantidade muito reduzida. A hematúria pode ser microscópica ou macroscópica. Chama-se de microscópica a perda de hemácias superior a três hemácias por campo microscópico na análise do sedimento urinário ou maior do que 15 a 20 hemácias/mL em exames quantitativos realizados por citometria de fluxo. A macroscópica é reconhecida a olho nu pela cor vermelha, de lavado de carne ou marrom.

Qualquer hematúria deve ser cuidadosamente investigada, independentemente da intensidade, porque geralmente a intensidade não é proporcional à gravidade da doença renal.

ROTEIRO DIAGNÓSTICO

Para saber se uma pessoa tem hematúria microscópica é necessário realizar um exame de urina. A coleta de urina deve ser a primeira da manhã, após higienização externa para evitar contaminações.

Além do sangue na urina, outros dados do exame de urina podem ajudar a encontrar a causa e o local da hematuria. Por exemplo, a presença de albumina (proteinúria) faz pensar em nefrites. O achado de bactérias e de leucócitos (pus) sugere infecção urinária e o de glicose, diabetes.

Como o exame de urina é usualmente empregado em avaliações de *check-up*, é frequente o achado de hematúria microscópica assintomática.

Embora na maioria dos casos tal achado possa estar relacionado a situações fisiológicas (menstruação, exercício físico e atividade sexual), transitórias (instrumentação urológica, infecção urinária) ou doenças de caráter não evolutivo, sua presença deve ser investigada em razão da possibilidade de associação com doenças potencialmente graves, como neoplasias, infecções e obstrução do trato urinário. As causas de hematúria são muitas e por isso a investigação pode ser demorada e exigir a realização de radiografias, tomografias, ecografias e exames de sangue e de urina para complementar o diagnóstico.

Analisando todas as informações colhidas, podem ser encontradas mais de 80 causas de hematúria, a maioria microscópica; por isso, a investigação da hematúria é difícil e demorada.

Hematúria

CAUSAS DE HEMATÚRIA

- **Renal:**
  - **Tumores malignos:** carcinoma renal, sarcoma, tumor de Wilms, carcinoma de pelve renal.
  - **Tumores benignos:** angioma, adenoma, papiloma da pelve renal, cisto renal.
  - **Outras doenças renais:** glomerulonefrite aguda, tuberculose renal, cálculo, hidronefrose, hidrocalicose, doença policística, traumatismo, aneurisma da artéria renal, pielonefrite aguda, descompressão brusca, nefrite crônica hereditária, necrose papilar.
  - **Doenças gerais:** hipertensão arterial, anemia de células falciformes, mononucleose, esclerodermia, púrpura, endocardite bacteriana (infarto renal).
- **Ureteral:** cálculos, tumores.
- **Vesical:**
  - **Tumores:** papiloma, carcinoma, hemangioma.
  - **Outras doenças vesicais:** tuberculose renal, cálculos, hipertrofia prostática, cistite aguda, traumatismo, esquistossomose, corpo estranho, divertículo ulcerado.
- **Uretrais:** tumores, uretrites agudas, prostatite aguda.
- **Outras:** arteriosclerose, leucemia, púrpura, escorbuto, hemofilia, febres agudas, exercício excessivo, apendicite, salpingite, abscesso pélvico, uso de anticoagulantes.
- **Falsas:** menstruação, hemorroida, uso de azocorantes, fenolsulfonaftaleína, alcaloides indólicos.

Bibliografia

Amâncio A.Causas de... um guia de diagnóstico diferencial. 2ª ed. Rio de Janeiro: Atheneu, 1988.

Ferreira AW, Moraes SL. Diagnóstico Laboratorial das Principais Doenças Infecciosas e Autoimunes. 3ª ed. Rio de Janeiro: Guanabara Koogan, 2013.

Henry JB. Diagnóstico Clínico e Tratamento por Métodos de Laboratório. 20ª ed. São Paulo. Manole, 2008.

McPherson RA, Pincus MR. Diagnósticos Clínicos e Tratamento por Métodos Laboratoriais de Henry. 21ª ed. São Paulo: Manole, 2013.

Ravel R. Laboratório Clínico. Aplicações Clínicas dos Dados Laboratoriais. 6ª ed. Rio de Janeiro: Guanabara Koogan, 1997.

Williamsom MA, Snyder LM. Interpretação de Exames Laboratoriais. 9ª ed. Rio de Janeiro: Guanabara Koogan, 2013.

Zago MA, Falcão RP, Pasquini R. Tratado de Hematologia. 1ª ed. Rio de Janeiro: Atheneu, 2013.

16. HEMOGLOBINÚRIA

Tatiana de Aguiar Santos Vilella
Eduardo Caetano Brandão
Sylvia Lemos Hinrichsen

DEFINIÇÃO

O sangue pode estar presente na urina em forma de hemácias íntegras (hematúria) ou de hemoglobina, que é um produto da destruição das hemácias (hemoglobinúria).

A hemoglobinúria pode ocorrer como resultado da lise das hemácias no trato urinário ou pode ser causada por hemólise intravascular e a subsequente filtração de hemoglobinas através dos glomérulos. A lise das hemácias na urina geralmente apresenta uma mistura de hemoglobinúria e hematúria, ao passo que não serão encontradas hemácias nos casos de hemólise intravascular.

ROTEIRO DIAGNÓSTICO

Em condições normais, a filtração glomerular da hemoglobina é impedida pela formação de grandes complexos de hemoglobina e haptoglobina na circulação. Entretanto, quando a quantidade de hemoglobina livre ultrapassar a de haptoglobina, como ocorre nas anemias hemolíticas, nas reações transfusionais, nas queimaduras graves, nas infecções e no exercício físico intenso, haverá hemoglobina em excesso para filtração glomerular.

O exame microscópico do sedimento urinário mostrará a presença de hemácias íntegras, mas não a de hemoglobina livre produzida por distúrbios hemolíticos ou por lise das hemácias no trato urinário. Assim, o método mais preciso para determinar a presença de sangue na urina é a análise química.

CAUSAS DE HEMOGLOBINÚRIA

- **Distúrbio intrínseco à hemácia:**
  - **Hereditário:** esferocitose, ovalocitose, talassemia, anemia de células falciformes.
  - **Não hereditário:** hemoglobinúria paroxística noturna.
- **Distúrbio extrínseco à hemácia:**
  - **Físico:** exercício traumático, queimaduras, prostatectomia transuretral.
  - **Tóxico/químicos:** benzeno, tolueno e compostos, cloreto de metila, tetracloreto de carbono, fenol e compostos, chumbo, anilinas, naftalina, DDT (dicloro-difenil-triclóroetano), sulfas, quinina, bismuto, cloreto de potássio
  - **Vegetais:** cogumelos.
  - **Animais:** escorpião.
  - **Infecciosas:** microbianas, parasitárias.

Hemoglobinúria

> – **Imunológicas:** hemólise por transfusão, doença hemolítica do recém-nascido, toxemia gravídica, idiopática, secundária a leucemia, secundária a neoplasia, secundária ao lúpus eritematoso sistêmico, secundária à reticulose, hemoglobinúria paroxística ao frio, deficiência de G6PD, anemia hemolítica normocítica.

Bibliografia

Amâncio A. Causas de... um guia de diagnóstico diferencial. 2ª ed. Rio de Janeiro: Atheneu, 1988.

Ferreira AW, Moraes SL. Diagnóstico Laboratorial das Principais Doenças Infecciosas e Autoimunes. 3ª ed. Rio de Janeiro: Guanabara Koogan, 2013.

McPherson RA, Pincus MR. Diagnósticos Clínicos e Tratamento por Métodos Laboratoriais de Henry. 21ª ed. São Paulo: Manole, 2013.

Ravel R. Laboratório Clínico. Aplicações Clínicas dos Dados Laboratoriais. 6ª ed. Rio de Janeiro; Guanabara Koogan, 1997.

Strasinger SK. Uroanálise e Fluidos Biológicos. 3ª ed. São Paulo: Editora Premier, 2000.

Williamsom MA, Snyder LM. Interpretação de Exames Laboratoriais. 9ª ed. Rio de Janeiro: Guanabara Koogan, 2013.

Zago MA, Falcão RP, Pasquini R. Tratado de Hematologia. 1ª ed. Rio de Janeiro: Atheneu, 2013.

17. HIPERBILIRRUBINEMIA

Tatiana de Aguiar Santos Vilella
Eduardo Caetano Brandão
Sylvia Lemos Hinrichsen

DEFINIÇÃO

A bilirrubina forma-se essencialmente pela degradação da hemoglobina, cujo produto é o heme. Este passa por um processo catabólico que resulta na formação da biliverdina, que é metabolizada pela biliverdina redutase, formando a bilirrubina.

A hiperbilirrubinemia é caracterizada por uma concentração anormalmente alta no sangue. Seu acúmulo no organismo é detectado, clinicamente, em razão de essa substância conferir uma cor amarela a tecidos e líquidos biológicos. Essa condição, que tem o nome de icterícia, é encontrada em algumas doenças hepáticas, infecciosas e/ou obstrutivas, e em doenças hematológicas associadas à hemólise intensa.

Os valores de referência das bilirrubinas devem ser correlacionados com a idade do paciente. Para os indivíduos adultos, o intervalo para a bilirrubina total é de 0,2 a 1,0mg/dL e para a bilirrubina direta é de 0,1 a 0,3mg/dL. Nos recém-nascidos, os intervalos de referência para bilirrubina total são: 1º dia (2,0 a 6,0mg/dL), 2º dia (6,0 a 7,0mg/dL), do 3º ao 5º dia (4,0 a 6,0mg/dL).

ROTEIRO DIAGNÓSTICO

Uma concentração excepcionalmente alta de bilirrubina no sangue pode se dever a uma sobreprodução de bilirrubina, a sua excreção insuficiente ou a ambos os motivos.

Nas anemias hemolíticas, quando a quantidade maciça de hemoglobina é liberada dos eritrócitos destruídos, pode ocorrer saturação dos carreadores proteicos, o que resulta em excesso de bilirrubina, que se impregna nos mais diversos tecidos. Nesses casos, em geral, a bilirrubina indireta alcança níveis entre 1,5 e 3,0mg/dL.

Obstrução do fluxo biliar resultante de processos inflamatórios, infecciosos ou neoplásicos ou da presença de corpo estranho em algum ponto das vias biliares pode ocasionar elevação na concentração das bilirrubinas no sangue.

Hiperbilirrubinemia pode ser observada na maioria dos recém-nascidos, nos quais a concentração de bilirrubina no sangue normalmente aumenta de forma transitória durante os primeiros dias posteriores ao nascimento, motivo pelo qual a pele está amarelada (icterícia).

Em certas ocasiões, nos recém-nascidos alimentados com leite materno, os níveis de bilirrubina no sangue aumentam progressivamente durante a primeira se-

Hiperbilirrubinemia

mana de vida (uma doença denominada icterícia do leite materno). Não se conhece o motivo exato da icterícia, mas na maioria dos casos não causa problemas. Se a bilirrubina aumenta demasiadamente, é necessária fototerapia.

Na maioria dos casos, o aumento da quantidade de bilirrubina não tem consequências excepcionais, mas uma concentração muito alta pode produzir dano cerebral. Esse estado, chamado de kernicterus, é muito frequente nos recém-nascidos muito prematuros em estado grave.

CAUSAS DE HIPERBILIRRUBINEMIA

- **Fisiológica:** icterícia neonatal e eritroblastose fetal.
- **Patológica:** anemia hemolítica adquirida e congênita, obstrução das vias biliares, hiperbilirrubinemias congênitas: síndrome de Gilbert, síndrome de Crigler-Najjar tipos I e II e síndrome de Dubin-Johnson, hepatopatia grave, hipotireoidismo, galactosemia, sífilis, toxoplasmose, citomegalia, rubéola, deficiência de glicose-6-fosfato desidrogenase (G6PD) e esferocitose.

Bibliografia

Andriolo A. Guias de medicina ambulatorial e hospitalar. São Paulo: Manole, 2005.

Ferreira AW, Moraes SL. Diagnóstico Laboratorial das Principais Doenças Infecciosas e Autoimunes. 3ª ed. Rio de Janeiro: Guanabara Koogan, 2013.

Fleury. Manual de Exames. São Paulo: Editora Laboratório Fleury S/C Ltda., 1999.

Guyton AC, Hall JE. Tratado de Fisiologia Médica. 9ª ed. Rio de Janeiro: Guanabara Koogan, 1996.

Henry JB. Diagnóstico clínico e tratamento por Métodos de Laboratório. 19ª ed. São Paulo: Manole, 1999.

McPherson RA, Pincus MR. Diagnósticos Clínicos e Tratamento por Métodos Laboratoriais de Henry. 21ª ed. São Paulo: Manole, 2013.

Naoum PC. Doenças que Alteram os Exames Bioquímicos. 1ª ed. Rio de Janeiro: Atheneu, 2013.

Ravel R. Laboratório Clínico. Aplicações Clínicas dos Dados Laboratoriais. 6ª ed. Rio de Janeiro: Guanabara Koogan, 1997.

Williamsom MA, Snyder LM. Interpretação de Exames Laboratoriais. 9ª ed. Rio de Janeiro: Guanabara Koogan, 2013.

18. HIPERGLICEMIA

Tatiana de Aguiar Santos Vilella
Eduardo Caetano Brandão
Sylvia Lemos Hinrichsen

DEFINIÇÃO

Hiperglicemia é um termo técnico que significa "níveis de glicose (açúcar) elevado no sangue". Sua ocorrência se dá quando o organismo produz quantidades insatisfatórias de insulina ou quando a que é produzida não é utilizada apropriadamente pelas células.

ROTEIRO DIAGNÓSTICO

A hiperglicemia pode ser um problema sério caso não seja descoberta e acompanhada com a devida atenção e é a principal causa de complicações em indivíduos portadores de diabetes.

O exame de rotina realizado para medir o nível de glicose sanguínea é chamado de glicemia de jejum. Segundo a Sociedade Americana de Diabetes, considera-se normal o indivíduo que possui glicemia de jejum entre 70 e 99mg/dL. Valores acima desse limite devem ser avaliados com cautela e o exame repetido. A persistência de valores acima de 99mg/dL deve ser considerada uma condição de hiperglicemia, sendo necessária a investigação minuciosa de sua etiologia.

A hiperglicemia pode ser classificada em primária ou secundária. A primária pode ser resultante da ausência total da secreção de insulina, como após uma pancreatectomia total, podendo ocorrer pela infiltração do pâncreas, como na hemocromatose, ou de forma intermitente durante períodos de estresse, infecção severa, desidratação ou gestação. A hiperglicemia pode ser secundária a outros distúrbios endócrinos ou mesmo devido a um anticorpo contra o receptor de insulina. Algumas drogas/medicamentos, como propranolol, diuréticos tiazídicos e fenitoína, podem bloquear a liberação de insulina e causar hiperglicemia.

CAUSAS DE HIPERGLICEMIA

- **Fisiológica:** ansiedade, estresse, exercício físico intenso, menstruação, fase de lesão pós-traumática.
- **Patológica:**
  - **Hiperglicemia das infecções agudas.**
  - **Condições metabólicas e endócrinas:** diabetes melito, beribéri, insuficiência hepática, hemocromatose, pancreatite, acromegalia, síndrome de Cushing, feocromocitoma, hipertireoidismo.
  - **Condições neurológicas:** traumatismos cranioencefálicos, hemorragia cerebral, tumores cerebrais, encefalite, ventriculografia, epilepsia.

Hiperglicemia

- **Intoxicações:** monóxido de carbono, ópio e derivados, éter, cafeína, quinina, benzedrina, estricnina, salicilato de metila.
- **Outras:** uso de glucagon, corticoides, propranolol, tiazídicos, fenitoína, infarto do miocárdio, choque, câncer de pâncreas, condrossarcoma, síndrome de Werner, desidratação.

Bibliografia

Amâncio A. Causas de... um guia de diagnóstico diferencial. 2ª ed. Rio de Janeiro: Atheneu, 1988.

American Diabetes Association. Standards of Medical Care in Diabetes. Diabetes Care 28: Suplemento 1, janeiro, 2005.

Ferreira AW, Moraes SL. Diagnóstico Laboratorial das Principais Doenças Infecciosas e Autoimunes. 3ª ed. Rio de Janeiro: Guanabara Koogan, 2013.

Guyton AC, Hall JE. Tratado de Fisiologia Médica. 9ª ed. Rio de Janeiro: Guanabara Koogan, 1996.

Henry JB. Diagnóstico Clínico e Tratamento por Métodos de Laboratório. 20ª ed. São Paulo: Manole, 2008.

McPherson RA, Pincus MR. Diagnósticos Clínicos e Tratamento por Métodos Laboratoriais de Henry. 21ª ed. São Paulo: Manole, 2013.

Naoum PC. Doenças que Alteram os Exames Bioquímicos. 1ª ed. Rio de Janeiro: Atheneu, 2013.

Williamsom MA, Snyder LM. Interpretação de Exames Laboratoriais. 9ª ed. Rio de Janeiro: Guanabara Koogan, 2013.

19. HIPERGLOBULINEMIA

Tatiana de Aguiar Santos Vilella
Eduardo Caetano Brandão
Sylvia Lemos Hinrichsen

DEFINIÇÃO

Refere-se ao aumento dos níveis séricos de globulinas. Muitas doenças produzem aumento no nível de gamaglobulina. Numerosos tipos de infecções são acompanhados de níveis aumentados de gamaglobulina, que refletem a produção de anticorpos, embora essa elevação quase sempre não seja suficiente para demonstrar um aumento nítido acima da faixa de referência, sobretudo se a infecção for leve ou aguda.

Tipicamente, as infecções crônicas produzem uma resposta dos anticorpos que é prolongada e significativa o suficiente para aumentar os níveis de gamaglobulina acima dos limites de referência.

ROTEIRO DIAGNÓSTICO

As doenças granulomatosas, como tuberculose, sarcoidose, linfogranuloma venéreo e sífilis terciária, são doenças crônicas que quase sempre resultam em acentuado aumento na região gama da eletroforese das proteínas séricas.

As doenças reumatoides do colágeno, notavelmente artrite reumatoide e lúpus eritematoso, exibem valores eletroforéticos de gama que variam desde níveis normais até consideravelmente aumentados. Em geral, os níveis de gama se encontram elevados enquanto a doença é ativa, e se essa atividade já persiste por vários meses.

Tipicamente, o mieloma múltiplo e a macroglobulinemia de Waldenström exibem um pico eletroforético homogêneo em uma região focal da área gama, que pode ou não resultar num valor aumentado para a área gama total.

CAUSAS DE HIPERGLOBULINEMIA

- **Infecções:** leishmaniose visceral, hanseníase, linfogranuloma venéreo, linfadenite tuberculosa, malária, mononucleose infecciosa, febre tifoide, viroses, sífilis.
- **Colagenoses:** lúpus eritematoso, artrite reumatoide, síndrome de Sjögren.
- **Hematológicas:** sarcoma, macroglobulinemias, mieloma múltiplo, mioglobulinemias, policitemia *vera*.
- **Outras:** endocardite bacteriana subaguda, cirrose, nefrite crônica, síndrome nefrótica, hepatopatias, pericardite constritiva crônica, tireoidite linfomatosa, mixedema, amiloidose, acidose tubular renal.

Hiperglobulinemia

Bibliografia

Amâncio A. Causas de... um guia de diagnóstico diferencial. 2ª ed. Rio de Janeiro: Atheneu, 1988.

Andriolo A. Guias de Medicina Ambulatorial e Hospitalar. São Paulo: Manole, 2005.

Ferreira AW, Moraes SL. Diagnóstico Laboratorial das Principais Doenças Infecciosas e Autoimunes. 3ª ed. Rio de Janeiro: Guanabara Koogan, 2013.

McPherson RA, Pincus MR. Diagnósticos Clínicos e Tratamento por Métodos Laboratoriais de Henry. 21ª ed. São Paulo: Manole, 2013.

Naoum PC. Doenças que Alteram os Exames Bioquímicos. 1ª ed. Rio de Janeiro: Atheneu, 2013.

Ravel R. Laboratório Clínico. Aplicações Clínicas dos Dados Laboratoriais. 6ª ed. Rio de Janeiro: Guanabara Koogan, 1997.

Williamsom MA, Snyder LM. Interpretação de Exames Laboratoriais. 9ª ed. Rio de Janeiro: Guanabara Koogan, 2013.

20. HIPERURICEMIA

Tatiana de Aguiar Santos Vilella
Eduardo Caetano Brandão
Sylvia Lemos Hinrichsen

DEFINIÇÃO

Hiperuricemia é o termo que define níveis elevados de ácido úrico no sangue. O ácido úrico circulante é o produto final do metabolismo das purinas presentes na dieta ou o resultado de síntese endógena. A síntese diária é de aproximadamente 400mg e os precursores de purinas da dieta contribuem com cerca de 300mg/dia. Em relação à excreção, 75% do ácido úrico formado é excretado pelos rins, e o restante é secretado para o trato gastrointestinal, onde é metabolizado por bactérias. A enzima xantina oxidase cumpre papel relevante na produção do ácido úrico, participando em vários processos do metabolismo endógeno.

ROTEIRO DIAGNÓSTICO

Os distúrbios da hiperuricemia podem ser divididos em várias etiologias em razão da ingestão aumentada, da excreção diminuída e da produção elevada:

* **Ingestão aumentada:** em geral, a ingestão de alimentos ricos em purinas não produz hiperuricemia em si, embora possa afetar os sintomas clínicos da gota ou contribuir para o efeito de outros agentes hiperuricêmicos.
* **Excreção diminuída:** além da doença renal crônica, da insuficiência renal aguda e da redução acentuada do fluxo sanguíneo renal, outras condições associadas à hiperuricemia produzida por excreção diminuída incluem: tratamento com certos medicamentos, cetoacidose diabética ou da inanição, acidose láctica, toxemia da gravidez, intoxicação por chumbo, alcoolismo e hipotireoidismo.
* **Produção aumentada:** nas síndromes mieloproliferativas (leucemia mielocítica crônica, policitemia *vera* etc.), leucemia linfocítica crônica, mieloma, neoplasias malignas, destruição de células tumorais ou teciduais por quimioterapia ou radioterapia, anemia falciforme e anemias hemolíticas graves, psoríase extensa, sarcoidose e defeito enzimático congênito do metabolismo do ácido úrico, conhecido como síndrome de Lesch-Nyhan.

Além disso, verifica-se uma associação da hiperuricemia com hipertensão, diabetes melito, obesidade e cardiopatia aterosclerótica.

Hiperuricemia

CAUSAS DE HIPERURICEMIA

- **Condições fisiológicas e iatrogênicas:** dieta rica em purinas, anestesia geral, exercício prolongado, radioterapia, tratamento com salicilato, clorotiazida e derivados, pirazinamida, etambutol, metildopa.
- **Condições metabólicas e endócrinas:** gota, mixedema, acromegalia, hipoparatireoidismo, pseudo-hipoparatireoidismo, hiperparatireoidismo, diabetes, hipercolesterolemia essencial, hipoglicemia, obesidade, jejum prolongado.
- **Condições hematológicas:** leucemias, mieloma múltiplo, policitemia *vera*, mielofibrose, anemias hemolíticas, metaplasia mieloide, anemia perniciosa, linfomas.
- **Infecções:** pneumonia, mononucleose infecciosa.
- **Doenças renais:** insuficiência renal, síndrome nefrótica, pré-eclâmpsia, glomerulonefrite aguda e crônica.
- **Condições cardiovasculares:** insuficiência cardíaca, infarto do miocárdio, hipertensão arterial.
- **Intoxicações:** chumbo, amônia, clorofórmio, monóxido de carbono, álcool metílico.
- **Outras:** insuficiência hepática, eczema crônico, psoríase, urticária, artrite reumatoide, hiperuricemia familiar (síndrome de Lesch-Nyhan).

Bibliografia

Amâncio A. Causas de... um guia de diagnóstico diferencial. 2ª ed. Rio de Janeiro: Atheneu, 1988.

Andriolo A. Guias de Medicina Ambulatorial e Hospitalar. São Paulo: Manole, 2005.

Ferreira AW, Moraes SL. Diagnóstico Laboratorial das Principais Doenças Infecciosas e Autoimunes. 3ª ed. Rio de Janeiro: Guanabara Koogan, 2013.

McPherson RA, Pincus MR. Diagnósticos Clínicos e Tratamento por Métodos Laboratoriais de Henry. 21ª ed. São Paulo: Manole, 2013.

Naoum PC. Doenças que Alteram os Exames Bioquímicos. 1ª ed. Rio de Janeiro: Atheneu, 2013.

Ravel R. Laboratório Clínico. Aplicações Clínicas dos Dados Laboratoriais. 6ª ed. Rio de Janeiro: Guanabara Koogan, 1997.

Williamsom MA, Snyder LM. Interpretação de Exames Laboratoriais. 9ª ed. Rio de Janeiro: Guanabara Koogan, 2013.

21. HIPOGLICEMIA

Tatiana de Aguiar Santos Vilella
Eduardo Caetano Brandão
Sylvia Lemos Hinrichsen

DEFINIÇÃO

Hipoglicemia é o termo técnico que define um estado patológico produzido pelos "níveis de açúcar (glicose) reduzidos no sangue". A hipoglicemia pode ocasionar uma variedade de sintomas e efeitos, mas os principais problemas surgem de um suprimento inadequado de glicose como combustível para o cérebro, resultando em seu funcionamento prejudicado (neuroglicemia).

ROTEIRO DIAGNÓSTICO

A hipoglicemia apresenta várias causas: a secreção excessiva de insulina pelo pâncreas, uma dose excessivamente alta de insulina ou de outra medicação administrada a um indivíduo diabético para reduzir a concentração sérica de glicose, uma anormalidade da hipófise ou das suprarrenais ou uma alteração no armazenamento de carboidratos ou na produção de glicose por parte do fígado.

Geralmente, a hipoglicemia pode ser classificada como relacionada ou não a medicamentos. A maioria dos casos de hipoglicemia ocorre em indivíduos diabéticos e é relativa a medicamentos, como a insulina ou outros medicamentos (sulfonilureias), que são administrados aos indivíduos diabéticos para reduzir a concentração sérica de açúcar (quando a dose é muito alta para a quantidade de alimento ingerido, o medicamento pode provocar uma redução excessiva da concentração sérica de açúcar). A hipoglicemia não relacionada a medicamentos pode ser ainda subdividida em hipoglicemia de jejum, a qual ocorre após um período de jejum, e hipoglicemia reativa, que resulta de uma reação à ingestão de alimentos, normalmente de carboidratos.

Os sintomas da hipoglicemia raramente se apresentam até a concentração sérica de açúcar estar inferior a 50mg/dL de sangue, apesar de, ocasionalmente, alguns indivíduos mostrarem sintomas com concentrações discretamente mais elevadas e outros não apresentarem sintomas até a concentração reduzir-se para níveis muitos baixos. A glicemia de jejum é o exame de rotina a ser realizado para estabelecer o diagnóstico de hipoglicemia.

CAUSAS DE HIPOGLICEMIA

- **Funcional:** exercício físico, lactação, gravidez idiopática, uso de insulina em dose excessiva.

Hipoglicemia

- **Doenças do pâncreas:** tumores benignos ou malignos das ilhotas de Langerhans, hiperplasia das ilhotas de Langerhans, fase precoce do diabetes melito, obstrução dos condutos excretores do pâncreas por câncer
- **Doenças de outros órgãos endócrinos:** tireotoxicose, hipotireoidismo, doença de Addison, carcinoma suprarrenal, hipopituitarismo anterior, tumores da hipófise.
- **Doenças do fígado:** cirrose hepática, hepatite infecciosa, doença de von Gierke, hepatoma primário ou secundário, infiltração gordurosa, doença hepática tóxica por fósforo, tetracloreto de carbono, álcool etílico, hipoglicina.
- **Outras:** doenças orgânicas do sistema nervoso, desnutrição e caquexia, distrofia muscular progressiva, síndrome de Fanconi, glicosúria renal, pós-operatório, intoxicação aguda por cogumelos, intoxicação por sulfonilureia, alcoolismo, intolerância a frutose, invasão ou destruição de hipotálamo, supressão brusca de glicose hipertônica parenteral, induzida por dieta de caseína, leucina e ácido isovalérico em crianças.
- **Outros tumores:** pseudomixoma peritoneal, câncer do ceco, mesotelioma benigno da pleura, fibrossarcoma retroperitoneal, leucemia, linfossarcoma, neurofibroma do mediastino, fibrossarcoma, hemangiopericitoma, hepatoma, carcinoma adrenocortical.
- **Substâncias hipoglicemiantes:**
  - **Que aumentam a produção de insulina:** estimulantes beta-adrenérgicos, bloqueadores alfa-adrenérgicos.
  - **Outros mecanismos:** ácido acetilsalicílico/salicilatos, barbitúricos, morfina, haloperidol, piribenzamina, propiltiouracil.

Bibliografia

Amâncio, A. Causas de... um guia de diagnóstico diferencial. 2ª ed. Rio de Janeiro. 1988:279.

American Diabetes Association. Standards of Medical Care in Diabetes. Diabetes Care 28:Suplemento 1, janeiro, 2005.

Ferreira AW, Moraes SL. Diagnóstico Laboratorial das Principais Doenças Infecciosas e Autoimunes. 3ª ed. Rio de Janeiro: Guanabara Koogan, 2013.

Guyton AC, Hall JE. Tratado de Fisiologia Médica. 9ª ed. Rio de Janeiro: Guanabara Koogan, 1996.

Henry JB. Diagnóstico Clínico e Tratamento por Métodos de Laboratório. 20ª ed. São Paulo: Manole, 2008.

McPherson RA, Pincus MR. Diagnósticos Clínicos e Tratamento por Métodos Laboratoriais de Henry. 21ª ed. São Paulo: Manole, 2013.

Naoum PC. Doenças que Alteram os Exames Bioquímicos. 1ª ed. Rio de Janeiro: Atheneu, 2013.

Ravel R. Laboratório Clínico. Aplicações Clínicas dos Dados Laboratoriais. 6ª ed. Rio de Janeiro. Guanabara Koogan, 1997.

Williamsom MA, Snyder LM. Interpretação de Exames Laboratoriais. 9ª ed. Rio de Janeiro: Guanabara Koogan, 2013.

22. LINFOCITOSE

Tatiana de Aguiar Santos Vilella
Eduardo Caetano Brandão
Sylvia Lemos Hinrichsen

■— DEFINIÇÃO

A linfocitose é o aumento do número absoluto de linfócitos no sangue, considerados os limites de referência do adulto de 1.000 a 4.000/μL. Há linfocitose em várias infecções virais e em algumas bacterianas.

■— ROTEIRO DIAGNÓSTICO

A linfocitose está mais comumente associada a uma contagem normal ou diminuída de leucócitos. A infecção viral constitui a etiologia mais comum.

A linfocitose observada na maioria das infecções virais é, na realidade, de tipo relativo, em razão de uma redução dos granulócitos, enquanto o número total (absoluto) de linfócitos permanece constante. Verifica-se o mesmo fenômeno na doença de Addison e na agranulocitose induzida por drogas.

Ocorre linfocitose verdadeira (absoluta) com leucocitose em casos de coqueluche, linfocitose infecciosa, leucemia linfocítica e em alguns lactentes com infecção por adenovírus.

Em resposta a infecções virais, e a outros estímulos imunológicos, ocorre alteração da morfologia dos linfócitos, com aumento de tamanho e basofilia citoplasmática, padrão cromatínico mais frouxo e, muitas vezes, presença de nucléolo. A linfocitose com atipia linfocitária ocorre caracteristicamente na mononucleose infecciosa, mas pode ocorrer na citomegalovirose e em outras viroses, assim como em reações de hipersensibilidade a drogas. As crianças apresentam uma reatividade maior do que a dos adultos, e, não raramente, crianças normais apresentam alguns linfócitos atípicos.

A mononucleose infecciosa, doença aguda causada pelo vírus Epstein-Barr, é caracterizada por linfocitose, uma atipia linfocitária marcante, com mais de 50% de linfócitos atípicos. Os pacientes frequentemente apresentam febre, faringite e linfadenopatia, podendo ser diagnosticados por meio de sorologia.

A infecção por citomegalovírus em adultos e, algumas vezes, a infecção pelo vírus da hepatite estão associadas à linfocitose absoluta e à presença de linfócitos atípicos; pode ocorrer leucopenia nos estágios iniciais, seguida de leucocitose.

Na linfocitose infecciosa aguda, os linfócitos frequentemente atingem valores de 30.000/μL, podendo chegar a 100.000/μL e persistir por semanas, algumas vezes com eosinofilia. O paciente pode estar assintomático ou apresentar febre,

Linfocitose **319**

dor abdominal e diarreia. Alguns casos foram associados a infecções agudas por coxsackievírus B2.

CAUSAS DE LINFOCITOSE

- **Infecções agudas:** mononucleose infecciosa, coqueluche, poliomielite, sarampo, rubéola, varicela, disenteria bacilar, dengue.
- **Infecções crônicas:** tuberculose, sífilis congênita, brucelose, malária.
- **Convalescença de uma infecção aguda.**
- **Hipertireoidismo.**
- **Linfocitose carencial:** pelagra, beribéri, raquitismo, escorbuto.
- **Leucemia linfocítica e linfossarcoma.**
- **Anemia perniciosa e anemia aplástica.**
- **Intoxicação pelo benzeno, arsênico, metais pesados e pilocarpina.**
- **Outros:** doença de Addison, hipotireoidismo, diabetes, obesidade, aumento do timo, doença de Hodgkin, irradiação.
- **Linfocitose fisiológica:** lactentes, linfocitose racial, grandes alturas, calor seco.

Bibliografia

Amâncio A. Causas de... um guia de diagnóstico diferencial. 2ª ed. Rio de Janeiro: Atheneu, 1988.

Failace R. Hemograma: Manual de Interpretação. 4ª ed. Porto Alegre: Artmed, 2003.

Ferreira AW, Moraes SL. Diagnóstico Laboratorial das Principais Doenças Infecciosas e Autoimunes. 3ª ed. Rio de Janeiro: Guanabara Koogan, 2013.

Gorina AB. A Clínica e o Laboratório. 12ª ed. Rio de Janeiro: Guanabara Koogan, 1981.

McPherson RA, Pincus MR. Diagnósticos Clínicos e Tratamento por Métodos Laboratoriais de Henry. 21ª ed. São Paulo: Manole, 2013.

Ravel R. Laboratório Clínico. Aplicações Clínicas dos Dados Laboratoriais. 6ª ed. Rio de Janeiro: Guanabara Koogan, 1997.

Williamsom MA, Snyder LM. Interpretação de Exames Laboratoriais. 9ª ed. Rio de Janeiro: Guanabara Koogan, 2013.

Zago MA, Falcão RP, Pasquini R. Tratado de Hematologia. 1ª ed. Rio de Janeiro: Atheneu, 2013.

23. LINFOPENIA

Tatiana de Aguiar Santos Vilella
Eduardo Caetano Brandão
Sylvia Lemos Hinrichsen

DEFINIÇÃO

Linfopenia ou linfocitopenia é a diminuição do número de linfócitos abaixo de 1.000/μL (em adultos) ou a diminuição significativa em relação ao número prévio, por hipótese conhecido e estável, em um(a) paciente em particular. Nunca interpretar como linfopenia o baixo percentual dos linfócitos quando há leucocitose às expensas de outro tipo celular: é uma linfopenia apenas relativa. Atentar sempre para os valores da fórmula absoluta.

ROTEIRO DIAGNÓSTICO

Linfopenia é uma resposta passageira à ativação do eixo hipófise/suprarrenal. Ocorre no estresse de qualquer origem, junto com a eosinopenia. Há linfopenia 3 a 4 semanas após a vacinação contra gripe.

A linfopenia surge como acompanhante da neutrofilia das doenças inflamatórias/infecciosas graves; nas agudas (abdome agudo, pneumonia), nota-se após 48 a 72 horas de evolução.

Após radioterapia, a linfopenia é constante, proporcional à extensão do tecido linfoide irradiado, e duradoura. A quimioterapia causa linfopenia similar, mas há elevação progressiva dos linfócitos de 6 meses a 1 ano após o tratamento.

Há linfopenia no tratamento com drogas imunossupressoras, como globulina antilinfocítica e corticoides em doses elevadas.

Na doença de Hodgkin, a linfopenia caracteriza a doença avançada. É constante na histologia de depleção linfocítica. O tratamento causa linfopenia duradoura.

No lúpus eritematoso sistêmico, a linfopenia é um achado tardio, mas importante. Quando se acompanha de neutropenia, prenuncia evolução difícil e má resposta ao tratamento.

Na AIDS há um decréscimo progressivo dos linfócitos T CD4+ por ação citopática do HIV. Há uma rara linfopenia T CD4+ idiopática (independentemente de infecção pelo HIV), complicada com infecções oportunistas.

Há uma série de síndromes genéticas raras em que a linfopenia global ou seletiva a uma das populações é um dado predominante e/ou relevante no conjunto de alterações. Essas síndromes são: imunodeficiência combinada severa ligada ao sexo (tipo suíço), autossômica recessiva (deficiência de adesina deaminase ou purina-nucleosídeo fosforilase), agamaglobulinemia ligada ao sexo (Bruton), deficiência

Linfopenia

dos antígenos HLA classe I e classe II, hipoplasia tímica congênita (DiGeorge), ataxia-telangiectasia, nanismo e hipoplasia de cartilagens e pelos.

CAUSAS DE LINFOPENIA

Após radioterapia e/ou quimioterapia	Lúpus eritematoso sistêmico
AIDS	Terapia com drogas imunossupressoras
Linfoma de Hodgkin	Síndromes genéticas raras
Abdome agudo	Situações de estresse: sobrecargas corporais, crises dolorosas intensas, pós-operatório imediato

Bibliografia

Amâncio A. Causas de... um guia de diagnóstico diferencial. 2ª ed. Rio de Janeiro: Atheneu, 1988.

Failace R. Hemograma: Manual de Interpretação. 4ª ed. Porto Alegre: Artmed, 2003.

Ferreira AW, Moraes SL. Diagnóstico Laboratorial das Principais Doenças Infecciosas e Autoimunes. 3ª ed. Rio de Janeiro: Guanabara Koogan, 2013.

Gorina AB. A Clínica e o Laboratório. 12ª ed. Rio de Janeiro: Guanabara Koogan, 1981.

McPherson RA, Pincus MR. Diagnósticos Clínicos e Tratamento por Métodos Laboratoriais de Henry. 21ª ed. São Paulo: Manole, 2013.

Williamsom MA, Snyder LM. Interpretação de Exames Laboratoriais. 9ª ed. Rio de Janeiro: Guanabara Koogan, 2013.

Zago MA, Falcão RP, Pasquini R. Tratado de Hematologia. 1ª ed. Rio de Janeiro: Atheneu, 2013.

24. MACROCITOSE

Tatiana de Aguiar Santos Vilella
Eduardo Caetano Brandão
Sylvia Lemos Hinrichsen

DEFINIÇÃO

Para determinação do índice eritrocítico VCM (volume corpuscular médio) utiliza-se o efeito do tamanho médio dos eritrócitos sobre o hematócrito (porcentagem de massa de eritrócitos em relação ao volume original de sangue). Caso o tamanho médio dos eritrócitos esteja elevado, o mesmo número de eritrócitos terá massa ligeiramente maior. O VCM é calculado dividindo-se o valor do hematócrito pela contagem de eritrócitos, sendo igual em homens e mulheres: VCM= 89 + 9fL, nos adultos. Em criança há ampla variação. Quando o VCM é > 98fL, ocorre a macrocitose.

ROTEIRO DIAGNÓSTICO

Uma das causas mais comuns da macrocitose é o alcoolismo com ou sem cirrose.

As principais causas de deficiência de ácido fólico consistem na carência na dieta ou má absorção, na deficiência de vitamina $B_{12,}$ anemia perniciosa, e em graus significativos de reticulocitose, sangramento agudo ou anemia hemolítica.

A medida do VCM pelos contadores eletrônicos atuais é satisfatória, e a macrocitose deve ser sempre considerada, percorrendo-se a lista de causas e atentando para os dados pertinentes a cada uma. Por exemplo:

- **Alcoolismo:** o VCM não excede a 106fL; os eritrócitos são redondos e de aspecto normal.
- **Hepatopatias:** há macrocitose com eritrócitos redondos, VCM < 112fL, frequentemente com leptocitose (hemácias com pouca espessura) e estomatocitose.
- **Anemias megaloblásticas:** nas anemias decorrentes da falta de vitamina B_{12} e/ou ácido fólico, macrócitos ovais, com VCM entre 110 e 140fL.

Macrocitose

CAUSAS DE MACROCITOSE

Comuns	Menos comuns
Deficiência de ácido fólico ou de vitamina B_{12}	Drogas/medicamentos: zidovudina, fenitoína, carbamazepina, ácido valproico, azatioprina, fludarabina, ciclofosfamida, clorambucil
Hepatopatia crônica	
Alcoolismo	Hipotireoidismo
Quimioterapia citotóxica	Leucemia crônica/mielofibrose
Anormalidade cardiorrespiratória	Radioterapia para doenças malignas
Reticulocitose	Doença renal crônica (alguns pacientes)
Síndromes mielodisplásicas	Macrocitose dos corredores de longa distância
Recém-nascido	Síndrome de Down
	Artefato (por exemplo, aglutininas frias)

Bibliografia

Amâncio A. Causas de... um guia de diagnóstico diferencial. 2ª ed. Rio de Janeiro: Atheneu, 1988.

Failace R. Hemograma: Manual de Interpretação. 4ª ed. Porto Alegre: Artmed, 2003.

Ferreira AW, Moraes SL. Diagnóstico Laboratorial das Principais Doenças Infecciosas e Autoimunes. 3ª ed. Rio de Janeiro: Guanabara Koogan, 2013.

McPherson RA, Pincus MR. Diagnósticos Clínicos e Tratamento por Métodos Laboratoriais de Henry. 21ª ed. São Paulo: Manole, 2013.

Ravel R. Laboratório clínico. Aplicações Clínicas dos Dados Laboratoriais. 6ª ed. Rio de Janeiro: Guanabara Koogan, 1997.

Williamsom MA, Snyder LM. Interpretação de Exames Laboratoriais. 9ª ed. Rio de Janeiro: Guanabara Koogan, 2013.

Zago MA, Falcão RP, Pasquini R. Tratado de Hematologia. 1ª ed. Rio de Janeiro: Atheneu, 2013.

25. MICROCITOSE

Tatiana de Aguiar Santos Vilella
Eduardo Caetano Brandão
Sylvia Lemos Hinrichsen

DEFINIÇÃO

Na determinação do índice eritrocítico VCM (volume corpuscular médio) utiliza-se o efeito do tamanho médio dos eritrócitos sobre o hematócrito (porcentagem de massa de eritrócitos em relação ao volume original de sangue). Se o tamanho médio dos eritrócitos estiver diminuído, o mesmo número de eritrócitos terá uma massa ligeiramente menor. O VCM é calculado dividindo-se o valor do hematócrito pela contagem de eritrócitos. O VCM é igual em homens e mulheres: VCM = 89 + 9fL, em adultos. Na infância há ampla variação. Quando o VCM está abaixo de 89fL (em adultos), diz-se haver microcitose.

ROTEIRO DIAGNÓSTICO

Os micrócitos são eritrócitos pequenos produzidos por qualquer uma das condições correlacionadas com VCM diminuído. Os micrócitos hipocrômicos indicam a necessidade de diagnóstico diferencial da deficiência crônica de ferro *versus* talassemia *minor* ou anemia das doenças crônicas.

Diante de microcitose, o observador deverá atentar para os demais dados que possam apontar a causa mais provável, como, por exemplo:

- **Anemia ferropênica:** a microcitose é proporcional ao grau de anemia; na anemia grave, há pecilocitose.
- **Talassemia *minor*:** na betatalassemia *minor* há desproporção entre o VCM muito baixo (entre 55 e 65fL) e o grau de anemia (Hb entre 10,5 e 13,5g/dL); a contagem de eritrócitos está aumentada e o RDW (*red cell distribuition width*) é baixo.
- **Anemia das doenças crônicas:** pode ser normocítica ou microcítica; o VCM não costuma estar abaixo de 75fL, salvo se houver ferropenia associada.

CAUSAS DE MICROCITOSE

Comuns	Menos comuns
Deficiência crônica de ferro	Alguns casos de policitemia
Alfa ou betatalassemia (*minor*)	Alguns casos de intoxicação pelo chumbo
Anemia das doenças crônicas	Alguns casos de esferocitose congênita
	Alguns casos de anemia sideroblástica
	Certas hemoglobinas (Hb) anormais (Hb E, Hb Lepore)

Bibliografia

Amâncio A. Causas de... um guia de diagnóstico diferencial. 2ª ed. Rio de Janeiro: Atheneu, 1988.

Failace R. Hemograma: Manual de Interpretação. 4ª ed. Porto Alegre: Artmed, 2003.

Ferreira AW, Moraes SL. Diagnóstico Laboratorial das Principais Doenças Infecciosas e Autoimunes. 3ª ed. Rio de Janeiro: Guanabara Koogan, 2013.

McPherson RA, Pincus MR. Diagnósticos Clínicos e Tratamento por Métodos Laboratoriais de Henry. 21ª ed. São Paulo: Manole, 2013.

Ravel R. Laboratório Clínico. Aplicações Clínicas dos Dados Laboratoriais. 6ª ed. Rio de Janeiro: Guanabara Koogan, 1997.

Williamsom MA, Snyder LM. Interpretação de Exames Laboratoriais. 9ª ed. Rio de Janeiro: Guanabara Koogan, 2013.

Zago MA, Falcão RP, Pasquini R. Tratado de Hematologia. 1ª ed. Rio de Janeiro: Atheneu, 2013.

26. MONOCITOSE

Tatiana de Aguiar Santos Vilella
Eduardo Caetano Brandão
Sylvia Lemos Hinrichsen

DEFINIÇÃO

Monocitose consiste no aumento dos monócitos do sangue acima de 1.000/μL. Pode ocorrer monocitose na ausência de leucocitose. Os monócitos circulam brevemente no sangue e exercem suas funções nos tecidos, onde se localizam de maneira duradoura como macrófagos fixos.

ROTEIRO DIAGNÓSTICO

A monocitose é observada na endocardite bacteriana em 30% a 40% dos casos, com predomínio de neutrofilia. Na tuberculose há monocitose nos casos de doença cavitária pulmonar e na forma ganglionar, acompanhando-se de neutrofilia e eritrossedimentação elevada.

Encontra-se monocitose durante a fase de recuperação de várias infecções agudas, em muitos tipos de distúrbios hematológicos (incluindo leucemias não monocíticas, mieloma e anemias hemolíticas), em linfomas malignos e carcinomas, em doenças reumatoides do colágeno e na febre tifoide. Na mononucleose infecciosa, além da linfocitose com linfócitos atípicos, há monocitose.

A malária e a leishmaniose (calazar) constituem causas frequentes de monocitose. A leucemia monocítica e as síndromes mielodisplásicas também devem ser consideradas no diagnóstico diferencial.

CAUSAS DE MONOCITOSE

- Durante a recuperação de várias infecções agudas.
- Malária, leishmaniose (calazar).
- Endocardite bacteriana subaguda.
- Tuberculose disseminada.
- Distúrbios hematológicos: doença de Hodgkin, leucemia monocítica, policitemia vera, mieloma, anemia hemolítica, linfomas malignos, carcinomas.
- **Outras:** intoxicação por tetracloroetano, sarcoma de Kaposi, doença de Gaucher, oftalmia simpática, doenças reumatoides, febre tifoide, mononucleose infecciosa.

Bibliografia

Amâncio A. Causas de... um guia de diagnóstico diferencial. 2ª ed. Rio de Janeiro: Atheneu, 1988.
Failace R. Hemograma: Manual de Interpretação. 4ª ed. Porto Alegre: Artmed, 2003.
Ferreira AW, Moraes SL. Diagnóstico Laboratorial das Principais Doenças Infecciosas e Autoimunes. 3ª ed. Rio de Janeiro: Guanabara Koogan, 2013.

McPherson RA, Pincus MR. Diagnósticos Clínicos e Tratamento por Métodos Laboratoriais de Henry. 21ª ed. São Paulo: Manole, 2013.

Ravel R. Laboratório Clínico. Aplicações Clínicas dos Dados Laboratoriais. 6ª ed. Rio de Janeiro: Guanabara Koogan, 1997.

Williamsom MA, Snyder LM. Interpretação de Exames Laboratoriais. 9ª ed. Rio de Janeiro: Guanabara Koogan, 2013.

Zago MA, Falcão RP, Pasquini R. Tratado de Hematologia. 1ª ed. Rio de Janeiro: Atheneu, 2013.

27. NEUTROFILIA

Tatiana de Aguiar Santos Vilella
Eduardo Caetano Brandão
Sylvia Lemos Hinrichsen

DEFINIÇÃO

Neutrofilia é o aumento do número absoluto de neutrófilos no sangue, considerados os limites de referência (1.500 a 7.000/µL em populações brancas, 10% a 20% a menos em populações negras). A neutrofilia pode ser fisiológica ou patológica.

O número de neutrófilos no sangue é a representação numérica do trânsito medula → tecidos, mas depende também do tempo médio de permanência dos neutrófilos na circulação. O consumo excessivo, por causas locais ou sistêmicas, intensifica o trânsito de neutrófilos da medula para os focos de atração; a neutrofilia é a expressão hematológica dessa fundamental resposta defensiva do organismo.

ROTEIRO DIAGNÓSTICO

Em condições fisiológicas, as descargas adrenérgicas mobilizam o *pool* marginal, causando neutrofilia. A mobilização é fugaz (minutos) após exercício breve, como uma corrida de 100 metros, e durável (1 a 2 horas) após um exercício prolongado. Com o descanso, há progressiva marginação dos neutrófilos e retorno ao equilíbrio anterior. O pânico e o choro da criança ao coletar o sangue, as convulsões, os choques elétricos e a taquicardia paroxística podem igualmente causar essa neutrofilia fugaz.

Há neutrofilia na maioria das doenças infecciosas, como meningites (estreptocócica, estafilocócica, meningocócica), pneumonias, peritonite, artrite, nas infecções bacterianas dos tegumentos, na osteomielite, na septicemia, e quando há coleções purulentas teciduais, intracavitárias ou serosas. A neutrofilia pode faltar quando as doenças infecciosas acometem recém-nascidos, lactentes, desnutridos, pacientes muito idosos, debilitados ou terminais, em alcoolistas após continuada ingestão etílica, em pacientes sem reserva granulocítica por radioterapia ou quimioterapia prévias e em pacientes com imunodeficiências genéticas ou adquiridas.

A neutrofilia é constante nas doenças inflamatórias agudas e usual nas doenças inflamatórias crônicas, nas quais costuma ser proporcional aos sinais de atividade. Na febre reumática há neutrofilia importante com desvio à esquerda.

No infarto do miocárdio, a neutrofilia e o desvio à esquerda se mostram proporcionais às manifestações clínicas do evento. A dor anginoide costuma causar neutrofilia sem desvio à esquerda, e a eosinopenia é a regra.

Neutrofilia

As intoxicações endógenas, como acidose diabética, anoxemia prolongada e choque, causam grande e persistente neutrofilia com desvio à esquerda; quando terminais, dão origem à reação leucemoide agônica. As intoxicações exógenas e os envenenamentos por picadas de artrópodes ou ofídios causam neutrofilia proporcional à gravidade sistêmica ou à magnitude das manifestações locais.

A neutrofilia após trauma grave é constante. É imediata no pós-operatório, podendo durar até 3 semanas. Hemorragias, incluídas doação de sangue, transfusões em pacientes graves e infusão de crioprecipitado, causam neutrofilia passageira.

O consumo continuado de neutrófilos, como ocorre em empiemas, peritonites, necroses teciduais extensas por trauma ou queimaduras, causa neutrofilia com desvio à esquerda persistente, em virtude da incapacidade de suficiente expansão da reserva granulocítica medular, apesar da hiperplasia máxima da granulocitopoese. A exaustão da reserva é rara, mas pode ocorrer principalmente em idosos, pois a medula hematopoética diminui com a idade; esgota-se, também, em pacientes com reserva comprometida por radioterapia ou quimioterapia recentes. Leucogramas sequenciais são necessários para documentá-la.

Os esteroides adrenocorticais, mesmo em doses relativamente baixas, quase sempre produzem aumento considerável dos neutrófilos segmentados maduros, com elevação das contagens totais de leucócitos dentro de 48 horas para níveis que correspondem a duas vezes os valores basais, permanecendo por um período de 2 a 3 semanas, e diminuem lentamente. A terapia com carbonato de lítio para depressão psiquiátrica produz uma elevação média dos leucócitos de cerca de 30%. Outras causas de leucocitose neutrofílica incluem hemorragia aguda ou anemia hemolítica grave (aguda ou crônica), leucemia mielocítica e síndromes mieloproliferativas.

CAUSAS DE NEUTROFILIA

- **Infecções:** certos fungos, bacilos, espiroquetas e vírus, infecções localizadas.
- **Destruição tecidual:** queimaduras, abscessos, traumatismo, hemorragia aguda, infarto, carcinomatose, cirrose alcoólica, pós-operatório.
- **Outras:**
- Febre reumática, picadas de insetos e de aranha, proteínas estranhas, trombose coronária, tumores malignos de crescimento rápido (principalmente do trato digestivo, fígado e medula óssea), hemólise súbita.
- Condições fisiológicas: nos recém-nascidos, durante o parto, depois de vômitos repetidos, convulsões, taquicardia paroxística, ansiedade, medo, exercícios extenuantes.
- Leucemia mielocítica e síndromes mieloproliferativas.
- Terapia com corticoides, adrenalina, digitálicos, carbonato de lítio.
- Acidose diabética, eclâmpsia, gota.
- Intoxicação por metais pesados, sobretudo chumbo e mercúrio.

Bibliografia

Amâncio A. Causas de... um guia de diagnóstico diferencial. 2ª ed. Rio de Janeiro: Atheneu, 1988.

Failace R. Hemograma: Manual de Interpretação. 4ª ed. Porto Alegre: Artmed, 2003.

Ferreira AW, Moraes SL. Diagnóstico Laboratorial das Principais Doenças Infecciosas e Autoimunes. 3ª ed. Rio de Janeiro: Guanabara Koogan, 2013.

McPherson RA, Pincus MR. Diagnósticos Clínicos e Tratamento por Métodos Laboratoriais de Henry. 21ª ed. São Paulo: Manole, 2013.

Ravel R. Laboratório Clínico. Aplicações Clínicas dos Dados Laboratoriais. 6ª ed. Rio de Janeiro: Guanabara Koogan, 1997.

Williamsom MA, Snyder LM. Interpretação de Exames Laboratoriais. 9ª ed. Rio de Janeiro: Guanabara Koogan, 2013.

Zago MA, Falcão RP, Pasquini R. Tratado de Hematologia. 1ª ed. Rio de Janeiro: Atheneu, 2013.

28. NEUTROPENIA

Tatiana de Aguiar Santos Vilella
Eduardo Caetano Brandão
Sylvia Lemos Hinrichsen

DEFINIÇÃO

Neutropenia é a diminuição do número absoluto de neutrófilos, no sangue, considerados os limites de referência (1.500 a 7.000/μL em populações brancas, 10% a 20% a menos em populações negras). Valores inferiores a 1.500/μL são anormais em pacientes brancos, mas nos negros apenas quando inferiores a 1.200/μL representam neutropenia indiscutível. As neutropenias com contagens de neutrófilos entre 1.000 e 1.500/μL são ditas leves; entre 500 e 1.000/μL, moderadas, e com contagens < 500/μL, graves.

ROTEIRO DIAGNÓSTICO

A neutropenia deve ser sempre interpretada com cautela, considerando-se a contagem global de neutrófilos (bastonetes + segmentados) e, no caso de uma neutropenia isolada (com eritrócitos e plaquetas normais), deve-se confirmá-la em hemogramas repetidos, com tecnologia confiável, antes de liberar os resultados.

A neutropenia pode ser vista pela produção insuficiente de neutrófilos pela medula óssea, pela destruição aumentada de neutrófilos na corrente sanguínea e por alteração da maturação dos neutrófilos na medula óssea.

Algumas condições associadas à neutropenia incluem: (1) distúrbios associados com pancitopenia, como anemia megaloblástica, anemia aplástica, leucemia aguda ou aleucêmica, hiperesplenismo de etiologia diversa (p. ex., cirrose, lúpus eritematoso sistêmico, doença de Gaucher) e hemoglobinúria paroxística noturna; (2) neutropenia induzida por drogas (agranulocitose); (3) certas infecções, como febre tifoide, algumas infecções virais (p. ex., de Epstein-Barr, na primeira semana da doença, e vírus da hepatite), infecção bacteriana maciça (septicemia, tuberculose miliar); e (4) neutropenia idiopática cíclica e crônica.

A neutropenia aguda (que ocorre durante alguns dias) se desenvolve com frequência quando o uso dos neutrófilos é rápido e a produção deficiente. A agranulocitose é uma neutropenia aguda, severa e passageira, com preservação das demais séries do hemograma. A síndrome pode surgir sem causa aparente (idiopática), mas geralmente é efeito colateral idiossincrático do uso de fármacos (iatrogênica). As drogas são uma das causas mais comuns de neutropenia e apresentam vários mecanismos de base (reações imunes, tóxicas, idiossincrásicas ou de hipersensibilidade),

332 Neutropenia

devendo ser diferenciadas da neutropenia grave, que ocorre previsivelmente após grandes doses de substâncias citorredutoras de câncer ou radioterapia e daquelas causadas por infecções virais.

A neutropenia crônica (últimos meses ou anos) geralmente surge da produção reduzida ou sequestro esplênico excessivo de neutrófilos. A neutropenia crônica benigna pode ser genética, autossômica dominante, ou adquirida, sem causa aparente. Há neutropenia persistente, com neutrófilos entre 200 e 1.000/µL. A medula óssea mostra abundância de precursores mieloides, até neutrófilos bastonados, e extrema pobreza de neutrófilos segmentados.

A neutropenia crônica autoimune clinicamente não difere da neutropenia crônica idiopática, mas a difícil pesquisa de anticorpos antineutrofílicos se mostra positiva. É muito rara nos adultos; é uma doença pediátrica, geralmente antes dos 4 anos de idade. As infecções orofaríngeas são frequentes, mas de fácil tratamento. Costuma evoluir para a cura espontânea em 1 a 3 anos.

A neutropenia cíclica é uma doença genética, autossômica dominante, embora ocasionalmente haja casos adquiridos. Os casos genéticos decorrem de mutações em um gene, localizado no cromossomo 19, responsável pela síntese da elastase dos neutrófilos; o produto alterado causa intensificação da apoptose. No período de neutropenia grave, que dura aproximadamente 6 dias, há febre e ulcerações nas mucosas, eventualmente infecções graves, incluindo sepse.

CAUSAS DE NEUTROPENIA

- **Congênita:**
  - Insuficiência da medula óssea: parte da síndrome de Fanconi ou uma de suas variantes.
  - Transferência transplacentária de um fator neutropênico da mãe: transferência de drogas/fármacos.
  - Idiopática.
- **Neonatal:** infecção grave por vírus ou bactérias depois do nascimento.
- **Adquirida:**
  - Produção diminuída de neutrófilos pela medula óssea.
  - Mielosclerose, mielofibrose, anemia megaloblástica, anemia aplástica, leucemias, aplasia secundária a irradiações, efeito tóxico ou efeito de drogas/fármacos.
  - Destruição aumentada de neutrófilos na periferia.
  - Hiperesplenismo, síndrome de Feltry, hipertensão portal, esplenomegalia congestiva, cirrose, lúpus eritematoso sistêmico, doença de Gaucher.
  - Mecanismos imunes.
  - Induzidos por drogas/fármacos: aminopirina, propiltiouracil, penicilina.
  - Após infecções: febre tifoide, mononucleose infecciosa, hepatite, tuberculose miliar, septicemia, pneumonia.
  - Colagenoses.
  - Idiopática (autoimunização).
- **Outras:** agranulocitose, neutropenia periódica, neutropenia esplênica primária, neutropenia hipoplásica crônica, granulocitopenia crônica da infância, neutropenia familiar.

Bibliografia

Amâncio A. Causas de... um guia de diagnóstico diferencial. 2ª ed. Rio de Janeiro: Atheneu, 1988.

Failace R. Hemograma: Manual de Interpretação. 4ª ed. Porto Alegre: Artmed, 2003.

Ferreira AW, Moraes SL. Diagnóstico Laboratorial das Principais Doenças Infecciosas e Autoimunes. 3ª ed. Rio de Janeiro: Guanabara Koogan, 2013.

McPherson RA, Pincus MR. Diagnósticos Clínicos e Tratamento por Métodos Laboratoriais de Henry. 21ª ed. São Paulo: Manole, 2013.

Ravel, R. Laboratório clínico. Aplicações Clínicas dos Dados Laboratoriais. 6ª ed. Rio de Janeiro: Guanabara Koogan, 1997.

Williamsom MA, Snyder LM. Interpretação de Exames Laboratoriais. 9ª ed. Rio de Janeiro: Guanabara Koogan, 2013.

Zago MA, Falcão RP, Pasquini R. Tratado de Hematologia. 1ª ed. Rio de Janeiro: Atheneu, 2013.

29. POLICITEMIA

Tatiana de Aguiar Santos Vilella
Eduardo Caetano Brandão
Sylvia Lemos Hinrichsen

DEFINIÇÃO

A policitemia se refere a um aumento no número total de eritrócitos acima do limite superior da faixa de referência. Em geral, esse processo determina um aumento concomitante nos níveis de hemoglobina e hematócrito.

Assim, os níveis de hemoglobina superiores a 17,5g/dL para homens e 15,5g/dL para mulheres, com hematócrito acima de 54% para homens e 49% para mulheres, são geralmente considerados compatíveis com a presença de policitemia.

ROTEIRO DIAGNÓSTICO

A policitemia pode ser dividida em três grupos: primária (policitemia *vera*), relativa e secundária.

A policitemia *vera* é uma doença de origem genética, clonal e adquirida da célula-tronco hematopoética caracterizada por uma eritropoese anormal, com alguns precursores eritroides hipersensíveis e/ou independentes ao estímulo da eritropoetina.

A expressão *policitemia relativa* é utilizada para descrever uma massa total de eritrócitos normal, que falsamente parece estar aumentada em consequência de uma redução do volume plasmático. A desidratação constitui a causa mais comum de policitemia relativa; na maioria dos casos, o hematócrito se situa dentro da faixa normal ou ligeiramente aumentado. Na desidratação simples, os valores de outros constituintes, como leucócitos, eletrólitos e nitrogênio ureico do sangue, também tendem a estar (falsamente) elevados. A prova mais definitiva consiste em determinar o volume sanguíneo, que irá demonstrar a normalidade da massa eritrocítica.

A *policitemia secundária* é uma verdadeira policitemia. A causa mais comum consiste em hipoxia (devido à presença de doença pulmonar crônica, cardiopatia congênita, permanência em altas altitudes) ou em tabagismo intenso (devido à formação de carboxiemoglobina). A síndrome de Cushing quase sempre está associada à presença de policitemia leve. Uma etiologia menos comum é representada por tumores, mais frequentemente carcinoma renal (hipernefroma) e carcinoma hepático (hepatoma). O raro tumor hemangioblastoma cerebelar se encontra associado à presença de policitemia em 15% a 20% dos casos. Existem várias outras causas, como obesidade pronunciada (síndrome de Pickwick), mas sua ocorrência é rara.

Policitemia

CAUSAS DE POLICITEMIA

- **Relativa:**
  - Hemoconcentração.
  - Desidratação.
  - Policitemia de estresse (síndrome de Gaisböck).
- **Secundária:**
  - Permanência em grandes altitudes.
  - Cardiopatias: tetralogia de Fallot, atresia tricúspide, transposição com estenose pulmonar, anomalia de Ebstein, fístula arteriovenosa pulmonar, complexo de Eisenmenger, canal arterial.
  - Doenças respiratórias: doença pulmonar crônica, fibrose pulmonar, enfisema, asma brônquica, tuberculose, câncer brônquico.
  - Tabagismo intenso.
  - Hemangioblastoma cerebelar.
  - Obesidade (síndrome de Pickwick).
  - Síndrome de Cushing.
  - Hipernefroma.
  - Hepatoma.
  - Uso prolongado de corticoides em altas doses.
  - Uso de andrógenos no câncer de mama.
  - Metaplasia mieloide tratada com andrógenos.
  - Tratamento de anemia perniciosa com vitamina B_{12}.
  - Leucemia mieloide crônica, fase inicial.
  - Linfomas.
  - Mieloma múltiplo.
  - Rins policísticos.
  - Hidronefrose.
  - Adenoma renal.
  - Tuberculose esplênica.
  - Mixoma auricular.
  - Cirrose hepática.
  - Mioma uterino.
  - Leiomiossarcoma.
  - Tuberculose disseminada.
  - Feocromocitoma.

Bibliografia

Amâncio A. Causas de... um guia de diagnóstico diferencial. 2ª ed. Rio de Janeiro: Atheneu, 1988.

Campbell PJ, Green AR. The Myeloproliferative Disorders. N Engl J Med, 2006; 355:2452-66.

Ferreira AW, Moraes SL. Diagnóstico Laboratorial das Principais Doenças Infecciosas e Autoimunes. 3ª ed. Rio de Janeiro: Guanabara Koogan, 2013.

McPherson RA, Pincus MR. Diagnósticos Clínicos e Tratamento por Métodos Laboratoriais de Henry. 21ª ed. São Paulo: Manole, 2013.

Ravel R. Laboratório Clínico. Aplicações Clínicas dos Dados Laboratoriais. 6ª ed. Rio de Janeiro: Guanabara Koogan, 1997.

Williamsom MA, Snyder LM. Interpretação de Exames Laboratoriais. 9ª ed. Rio de Janeiro: Guanabara Koogan, 2013.

Zago MA, Falcão RP, Pasquini R. Tratado de Hematologia. 1ª ed. Rio de Janeiro: Atheneu, 2013.

30. POLICROMASIA

Tatiana de Aguiar Santos Vilella
Eduardo Caetano Brandão
Sylvia Lemos Hinrichsen

DEFINIÇÃO

Policromasia ou policromatocitose se refere aos eritrócitos recém-saídos da medula, identificáveis pela coloração acinzentada ou arroxeada oriunda da presença residual de RNA (ácido ribonucleico). Os reticulócitos ocupam uma posição intermediária entre os eritroblastos da medula óssea e os eritrócitos maduros (anucleados e hemoglobinizados). Em geral, os limites de referência para contagem de reticulócitos vão de 0,5% a 1,5%.

ROTEIRO DIAGNÓSTICO

A contagem de reticulócitos constitui um índice de produção de eritrócitos maduros pela medula óssea. O aumento na contagem de reticulócitos significa maior liberação de eritrócitos no sangue periférico em resposta a um determinado estímulo.

A policromasia está presente do quarto dia em diante nas regenerações pós--hemorrágicas, de modo constante nas anemias hemolíticas e, após alguns dias de tratamento apropriado, na regeneração das anemias carenciais. Quando a medula óssea está com o estroma alterado por proliferações anormais (fibrose, tumores, leucemia), pode haver policromasia, oriunda de focos dispersos de eritropoese com liberação prematura de reticulócitos, sem que isso represente regeneração eficaz.

CAUSAS DE POLICROMASIA

- Anemias hemolíticas.
- Regenerações pós-hemorrágicas.
- Regeneração das anemias carenciais.
- Medula óssea com estroma alterado por proliferações anormais (fibrose, tumores, leucemia).

Bibliografia

Amâncio A. Causas de... um guia de diagnóstico diferencial. 2ª ed. Rio de Janeiro: Atheneu, 1988.

Failace R. Hemograma: Manual de Interpretação. 4ª ed. Porto Alegre: Artmed, 2003.

Ferreira AW, Moraes SL. Diagnóstico Laboratorial das Principais Doenças Infecciosas e Autoimunes. 3ª ed. Rio de Janeiro: Guanabara Koogan, 2013.

McPherson RA, Pincus MR. Diagnósticos Clínicos e Tratamento por Métodos Laboratoriais de Henry. 21ª ed. São Paulo: Manole, 2013.

Ravel R. Laboratório Clínico. Aplicações Clínicas dos Dados Laboratoriais. 6ª ed. Rio de Janeiro: Guanabara Koogan, 1997.

Williamsom MA, Snyder LM. Interpretação de Exames Laboratoriais. 9ª ed. Rio de Janeiro: Guanabara Koogan, 2013.

Zago MA, Falcão RP, Pasquini R. Tratado de Hematologia. 1ª ed. Rio de Janeiro: Atheneu, 2013.

31. POTÁSSIO

Tatiana de Aguiar Santos Vilella
Eduardo Caetano Brandão
Sylvia Lemos Hinrichsen

DEFINIÇÃO

O potássio é o principal íon positivo intracelular, particularmente importante para manter a carga elétrica na membrana celular, o que é necessário para a comunicação neuromuscular, o transporte de nutrientes para dentro das células e a retirada dos resíduos das células. A concentração de potássio dentro das células é cerca de 30 vezes maior do que a concentração no sangue e em outros líquidos extracelulares.

Os níveis de potássio são controlados principalmente pelo hormônio esteroide aldosterona, o qual aumenta a excreção de potássio. A aldosterona é secretada pela glândula suprarrenal na presença dos níveis aumentados de potássio.

Pequenas alterações na concentração de potássio fora das células podem ter efeitos substanciais na atividade dos nervos e dos músculos, o que é particularmente evidente no músculo cardíaco. Níveis baixos de potássio (hipopotassemia ou hipocalemia) causam o aumento da atividade (que pode levar a uma arritmia), enquanto níveis altos (hiperpotassemia ou hipercalemia) causam diminuição da atividade. Ambos os casos podem, em algumas circunstâncias, levar a uma parada cardíaca. Em pessoas normais, a ingestão de suplementos de potássio ou de medicamentos que contenham potássio não tem consequências, uma vez que os rins eliminam o excesso de potássio de forma eficiente.

ROTEIRO DIAGNÓSTICO

A hipocalemia (concentração sérica baixa de potássio) ocorre quando a concentração sanguínea de potássio é inferior a 3,6mEq/L. Os rins normais conservam o potássio de uma forma extremamente eficaz. Quando a concentração sérica de potássio diminui muito, é porque geralmente os rins não estão funcionando de forma regular ou porque ocorreu uma perda excessiva de potássio através do trato gastrointestinal (decorrente do vômito, da diarreia, do uso crônico de laxante ou da presença de pólipos no cólon). Como muitos alimentos contêm potássio, a hipocalemia raramente é causada pelo consumo reduzido desses alimentos. O potássio pode ser eliminado na urina por várias razões. A mais frequente, sem sombra de dúvida, é o uso de determinados tipos de diuréticos que fazem com que os rins excretem sódio, água e potássio em excesso. As outras causas de hipocalemia são raras. Outras situações em que a hipocalemia pode ser observada são:

Potássio

nas síndromes de Cushing, de Liddle, de Bartter e de Fanconi. Certos fármacos, como a insulina e os medicamentos para a asma (p. ex., salbutamol, terbutalina e teofilina), aumentam o deslocamento do potássio para dentro das células e podem acarretar hipocalemia. Contudo, o uso desses medicamentos raramente é a única causa da hipocalemia.

A hipercalemia (concentração sérica alta de potássio) ocorre quando a concentração sanguínea de potássio é superior a 5,0mEq/L. Em geral, a hipercalemia é mais perigosa do que a hipocalemia. Uma concentração de potássio superior a 5,5mEq/L de sangue começa a afetar o sistema de condução elétrica do coração. Quando a concentração sérica continua a aumentar, o ritmo cardíaco se torna anormal e o coração pode parar de bater. Geralmente, a hipercalemia ocorre quando os rins não excretam uma quantidade suficiente de potássio. Provavelmente, a causa mais comum da hipercalemia leve é o uso de fármacos que bloqueiam a excreção renal de potássio (p. ex., triantereno, espironolactona e inibidores da enzima conversora da angiotensina). A hipercalemia também pode ser causada pela doença de Addison, podendo a insuficiência renal parcial ou completa produzir uma hipercalemia grave. Por essa razão, os indivíduos com disfunção renal devem evitar os alimentos ricos em potássio.

A dosagem de potássio é realizada no sangue venoso colhido após, no mínimo, 4 horas de jejum. Os valores séricos normais variam entre 3,6 e 5,0mEq/L.

CAUSAS DE ALTERAÇÕES DO POTÁSSIO NO SANGUE

- **Hipercalemia:**
  - Administração excessiva de potássio: suplementos orais, terapia parenteral, medicamentos na forma de sal de potássio.
  - Choque transfusional.
  - Choque traumático.
  - Destruição celular: esmagamento, hemólise, anoxia, prolongada atividade muscular (convulsões prolongadas, tétano, intoxicação por estricnina), pós-operatório, queimaduras.
  - Medicamentos que desviam o potássio dos compartimentos intra e extracelulares: propranolol, pindolol, digoxina, succinilcolina, arginina, solução de glicose hiperosmótica.
  - Medicamentos que produzem excreção renal diminuída do íon: espironolactona, triantereno, indometacina, ibuprofeno, captopril, heparinoterapia e ciclosporina.
  - Diminuição da excreção renal de potássio: insuficiência renal aguda, insuficiência suprarrenal.
  - Hipoaldosteronismo primário.
  - Paralisia hipercalcêmica familiar periódica.
  - Pseudo-hipercalcemia: desidratação, hemólise de amostras sanguíneas por artefato resultando na liberação de potássio dos eritrócitos.
  - Acidose.
  - Infecções crônicas.

340   Potássio

- **Hipocalemia:**
  - Ingestão deficiente
  - Traumatismo grave
  - Aumento da excreção renal: síndrome de Cushing, aldosteronismo primário, fase diurética da insuficiência renal aguda, síndrome de Fanconi, acidose renal com osteomalacia, uso de ACTH (hormônio adrenocorticotrófico) e corticoides, uso de clorotiazida e derivados, uso de mercuriais, uso de teofilina, ticarcilina, carbenicilina e anfotericina B, fase crônica das grandes queimaduras, nefropatias perdedoras de potássio, ingestão aumentada de alcalinos, poliúria que se segue à desobstrução urinária, diabetes insípido.
  - Perda pelo tubo digestivo: diarreia, vômito prolongado, fístulas digestivas, aspiração gástrica, ileostomia, ureterossigmoidostomia, adenocarcinoma de cólon.

Bibliografia

Amâncio A. Causas de... um guia de diagnóstico diferencial. 2ª ed. Rio de Janeiro: Atheneu, 1988.

Ferreira AW, Moraes SL. Diagnóstico Laboratorial das Principais Doenças Infecciosas e Autoimunes. 3ª ed. Rio de Janeiro: Guanabara Koogan, 2013.

Guyton AC, Hall JE. Tratado de Fisiologia Médica. 9ª ed. Rio de Janeiro: Guanabara Koogan, 1996.

Henry JB. Diagnóstico Clínico e Tratamento por Métodos de Laboratório. 20ª ed. São Paulo: Manole, 2008.

McPherson RA, Pincus MR. Diagnósticos Clínicos e Tratamento por Métodos Laboratoriais de Henry. 21ª ed. São Paulo: Manole, 2013.

Naoum PC. Doenças que Alteram os Exames Bioquímicos. 1ª ed. Rio de Janeiro: Atheneu, 2013.

Ravel R. Laboratório Clínico. Aplicações Clínicas dos Dados Laboratoriais. 6ª ed. Rio de Janeiro: Guanabara Koogan, 1997.

Tietz NW, Pruden EL, Siggard-Andersen O. Electrolytes. In: Tietz Textbook of Clinical Chemistry. 2ª ed., Burtis CA, Ashwood ER, eds. Philadelphia: W.B. Saunders Company, 1994.

Young DS. Effects of Drugs on Clinical Laboratory Tests. 3ª ed. Washington, DC: American Association of Clinical Chemistry, 1990.

Williamsom MA, Snyder LM. Interpretação de Exames Laboratoriais. 9ª ed. Rio de Janeiro: Guanabara Koogan, 2013.

32. PROTEINÚRIA

Tatiana de Aguiar Santos Vilella
Eduardo Caetano Brandão
Sylvia Lemos Hinrichsen

DEFINIÇÃO

A presença de proteína na urina (proteinúria) muitas vezes é indicativa de doenças renais incipientes, o que torna essa análise muito importante como parte do exame físico. A urina normal contém quantidade muito pequena de proteínas, em média menos de 10mg/dL ou 150mg por 24 horas, geralmente séricas (de baixo peso molecular, filtradas seletivamente pelos glomérulos), e proteínas produzidas no trato urogenital.

A albumina, por ter baixo peso molecular, é a principal proteína sérica encontrada na urina normal. Contudo, mesmo quando presente em grande concentração no plasma, sua quantidade normal na urina é pequena, pois nem toda albumina que vai para os glomérulos é filtrada e grande parte da albumina filtrada é reabsorvida pelos túbulos. Também se encontram pequenas quantidades de microglobulinas séricas e tubulares, a proteína de Tamm-Horsfall, produzida pelos túbulos, e as proteínas provenientes de secreções prostáticas, seminais e vaginais.

ROTEIRO DIAGNÓSTICO

A constatação de proteínas no exame de urina tipo I nem sempre significa doença renal, mas sua presença exige a realização de outras análises para verificar a normalidade ou anormalidade do quadro. Além disso, é preciso levar em conta a concentração da amostra, pois tem mais significado clínico o achado de quantidades vestigiais de proteínas numa amostra diluída do que numa amostra concentrada.

As principais causas patológicas da proteinúria são lesão da membrana glomerular, distúrbios que afetam a reabsorção tubular das proteínas filtradas e aumento dos níveis séricos de proteínas de baixo peso molecular.

As condições que mais afetam a membrana glomerular são decorrentes do contato com substâncias anormais (material amiloide, agentes tóxicos e complexos imunes encontrados no lúpus eritematoso sistêmico e na glomerulonefrite estreptocócica).

A descoberta de proteínas, principalmente numa amostra aleatória, nem sempre tem significado patológico, pois há várias causas não renais ou benignas para isso. A proteinúria benigna geralmente é transitória e pode ser produzida por exposição ao frio, exercício físico intenso, febre alta e desidratação, sendo também observada na fase aguda de várias doenças. Nos últimos meses de gravidez, a proteinúria pode indicar estado de pré-eclâmpsia e deve ser considerada em conjunto com outros sintomas clínicos. A proteinúria benigna desaparece quando o agente causador é eliminado.

342 Proteinúria

Em adultos jovens, observa-se com frequência proteinúria benigna persistente, denominada ortostática ou postural, que ocorre quando a pessoa fica de pé por muito tempo e desaparece quando ela se deita. Acredita-se que isso seja devido à grande pressão sobre a veia renal quando a pessoa fica na posição vertical.

CAUSAS DE PROTEINÚRIA

- **Funcionais:** proteinúria ortostática, exercício físico intenso, gravidez
- **Proteinúria pré-renal:** febre ou diversas condições tóxicas, congestão venosa, hipoxia renal, hipertensão, mixedema, proteína de Bence Jones.
- **Proteinúria renal:** glomerulonefrites, síndrome nefrótica, nefrosclerose, infecções urinárias, litíase urinária, tumores urinários, traumatismo renal, hidronefrose, rins policísticos, infarto renal, trombose da veia renal ou cava, amiloidose renal, glomeruloesclerose intercapilar, nefrite lúpica.
- **Proteinúria pós-renal:** infecção da pelve renal ou ureter, cistite, uretrite ou prostatite, contaminação com secreções vaginais.
- **Outras:**
  - Macroglobulinemia, hiperaldosteronismo primário, insuficiência cardíaca congestiva, pericardite constritiva, edema cerebral, angioqueratoma *corporis diffusum*, toxemia gravídica, hemorragia subaracnóidea, anemias graves, hemoglobinúrias, leucemia, púrpuras, escorbuto, esquistossomose, síndrome de Reiter.
  - Infecções, especialmente agudas, febre tifoide, endocardite bacteriana, malária, sífilis.
  - Intoxicação por mercúrio, ouro, chumbo, sulfas, arsênico, bismuto, fósforo, éter, clorofórmio.
  - Proteinúria falsa: secreção perineal ou anal, menstruação, leucorreia, sêmen.

Bibliografia

Amâncio A. Causas de... um guia de diagnóstico diferencial. 2ª ed. Rio de Janeiro: Atheneu, 1988.

McPherson RA, Pincus MR. Diagnósticos Clínicos e Tratamento por Métodos Laboratoriais de Henry. 21ª ed. São Paulo: Manole, 2013.

Ravel R. Laboratório Clínico. Aplicações Clínicas dos Dados Laboratoriais. 6ª ed. Rio de Janeiro: Guanabara Koogan, 1997.

Strasinger SK. Uroanálise e Fluidos Biológicos. 3ª ed. São Paulo: Editora Premier, 2000.

Williamsom MA, Snyder LM. Interpretação de Exames Laboratoriais. 9ª ed. Rio de Janeiro: Guanabara Koogan, 2013.

33. PROTEÍNA DE BENCE JONES

Tatiana de Aguiar Santos Vilella
Eduardo Caetano Brandão
Sylvia Lemos Hinrichsen

DEFINIÇÃO

Um dos principais exemplos de proteinúria decorrente do aumento dos níveis séricos de proteína é a excreção da proteína de Bence Jones por pessoas com mieloma múltiplo. Essa proteína é uma imunoglobulina composta por dímeros de cadeias leves (*kappa* ou *lambda*) de baixo peso molecular e sintetizada por plasmócitos. É produzida em grande quantidade, excedendo a capacidade de metabolismo pelo rim, com consequente perda pela urina. A produção prolongada dessa proteína leva a uma lesão tubular com insuficiência renal.

ROTEIRO DIAGNÓSTICO

A suspeita da presença de proteína de Bence Jones na urina pode ser confirmada pelos testes discriminatórios que se baseiam nas características de solubilidade apresentadas por essa proteína. Ao contrário das outras proteínas, que coagulam e assim permanecem quando expostas ao calor, a de Bence Jones coagula a temperaturas situadas entre 40°C e 60°C, dissolvendo-se quando a temperatura atinge 100°C. Por isso, quando a amostra fica opaca entre 40°C e 60°C e transparente a 100°C, há indícios de que contém a proteína de Bence Jones. Pode-se descartar a interferência causada por outras proteínas precipitadas filtrando-se a amostra a 100°C e observando se fica turva ao atingir 40°C a 60°C.

O percentual de pacientes que apresentam proteína de Bence Jones na urina varia para cada patologia: 70% no mieloma múltiplo, 30% na macroglobulinemia de Waldenström, 20% nas doenças linfoproliferativas malignas e 10% nas gamopatias monoclonais benignas. Sua presença pode ser detectada também, em percentuais variáveis, na amiloidose primária. A técnica eletroforética é o método de escolha para a identificação dessa proteína, visto que, tomando como exemplo o mieloma múltiplo, 70% a 80% dos casos podem ser identificados com a sua utilização, contra apenas 50% dos casos com a utilização do método de aquecimento.

Podem ser utilizadas para pesquisa de proteínas de Bence Jones amostras de urina de 24 horas, ou amostras isoladas, refrigeradas, sem conservante. No entanto, o volume mínimo tem que ser de 20mL. Considera-se normal a ausência de proteínas de Bence Jones na urina.

CAUSAS DE PROTEINÚRIA DE BENCE JONES

Mieloma múltiplo	Leucemia mielocítica crônica
Leucemia linfocítica crônica	Policitemia *vera*
Macroglobulinemia	Carcinoma metastático do osso
Hiperparatireoidismo	Osteomalacia
Fraturas múltiplas dos ossos	Sarcoma
Sarcoma osteogênico	Amiloidose

Bibliografia

Amâncio A. Causas de... um guia de diagnóstico diferencial. 2ª ed. Rio de Janeiro: Atheneu, 1988.

Ferreira AW, Moraes SL. Diagnóstico Laboratorial das Principais Doenças Infecciosas e Autoimunes. 3ª ed. Rio de Janeiro: Guanabara Koogan, 2013.

Fleury. Manual de Exames. São Paulo: Laboratório Fleury S/C, 1999.

Henry JB. Diagnóstico Clínico e Tratamento por Métodos de Laboratório. 20ª ed. São Paulo: Manole, 2008.

McPherson RA, Pincus MR. Diagnósticos Clínicos e Tratamento por Métodos Laboratoriais de Henry. 21ª ed. São Paulo: Manole, 2013.

Naoum PC. Doenças que Alteram os Exames Bioquímicos. 1ª ed. Rio de Janeiro: Atheneu, 2013.

Ravel R. Laboratório Clínico. Aplicações Clínicas dos Dados Laboratoriais. 6ª ed. Rio de Janeiro: Guanabara Koogan, 1997.

Strasinger SK. Uroanálise e Fluidos Biológicos. 3ª ed. São Paulo: Premier, 2000.

Williamsom MA, Snyder LM. Interpretação de Exames Laboratoriais. 9ª ed. Rio de Janeiro: Guanabara Koogan, 2013.

34. SÓDIO

Tatiana de Aguiar Santos Vilella
Eduardo Caetano Brandão
Sylvia Lemos Hinrichsen

DEFINIÇÃO

O sódio é o principal cátion do líquido extracelular e a principal partícula osmótica fora da célula. Ingerido por meio dos alimentos e das bebidas, o sódio é eliminado pelo suor e pela urina, sendo os rins normais capazes de reabsorver até 70% do sódio filtrado. Dessa forma, a quantidade total de sódio no organismo varia pouco de um dia para o outro.

As alterações da quantidade total de sódio estão intimamente ligadas às alterações no volume de água no sangue. Uma perda global do sódio do corpo não provoca necessariamente uma diminuição da concentração de sódio no sangue, mas pode causar a diminuição do volume sanguíneo. Quando o volume sanguíneo diminui, a pressão arterial cai, a frequência cardíaca aumenta e o indivíduo pode apresentar tonturas e, em algumas ocasiões, entrar em choque. Por outro lado, o volume sanguíneo pode aumentar quando existe excesso de sódio no corpo.

A dosagem de sódio nos líquidos corpóreos possibilita achados importantes para avaliação do equilíbrio hidrossalino no organismo. A concentração sérica normal de sódio varia entre 137 e 145mEq/L. Sua determinação requer que o paciente esteja em jejum no mínimo de 4 horas. Na urina, a concentração se altera de acordo com a dieta, devendo em situações normais variar, em adultos, entre 40 e 200mEq/L e, nas crianças de 1 a 6 meses, entre 2,0 e 25mEq/L. Essa dosagem pode ser realizada em urina de 24 horas ou em amostras isoladas.

ROTEIRO DIAGNÓSTICO

A hiponatremia (concentração sérica baixa de sódio) ocorre quando a concentração sérica de sódio é inferior a 137mEq/L. Essa situação ocorre quando esse cátion é diluído excessivamente por uma maior quantidade de água corporal. O sódio pode ser diluído demasiadamente em indivíduos que ingerem enormes quantidades de água, como ocorre algumas vezes em determinados transtornos psiquiátricos e em pacientes hospitalizados que recebem grandes quantidades de água por via endovenosa. Em ambos os casos, a quantidade de líquido ingerida supera a capacidade de os rins eliminarem o excesso. A hiponatremia também pode ocorrer nos indivíduos que apresentam ingestão

346 Sódio

reduzida de líquidos, se apresentarem algum processo de insuficiência renal, e nos que tenham insuficiência cardíaca e cirrose hepática, nos quais o volume sanguíneo se encontra aumentado. Nessas condições, o volume sanguíneo aumentado acarreta uma hiperdiluição do sódio, embora a sua quantidade total geralmente também esteja aumentada. Também pode ocorrer em indivíduos com a doença de Addison (nos quais as suprarrenais se encontram hipoativas e excretam muito sódio).

Já a hipernatremia (concentração sérica alta de sódio) ocorre quando a concentração sanguínea de sódio é superior a 145mEq/L. Na hipernatremia, o corpo contém muito pouca água em relação à quantidade de sódio. A concentração sérica de sódio geralmente aumenta anormalmente quando a perda de água excede a perda de sódio ou quando o indivíduo ingere um volume muito pequeno de água. A concentração sérica alta de sódio significa que o indivíduo não sente sede quando deveria ou que sente sede, mas não consegue obter uma quantidade suficiente de água para ingerir. A hipernatremia também pode ser observada em indivíduos com disfunção renal, diarreia, vômito, febre ou sudorese excessiva, ocorrendo mais frequentemente em idosos.

Na urina, a dosagem de sódio é útil no diagnóstico diferencial entre oligúria pré-renal (sódio urinário inferior a 20mEq/L) e renal (sódio urinário superior a 20mEq/L). Sódio urinário elevado pode estar presente na insuficiência suprarrenal, necrose tubular aguda, terapia com diuréticos, entre outras.

CAUSAS DE ALTERAÇÕES DO SÓDIO

- **Aumento:** administração excessiva de soluto salino hipertônico, hiperaldosteronismo primário, uso de corticosteroides, desidratação, tumor cerebral, traumatismo cranioencefálico, uso de carbenicilina.
- **Diminuição:**
  - Dieta inadequada (pobre em sódio).
  - Perdas pelo tubo digestivo: vômitos, diarreia, aspiração, fístulas.
  - Perda pela pele: sudorese profunda, mucoviscidose, lesões cutâneas extensas exsudativas, queimaduras.
  - Perdas pelos pulmões (raras): broncorreia em adenomatose pulmonar.
  - Sequestro interno: obstrução intestinal, queimaduras graves, dermóclise com solução glicosada, peritonites, celulites agudas, obstrução venosa profunda.
  - Perdas renais: nefrite perdedora de sal, secreção inadequada de hormônio antidiurético, insuficiência renal aguda.
  - Outras: doença de Addison, insuficiência suprarrenal aguda, uso de diuréticos, uso abusivo de cloreto de amônio, polidipsia, pós-parecentese, hemorragias profusas, intoxicação pela água, insuficiência cardíaca congestiva, cirrose hepática, síndrome nefrótica, pseudo-hiponatremia (hiperglicemia, hiperlipemia, hiperproteinemia).

Sódio

Bibliografia

Amâncio A. Causas de... um guia de diagnóstico diferencial. 2ª ed. Rio de Janeiro: Atheneu, 1988.

Ferreira AW, Moraes SL. Diagnóstico Laboratorial das Principais Doenças Infecciosas e Autoimunes. 3ª ed. Rio de Janeiro: Guanabara Koogan, 2013.

Fleury. Manual de Exames. São Paulo: Laboratório Fleury S/C, 1999.

Guyton AC, Hall JE. Tratado de Fisiologia Médica. 9ª ed. Rio de Janeiro: Guanabara Koogan, 1996.

Henry JB. Diagnóstico Clínico e Tratamento por Métodos de Laboratório. 20ª ed. São Paulo: Manole, 2008.

McPherson RA, Pincus MR. Diagnósticos Clínicos e Tratamento por Métodos Laboratoriais de Henry. 21ª ed. São Paulo: Manole, 2013.

Naoum PC. Doenças que Alteram os Exames Bioquímicos. 1ª ed. Rio de Janeiro: Atheneu, 2013.

Ravel R. Laboratório Clínico. Aplicações Clínicas dos Dados Laboratoriais. 6ª ed. Rio de Janeiro: Guanabara Koogan, 1997.

Williamsom MA, Snyder LM. Interpretação de Exames Laboratoriais. 9ª ed. Rio de Janeiro: Guanabara Koogan, 2013.

35. TRANSAMINASES

Tatiana de Aguiar Santos Vilella
Eduardo Caetano Brandão
Sylvia Lemos Hinrichsen

DEFINIÇÃO

As transaminases ou aminotransferases são enzimas que catalisam especificamente reações de transaminação. Na clínica, a dosagem sérica dessas enzimas tem sido empregada principalmente na avaliação da função hepática, embora elas eventualmente possam estar associadas a distúrbios não hepáticos, como, por exemplo, enfermidades cardíacas e renais. As duas principais aminotransferases são: a aspartato aminotransferase (AST, anteriormente designada SGOT ou TGO – transaminase glutâmica oxalacética) e a alanina aminotransferase (ALT, antes SGPT ou TGP – transaminase glutâmica pirúvica).

ROTEIRO DIAGNÓSTICO

A dosagem sérica dessas enzimas deve ser realizada respeitando-se um jejum mínimo de 4 horas. A determinação da AST pode ser útil na elucidação de hepatopatias, infarto agudo do miocárdio e miopatias. Diferentemente da ALT, a AST não é utilizada exclusivamente para avaliar a integridade dos hepatócitos. Nas hepatites virais, os níveis de AST podem se encontrar 20 ou mais vezes acima dos limites normais. Valores elevados podem ser observados ainda na hepatite alcoólica e em necroses hepatocíticas tóxicas ou isquêmicas. Na mononucleose é comum o encontro de níveis elevados de AST, mas a desidrogenase láctica aumenta mais. Nas miopatias, além dos níveis elevados de AST, podem ser observados também altos níveis de desidrogenase láctica e creatinina fosfoquinase. A concentração sérica normal de AST é até 32U/L para mulheres e até 38U/L para homens.

Com relação à ALT, sua dosagem é útil na avaliação de hepatopatias. É um teste sensível de lesão hepatocítica e tem sido recomendado para o rastreamento de hepatites. O ALT é menos sensível do que o AST para avaliar hepatopatia alcoólica. Os valores de referência para ALT são até 31U/L para indivíduos do sexo feminino e até 41U/L para o masculino.

CAUSAS DE ELEVAÇÃO DE TRANSAMINASES NO SANGUE

- **Aspartato aminotransferase – AST:**
  - **Coração:** infarto agudo do miocárdio, pericardite.
  - **Fígado:** hepatite, mononucleose infecciosa, citomegalovírus, cirrose hepática, intoxicação por tetracloreto de carbono, infiltração hepática por linfoma e leucemia, icterícia obstrutiva com colangite, hepatomas.

Transaminases **349**

- **Músculo esquelético:** lesão aguda da musculatura esquelética, inflamação muscular, distrofia muscular, cirurgia recente, *delirium tremens*, dermatomiosite.
- **Rim:** lesão aguda, infarto renal.
- **Outras:** pancreatite aguda, choque, colecistite, hipotireoidismo, heparinoterapia, infarto mesentérico, infarto cerebral, infarto pulmonar.

- **Alanina aminotransferase – ALT:**
  - Hepatite aguda, cirrose hepática, hepatoma secundário, congestão hepática, hepatopatia alcoólica ativa.
  - Mononucleose infecciosa.
  - Infecção por citomegalovírus.
  - Icterícia obstrutiva.
  - Infarto do miocárdio.
  - Pancreatite aguda.
  - Hipertireoidismo.
  - Epilepsia.
  - Tumor cerebral.
  - Diabetes melito.

Bibliografia

Amâncio A. Causas de... um guia de diagnóstico diferencial. 2ª ed. Rio de Janeiro: Atheneu, 1988.

Ferreira AW, Moraes SL. Diagnóstico Laboratorial das Principais Doenças Infecciosas e Autoimunes. 3ª ed. Rio de Janeiro: Guanabara Koogan, 2013.

Fleury. Manual de Exames. São Paulo: Laboratório Fleury S/C Ltda., 1999.

Henry JB. Diagnóstico Clínico e Tratamento por Métodos de Laboratório. 19ª ed. São Paulo: Manole, 1999.

McPherson RA, Pincus MR. Diagnósticos Clínicos e Tratamento por Métodos Laboratoriais de Henry. 21ª ed. São Paulo: Manole, 2013.

Naoum PC. Doenças que Alteram os Exames Bioquímicos. 1ª ed. Rio de Janeiro: Atheneu, 2013.

Ravel R. Laboratório Clínico. Aplicações Clínicas dos Dados Laboratoriais. 6ª ed. Rio de Janeiro: Guanabara Koogan, 1997.

Williamsom MA, Snyder LM. Interpretação de Exames Laboratoriais. 9ª ed. Rio de Janeiro: Guanabara Koogan, 2013.

36. TROMBOCITOSE

Tatiana de Aguiar Santos Vilella
Eduardo Caetano Brandão
Sylvia Lemos Hinrichsen

DEFINIÇÃO

Plaquetose e *trombocitose* são os termos usados para designar contagens de plaquetas acima dos limites de referência (140.000 a 450.000/µL). A trombocitose é um fenômeno reacional, como a leucocitose, e não representa, em si, uma doença hematológica. A trombocitose pode ser fisiológica ou patológica.

ROTEIRO DIAGNÓSTICO

A trombocitose transitória pode resultar da rápida mobilização do *pool* plaquetário extravascular, tal como a decorrente da administração de epinefrina (adrenalina) e do exercício físico vigoroso. Todas as demais formas de trombocitose, aparentemente, são decorrentes de uma produção acelerada.

Na época da ovulação há um discreto aumento do número de plaquetas, seguido por uma queda progressiva ao longo dos 14 dias que antecedem a menstruação e por uma rápida elevação por ocasião desta.

A progressiva plaquetopenia, que ocorre durante a gravidez e pós-parto imediato, só é revertida para discreta plaquetose na fase de puerpério.

Uma mudança para altitudes elevadas e a anoxia de curta duração estão associadas com plaquetose. O fumo pode encurtar a sobrevida das plaquetas e ocasionar hiperagregabilidade plaquetária.

Na anemia ferropriva/ferropênica/sideropênica do adulto, a trombocitose é frequente, mas inconstante, e dificilmente ultrapassa 500.000/µL. Nas doenças inflamatórias crônicas, infecciosas ou reumáticas, a trombocitose acompanha neutrofilia, eritrossedimentação acelerada, *rouleaux* e elevação da proteína C-reativa.

No período pós-hemorrágico imediato há uma elevação da contagem de plaquetas poucas horas após a perda, que dura de 2 a 3 dias, podendo ser notada mesmo após uma doação de sangue.

No pós-operatório e após trauma relevante, a trombocitose é constante e imediata, durando até 2 a 3 semanas, de acordo com a magnitude do evento; é uma causa coadjuvante da suscetibilidade trombótica nesse período.

Após esplenectomia há grande trombocitose quando o baço é removido de pessoas normais (p. ex., após ruptura traumática), sendo descritas contagens próximas a 1 milhão/µL. A trombocitose diminui lentamente em meses, e a contagem volta à faixa de normalidade, mas em cifra aproximadamente uma vez e meia a

Trombocitose

preexistente. Quando a esplenectomia é curativa para uma anemia hemolítica (p. ex., esferocitose), ocorre o mesmo fenômeno; quando é paliativa, como na talassemia maior, a trombocitose é duradoura.

CAUSAS DE TROMBOCITOSE

Fisiológica: exercício físico, trabalho de parto, uso de adrenalina, altitude elevada, tabagismo	Policitemia *vera*
Metaplasia mieloide	Leucemia mielocítica crônica
Após esplenectomia	Após hemorragia aguda
Carcinoma disseminado	Doença de Hodgkin
Sarcoidose	Necrose tissular extensa
Retocolite ulcerativa	Trombocitose familiar
Infecções agudas e crônicas	Pós-operatórios
Colite ulcerativa	Periarterite nodosa
Anemia hemolítica grave	Anemia ferropriva
Trombocitemia idiopática	Síndromes mieloproliferativas

Bibliografia

Amâncio A. Causas de... um guia de diagnóstico diferencial. 2ª ed. Rio de Janeiro: Atheneu, 1988.

Ferreira AW, Moraes SL. Diagnóstico Laboratorial das Principais Doenças Infecciosas e Autoimunes. 3ª ed. Rio de Janeiro: Guanabara Koogan, 2013.

Failace R. Hemograma: Manual de Interpretação. 4ª ed. Porto Alegre: Artmed, 2003.

McPherson RA, Pincus MR. Diagnósticos Clínicos e Tratamento por Métodos Laboratoriais de Henry. 21ª ed. São Paulo: Manole, 2013.

Ravel R. Laboratório Clínico. Aplicações Clínicas dos Dados Laboratoriais. 6ª ed. Rio de Janeiro: Guanabara Koogan, 1997.

Williamsom MA, Snyder LM. Interpretação de Exames Laboratoriais. 9ª ed. Rio de Janeiro: Guanabara Koogan, 2013.

Zago MA, Falcão RP, Pasquini R. Tratado de Hematologia. 1ª ed. Rio de Janeiro: Atheneu, 2013.

37. TROMBOCITOPENIA

Tatiana de Aguiar Santos Vilella
Eduardo Caetano Brandão
Sylvia Lemos Hinrichsen

DEFINIÇÃO

Trombocitopenia e *plaquetopenia* são os termos usados para designar contagens de plaquetas abaixo dos limites de referência (140.000 a 450.000/μL).

ROTEIRO DIAGNÓSTICO

A diminuição no número de plaquetas constitui a anormalidade plaquetária mais comum. As eventualidades e doenças das plaquetas, com trombocitopenia, são discutidas a seguir:

- A trombocitopenia é detectada durante a ocorrência da maioria das viroses febris, incluindo as doenças eruptivas da infância e mononucleose. A viremia induz sequestração plaquetária no sistema macrofágico. É subclínica, dura de 3 a 5 dias, com contagens geralmente em torno de 100.000/μL, quase nunca abaixo de 50.000/μL. Na dengue, a trombocitopenia tem números similares, mas é mais precoce pela parada transitória da hematopoese decorrente da mielotoxicidade do flavivírus; na dengue hemorrágica, a trombocitopenia, embora presente, é apenas coadjuvante no desencadeamento da síndrome hemorrágica.
- Há trombocitopenia quando está presente a esplenomegalia por retenção de plaquetas no baço, como na esplenomegalia da cirrose, da esquistossomose, da malária crônica, da trombose da veia esplênica, dos linfomas do baço ou das doenças de acúmulo lipídico.
- Nas doenças da medula óssea, a trombocitopenia é parte do quadro das leucemias, da anemia aplástica, das síndromes mielodisplásicas, da infiltração da medula por tumores e necrose da medula.
- Nas doenças infecciosas graves, principalmente nas septicemias, quando é sinal de mau prognóstico e pode ser parte do quadro de coagulação intravascular disseminada.
- Trombocitopenia gestacional fisiológica ocorre em 5% das gestações, geralmente no 3º trimestre, provavelmente devido à excessiva hipervolemia plasmática e a um pequeno encurtamento da sobrevida plaquetária, de patogênese obscura. A contagem se mantém entre 70.000 e 140.000/μL, a paciente é assintomática e não costuma haver complicações obstétricas.

Trombocitopenia

353

- Pré-eclâmpsia: acompanha-se de significativa trombocitopenia, por consumo periférico de plaquetas, em 50% dos casos. A trombocitopenia, em si, não costuma causar complicações hemorrágicas.
- Trombocitopenia induzida por fármacos: ocorre em consequência de hipersensibilidade idiossincrásica a certas substâncias, como a heparina, a quinidina, a quinina, a cimetidina e os derivados da sulfonamida. Pode surgir durante o uso inicial, contínuo ou intermitente de um medicamento.

CAUSAS DE TROMBOCITOPENIA

Viroses febris	Leucemias, anemia aplástica, síndromes mielodisplásicas, infiltração da medula por tumores
Esplenomegalia	
Púrpura trombocitopênica trombótica	
Púrpura trombocitopênica idiopática	Doenças infecciosas graves, principalmente nas septicemias
Síndrome urêmico-hemolítica	
Nos pacientes terminais, como parte da reação leucoeritroblástica agônica	Púrpura trombocitopênica imunológica
	Púrpura pós-transfusional
Pré-eclâmpsia	Quimioterapia e radioterapia antiblásticas
	Trombocitopenia gestacional fisiológica
	Trombocitopenia induzida por fármacos

Bibliografia

Amâncio A. Causas de... um guia de diagnóstico diferencial. 2ª ed. Rio de Janeiro: Atheneu, 1988.

Failace R. Hemograma: Manual de Interpretação. 4ª ed. Porto Alegre: Artmed, 2003.

Ferreira AW, Moraes SL. Diagnóstico Laboratorial das Principais Doenças Infecciosas e Autoimunes. 3ª ed. Rio de Janeiro: Guanabara Koogan, 2013.

McPherson RA, Pincus MR. Diagnósticos Clínicos e Tratamento por Métodos Laboratoriais de Henry. 21ª ed. São Paulo: Manole, 2013.

Ravel R. Laboratório Clínico. Aplicações Clínicas dos Dados Laboratoriais. 6ª ed. Rio de Janeiro: Guanabara Koogan, 1997.

Williamsom MA, Snyder LM. Interpretação de Exames Laboratoriais. 9ª ed. Rio de Janeiro: Guanabara Koogan, 2013.

Zago MA, Falcão RP, Pasquini R. Tratado de Hematologia. 1ª ed. Rio de Janeiro: Atheneu, 2013.

38. VELOCIDADE DE HEMOSSEDIMENTAÇÃO

Tatiana de Aguiar Santos Vilella
Eduardo Caetano Brandão
Sylvia Lemos Hinrichsen

DEFINIÇÃO

A velocidade de hemossedimentação (VHS) mede o grau de sedimentação de glóbulos vermelhos em uma amostra de sangue durante um período específico. A VHS é um teste muito sensível, porém não específico, e é frequentemente o primeiro indicador de doença quando outros sinais químicos e físicos estão normais. É utilizado principalmente na determinação e no monitoramento de processos infecciosos, inflamatórios e neoplásicos.

A VHS pode ser observada em três estágios: nos primeiros 10 minutos ocorre pouca sedimentação, à medida que vão se empilhando as hemácias (*rouleaux*); durante cerca de 40 minutos ocorre a sedimentação numa velocidade constante; a sedimentação diminui nos 10 minutos finais, à medida que as células se comprimem no fundo do tubo de ensaio.

Esse exame deve ser realizado com o paciente em jejum mínimo de 4 horas, e os valores normais são, para homens, de até 8mm na primeira hora e, para mulheres, até 10mm na primeira hora.

ROTEIRO DIAGNÓSTICO

A VHS é um teste simples e de baixo custo que tem sido usado há mais de meio século. Porém, vários fatores podem afetar o resultado da VHS, produzindo tanto resultados falso-positivos como falso-negativos, levando a dificuldades diagnósticas ou a investigações subsequentes caras e desnecessárias. Ainda assim, pode ser um exame útil quando bem indicado.

A VHS se encontra moderadamente aumentada em casos de doença inflamatória aguda, como artrite reumatoide, infecções crônicas, doença do colágeno, doenças neoplásicas e na gravidez, começando por volta da 10ª à 12ª semana, e retorna ao normal cerca de 1 mês após o parto. Encontra-se ainda significativamente elevada em distúrbios de proteínas monoclonais do sangue, como mieloma múltiplo ou macroglobulinemia.

Reduções na VHS podem ser observadas em pacientes com drepanocitose. A febre amarela é outra situação em que a VHS se encontra bastante reduzida, sendo utilizada como achado diferencial em relação à leptospirose, em que a VHS está aumentada.

Velocidade de Hemossedimentação

CAUSAS DE ALTERAÇÕES DA VELOCIDADE DE HEMOSSEDIMENTAÇÃO

- **Aumento:**
  - Fisiológico.
  - Gravidez, obesidade, idade avançada.
  - Patológico.
  - Alcoolismo, anemia, arterite temporal, artrite gotosa, artrite reumatoide, câncer renal, cânceres metastáticos, cirrose hepática, doença inflamatória pélvica, endocardite infecciosa, erisipela, esclerose sistêmica progressiva, fascite eosinofílica, febre reumática, hepatite autoimune, hipertireoidismo, hipotireoidismo, infarto do miocárdio, insuficiência renal crônica, leucemias, linfomas, lúpus eritematoso sistêmico, mieloma múltiplo, mixoma atrial, osteomielite, polimialgia reumática, queimaduras graves, sífilis, síndrome de Dressler, tireoidite autoimune, traumatismo orgânico grave, vasculites alérgicas.
- **Diminuição:** hipofibrinogenemia, hipogamaglobulinemia, coagulação intravascular disseminada, anemia falciforme, policitemia, microcitose, anemias hemolíticas, hemoglobinopatias, esferocitose, leucocitose extrema.

Bibliografia

Amâncio A. Causas de... um guia de diagnóstico diferencial. 2ª ed. Rio de Janeiro. Atheneu, 1988.

Collares GB, Vidigal PG. Recomendações para o Uso da Velocidade de Hemossedimentação. Rev Med Minas Gerais, 2004; 14(1):52-7.

Ferreira AW, Moraes SL. Diagnóstico Laboratorial das Principais Doenças Infecciosas e Autoimunes. 3ª ed. Rio de Janeiro: Guanabara Koogan, 2013.

Fleury. Manual de Exames. São Paulo: Laboratório Fleury S/C, 1999.

Henry JB. Diagnóstico Clínico e Tratamento por Métodos de Laboratório. 20ª ed. São Paulo: Manole, 2008.

McPherson RA, Pincus MR. Diagnósticos Clínicos e Tratamento por Métodos Laboratoriais de Henry. 21ª ed. São Paulo: Manole, 2013.

Ravel R. Laboratório Clínico. Aplicações Clínicas dos Dados Laboratoriais. 6ª ed. Rio de Janeiro: Guanabara Koogan, 1997.

Williamsom MA, Snyder LM. Interpretação de Exames Laboratoriais. 9ª ed. Rio de Janeiro: Guanabara Koogan, 2013.

Zago MA, Falcão RP, Pasquini R. Tratado de Hematologia. 1ª ed. Rio de Janeiro: Atheneu, 2013.

39. URINA COM ALTERAÇÕES DA COLORAÇÃO

Tatiana de Aguiar Santos Vilella
Eduardo Caetano Brandão
Sylvia Lemos Hinrichsen

DEFINIÇÃO

A coloração da urina varia desde a quase ausência de cor até o negro. Essas alterações podem ser devidas a funções metabólicas normais, atividade física, substâncias ingeridas ou doenças.

As colorações anormais da urina são tão numerosas quanto suas causas. Todavia, certas cores são observadas com mais frequência e têm mais significado clínico do que outras.

ROTEIRO DIAGNÓSTICO

A urina amarelo-escura ou âmbar nem sempre significa concentração normal, mas pode ser causada pela presença anormal do pigmento bilirrubina. Se esta estiver presente, será detectada durante a análise química, porém deve-se suspeitar de sua presença se aparecer uma espuma amarela quando a amostra é agitada. A conversão de grande quantidade de urobilinogênio excretado em urobilina também produzirá coloração amarelo-alaranjada, mas, nesse caso, a agitação não provocará o aparecimento de espuma amarela.

Um achado laboratorial também muito frequente é a coloração amarelo-alaranjada causada pela administração de derivados de piridina para tratar infecções urinárias. Esse pigmento, espesso e alaranjado, não só modifica a cor natural da amostra como interfere nas análises químicas baseadas em reações cromáticas. A identificação da presença desse tipo de agente é importante para que possam ser utilizados outros procedimentos. Quando a amostra contém derivados de piridina, sua agitação pode produzir espuma amarelada e ser confundida com a causada pela bilirrubina.

Uma das causas mais comuns de alteração de coloração anormal da urina é a presença de sangue, que, na maioria das vezes, tinge a urina de vermelho, mas seus matizes podem variar, indo desde o rosado até o negro, conforme a quantidade de sangue, o pH da urina e a duração do contato. Se a urina for ácida e as hemácias permanecerem por muitas horas, a coloração final será marrom-escura, em virtude da conversão da hemoglobina em meta-hemoglobina. Se a urina for recente, se sua coloração for marrom-escura e contiver hemácias, também poderá se tratar de hemorragia glomerular.

Urina com Alterações da Coloração

Além das hemácias, duas outras substâncias, a hemoglobina e a mioglobina, produzem urina vermelha e teste positivo para sangue na urina. Quando as hemácias estão presentes, a amostra é vermelha e turva; contudo, se estiverem presentes hemoglobina ou mioglobina, a amostra é vermelha e clara. É possível estabelecer a diferença entre hemoglobinúria e mioglobinúria pelo exame do paciente. A hemoglobinúria resultante do colapso das hemácias *in vivo* é acompanhada por plasma vermelho, enquanto a mioglobinúria é produzida por músculo esquelético e não afeta a cor do plasma. A possibilidade de a hemoglobinúria ser produzida a partir da lise das hemácias *in vitro* também deve ser considerada. Existem provas químicas para diferenciar hemoglobina e mioglobina. As amostras de urina que contém porfirina também têm cor vermelha.

São recomendadas provas adicionais para amostras de urina que ficam marrons ou pretas quando em repouso e que têm resultados negativos para sangue, visto que podem conter melanina e ácido homogentísico (alcaptona).

Muitas colorações anormais na urina são de natureza não patogênica e são causadas pela ingestão de alimentos, vitaminas e medicações bastante pigmentados. O consumo de beterraba produz urina vermelha em algumas pessoas geneticamente suscetíveis, e o uso de desodorizadores bucais em forma de goma de mascar pode resultar em urina verde.

Na observação de bolsas de coleta de amostras de pacientes hospitalizados é frequente notar coloração anormal da urina. Este fato pode representar algum quadro clínico para cuja detecção é preciso deixar a urina em repouso ou simplesmente refletir o uso de medicamentos. Os derivados do fenol, encontrados em certos medicamentos endovenosos, produzem urina verde quando se oxidam. A coloração púrpura pode ocorrer em bolsas de cateter, sendo causada pela presença de indican na urina e por uma infecção bacteriana provocada pela espécie *Klebsiella* ou *Providencia*.

CAUSAS DE ALTERAÇÕES DE COLORAÇÃO DA URINA

- **Escura (preta e castanha):**
  - Melanúria: carcinoma melânico extenso, doença de Addison após intensa exposição à irradiação solar.
  - Porfirinúria.
  - Hemoglobinúria.
  - Alcaptonúria-ocronose.
  - Mioglobinúria: rabdomiólise idiopática, síndrome de McArdle, esmagamento muscular por trauma e choque elétrico.
  - Saturnismo.
- **Alaranjada:**
  - Urobilinúria acentuada.
  - Eliminação de piridina, santonina, eosina e ácido crisofânico.

- **Verde-azulada:**
  - Uso de azul de metileno.
  - Infecção ou contaminação por bacilo piociânico.
- **Amarela e verde-amarelada:**
  - Excesso de pigmentos biliares.
  - Uso de riboflavina e nitrofurantoína.
- **Amarelo-acastanhada:**
  - Uso de sena, ruibarbo, quelidônio e rifampicina.
- **Leitosa:**
  - Quilúria.
  - Piúria excessiva.
  - Lipidúria acentuada.
  - Hiperoxalúria.
- **Vermelha e púrpura:**
  - Mioglobinúria.
  - Porfirinúria.
  - Uso de amidopirina, fenazopiridina, anilinas de doces, fucsina, beterraba, fenolftaleína e vermelho de fenol.

Bibliografia

Amâncio A. Causas de... um guia de diagnóstico diferencial. 2ª ed. Rio de Janeiro: Atheneu, 1988.

McPherson RA, Pincus MR. Diagnósticos Clínicos e Tratamento por Métodos Laboratoriais de Henry. 21ª ed. São Paulo: Manole, 2013.

Strasinger SK. Uroanálise e Fluidos Biológicos. 3ª ed. São Paulo: Editora Premier, 2000.

Williamsom MA, Snyder LM. Interpretação de Exames Laboratoriais. 9ª ed. Rio de Janeiro: Guanabara Koogan, 2013.

40. UREMIA

Tatiana de Aguiar Santos Vilella
Eduardo Caetano Brandão
Sylvia Lemos Hinrichsen

DEFINIÇÃO

A uremia, que significa elevação de ureia no sangue, surge quando há comprometimento da capacidade do sistema renal de depurar o sangue dos produtos nitrogenados (ureia e creatinina) resultantes do metabolismo proteico, que, uma vez elevados no sangue, resultam num estado de náuseas, mal-estar, vômitos, fraqueza, cefaleia, distúrbio de coagulação, torpor e até coma. Na verdade, uremia é uma síndrome, um conjunto de alterações nos diversos sistemas.

A ureia sempre está elevada na insuficiência renal, mas não é um marcador confiável de função renal, pois sua elevação depende muito da alimentação e do estado de hidratação do paciente.

ROTEIRO DIAGNÓSTICO

As concentrações séricas de ureia variam amplamente no indivíduo saudável e são influenciadas por fatores diversos. A ureia sofre, mais do que a creatinina, a influência do catabolismo proteico, o aumento com as dietas hiperproteicas, uso de esteroides, infecções, traumas e hemorragias digestivas. Sua depuração renal também sofre, mais do que a creatinina, variações com o fluxo urinário, diminuindo nos estados de oligúria.

A dosagem de ureia no soro tem seu uso clássico como parâmetro de avaliação da função renal. Essa dosagem bioquímica vem aos poucos sendo substituída pela dosagem de creatinina. No entanto, o encontro de níveis séricos elevados de ureia ainda levanta em primeiro lugar a hipótese de insuficiência renal, devendo o paciente ser investigado nesse sentido.

Para a realização desse exame, recomenda-se que o paciente esteja em jejum mínimo de 4 horas e os valores de referência sejam de 10 a 45mg/dL.

CAUSAS DE UREMIA

- **Uremia pré-renal:**
  - Choque traumático: lesão craniana, hipotensão pós-cirúrgica.
  - Choque hemorrágico: varizes, úlcera, hemorragia pós-parto.
  - Desidratação grave ou perda de eletrólitos: vômito intenso, diarreia, acidose diabética, doença de Addison.

360 Uremia

- Descompensação cardíaca aguda.
- Infecções maciças ou toxemia.
- Ingestão excessiva de proteínas.
- **Uremia renal:**
  - Doença renal bilateral difusa e crônica ou lesão renal bilateral grave: glomerulonefrite crônica ou pielonefrite bilateral crônica.
  - Necrose tubular aguda: em razão da hipotensão ou choque, insuficiência renal aguda, rabdomiólise traumática ou não traumática, transfusões ou reações alérgicas, certos venenos e precipitações de cristais de ácido úrico ou de sulfa nos túbulos renais.
  - Lesão glomerular grave.
- **Uremia pós-renal:**
  - Obstrução ureteral ou uretral: estreitamentos, cálculos, compressão externa, tumores pélvicos.
  - Tumores da bexiga que causam obstrução; defeitos congênitos na bexiga ou uretra.
  - Obstrução prostática: tumor ou hipertrofia benigna.

Bibliografia

Amâncio A. Causas de... um guia de diagnóstico diferencial. 2ª ed. Rio de Janeiro: Atheneu, 1988.

Ferreira AW, Moraes SL. Diagnóstico Laboratorial das Principais Doenças Infecciosas e Autoimunes. 3ª ed. Rio de Janeiro: Guanabara Koogan, 2013.

Fleury. Manual de Exames. São Paulo: Laboratório Fleury S/C, 1999.

Guyton AC, Hall JE. Tratado de Fisiologia Médica. 9ª ed. Rio de Janeiro: Guanabara Koogan, 1996.

McPherson RA, Pincus MR. Diagnósticos Clínicos e Tratamento por Métodos Laboratoriais de Henry. 21ª ed. São Paulo: Manole, 2013.

Naoum PC. Doenças que Alteram os Exames Bioquímicos. 1ª ed. Rio de Janeiro: Atheneu, 2013.

Henry JB. Diagnóstico Clínico e Tratamento por Métodos de Laboratório. 20ª ed. São Paulo: Manole, 2008.

Williamsom MA, Snyder LM. Interpretação de Exames Laboratoriais. 9ª ed. Rio de Janeiro: Guanabara Koogan, 2013.

41. OUTRAS ALTERAÇÕES LABORATORIAIS

Tatiana de Aguiar Santos Vilella
Eduardo Caetano Brandão
Sylvia Lemos Hinrichsen

Hipocloridria ou acloridria refere-se à diminuição ou inexistência de ácido clorídrico no estômago.

CAUSAS DE ACLORIDRIA

Carcinoma gástrico	Síndrome por abuso de laxativos
Anemia perniciosa	Policitemia *vera*
Gota aguda	Síndrome de Sjögren
Síndrome de Plummer-Vinson	Síndrome de má assimilação
Pan-hipopituitarismo pós-puberal	Pelagra
Uremia	Polipose gástrica
Doença de Ménétrier	Mixedema
Hipertireoidismo	Mielose funicular
Doença de Addison	Hipoparatireoidismo
Beribéri	Escorbuto
Gastrite atrófica	Tumores secretantes de prostaglandinas

CAUSAS DE FÓSFORO ALTERADO NA URINA

- **Aumento de excreção urinária:** inanição, dieta rica em fósforo e com baixo teor de cálcio, alto ganho proteico, acidose, exercício muscular, gota, cetose diabética, hiperparatireoidismo, osteomalacia e raquitismo com hiperparatireoidismo secundário, hipertireoidismo, osteoporose aguda, osteíte fibrosa generalizada, lesões osteolíticas, hipervitaminose D, sarcoidose, síndrome de Fanconi, acromegalia
- **Diminuição de excreção urinária:** restrição nas ingestas, crescimento, gravidez e lactação, osteomalacia, osteopetrose, osteomalacia seguindo remoção de tumor de paratireoides, osteíte fibrosa generalizada, lesões osteoblásticas, hipoparatireoidismo, hiperinsulinismo, dieta rica em cálcio e magnésio.

CAUSAS DE MELITÚRIA NÃO DIABÉTICA

A melitúria consiste na presença de qualquer tipo de açúcar no sangue.

- **Glicosúrica:**
  - Glicosúria renal verdadeira (sem limiar).
  - Glicosúria alimentar: ingestão excessiva de carboidratos, insuficiência hepática, gastrectomia e outras cirurgias digestivas, glicosúria pós-prandial e aumento de substâncias redutoras na urina.
  - Doenças endócrinas: hipertireoidismo, hiperpituitarismo, hiperadrenalismo.
  - Glicosúria neurogênica: acidente vascular cerebral, hipertensão intracraniana, tumores cerebrais, asfixia.
  - Infarto do miocárdio durante as primeiras 48 horas.
  - Administração de adrenalina, tratamento com ACTH ou cortisona.
  - Gravidez.
- **Não glicosúrica:**
  - Pentosúria: essencial, alimentar, diabetes.
  - Frutosúria: essencial, alimentar, diabetes.
  - Galactosúria: insuficiência hepática, tireotoxicose, galactosúria infantil.
  - Lactosúria: lactação, últimos meses da gravidez.

CAUSAS DE HIPOFIBRINOGENEMIA

- **Obstétricas:** descolamento prematuro da placenta, retenção de feto morto, embolia de líquido amniótico, aborto séptico.
- **Hematológicas:** policitemia vera, leucemia aguda, púrpura trombocitopênica trombótica.
- **Neoplasias:** câncer de próstata, câncer de pâncreas.
- **Outras:** trauma, choque hemorrágico, queimaduras, infecções graves, cirurgia em órgãos ricos em ativadores de fibrinolisinas (pulmões, útero, próstata, pâncreas, fígado), cirrose hepática, sarcoidose, amiloidose, uremia, ofidismo, caquexia, intoxicação por fósforo.

CAUSAS DE MACROGLOBULINEMIAS

- **Fisiológicas: fração α das globulinas:** anticorpos heterófilos, iso-hemaglutininas anti-A e anti-B, aglutininas ao frio, fator reumatoide, aglutininas tifoides, anticorpos de Wassermann.
- **Patológicas: frações β e γ das globulinas:**
  - **Primárias:** macroglobulinemias de Waldenström.
  - **Secundárias:**
    - Neoplasias: mieloma múltiplo, plasmocitoma extramedular, reticulose, câncer brônquico, câncer uterino, leucemia.
    - Colagenoses: lúpus eritematoso sistêmico, periarterite nodosa, artrite reumatoide, síndrome de Sjögren, síndrome de Feltry.
    - Infecções: calazar, toxoplasmose, hepatite crônica, sífilis congênita, endocardite bacteriana, tuberculose ativa, tripanossomíase.
    - Outras: cirrose hepática, amiloidose, síndrome nefrótica, bronquite crônica.

Outras Alterações Laboratoriais

CAUSAS DE PANCITOPENIA

Metástases ósseas de cânceres brônquico, pancreático e gástrico	Mieloma múltiplo
Leucemia mieloide crônica	Policitemia *vera*
Metaplasia mieloide	Tuberculose miliar
Radiações	Anemia aplástica
Esplenomegalias secundárias, congestivas	Lúpus eritematoso sistêmico
Uso de medicamentos: cloranfenicol, fenilbutazona, indometacina, fenitoína, mostardas nitrogenadas, agentes antileucêmicos	Síndrome de Feltry, leishmaniose (calazar), linfomas, sarcoidose

Bibliografia

Amâncio A. Causas de... um guia de diagnóstico diferencial. 2ª ed. Rio de Janeiro: Atheneu, 1988.

Ferreira AW, Moraes SL. Diagnóstico Laboratorial das Principais Doenças Infecciosas e Autoimunes. 3ª ed. Rio de Janeiro: Guanabara Koogan, 2013.

Fleury. Manual de Exames. São Paulo: Laboratório Fleury S/C, 1999.

Goino AB, A Clínica e o Laboratório. 12ª ed. Rio de Janeiro: Guanabara Koogan, 1981.

McPherson RA, Pincus MR. Diagnósticos Clínicos e Tratamento por Métodos Laboratoriais de Henry. 21ª ed. São Paulo: Manole, 2013.

Williamsom MA, Snyder LM. Interpretação de Exames Laboratoriais. 9ª ed. Rio de Janeiro: Guanabara Koogan, 2013.

Zago MA, Falcão RP, Pasquini R. Tratado de Hematologia. 1ª ed. Rio de Janeiro: Atheneu, 2013.

Parte III

Causas de...
DOENÇAS E SÍNDROMES

Sylvia Lemos Hinrichsen

"Observe, registre, tabule, informe.
Use seus cinco sentidos.
Ouça o paciente.
Ele está lhe dando o diagnóstico."
Sir William Osler

"A medicina se aprende à beira do leito e não nos anfiteatros."

"Nem sempre um diagnóstico clínico é fácil de ser feito; outras vezes, é óbvio e direto. E a "Medicina é uma ciência de incerteza e uma arte de probabilidade"
Sir William Osler

Para se estabelecer um diagnóstico clínico é necessário ampliar as opções de outras causas que possam se assemelhar à hipótese formulada. Nessa fase, se abre a oportunidade para que se faça o diagnóstico diferencial, um exercício lógico praticado pelo profissional de saúde durante o qual os sintomas (queixas) e os sinais clínicos são comparados com outros possíveis diagnósticos/causas.

Para se fazer um diagnóstico é necessário agrupar os achados clínicos em padrões, selecionar um achado principal, listar as possíveis causas, estudar a lista, selecionar um diagnóstico e validá-lo.

Quando as propriedades dos elementos individuais do histórico e do exame físico não estão disponíveis, é fundamental confiar na experiência clínica e na intuição para prever até que ponto as diversas informações modificam o diagnóstico diferencial (*Barratt A et al., 1999. Users' Guides to the Medical Literature: XVII. How to Use Guidelines and Recommendations About Screening. JAMA, 281(21), p. 2029-34. Disponível em:* <http://jama.ama-assn.org/cgi/doi/10.1001/jama.281.21.2029>).

Na feitura de um diagnóstico clínico, tendo como base o estudo diferencial de outras possibilidades que possam evoluir de forma semelhante ao problema em

366   Parte III   Causas de... Doenças e Síndromes

estudo, devem ser deixadas em aberto outras causas ainda não pensadas. O que se deve evitar é ficar preso a uma única hipótese ou tentar explicar cada sintoma ou sinal com várias possibilidades clínicas, pois, dessa forma, os erros acontecerão.

Na investigação diferencial se deve ficar frio, analisar os indícios e ver o que se encaixa ou não nos sintomas e sinais apresentados pelo paciente, lembrando que a lista de diagnósticos diferenciais evolui à medida que novas informações vão surgindo.

Decidir se uma pista clínica deve ser levada adiante ou descartada e ponderar se o tratamento proposto envolve mais risco do que a própria doença são julgamentos essenciais que o profissional habilidoso deve fazer como rotina. A combinação de conhecimentos, intuição, experiência e bom julgamento define a arte da medicina, tão necessária ao exercício da profissão quanto um bom banco de dados científicos (*Kasper DL, Braunwald E, Fauci AS et al. Harrison's Principles of Internal Medicine. 17th ed. New York: McGraw-Hill Medical Publishing Division, 2008*).

São vieses cognitivos selecionados que levam ao não reconhecimento de diagnósticos e estratégias corretivas: (1) *disponibilidade heurística* (julgar pela lembrança de casos); (2) *ancoragem heurística* (basear-se nas impressões iniciais); (3) *pré-concepção* (ser influenciado por conceitos malformulados); (4) *obediência cega* (mostrar deferência desmedida à autoridade ou tecnologia); e (5) *decisão prematura*, ou seja, exprimir uma crença absoluta em uma única ideia (1 – *Redelmeir DA. Improving patient care. The cognitive psyhology of missed diagnosis. Ann Intern 2005;142:115-120*; 2 – *Wachter RM. Compreendendo a Segurança do Paciente.* Porto Alegre: Artmed, 2010: 320; 3 – *Hinrichsen SL. Qualidade e Segurança do Paciente. Gestão de Riscos.* 1ª ed. Rio de Janeiro: Medbook, 2012: 352).

> *"As pessoas se perguntam 'para que serve a pesquisa?'. Acho que cada parte dos progressos realizados pelos seres humanos foi feita porque alguém estava curioso sobre o desconhecido."*
>
> John Glenn

1. AFTAS/ÚLCERAS ORAIS
Diagnóstico Diferencial

Sylvia Lemos Hinrichsen
Tatiana Aguiar Santos Vilella

A afta é uma úlcera que pode surgir em qualquer ponto da cavidade oral: língua, lábios, gengiva, garganta e úvula. Consiste em lesões ovais, esbranquiçadas (às vezes amareladas), rasas e limpas, ou seja, sem pus, bactérias ou outros sinais de infecção. Podem ser únicas ou múltiplas, pequenas ou grandes.

Cerca de 20% da população apresenta aftas recorrentes, e a incidência diminui com o passar dos anos.

Apesar de se tratar de lesões benignas, as aftas são muito dolorosas e muitas vezes dificultam atividades como falar, comer e beijar. Por maior e mais numerosas que sejam, não causam mau hálito, só se houver infecção associada.

As aftas não são contagiosas e suas causas não estão completamente esclarecidas, embora existam evidências de que sejam causadas por desequilíbrios no sistema imune e/ou por traumas locais, como mordidas acidentais, estresse psicológico, poucas horas de sono, *Helicobacter pylori* (*H. pylori*), pastas de dentes (dentifrícios) contendo sódio-lauril-sulfato, refluxo gastroesofágico, alimentos (chocolate, café e bebidas ácidas), cigarro, alterações hormonais durante o ciclo menstrual, deficiência de algumas vitaminas e minerais, como vitamina B_{12} e vitamina C, zinco, ferro e ácido fólico, e por medicamentos como anti-inflamatórios, rifampicina, metotrexato, ácido acetilsalicílico e atenolol (Quadro 1.1).

A maioria das aftas dura em média de 1 a 2 semanas e costuma curar sem deixar cicatriz.

Existem pessoas que apresentam aftas grandes, chamadas *aftas major* (com mais de 1cm e profundas), as quais demoram até 6 semanas para desaparecer e podem deixar cicatriz. Há também a afta herpetiforme, formada por múltiplas úlceras pequenas que se juntam e transformam-se em uma lesão grande.

As aftas podem estar acompanhadas de linfonodos no pescoço (gânglios) e, por vezes, febre baixa e mal-estar.

Aftas também podem ser uma manifestação de doenças sistêmicas ou podem ser confundidas com lesões graves, como neoplasia da cavidade oral (Quadros 1.2 a 1.7).

368 Aftas/Úlceras Orais

Quadro 1.1. Etiologia das úlceras orais

• **Traumáticas:** surgem de traumas físicos ou químicos, de aplicação local de ácido acetilsalicílico, cocaína ou *crack* (uso) (no palato). Também podem ser causadas por radioterapia local e alguns tratamentos quimioterápicos citotóxicos podem causar mucosite oral, caracterizada como múltiplas áreas de mucosa eritematosa e dolorosa (úlceras e *sloughing*).

• **Idiopáticas:** a estomatite aftosa recorrente (RAS) é um distúrbio ulcerativo não infeccioso e não traumático mais comum da mucosa oral. Caracteriza-se clinicamente por episódios recorrentes de úlceras na mucosa oral em indivíduos saudáveis. As úlceras surgem a cada 4 a 12 semanas e podem ser classificadas como menores, maiores e herpetiformes. As úlceras menores são superficiais, arredondadas e têm coloração amarelada com eritema circundante. As úlceras maiores podem deixar marcas cicatriciais. Há relatos de que as úlceras herpetiformes podem coalescer para produzir grandes áreas de úlceras que curam deixando área cicatricial. Raramente as estomatites maiores podem causar destruição dos tecidos (palato). A RAS tem uma patogênese imunologicamente mediata, mas sua causa precisa ainda permanece incerta. São fatores etiológicos: deficiência idiopática hematológica, tabaco e estresse, mas há pouca evidência científica. Infecção viral ou bacteriana da boca tem sido implicada na etiologia da RAS. Não existe nenhuma associação consistente entre a infecção por *Helicobacter pylori* e RAS. Embora superficiais, úlceras semelhantes à RAS podem surgir na enteropatia sensível ao glúten. A grande maioria dos doentes com RAS não tem nenhuma manifestação clínica, sorológica ou gastrointestinal.

Quadro 1.2. Úlceras orais causadas por doenças sistêmicas

Lúpus eritematoso sistêmico (LES): as aftas costumam ser indolores e acompanhadas de lesões de pele e dores nas articulações. É uma doença autoimune.

Doença de Behçet: doença autoimune, com aftas múltiplas e recorrentes acompanhadas de úlceras também localizadas nos órgãos genitais, além de lesões nos olhos.

Doença celíaca e doença de Crohn: as aftas vêm em conjunto com sintomas intestinais, como diarreia e sangue nas fezes.

Doenças hematológicas: causam úlceras orais que aparecem como consequência de deficiência hematológica, neutropenia e associação de infecção viral oportunista. Normalmente ocorrem em doentes em quimioterapia ou em outras doenças ou uso de droga que cause neutropenia.

Infecções: podem causar úlceras orais semelhantes a aftas por:

• **Vírus HIV:** podem ocorrer úlceras orais em fases avançadas e também na fase aguda da infecção pelo vírus

• **Coxsackievírus (herpangina):** comum em crianças, pode cursar com dores de garganta, febre, pequenas úlceras orais e lesões nas palmas das mãos e nas plantas dos pés.

(continua)

Aftas/Úlceras Orais

Quadro 1.2. Úlceras orais causadas por doenças sistêmicas (*continuação*)

- **Herpes simplex (labial ou genital):** apresenta-se como vesículas que podem virar pequenas úlceras após romper-se. O aspecto não é muito semelhante à afta, mas ambos podem ser confundidos.
- **Citomegalovirus (CMV)/HHV-5:** causa úlceras orais crônicas especialmente em pacientes imunodeprimidos e/ou HIV/AIDS.
- **Herpesvírus 8 (sarcoma de Kaposi [SK]):** comumente apresenta lesão em decorrência de infecção pelo HIV grave ou de profunda imunossupressão iatrogênica (em pacientes com doença inflamatória intestinal). Em geral, afeta a gengiva ou o palato e clinicamente se manifesta como máculas vermelhas, azuis ou púrpuras, pápulas, nódulos ou úlceras. Contudo, o SK oral pode ser ocasionalmente não pigmentado e, por vezes, imita o carcinoma espinocelular (CEC).
- **Vírus Epstein-Barr (EBV)/(HHV-4):** as úlceras causadas pelo vírus Epstein-Barr (EBV) são raras, mas podem ser uma característica da mononucleose infecciosa (MI).
- ***Treponema pallidum* (sífilis):** tanto a fase primária como a secundária podem cursar com úlceras orais.
- **Fungos:** em geral as úlceras orais são causadas pela *Candida albicans*, em pacientes imunodeprimidos e/ou HIV/AIDS. Também são causas de úlceras orais: *Aspergillus fumigatum*, *Histoplasma capsulatum* e paracoccidiodomicose (blastomicose sul-americana).
- **Micobactérias:** infecções pelo *Mycobacterium tuberculosis* podem causar infecção primária oral (rara) secundária à doença pulmonar. Clinicamente se apresenta como úlceras solitárias necróticas na língua. A infecção por micobactérias atípicas (*Mycobacterium avium* complexa) é rara, mas pode afetar a mucosa oral e a gengiva, em geral se manifestando em pacientes HIV-positivos.
- **Gengivite ulcerativa necrosante aguda:** a doença de Vincent, boca de trincheira ou gengivite ulcerativa aguda é uma lesão do tipo ulcerativa inespecífica quase sempre localizada na gengiva. Fatores associados contribuem para seu desenvolvimento: diabetes melito, tabagismo, imunodeficiência (principalmente grave infecção pelo HIV) e estresse. Manifesta-se por úlceras dolorosas localizadas nas margens gengivais, em especial nas áreas interdentais, podendo ser localizadas ou generalizadas; quando graves, podem causar linfadenopatia cervical e, muito raramente, pirexia e mal-estar, com odor oral. Pode levar à destruição e à perda de papilas interdentais.

Neoplasias da cavidade oral: podem se apresentar como ulcerações que de início podem ser confundidas com aftas comuns. Assim, toda afta que demora a cicatrizar deve ser avaliada, especialmente se o paciente for fumante.

- **CEC:** o tumor mais comum da boca, tipicamente se manifesta como úlcera solitária no dorso da língua ou assoalho da boca. A ulceração é localmente destrutiva e, quando afeta a língua, pode dar origem a lesões nervosas linguais ou hipoglossais, com ou sem disartria ou disfagia. O CEC gengival pode dar origem a mobilidade dental e raramente a uma fratura patológica da mandíbula.
- **Linfoma não Hodgkin:** pode manifestar-se como uma área de úlcera necrótica solitária, geralmente afetando a gengiva e o palato. Esse tumor geralmente está associado a imunossupressão iatrogênica na infecção pelo HIV. Uma análise detalhada do linfoma não Hodgkin da boca deve ser feita para não ser confundido com o linfoma das células T, já que esse linfoma tende a afetar também o mesmo local da mucosa oral.

(continua)

370

Aftas/Úlceras Orais

Quadro 1.2. Úlceras orais causadas por doenças sistêmicas (*continuação*)

Sialometaplasia necrosante: doença pouco comum que origina grandes áreas de úlceras profundas de um dos lados do palato duro e/ou mole, podendo ser uma característica de bulimia nervosa. Passível de ser confundida com CEC, seu exame histopatológico mostra profundas hiperplasias epiteliais em conjunto com a glândula salivar que apresenta metaplasia escamosa.

Doença gastrointestinal:

- **Enteropatia sensível ao glúten:** úlceras superficiais na mucosa oral semelhantes a RAS podem ser uma característica de 1% a 5% dos doentes com enteropatia sensível ao glúten não diagnosticadas e não tratadas. A ulceração é presumivelmente decorrente de deficiências hematológicas associadas.

- **Dermatite herpetiforme e distúrbios relacionados:** lesões orais da dermatite herpetiforme têm sido raramente descritas. Estas podem incluir vesículas na mucosa oral, bolhas hemorrágicas, úlceras irregulares e gengivite descamativa. A doença por IgA linear também pode dar origem a vesículas ou bolhas hemorrágicas, úlceras irregulares e gengivite descamativa.

- **Doença de Crohn e distúrbios relacionados:** úlceras orais surgem em aproximadamente 9% dos doentes com a doença de Crohn não diagnosticada e pode ser a primeira e/ou única característica clínica dessa doença. Dois tipos de úlceras orais podem ocorrer na granulomatose orofacial de Wegener (OFG) e na doença de Crohn: úlceras crônicas, lineares e profundas, do vestíbulo bucal, que muitas vezes apresenta borda irregular devido à sua localização na mucosa, e úlceras superficiais da mucosa oral, provavelmente devido à deficiência hematológica. O diagnóstico dessas úlceras exige o estabelecimento da presença de granulomas não caseosos e a exclusão de outras doenças granulomatosas, como a sarcoidose.

- **Colite ulcerativa:** colite ulcerativa pode originar úlceras aftosas ou múltiplas pústulas, um quadro denominado pioestomatite vegetante. Essas úlceras surgem tardiamente na porção superior e inferior anterior do vestíbulo, palato mole e palato duro posterior. A pioestomatite vegetante tende a surgir nos pacientes com diagnóstico de colite ulcerativa ativa ou não diagnosticada. Embora mais frequentemente associada a colite ulcerativa, a pioestomatite vegetante pode ocasionalmente ocorrer na doença de Crohn. O pioderma gangrenoso pode ocorrer e manifesta-se como uma úlcera mucosa, necrótica e solitária, contudo, raramente tem sido relatada na boca.

- **Refluxo gastroesofágico:** não causa úlceras orais, embora tenha sido associado à erosão das porções palatais dos dentes superiores.

Doenças dermatológicas:

- **Líquen plano:** é um distúrbio dermatológico que origina úlceras orais. Histopatologicamente, é caracterizado por intenso infiltrado dérmico de linfócitos T. Medicamentos que comumente podem dar origem a doenças semelhantes ao líquen plano incluem sulfonilureias, anti-inflamatórios não esteroides, betabloqueadores e antimaláricos. Tem sido sugerido que o líquen plano oral pode ser potencialmente maligno. Sugere-se que cerca de 1% a 3% dos pacientes com líquen plano extenso possam desenvolver CEC oral

- **Pênfigo:** doença bolhosa, rara, grave, caracterizada por bolhas na pele, nas membranas e nas mucosas (boca, vagina e pênis), que pode evoluir com úlceras orais, geralmente o tipo vulgar e raramente o tipo foliáceo

Aftas/Úlceras Orais

Quadro 1.3. Infecções causadoras de úlceras na mucosa oral

Vírus	Grupo Herpes: • Herpes simples 1 • Herpes simples 2 Vírus Epstein-Barr Vírus varicela-zóster Citomegalovírus Herpesvírus 8 (sarcoma de Kaposi herpesvírus) *Coxsackie* vírus (p. ex., herpangina, doença da mão, pé e boca) Vírus da imunodeficiência humana
Bactérias	*Treponema pallidum* (sífilis) Gengivite ulcerativa necrosante aguda *Mycobacterium tuberculosis* Outras micobacterioses
Fungos	*Candida albicans* (pouco frequente) Aspergilose Paracoccidiodomicose Histoplasmose Mucormicose
Protozoários	Leishmaniose

Quadro 1.4. Doenças sistêmicas susceptíveis de provocar úlceras orais

Hematológicas	Anemias Doenças linfoproliferativas Leucemias (quase todas) Linfoma não Hodgkin Linfoma de Hodgkin (raro) Doenças mieloproliferativas (normalmente mieloma múltiplo) Mielodisplasias Neutropenia (qualquer causa)
Gastroenterológicas	Enteropatias por sensibilidade ao glúten Doença de Crohn e distúrbios relacionados Dermatite herpetiforme Colite ulcerativa
Dermatológicas	Líquen plano Pênfigo – normalmente o vulgar, raramente o vegetativo, o foliáceo ou o paraneoplásico Penfigoide – normalmente nas mucosas, ocasionando bolhas Doença por depósito linear de IgA Epidermólise bolhosa Outros

372

Aftas/Úlceras Orais

Quadro 1.4. Doenças sistêmicas susceptíveis de provocar úlceras orais (*continuação*)

Imunológicas	Granulomatose de Wegener Sarcoidose Imunodeficiência (normalmente defeitos de neutrófilos, número ou função)
Malignidade	Carcinoma oral de células escamosas Linfoma não Hodgkin Sarcoma de Kaposi Glândula salivar em malignidade (tumor mucoepidermoide, carcinoma adenoide cístico) Depósitos metastáticos (pouco frequentes)
Induzidas por drogas	Reações liquenoides (betabloqueadores, antimaláricos, AINE, interferon) Eritema multiforme (barbitúricos, carbamazepina, sulfonamidas) Pênfigo (penicilamina, inibidores da ECA, rifampicina) Lúpus (minociclina, estatinas, terbinafina) Penfigoide (clonidina, psoralensos) Neutropenia/anemia fármaco-induzida (azatioprina, carbamazepina) Mucosite fármaco-induzida (ciclofosfamida, metotrexato) Outros (nicorandil)

AINE: anti-inflamatório não esteroide; ECA: enzima de conversão da angiotensina; IgA: imunoglobulina A.

Quadro 1.5. Classificação e características da estomatite aftosa recorrente

Tipo	Média de tamanho das úlceras	Número de úlceras	Posição	percentagem de indivíduos afetados
Menor	<1 cm	3 a 6	Superfícies móveis	80
Maior	>1 cm	1 a 2	Qualquer	10
Herpetiforme	1 a 2mm	10 a 100	Qualquer	10*

*Provavelmente uma sobreavaliação.

Aftas/Úlceras Orais

Quadro 1.6. Úlceras orais e outras manifestações orais de doença gastrointestinal

Distúrbio gastrintestinal	Manifestações orais
Bulimia nervosa	Sialometaplasia necrosante Úlceras orais superficiais Erosão dental Alargamento bilateral da parótida
Refluxo gastroesofágico	Erosão dental
Enteropatia por sensibilidade ao glúten	Úlceras superficiais Hipoplasia de esmalte em crianças
Dermatite herpetiforme (e dermatose linear por IgA)	Vesículas, bolhas Gengivite descamativa Hipoplasia de esmalte (em crianças)
Síndrome de Peutz-Jegher	Máculas pigmentadas perilabiais
Fibrose cística	Hipoplasia de esmalte Coloração dos dentes por tetraciclina Úlceras orais superficiais
Doença hepática congênita e atresia biliar	Pigmentação da gengiva
Infecção pelo vírus da hepatite C	Xerostomia Doença na glândula salivar Líquen plano (eventualmente)
Cirrose biliar primária	Telangiectasia Xerostomia
Doença de Crohn*	Alargamento labial (e facial) Fissuras da língua Úlceras lineares do vestíbulo bucal e labial Úlceras orais superficiais Alargamento gengival Paralisia do nervo facial
Colite ulcerosa	Pioestomatite vegetante Pioderma gangrenoso
Malignidade colônica	Úlceras orais superficiais Acantose *nigricans*

*Às vezes, a doença localizada na boca é denominada granulomatose orofacial.

374 Aftas/Úlceras Orais

Quadro 1.7. Manifestações orais associadas à terapêutica de doenças gastrointestinais

Manifestações orais	Drogas/medicamentos/substâncias
Candidíase pseudomembranosa	Corticosteroides, imunossupressores
Candidíase crônica eritematosa	Corticosteroides, imunossupressores
Leucoplasia pilosa oral	Corticosteroides, imunossupressores
Xerostomia	Omeprazol (raro)
Pigmentação lingual (azul)	Dapsona
Alargamento gengival	Ciclosporina

Bibliografia

Alam F, Argiriadou AS, Hodgson TA, Kumar N, Porter SR. Primary Syphilis Remains a Cause of Oral Ulceration. Br Dent J 2000; 189:352–4.

Braundwald E, Fauci AS, Kasper DL et al. Medicina Interna de Harrison. 18ª ed. Vol I/II. São Paulo: McGraw Hill/Artmed, 2013.

Femiano F, Gombos F, Scully C. Sweet's Syndrome: Recurrent Oral Ulceration, Pyrexia, Thrombophlebitis, and Cutaneous Lesions. Oral Surg Oral Med Oral Pathol Oral Radiol Endod 2003; 95:324–7.

Kleymann G. Novel Agents and Strategies to Treat Herpes Simplex Virus Infections. Expert Opin Investig Drugs 2003; 12:165–83.

Koscielny S, Raabe G. Necrotizing sialometaplasia – A Specific Differential Diagnosis of an Ulcer of the Hard Palate. Laryngorhinootologie 2003; 82:568–72.

Lafferty WE. The Changing Epidemiology of HSV-1 and HSV-2 and Implications for Serological Testing. Herpes 2002; 9:51–5.

Lager I, Altini M, Coleman H, Ali H. Oral Kaposi's Sarcoma: A Clinicopathologic Study from South Africa. Oral Surg Oral Med Oral Pathol Oral Radiol Endod 2003; 96:701–10.

Lancaster J, Belloso A, Wilson CA, McCormick M. Rare Case of Naso-oral Fistula with Extensive Osteo-cartilaginous Necrosis Secondary to Cocaine Abuse: Review of Otorhinolaryngological Presentations in Cocaine Addicts. J Laryngol Otol 2000; 114:630–3.

Mantovani G, Massa E, Astara G et al. Phase II Clinical Trial of Local Use of GM-CSF for Prevention and Treatment of Chemotherapy- and Concomitant Chemoradiotherapyinduced Severe Oral Mucositis in Advanced Head and Neck Cancer Patients: An Evaluation of Effectiveness, Safety and Costs. Oncol Rep 2003; 10:197–206.

Nowak M, Dziechciarz P, Dwilewicz-Trojaczek J. The Frequency of Coeliac Disease Occurrence in Patients with Recurrent Aphthous Stomatitis (RAS) – Preliminary Report. Wiad Lek 2002; 55:542–6.

Potten CS, Booth D, Cragg NJ et al. Cell Kinetic Studies in the Murine Ventral Tongue Epithelium: Mucositis Induced by Radiation and its Protection by Pretreatment with Keratinocyte Growth Factor (KGF). Cell Prolif 2002; 35 (Suppl. 1):32–47.

Scully C, Epstein J, Sonis S. Oral Mucositis: A Challenging Complication of Radiotherapy, Chemotherapy, and Radiochemotherapy: Part 2. Diagnosis and Management of Mucositis. Head Neck 2004; 26:77–84.

Stokman MA, Spijkervet FK, Burlage FR et al. Oral Mucositis and Selective Elimination of Oral Flora in Head and Neck Cancer Patients Receiving Radiotherapy: A Double-Blind Randomised Clinical Trial. Br J Cancer 2003; 88:1012–6.

2. ANTROPOZOONOSES
Diagnóstico Diferencial

Marcos Vinicius da Silva

As antropozoonoses são doenças que acometem os seres humanos e os animais. Algumas vezes, os animais estão na condição de portadores de agentes etiológicos, disseminando-os no ambiente e, consequentemente, transmitindo-os às outras espécies implicadas na cadeia epidemiológica. Outras vezes, os animais acometidos por esses agentes etiológicos adoecem. Quando isso acontece, fica mais fácil identificar essas doenças no ambiente e tentar interromper a cadeia de transmissão.

Nem sempre isso é possível, pois, na maioria das vezes, além da participação da cadeia epidemiológica envolvendo animais urbanos, há a cadeia de animais silvestres, geralmente mais complexa e para a qual é maior a dificuldade na adoção de estratégias de controle. Por isso, a maioria das antropozoonoses pode ser controlada quando as estratégias de saúde são eficazes, mas dificilmente erradicadas.

As doenças elencadas como antropozoonoses são muitas, com distribuição peculiar nos diferentes continentes e países, e também muitas delas envolvendo cadeias epidemiológicas complexas. Por isso, é importante abordar as doenças mais frequentes no país ou, por serem negligenciadas, aquelas cuja real dimensão nem sempre é conhecida.

As antropozoonoses mais frequentes em serviços de pronto-atendimento e/ou urgências são: *leptospirose*, *brucelose*, *raiva* e *hantaviroses*.

LEPTOSPIROSE

- **Etiologia:** as leptospiras são bactérias espiraladas da ordem *Sprirochaetales* e a maioria das patogênicas pertence à espécie *Leptospira interrogans*, composta por aproximadamente 205 sorovares, distribuídos em 23 sorogrupos.
- **Epidemiologia:** a leptospirose acomete tanto o homem como os animais, com ampla distribuição mundial, apresentando maior prevalência nas regiões tropicais, onde as condições geográficas e climáticas são propícias para a manutenção da infecção na natureza e para a transmissão ao homem. As leptospiras vivem nas células epiteliais dos túbulos renais proximais dos animais portadores ou doentes; nestes últimos, as leptospiras também podem ser encontradas em outros órgãos. A partir do rim dos animais infectados, as leptospiras são eliminadas para o ambiente com a urina, contaminando o solo, o lixo, a lama, as coleções hídricas, os córregos, riachos e rios. Os animais acometidos podem ser silvestres ou domésticos, especialmente roedores e pequenos marsupiais, bovinos, suínos e cães. Cada sorovar possui hospedeiro natural restrito e, muitas vezes, a distribuição geográfica também é limitada.

A infecção humana pode ocorrer pelo contato direto com a bactéria, por mordedura de animais que apresentam leptospiras patogênicas na saliva, pelo contato com sangue, tecidos e órgãos desses animais com leptospiremia, com urina dos animais doentes ou portadores e em acidentes de laboratório, durante a manipulação de culturas vivas dessa bactéria. Outra forma de transmissão é o contato indireto, o mais frequente, em que leptospiras eliminadas com a urina desses animais contaminam a água, lama, solo, vegetação úmida, lixo, fossas, córregos e esgotos, infectando o homem e outros animais suscetíveis. A infecção humana pode também ser observada durante a atividade profissional, como no trato dos animais, limpeza de córregos e esgotos, acidental, durante situações de enchentes e ingestão de alimentos contaminados com leptospiras, e a recreacional, exposição a coleções hídricas, "água doce", como nos esportes aquáticos. A infecção inter-humana e congênita é raramente observada.

- **Quadro clínico:** a doença humana apresenta quadro clínico polimórfico de acordo com o sorovar e a carga infectante de leptospiras, a idade, o sexo, o estado nutricional e a saúde do indivíduo. As expressões clínicas podem variar desde a infecção assintomática, formas leves com quadro frustro e vago, com sinais e sintomas inespecíficos, até formas graves anictéricas, compreendendo as meningites e os quadros respiratórios, como a síndrome da angústia respiratória do adulto, e ainda as ictéricas, com falência renal e hepática, miocardite, hemorragias e morte, como na clássica síndrome de Weil. O período de incubação dura em média de 10 a 14 dias, com extremos de 24 horas a 26 dias.

  Essa doença apresenta comportamento bifásico. A *fase inicial*, septicêmica, pode durar de 4 a 7 dias, e os sintomas surgem de forma súbita, com acometimento orgânico muito variado; na forma leve, os sintomas são parecidos com os da gripe e de involução espontânea; na forma moderada, observam-se febre alta, mialgia, tremores, calafrios, astenia, cefaleia, sudorese, náuseas, vômitos, diarreia, tosse e hiperemia conjuntival. Nesta fase, as leptospiras podem ser encontradas no sangue, no líquido cefalorraquidiano (LCR) e na maioria dos tecidos. Na *segunda fase*, com duração de 1 a 3 semanas, podem estar presentes manifestações clínicas, como: meningite, meningoencefalite, hepatite, pneumonia, fenômenos hemorrágicos graves com distúrbio da coagulação, icterícia, insuficiências renal, hepática e respiratória agudas, hemoptise, que pode evoluir de forma maciça, asfixiante e letal, assim como a miocardite, que pode se manifestar na fase aguda, em geral mais grave e de instalação tardia, de comportamento mais benigno. Na *fase secundária* da doença, há o desaparecimento das leptospiras circulantes e, concomitantemente, o aparecimento de anticorpos séricos específicos circulantes e também o início da eliminação das leptospiras pela urina. As leptospiras podem se instalar no humor aquoso e no parênquima renal por longos períodos.

- **Diagnóstico:** o diagnóstico da leptospirose humana é uma difícil tarefa em decorrência do polimorfismo dos sinais e sintomas que podem estar presentes nos pacientes acometidos. Por isso, requer: anamnese minuciosa, com a abordagem dos antecedentes epidemiológicos, os quais, na maioria das vezes, fornecerão as ferramentas importantes para se chegar a essa hipótese diagnóstica; e o exame físico detalhado do paciente.

O caso poderá ser confirmado pelo critério clínico-epidemiológico ou clínico-laboratorial, sendo este último o mais aconselhável em decorrência do polimorfismo clínico. No critério *clínico-epidemiológico*, além dos sinais e sintomas infecciosos inespecíficos, são considerados os antecedentes epidemiológicos e as alterações laboratoriais que demonstrem comprometimento hepático, renal e/ou vascular. As alterações hepáticas consideradas são a icterícia consequente à canaliculite hepática, com valores das transaminases (TGO e TGP) alterados, porém relativamente baixos, quando comparados às hepatites por vírus e as renais são insuficiência renal com elevação das concentrações séricas da ureia e da creatinina e a do potássio (K^+), geralmente diminuída ou normal. A concentração sérica do potássio pode estar aumentada nos pacientes em anúria. A contagem das plaquetas pode estar diminuída com ou sem manifestações hemorrágicas.

No *critério clínico* é considerado apenas o quadro clássico da forma íctero-hemorrágica da doença, chamado por alguns autores de síndrome de Weil.

O *critério laboratorial*, utilizado na maioria dos casos, tem por objetivo o isolamento da leptospira em meios de cultura específicos, como: EMJH (Ellinghausen-McCullough modificado por Johnson e Harris), Fletcher, Stuart, Korthof ou Tween-albumina, na *primeira semana* de doença, fase septicêmica, a partir de qualquer material biológico, sendo mais comumente empregado o sangue, embora o LCR e os tecidos possam ser empregados. Na *segunda semana* de doença, há o aparecimento de anticorpos específicos e também a eliminação das leptospiras na urina. Nessa fase, o mais utilizado é a detecção de anticorpos específicos, por diferentes técnicas laboratoriais, como o teste de microaglutinação em campo escuro (MAT), que requer amostras de soro pareadas, coletadas com intervalo de 14 a 21 dias. O caso será considerado comprovado laboratorialmente quando houver diferença nos títulos das amostras de soro de pelo menos quatro vezes (soroconversão). A aglutinação macroscópica é outro método utilizado, considerado de triagem (gênero-específica), e apresenta melhor reatividade com soros coletados na fase aguda da doença. Preconiza-se que os soros reativos sejam enviados aos laboratórios de referência e submetidos à MAT, em amostras pareadas.

As técnicas imunoenzimáticas (ELISA), consideradas mais sensíveis e específicas, de execução relativamente fácil e tempo de execução reduzido, permitem detectar anticorpos específicos das classes IgM, IgG e IgA séricas e podem ser aplicadas em diferentes fluidos biológicos, como soro, LCR e saliva, apresentando reatividade já na primeira fase da doença. A detecção de IgM permite diagnóstico da fase aguda.

Os métodos moleculares como a reação em cadeia da polimerase, desde que detectem fragmentos específicos do DNA da leptospira, podem ser empregados no diagnóstico laboratorial dessa importante antropozoonose. No entanto, ainda estão restritos aos estudos científicos em decorrência do alto custo e da complexidade laboratorial para sua execução.

A imuno-histoquímica é recurso diagnóstico de grande utilidade, principalmente naqueles casos que evoluem para a morte e não foram coletadas amostras biológicas em vida para o diagnóstico etiológico.

- **Diagnóstico diferencial:** estado gripal, febre tifoide, sepse, malária, hepatites virais, febre amarela, colecistite, colangite, outras doenças febris hemorrágicas e febris íctero-hemorrágicas, incluindo hantavirose na forma hemorrágica com síndrome renal (FHSR).
- **Profilaxia:** orientação quanto ao uso de equipamentos de proteção individual em situações de exposição de risco, controle de animais portadores ou doentes, medidas de saneamento e de desratização. Em situações pontuais e muito particulares, pode-se adotar a profilaxia medicamentosa com antibiótico, durante 2 a 5 dias.

BRUCELOSE

- **Etiologia:** a *Brucella* spp. é um cocobacilo intracelular facultativo, gram-negativo, com quatro espécies: *B. melitensis*, *B. abortus*, *B. suis* e *B. canis*.
- **Epidemiologia:** doença de distribuição mundial, com predominância ocupacional, acometendo pessoas que trabalham com animais infectados ou com seus tecidos. Outra situação de exposição se relaciona com o consumo de leite ou derivados de origem animal, crus, sem pasteurização. Os animais domésticos mais frequentemente acometidos são os bovinos, caprinos, ovinos, suínos e cães. Animais silvestres também podem ser acometidos, tais como alces, caribus, veados e canídeos silvestres. Em humanos, a autoinoculação ou a exposição ocular acidental com a vacina de brucela da cepa B19 ou Rev-1 pode produzir a doença no homem.
- **Quadro clínico:** polimórfico; é causa de febre de origem desconhecida, com sintomas muito diversificados e não específicos. Geralmente há febre, com sudorese, cefaleia, mal-estar, anorexia, artralgia, fadiga, perda de peso, hepatoesplenomegalia, linfadenopatia, sintomas neurológicos, como meningite, neuropatia óptica, radiculopatia, infarto cerebral, hemorragia intracerebral e depressão, que podem ser de instalação abrupta ou insidiosa, às vezes com infecções localizadas, supurativas em órgãos como o fígado e o baço. Quadros subclínicos e infecções crônicas localizadas podem ser observados. Os sintomas dessa doença podem durar dias, meses e até 1 ano ou mais, caso não tratada. Complicações osteoarticulares podem estar presentes em 20% a 60% dos casos, assim como orquite, epididimite e endocardite. O período de incubação é variável, podendo oscilar de 5 a 60 dias, em geral de 1 a 2 meses e, às vezes, vários meses.
- **Diagnóstico:** na maioria das vezes é clínico-epidemiológico. O número de leucócitos geralmente é normal ou diminuído, sendo possível observar dis-

cretas alterações das enzimas hepáticas. A confirmação diagnóstica geralmente é obtida com a cultura e com as reações imunológicas. O material biológico para cultura pode ser: sangue, medula óssea, que apresenta maior possibilidade de isolamento, e espécimes obtidos por biópsia. O isolamento na cultura é difícil; as culturas devem ser observadas por tempo mais longo, em geral até 35 dias, por ser essa bactéria de crescimento lento. Nos sistemas de cultura automatizados, como o Bactec, o crescimento pode ser observado mais rapidamente, num período de 5 a 7 dias. Por isso é muito importante informar o serviço de bacteriologia que irá processar a cultura das amostras biológicas que se trata de suspeita de brucelose, para que seja observada por tempo mais longo.

- **Diagnóstico imunológico:** na maioria das vezes, é sorológico, e são empregadas diferentes técnicas, como a aglutinação de Rosa Bengala, que serve de triagem, necessitando de confirmação por outros métodos quando reagente. A aglutinação lenta e a aglutinação com 2-mercaptoetanol são técnicas de maior especificidade, assim como o ELISA, permitindo diferenciar a infecção recente da pregressa. Nos casos de infecção por *B. canis*, não há produção de anticorpos que deem reação cruzada com antígeno padrão, empregado nessas técnicas, necessitando se utilizar o antígeno específico. A reação em cadeia da polimerase tem-se mostrado promissora no diagnóstico da brucelose.
- **Diagnóstico diferencial:** febre tifoide, malária, tuberculose, endocardite bacteriana, leishmaniose visceral, linfoma, sarcoidose e doenças do colágeno.
- **Profilaxia:** vacinação dos animais domésticos, emprego de técnicas de biossegurança, local adequado para o trabalho, desinfecção e emprego de equipamentos de proteção individual para os profissionais que trabalham em situação de risco para brucelose. A pasteurização do leite e derivados para o consumo humano contribuiu muito para o decréscimo do número de casos.

RAIVA

- **Etiologia:** vírus RNA, da família Rhabdoviridae, gênero Lyssavirus, com diferentes cepas. Apresenta tropismo para o sistema nervoso.
- **Epidemiologia:** tem distribuição mundial, exceto na Antártica, Nova Zelândia, Japão, Taiwan, Suíça, Noruega, Espanha e em algumas ilhas do Caribe. A transmissão ao homem geralmente ocorre por mordedura de animal que tenha o vírus da raiva. Em situações particulares, a transmissão ocorre por vírus aerossolizado ou por transplante de tecido de doador cujo diagnóstico de raiva era desconhecido. Na cadeia de transmissão da raiva urbana, o cão desempenha papel importante, e na silvestre o morcego, a raposa, o guaxinim e o gambá. Na infecção causada por esse vírus, diferentes fatores devem ser considerados, como infectividade da cepa viral, tamanho do inóculo, concentração de receptores locais, grau de inervação da região anatômica da mordedura, proximidade da re-

gião anatômica onde ocorreu a mordedura, sua proximidade do sistema nervoso central (SNC) e a imunidade individual.

- **Quadro clínico:** após o aparecimento dos primeiros sintomas, há progressão para encefalite grave e morte. Há duas formas clínicas na encefalite rábica: a *furiosa* ou *clássica* e a *paralítica*. Os sintomas presentes na forma *furiosa* ou clássica são: hidrofobia, aerofobia, espasmos de faringe e hiperatividade. Na forma *paralítica*, quadriparesia com comprometimento esfincteriano, mimetizando a síndrome de Guillain-Barré. Nesses pacientes, o acometimento cerebral aparece tardiamente. Outras manifestações clínicas, diferentes das formas citadas, podem ser encontradas principalmente na transmissão por morcegos, como dor neuropática, alterações motoras e sensoriais, movimentos coreiformes no membro mordido, durante a fase de pródromos, sinais focais de alterações cerebrais, paralisia de nervo craniano, mioclonia e convulsão. A doença apresenta cinco estágios: períodos de incubação, prodrômico, síndrome neurológica aguda, coma e morte.

O *período de incubação* varia de 1 a 3 meses, podendo apresentar extremos de alguns dias até 1 ano, embora haja relatos de até 6 anos. Quanto mais perto do SNC for o local da mordedura, mais curto será o período de incubação. O *período prodrômico* é caracterizado pelo aparecimento de sintomas inespecíficos, parecidos com os do estado gripal, como mal-estar, anorexia, irritabilidade, febre baixa, dor na garganta, cefaleia, náuseas e vômitos. *Sintomas neurológicos* podem estar presentes, como parestesia, dor ou prurido na região da mordedura e, também, edema muscular. Esse período dura cerca de 1 semana.

A *síndrome neurológica aguda* em ambas as formas da doença pode durar de 2 a 7 dias. Nas manifestações da encefalite são observados hiperatividade, persistência da febre, oscilação no nível de consciência, dor faríngea em decorrência dos fortes espasmos dessa musculatura, espasmos inspiratórios, estimulação autonômica com hipersalivação e convulsão. Estímulos mecânicos, como deslocamento de ar ambiente, e estímulos visuais e olfatórios são capazes de desencadear os espasmos, que são muito dolorosos, acarretando aerofobia, hidrofobia e espasmos musculares. Manifestações não neurológicas, como as arritmias cardíacas e miocardites, podem estar presentes, tanto pela atividade hiperadrenérgica como pelo acometimento viral. A forma paralítica, no início, pode oferecer dificuldade no diagnóstico, visto que os sinais mais característicos aparecem tardiamente. No início pode surgir fraqueza na extremidade do corpo, na região onde ocorreu a mordedura. Cefaleia e meningismo podem estar presentes. Posteriormente, podem surgir sintomas parecidos com os da síndrome de Guillain-Barré, com persistência da febre e alterações de sensações no local da mordedura, com mioedema e disfunção da bexiga.

O paciente evolui para o *coma*, com paralisia flácida generalizada, disfunções respiratórias e vasculares graves, podendo permanecer nesse estado por 2 semanas, até que ocorra o *óbito*.

Antropozoonoses

- **Diagnóstico:** é clínico-epidemiológico quando há antecedentes pessoais de mordedura animal. Em alguns casos, em que a exposição ao vírus rábico não é conhecida, pode ser de difícil diagnóstico. Já em muitas outras ocorrências o diagnóstico é estabelecido somente após a morte.

  O diagnóstico laboratorial pode ser estabelecido com o emprego de testes sorológicos, embora os anticorpos sejam detectados tardiamente no curso da doença. A liberação viral pode ser intermitente, necessitando de várias amostras biológicas para sua pesquisa. Diferentes espécimes biológicos podem ser empregados na pesquisa viral, tais como saliva, pele (obtida da região posterior do pescoço, na linha do couro cabeludo), soro, LCR, fragmento de tecidos e células superficiais da córnea. Os testes são realizados pelas técnicas de imunofluorescência, teste de neutralização, histológico (presença do corpúsculo de Negri), imuno-histoquímica e reação em cadeia da polimerase.
- **Diagnóstico diferencial:** com outras encefalites, como as causadas por arbovírus e enterovírus, vasculites e síndrome de Guillain-Barré.
- **Profilaxia:** vacinação pré-exposição, para os profissionais com grande risco de exposição e pós-exposição; para os indivíduos vitimados de mordeduras de animais domésticos com situação vacinal desconhecida ou doente, ou que foram mordidos por animais silvestres; e/ou outra situação considerada de risco.

HANTAVIROSES

- **Etiologia:** vírus RNA, do gênero Hantavirus, da família Bunyaviridae, envelopado com dupla capa de lipídios, sendo o único *Bunyavirus* que não é arbovírus. Os principais genótipos dos hantavírus até agora identificados como causadores de infecção humana são: *Hantaan, Seoul, Dobrava* e *Puumala*, relacionados à febre hemorrágica com síndrome renal (FHSR) que ocorre na Europa e na Ásia, e os associados à síndrome cardiopulmonar por hantavírus (SCPH), que são: *Sin Nombre, Bayou, Black Creek Canal, New York, Juquitiba, Castelo dos Sonhos, Araraquara, Andes, Laguna Negra, Oran* e *Lechiguanas*.
- **Epidemiologia:** os reservatórios desses vírus são roedores silvestres, e cada um deles tem tropismo por determinada espécie de roedor. Os vírus causadores da SCPH têm como reservatórios os roedores da subfamília Sigmodontinae, e os da FHSR, os das subfamílias Arvicolinae e Murinae. Os roedores reservatórios dos hantavírus podem eliminar grandes quantidades desses vírus na urina, na saliva e nas fezes. A infecção humana ocorre principalmente pela inalação de aerossóis desses materiais biológicos contendo os hantavírus. Formas secundárias de transmissão já foram registradas, como a percutânea, por mordedura ou escoriações causadas por roedores, e pela via digestiva. A transmissão inter-humana na SCPH foi relatada isoladamente na Argentina e no Chile. A SCPH apresenta alta letalidade, variando de 40% a 60%, e a FHSR, de 5% a 10%.

- **Quadro clínico:** pode variar desde a infecção, formas leves confundíveis com quadro gripal, até as formas clássicas, descritas a seguir.

A SCPH apresenta quatro fases: na *febril ou prodrômica*, há febre, tosse seca, mialgia, principalmente na região dorsolombar, dor abdominal, náuseas, vômitos, astenia e cefaleia, com duração média de 3 a 6 dias, que pode evoluir para a fase cardiopulmonar ou a cura. A *fase cardiopulmonar* é caracterizada pela instalação de insuficiência respiratória aguda e grave, com tosse sem expectoração, taquipneia, dispneia, hipoxemia, insuficiência respiratória aguda associada com hipotensão, edema pulmonar não cardiogênico e distensão abdominal, podendo evoluir para o choque – dura entre 4 e 10 dias. Os pacientes que sobrevivem a essa fase evoluem para a *fase diurética*, em que ocorre reabsorção do líquido extravasado para o terceiro espaço e serosas e, consequentemente, aumento da diurese. A *fase de convalescença* é caracterizada pela melhora clínica progressiva, com desaparecimento dos sintomas e lenta recuperação das alterações hemodinâmicas e da função respiratória. Essa fase pode durar de 2 semanas a até 2 meses, sendo a sensação de fadiga e de adinamia muito acentuada e de duração prolongada em alguns pacientes, impedindo-os de exercer suas atividades habituais. Nos casos atribuídos ao genótipo *Andes*, há relatos da presença de exantema, petéquias, hemorragias e envolvimento renal. O período de incubação pode variar de 5 a 42 dias, em uma média de 15 dias.

A FHSR, a forma grave da doença, se manifesta em cinco fases – febril, hipotensiva, oligúrica, diurética e convalescença –, dependendo do genótipo envolvido. O início é abrupto, com febre, cefaleia e mialgia, com duração de 3 a 7 dias, evoluindo para a fase hipotensiva com trombocitopenia, proteinúria e manifestações hemorrágicas, podendo levar várias horas a dias. Há evolução para a fase oligúrica, com melhora da hipotensão, que dura 3 a 7 dias. Posteriormente, evolui para a fase diurética, podendo durar semanas, e a convalescença, que pode ser longa. O período de incubação varia de 7 a 42 dias.

O genótipo *Puumala* está associado à nefrite epidêmica, com quadro mais brando e menor letalidade.

- **Diagnóstico:** as informações clínicas e epidemiológicas são muito importantes na suspeita diagnóstica. Na SCPH, a radiografia de tórax pode mostrar infiltrado intersticial bilateral progressivo, associado ao derrame pleural, sem cardiomegalia. O hemograma apresenta leucocitose com desvio à esquerda, presença de mielócitos, imunoblastos, linfopenia relativa com linfócitos atípicos, trombocitopenia com contagem de plaquetas abaixo de 100.000/mm^3 e hemoconcentração. A hipoxemia pode ser importante, com alterações das enzimas hepáticas, aumento de DHL, ácido láctico e hipoalbuminemia. A acidose metabólica pode estar presente.

O diagnóstico de certeza de infecção por hantavírus é estabelecido por sorologia, empregando-se técnicas como imunofluorescência indireta, ELISA e teste de neutralização em placa, sendo a técnica de Mac-ELISA para captura de IgM

Antropozoonoses

e IgG a mais empregada. O cultivo do vírus e a reação em cadeia da polimerase podem ser de grande importância no diagnóstico. A técnica de imuno-histoquímica é outro importante recurso laboratorial, empregado em amostras de tecido.
- **Diagnóstico diferencial:** influenza, dengue, leptospirose, choque séptico, riquetsiose, pneumonias atípicas, pneumocistose, pneumopatia por inalação de *crack*, histoplasmose, endocardite bacteriana, tuberculose miliar, malária, síndrome da angustia respiratória do adulto, colagenoses e doenças autoimunes com comprometimento pulmonar.
- **Profilaxia:** as medidas de controle devem ser direcionadas para os ambientes potencialmente contaminados, com ênfase nos lugares que possam servir de tocas e ninhos para os roedores, assim como nos pontos que possam fornecer água e alimentos a esses animais.

Bibliografia

American Academy of Pediatrics. Brucellosis. In: Red Book: 2006 Report of the Committee on Infectious Diseases, 27th ed. Pickering LK (Ed). American Academy of Pediatrics, Elk Grove Village, IL, 2006.

Ariza J, Corredoira J, Pallares R et al. Characteristics and Risk Factors for Relapse of Brucellosis in Humans. Clin Infect Dis, 1995; 20:1241.

Braunwald E, Fauci AS, Kasper DL et al. Medicina Interna de Harrison. Ed. McGraw-Hill/Artmed. 18ª ed. Vol. I/II. 2013.

Clement J, Neild G, Hinrichsen SL et al. Urban leptospirosis versus urban hantavirus infection in Brazil. Lancet, 1999; 354:2003-4.

Colmenero JD, Reguera JM, Martos F et al. Complications Associated with Brucella Melitensis Infection: a Study of 530 cases. Medicine (Baltimore), 1996; 75:195.

Davis AD, Rudd RJ, Bowen RA. Effects of Aerosolized Rabies Virus Exposure on Bats and Mice. J Infect Dis, 2007; 195:1144.

Dupont H, Dupont-Perdrizet D, Pere JL et al. Leptospirosis: Prognostic Factors Associated with Mortality. Clin Infect Dis, 1997; 25:720.

Faine S. Leptospira and Leptospirosis. In: Topley and Wilsons Microbiology and Microbiol Infections. 9th ed, Vol 2. Systematic bacteriology. Balows A, Duerden BI, editor. Arnold: London, 1998.

Godoi JT, Hinrichsen SL, Godoi ETAM et al. Leptospirose e doença por hantavirus: relato de dez casos. Rev Soc Bras Med Trop, 1999; 32(5): 593.

Hallin GW, Simpson SQ, Crowell RE et al. Cardiopulmonary Manifestations of Hantavirus Pulmonary Syndrome. Crit Care Med, 1996; 24:252.

Hinrichsen SL. DIP. Doenças Infecciosas e Parasitárias. Rio de Janeiro. Guanabara Koogan/Medsi. 2005.

Jenison S, Hjelle B, Simpson S et al. Hantavirus Pulmonary Syndrome: Clinical, Diagnostic and Virological Aspects. Semin Respir Infect, 1995; 10:259.

Kmety E, Dikken H. Classification of the Species Leptospira interrogans and History of its Serovars. University Press Groningen: The Netherlands, 1993.

Messenger SL, Smith JS, Rupprecht CE. Emerging Epidemiology of Bat-Associated Cryptic Cases of Rabies in Humans in the United States. Clin Infect Dis, 2002; 35:738.

Mertz GJ, Hjelle B, Crowley M et al. Diagnosis and Treatment of New World Hantavirus Infections. Curr Opin Infect Dis, 2006; 19:437.

Peters CJ, Simpson GL, Levy H. Spectrum of Hantavirus Infection: Hemorrhagic Fever; with Renal Syndrome and Hantavirus Pulmonary Syndrome. Annu Rev Med, 1999; 50:531.

Navarro E, Segura JC, Castano MJ, Solera J. Use of Real-Time Quantitative Polymerase Chain Reaction to Monitor the Evoluation of Brucella melitensis DNA Load During Therapy and Post-Therapy Follow-up in Patients with Brucellosis. Clin Infect Dis, 2006; 42:1266.

Pappachan MJ, Mathew S, Aravindan KP et al. Risk Factors for Mortality in Patients with Leptospirosis during an Epidemic in Northern Kerala. Nati Med J India, 2004; 17:240.

Pappas G, Akritidis N, Bosilkovski M, Tsianos E. Brucellosis. N Engl J Med, 2005; 352:2325.

Raiva. Guia de vigilância epidemiológica. Fundação Nacional de Saúde. 5. Ed. Brasília: FUNASA, 2002: 671-704.

Schmaljohn C, Hjelle B. Hantaviruses: A Global Disease Problem. Emerg Infect Dis, 1997; 3:95.

Srinivasan A, Burton EC, Kuehnert MJ et al. Transmission of Rabies Virus from an Organ Donor to Four Transplant Recipients. N Engl J Med, 2005; 352:1103.

Vijayachari P, Sehgal SC. Recent Advances in the Laboratory Diagnosis of Leptospirosis and Characterization of Leptospires. Indian J Med Microbiol, 2006: 24:320.

World Health Organization. WHO Expert Consultation on Rabies. WHO Tech Rep Ser 2005; Abstract 931.

Young ES. An Overview of Brucellosis. Clin Infect Dis, 1995; 21:283.

3. DOENÇAS DERMATOLÓGICAS
Diagnóstico Diferencial

Josemir Belo dos Santos
Marcia Helena de Oliveira
Marluce Florêncio do Rego Maciel

ALOPECIAS

São doenças caracterizadas por diminuição ou ausência de pelos e/ou cabelos, que se dividem em congênitas ou adquiridas, circunscritas ou difusas, podendo qualquer uma delas evoluir ou não para o estado cicatricial (alopecias cicatriciais e não cicatriciais). Na alopecia cicatricial há perda permanente dos cabelos. Na forma localizada (circunscrita), certas áreas do couro cabeludo são mais afetadas pela perda de cabelos do que outras; na difusa, há perda total (Quadro 3.1).

Quadro 3.1. Classificação das alopecias

Alopecias difusas não cicatriciais	Alopecias difusas cicatriciais
Congênita	Radiações ionizantes (doses elevadas)
Eflúvio telógeno	Queimaduras extensas
Endocrinopatias	
Metabólicas	
Nutricionais	
Colagenoses	
Fármacos	
Tóxicas	
Raios X (doses depilatórias)	
Alopecias circunscritas não cicatriciais	**Alopecias circunscritas cicatriciais**
Androgenética	Pseudopelada
Areata	Colagenoses localizadas
Traumática	Quérion
Lues secundária	Tinha por *M. audouinii* e *T. schoenleinii*
Colagenoses sistêmicas	Foliculite decalvante
Zóster	Penfigoide cicatricial
Foliculites	Neoplasias
Fármacos	
Tração	
Desnutrição	

CARACTERÍSTICAS DAS ALOPECIAS NÃO CICATRICIAIS

- **Alopecia *areata*:** é uma doença inflamatória crônica que afeta os folículos pilosos, produzindo alopecia de etiologia desconhecida, provavelmente multifatorial, com evidentes componentes autoimunes e genéticos. Os pacientes tipicamente desenvolvem áreas de completa perda de pelo, por interrupção de sua síntese, sem que ocorra destruição ou atrofia dos folículos, motivo pelo qual pode ser reversível. As placas alopécicas são lisas, sem sinais inflamatórios, geralmente circulares, com 1 a 5cm de diâmetro, em uma ou mais áreas do couro cabeludo, podendo também acometer outras áreas pilosas (barba, supercílio, púbis etc.). Durante a repilação, muitas vezes podem ser observados pelos despigmentados. Alterações ungueais (*pitting*, traquioníquia, linhas de Beau) estão presentes em 10% a 66% dos casos.
- **Eflúvio telógeno:** é a causa mais comum de perda difusa de cabelo. Trata-se de queda difusa, aguda e intensa, chegando a cair mais de 600 fios por dia. Segue-se habitualmente entre 3 e 4 meses após a instalação do agente desencadeante, que pode ser um estresse físico ou emocional, um medicamento, perda de peso, febre, gravidez e parto, infecção, cirurgias, entre outros. O estímulo desencadeante provoca um alteração no ciclo de crescimento folicular, com os pelos que se encontram na fase anágena passando, precocemente, para a catágena e a telógena e caindo após alguns meses. Uma vez afastado o agente desencadeante, em geral após 2 ou 3 meses, o processo cessa, e verifica-se a recuperação total dos cabelos. Uma minoria, geralmente mulheres entre 30 e 60 anos, pode desenvolver uma forma crônica de eflúvio telógeno, insidiosa e de curso flutuante, que pode permanecer por anos.
- **Eflúvio anágeno:** relaciona-se com a perda do cabelo em crescimento (em anágeno), e como a maioria dos cabelos se encontra nessa fase, observa-se perda aguda de 80% a 90% dos cabelos. A queda dos cabelos geralmente se inicia 1 a 2 semanas após o início da quimioterapia com agentes alquilantes, antimitóticos ou citostáticos e se torna clinicamente visível após 1 ou 2 meses do início do tratamento, sendo normalmente reversível. Na repilação, os fios "novos" podem ser de cor, textura e formato diferentes, podendo essas características perdurar durante anos. Os quimioterápicos são os agentes causadores mais comuns, mas intoxicação por mercúrio, sais de tálio, ácido bórico e vitamina A pode produzir o eflúvio telógeno.
- **Síndrome do anágeno frouxo:** é um distúrbio de adesão do pelo anágeno entre a cutícula e a bainha interna, levando a uma ancoragem defeituosa do pelo no folículo. Caracteriza-se por rarefação e reduzido comprimento dos cabelos, os quais se desprendem facilmente do couro cabeludo, podendo ser extraídos de forma indolor mediante leve tração. Os cabelos são mais finos do que o normal e crescem lentamente. Acomete principalmente crianças do sexo feminino, iniciando suas manifestações entre os 2 e os 6 anos. Os doentes habitualmente têm cabelos

louros ou castanho-claros. Essa síndrome tende a ser esporádica, porém foram relatados casos familiares com característica de herança autossômica dominante.

- **Alopecia androgenética:** é o tipo mais comum de perda de cabelo, afetando aproximadamente 30% a 40% dos homens e mulheres. É uma queda de cabelos produzida pela ação dos andrógenos circulantes. A etiologia é multifatorial, envolvendo fatores hormonais e genéticos. Parece ter caráter autossômico dominante, com expressão variável e/ou herança poligênica. A perda do cabelo ocorre de forma gradual e decorre do encurtamento da fase anágena e consequente aumento da queda de telógenos. No homem apresenta-se tipicamente por recessos frontais e frontoparietais e afinamento dos pelos do vértice; alguns casos podem evoluir com a confluência dessas regiões, produzindo área de ausência total de pelos circunscrita por orla occipital e temporal do couro cabeludo normal. Enquanto no homem se inicia entre os 20 e os 30 anos, na mulher há um aumento da incidência no período perimenopausa, embora possa ter início na puberdade em indivíduos predispostos. No sexo feminino se nota uma rarefação que se instala progressivamente a partir do vértice e progride para a região frontoparietal, mantendo a linha de implantação frontal preservada. Pode ocorrer perda de cabelo difusa, dificilmente diferenciada do eflúvio telógeno.
- **Tricotilomania:** é o ato compulsivo de extrair os cabelos. A clínica é extremamente variável, não existindo um padrão de alopecia. Em geral, acomete múltiplas áreas nas regiões temporoparietais, sendo a lesão raramente única. O quadro pode ser exuberante e bizarro, ou pode ser tão discreto a ponto de passar despercebido. Na maioria das vezes é observada rarefação dos cabelos e, entre os que persistem, muitos estão partidos e outros rebrotando. A abordagem de um paciente com tricotilomania requer cautela, devendo ser feita sob os pontos de vista psiquiátrico e dermatológico.
- **Alopecias congênitas:** são as alopecias parciais ou totais que ocorrem em doenças congênitas, como nas síndromes de Papillon-Lefèvre, de Hallermann-Streiff, de Rothmund-Thomson, de Moynahan, na displasia fibrosa policística, nas displasias ectodérmicas e na progeria.
- **Alopecias cosméticas:** são a forma mais comum, também dita alopecia de tração, pois ocorrem nas áreas temporofrontais do couro cabeludo devido à tração mecânica exercida habitualmente pelo modo de se pentear ou esticar os cabelos. Inicialmente, o dano poderá ser revertido, porém a alopecia poderá se tornar permanente caso persista o que a estimula. Outras formas são as alopecias observadas após processos químicos de alisamento, alisamento por calor, massagens e encrespamento. Deve-se atentar para as técnicas praticadas e os produtos utilizados habitualmente nos penteados.
- **Alopecia por pressão:** é a que ocorre na região occipital secundária a longos períodos de persistência em decúbito dorsal. É mais frequentemente observada em bebês, mas em adultos pode ocorrer naqueles com tempo prolongado de permanência no leito.

388 Doenças Dermatológicas

- **Alopecia endócrina:** algumas endocrinopatias podem ser acompanhadas de queda do cabelo. No hipoparatireoidismo e no pseudo-hipoparatireoidismo ocorrem placas irregulares de alopecia. No hipertireoidismo, a alopecia difusa está presente em 40% a 50% dos pacientes, sendo mais frequente no hipotireoidismo, em que apresenta também rarefação de supercílios em seu terço distal e redução de pelos axilares.
- **Alopecia por fármacos:** alguns medicamentos produzem queda de cabelo por diferentes padrões (Quadro 3.2).

Quadro 3.2. Alopecia induzida por substâncias/medicamentos

Substâncias/medicamentos	Padrão de alopecia
Anti-hipertensivos	
IECA (enalapril)	Provável eflúvio telógeno
Betabloqueadores (propranolol, metoprolol)	Provável eflúvio telógeno
Anticoagulantes	
Heparina	Pouco reportado
Varfarina	Incidência varia de 19% a 70%. Alopecia difusa com aumento dos pelos na fase telógena
Agentes antimitóticos	
Colchicina	Alopecia difusa, aumento do número de cabelos em telógeno
Agentes antineoplásicos	
Bleomicina	Eflúvio anágeno
Ciclofosfamida	Eflúvio anágeno
Citarabina	Eflúvio anágeno
Dacarbazina	Eflúvio anágeno
Dactinomicina	Eflúvio anágeno
Daunorrubicina	Eflúvio anágeno
Doxorrubicina	Eflúvio anágeno
Etoposida	Eflúvio anágeno
Fluorouracil	Eflúvio anágeno
Hidroxiureia	Eflúvio anágeno
Ifosfamida	Eflúvio anágeno
Mecloretamina	Eflúvio anágeno
Melfalan	Eflúvio anágeno
Metotrexato	Eflúvio anágeno
Mitomicina	Eflúvio anágeno
Mitoxantrona	Eflúvio anágeno
Nitroureia	Eflúvio anágeno
Procarbazina	Eflúvio anágeno
Tiotepa	Eflúvio anágeno
Vimblastina	Eflúvio anágeno
Vincristina	Eflúvio anágeno

(continua)

Doenças Dermatológicas

Quadro 3.2. Alopecia induzida por drogas (*continuação*)

Substâncias/medicamentos	Padrão de alopecia
Agentes antiparkinsonianos	
Levodopa	Provável eflúvio telógeno
Agentes anticonvulsivantes	
Trimetadiona	Provável eflúvio telógeno
Substâncias/medicamentos usados em transtornos bipolares	
Lítio	Provável eflúvio telógeno
Derivados do ergot	
Bromocriptina	Provável eflúvio telógeno
Contraceptivos orais	Alopecia difusa (eflúvio telógeno) até 2 a 3 meses após suspensão do uso
Bloqueadores H_2 (cimetidina)	Inicia-se entre 1 semana e 11 meses, provável eflúvio telógeno
Metais pesados (envenenamento)	
Tálio	Alopecia difusa 10 dias após ingestão e alopecia total 1 mês após. Caracteristicamente, há pronunciada perda nas laterais da cabeça e também madarose
Mercúrio e chumbo	Alopecia difusa com exposição aguda ou crônica
Reguladores do perfil lipídico	
Clofibrato	Relato ocasional
Pesticidas	
Ácido bórico	Intoxicação aguda pode levar à alopecia total
Retinoides	
Etretinato	Aumenta a queda de cabelo, diminuindo a duração da fase anágena
Isotretinoína	Alopecia difusa

CARACTERÍSTICAS DAS ALOPECIAS CICATRICIAIS

- **Lúpus eritematoso cutâneo discoide (LECD):** é responsável por 30% a 40% dos casos de alopecia cicatricial pós-inflamatória. Acomete preferencialmente mulheres adultas. Clinicamente, caracteriza-se por placas eritematovioláceas com variável grau de atrofia hiper e hipopigmentadas. O LECD pode ocorrer sem outras manifestações do lúpus eritematoso.

390   Doenças Dermatológicas

- **Líquen plano pilar:** é também causa comum de alopecia cicatricial pós-inflamatória. Acomete com maior frequência mulheres de meia-idade. Clinicamente, caracteriza--se por placas alopécicas com pápulas e/ou hiperqueratose folicular com tendência à progressão, evoluindo com áreas cicatriciais e atróficas, e perda permanente do cabelo. A distribuição no couro cabeludo é preferencialmente parietal. Mais de 50% dos pacientes apresentam lesões de líquen plano em pele glabra, mucosas ou unhas.
- **Alopecia fibrosante frontal:** é área de recesso frontotemporal do couro cabeludo em mulheres na menopausa. A área alopécica se acompanha de eritema perifolicular. Pode ocorrer perda de sobrancelhas.
- **Pseudopelada de Brocq:** é afecção pouco frequente, de causa desconhecida, que cursa com alopecia permanente. Afeta principalmente mulheres adultas após a quinta década de vida. Clinicamente, caracteriza-se por placa, única ou múltipla, lisa, brilhante, atrófica, de limites imprecisos, que, em geral, acomete em primeiro lugar a região parietal e o vértice do couro cabeludo. No centro das lesões persistem áreas com fios de cabelos normais ou em tufos, o que é bastante típico. Não há hiperqueratose folicular ou inflamação perifolicular. Alguns autores não a aceitam como entidade autônoma, julgando ser a pseudopelada estágio final de várias dermatoses alopécicas (lúpus eritematoso, líquen plano, esclerodermia, foliculite decalvante, entre outras).
- **Alopecia mucinosa:** secundariamente ao depósito de mucina nos folículos pilosos ocorre placa alopécica, que se instala preferencialmente no couro cabeludo ou na área de barba. Caracteriza-se por placas eritematosas, às vezes discretamente escamosas, com acentuação folicular. Pode acompanhar ou preceder linfoma cutâneo de células T.
- **Ceratose folicular espinulosa decalvante:** é uma genodermatose ligada ao cromossomo X, rara, caracterizada por hiperqueratose folicular na face, tronco e extremidades, alopecia cicatricial de couro cabeludo associada a atopia, hiperqueratose palmoplantar, fotofobia e alterações corneanas.
- **Alopecia cicatricial centrífuga central:** é alopecia que se inicia no vértice do couro cabeludo e que lenta e progressivamente vai alcançando as áreas adjacentes. É mais frequente em mulheres melanodérmicas.
- **Foliculite decalvante:** é afecção folicular, de causa desconhecida, caracterizada por pústulas e abscessos no couro cabeludo, com evolução lenta para alopecia cicatricial. Infecção secundária por *Staphylococcus aureus* (*S. aureus*) é comum. Regiões de axila, barba e pubiana podem ser acometidas.
- **Foliculite dissecante do couro cabeludo:** caracteriza-se por nódulos inflamatórios, inicialmente em região occipital, com progressão para adjacências no couro cabeludo, estando muitas vezes conectadas entre si por trajeto fistuloso. Exsudato purulento pode estar presente e ser expressivo (infecção secundária por *S. aureus*). É mais comum em homens. Juntamente com a acne conglobata, hidradenite supurativa e cisto pilonidal, forma o quarteto das afecções relacionadas à obstrução folicular.
- **Foliculite necrótica:** consiste em pápulas eritematoedematosas que evoluem como pústulas, apresentando em seguida necrose central, localizadas mais fre-

Doenças Dermatológicas

quentemente em regiões de nariz, fronte e porção anterior do couro cabeludo. Eventualmente produz cicatriz.

- **Foliculite queloidiana:** ocorre mais frequentemente em homens negros. Inicia-se como uma erupção papular ou pustular crônica que, geralmente, se instala na região da nuca, resultando desde pequenas pápulas fibróticas até áreas maiores de cicatriz queloidiana.
- **Alopecia cicatricial não específica:** refere-se à alopecia cicatricial idiopática, cujos achados clínicos e histopatológicos são inconclusivos. Pode ser interpretada como o estágio final de uma variedade de alopecias cicatriciais, como líquen plano pilar e foliculite decalvante.

FARMACODERMIAS

Farmacodermias ou reações medicamentosas adversas são doenças cutaneomucosas e/ou sistêmicas produzidas, direta ou indiretamente, pelo uso de medicamentos, administrados por via oral ou parenteral, independentemente da dose e pelos mais variados mecanismos. Praticamente, qualquer medicamento pode ser responsável, porém entre os mais implicados estão as sulfas, os antibióticos em geral, os analgésicos e os tranquilizantes.

Estima-se que 5% a 15% dos pacientes tratados com algum medicamento desenvolvam reações adversas. Entre aqueles hospitalizados, 30% evoluem com algum tipo de reação adversa a substâncias/medicamentos, instituídos como tratamento, sendo 2% a 3% das reações cutâneas. Por outro lado, os pacientes hospitalizados em razão de uso de agentes medicamentosos adquirem uma outra farmacodermia em 30% dos casos.

As farmacodermias compreendem um subgrupo da categoria de reações adversas a substâncias/medicamentos estando relacionadas a uma reação de hipersensibilidade. A maioria das reações adversas a substâncias/medicamentos não se constitui em resposta de hipersensibilidade, representando efeito colateral, superdosagem, interação ou outros efeitos relacionados com dose e farmacologia de substâncias/medicamentos. As reações de hipersensibilidade envolvem resposta imunológica individual e diferem da intolerância a substâncias/medicamentos ou idiossincrasia, que são processos não imunológicos.

As reações de hipersensibilidade são inerentes à resposta imunológica do indivíduo e são classificadas, de acordo com Gell e Coombs da substância/medicamento, em:

- **Reação de hipersensibilidade tipo I:** desencadeada pela interação da substância/medicamento a uma IgE específica que se liga a receptores dos mastócitos, resultando em desgranulação e liberação de aminas vasoativas. Substâncias/medicamentos envolvidos: penicilina, insulina, anti-inflamatórios e IECA.
- **Reação de hipersensibilidade tipo II:** é citotóxica. Anticorpos específicos da classe IgM ou IgG se dirigem contra antígenos (substância/medicamento) na

superfície celular. Agentes envolvidos: penicilinas, metildopa, fenotiazínicos, sulfonamidas, quinidina, heparina e meticiclina.
- **Reação de hipersensibilidade tipo III:** por imunocomplexo. Agentes envolvidos: penicilinas, alopurinol, fator estimulante de colônia de granulócitos e propiltiouracil.
- **Reação de hipersensibilidade tipo IV:** imunidade mediada por células (linfócitos T) ou hipersensibilidade tardia. Agentes envolvidos: penicilinas, sulfas, prometazina, hidroclorotiazida, amiodarona e anestésicos.

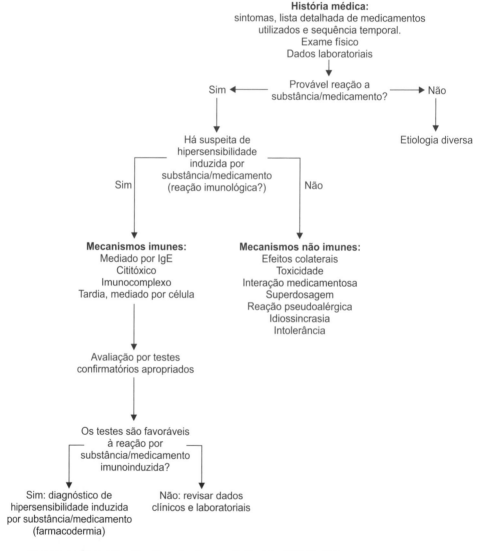

Adaptado de: Adverse Drug Reactions, American Family Physician 2003,68: 1785.

Doenças Dermatológicas

REAÇÕES ALÉRGICAS

Padrões frequentes

Urticária aguda e angioedema

A urticária consiste em lesões eritematopapulosas, isoladas ou em grupo, fugazes, de conformação geralmente circular, variando de tamanho. As lesões são consequentes à vasodilatação e ao edema da derme. Na maioria das vezes há intenso prurido. Convencionalmente, a urticária pode ser dividida, quanto à sua duração, em aguda (duração de poucos dias a 6 semanas) e crônica (lesões que evoluem em período superior a 6 semanas, presentes quase diariamente, e que permanecem menos de 24 horas). Tanto na forma aguda como na crônica, a urticária pode ser causada por medicamentos. Podem estar envolvidos nesse processo mecanismos IgE-dependentes, complexos imunes circulantes, ou pode ser decorrente de ação direta do medicamento.

O angioedema (edema angioneurótico, edema de Quincke ou urticária gigante) ocorre em menos de 1% dos casos e resulta de edema da derme profunda e tecidos subcutâneo e mucoso. Com frequência, acomete pálpebras, orelhas, lábios e pênis. Quando acomete a laringe, pode causar insuficiência respiratória. Geralmente não é pruriginoso e tem início súbito, durando de poucas horas a 2 dias. A urticária e o angioedema geralmente coexistem, não apresentando diferenças quanto à etiologia, à patogenia e ao tratamento.

Indivíduos de qualquer idade podem apresentar urticária ou angioedema, porém a incidência é maior entre os adultos jovens.

As substâncias/medicamentos mais comumente responsáveis por urticária e angioedema são: penicilinas, estreptomicina, procaínas, fenolftaleína (laxantes), ácido acetilsalicílico e anti-inflamatórios não hormonais.

Anafilaxia

A anafilaxia pode ser vista em associação com urticária/angioedema induzidos por substâncias/medicamentos. Consiste num quadro agudo, de 30 minutos a 1 hora, após contato com o desencadeante, aparecendo urticária, angioedema (especialmente de laringe), prurido, hipotensão e sibilos. A associação com febre, artralgia, linfadenomegalia generalizada e proteinúria configura o quadro de doença do soro ou doença do soro-símile. São sinais que alertam para risco de morte: presença de estridor, edema de glote, dispneia intensa, sibilos, hipotensão, arritmia cardíaca, convulsões e perda da consciência.

Exantemas

Os exantemas constituem a mais frequente reação cutânea a substância/medicamento. Surgem subitamente, em geral 8 dias após o início da substância/medicamento implicada; há casos de início 1 a 2 semanas após a interrupção do referido agente. Podem até mesmo desaparecer com o uso continuado da substância/medicamento (surgimento de anticorpos bloqueadores do tipo IgM). Nova exposição poderá determinar o reaparecimento do processo com igual ou maior intensidade e até mesmo o não surgimento da erupção.

O exantema agudo pode se apresentar nos padrões morbiliforme, escarlatiniforme, rubeoliforme ou urticariforme. É de distribuição variável, quase sempre simétrica, em que geralmente são envolvidos o tronco e as extremidades, podendo incluir palmas e plantas. Áreas intertriginosas podem estar envolvidas; a face, porém, deve ser poupada. A erupção pode ainda ser generalizada. O quadro pode ser acompanhado por prurido, febre, artralgia, cefaleia e/ou eosinofilia.

Os agentes mais frequentemente responsáveis são: sulfas, diuréticos, antidiabéticos, antibióticos (especialmente penicilina e derivados, derivados de tetraciclina, estreptomicina, cloranfenicol, eritromicina, ácido nalidíxico), carbamazepina, clorpromazina, hidantoína, analgésicos, antipiréticos (dipirona), anti-inflamatórios (diclofenaco, naproxeno, piroxicam), citostáticos (bleomicina, daunorrubicina, mitoxano) e hipotensores (inibidores da enzima conversora da angiotensina).

Vasculites por hipersensibilidade

Vasculites atribuídas à exposição a medicamentos são raras, mas aparentemente concorrem para cerca de 10% a 20% das vasculites dérmicas. A apresentação típica é a púrpura palpável ou erupção purpúrica maculopapulosa. Também pode se apresentar como bolhas hemorrágicas, urticária, ulcerações, nódulos, doença de Raynaud e necrose digital. A doença se desenvolve cerca de 7 a 21 dias após o início do uso, contudo pode haver um intervalo maior. Assim, qualquer medicação instituída nos 2 meses precedentes ao quadro pode ser considerada suspeita.

A apresentação mais frequente ocorre sob forma de púrpura de Henoch-Schönlein (púrpura palpável, em extremidades e região glútea). As outras menos frequentes são: poliarterite nodosa, livedo racemoso, eritema nodoso e lúpus eritematoso induzido por medicamentos.

Os agentes mais frequentemente implicados são: propiltiouracil, hidralazina, fator estimulador de colônias de granulócitos (G-CSF), cefaclor, minociclina, alopurinol, D-penicilamina, fenitoína, isotretinoína e metotrexato.

Eritrodermia/dermatite exfoliativa

Quadro de erupção súbita ou gradual, eritematodescamativa, às vezes, exsudativa, difusa com prurido, febre e linfadenopatia. Geralmente é grave a reação a essas substâncias.

São exemplos: penicilina, hidantoína, isoniazida, barbitúricos, derivados de fenotiazina e cloroquina.

Eritema multiforme

Atualmente há uma concordância de conceitos, segundo os quais se separa o espectro do eritema multiforme, que inclui tanto o eritema multiforme *minor* quanto o eritema multiforme *major*, de outro espectro de reações que inclui a síndrome de Stevens-Johnson e a necrólise epidérmica tóxica.

Doenças Dermatológicas

O eritema multiforme frequentemente ocorre após quadros infecciosos, especialmente herpes simples e micoplasma, e, mais raramente, por uso de substâncias/medicamentos (10% dos casos). Caracteriza-se por acometimento cutaneomucoso de lesões maculares, papulares ou urticariformes e a clássica lesão em alvo, algumas vezes com vesícula central, bolha ou púrpura. Distribui-se simetricamente e de preferência nas extremidades.

Os agentes mais implicados no eritema multiforme são: barbitúricos, sulfonamidas, penicilina, tetraciclinas, fenotiazínicos, hidantoínas, clorpropamida, griseofulvina, tiazídicos, D-penicilamina, carbamazepina, isoniazida, quinina e derivados pirazolônicos.

Síndrome de Stevens-Johnson (SSJ)/necrólise epidérmica tóxica (NET)

Diferentemente do eritema multiforme, constituem quadros graves desencadeados frequentemente pelo uso de medicamentos.

A similaridade entre o quadro histológico e os agentes relacionados sugere que essas duas doenças façam parte de um mesmo espectro, cuja gravidade está relacionada ao percentual de superfície corpórea acometida por destacamento epidérmico secundário à necrose (necrólise da epiderme). Dessa forma, a NET é caracterizada por extenso destacamento da epiderme, envolvendo mais de 30% da superfície corpórea, com taxa de mortalidade variando entre 25% e 30%, enquanto na SSJ não há um destacamento epidérmico maior do que 10%, e a taxa de mortalidade varia de 1% a 5%. Casos com destacamento epidérmico entre 10% e 30% da superfície corporal são considerados como sobreposição ou transição SSJ-NET.

- **SSJ:** presença de máculas purpúricas e bolhas amplamente distribuídas ou mesmo lesões em alvo, semelhantes às do eritema multiforme, dispostas sobre o dorso das mãos, palmas, plantas dos pés, região extensora das extremidades, pescoço, face, orelhas e períneo, sendo proeminente o envolvimento da face e do tronco. Lesões bolhosas não envolvem mais do que 10% da superfície corpórea. Figuram entre os principais medicamentos desencadeantes da SSJ: antibióticos (penicilina, ampicilina, tetraciclinas e, principalmente, as sulfas); anticonvulsivantes (difenil-hidantoína, barbitúricos); anti-inflamatórios não hormonais (butazônicos, pirazolonas, salicilatos, ibuprofeno, piroxicam).
- **NET:** a erupção cutânea se inicia por eritema de distribuição simétrica na face e na parte superior do tronco, com extensão no sentido craniocaudal. As lesões cutâneas individuais são, em sua maioria, caracterizadas por máculas eritematosas, de contornos maldefinidos, com centro purpúreo que progressivamente envolve o tórax anterior e o dorso. Em cerca de 2 a 5 dias ou, por vezes, em questão de horas ou, mais raramente, em cerca de 1 semana, ocorre o estabelecimento completo da extensão do quadro cutâneo. Formam-se bolhas flácidas que confluem e se rompem, causando destacamento epidérmico ao longo de toda a superfície cutânea que antes se encontrava coberta por área de eritema. Os

agentes que mais frequentemente causam NET são as sulfas, o fenobarbital, a carbamazepina, a dipirona, o piroxicam, a fenilbutazona, as aminopenicilinas e o alopurinol.

Síndrome de hipersensibilidade medicamentosa (erupção por medicamentos com eosinofilia e sintomas sistêmicos) – drug rash with eosinophilia and systemic symptoms (DRESS)

Na forma completa, essa síndrome inclui erupção grave, febre, linfoadenopatia, hepatite, anormalidades hematológicas com eosinofilia e linfócitos atípicos, podendo envolver outros órgãos. Desenvolve-se dentro de 2 meses após a introdução do medicamento, com maior frequência entre 2 e 6 semanas após ou, de forma breve, caso constitua uma readministração. Constitui uma entidade grave com taxa de mortalidade em cerca de 10%.

Esse tipo de reação é mais comumente observado com o uso de agentes antiepilépticos (fenitoína, carbamazepina e fenobarbital) e sulfonamidas, porém foram relatados casos com alopurinol, sais de ouro, dapsona, sulfassalazina, talidomida, lamotrigina, bloqueadores dos canais de cálcio, ranitidina, mexiletina, sorbinil, dipirona e substâncias utilizadas no tratamento da infecção pelo vírus da imunodeficiência humana adquirida (HIV), como indinavir, nevirapina e zalcitabina.

Eritema pigmentar fixo

Consiste em placas eritematosas que recorrem num mesmo sítio quando da reexposição ao medicamento relacionado. As lesões agudas são bem demarcadas, constituindo-se de placas redondas ou ovais de eritema e edema, tornando-se violáceas ou marrons, algumas vezes com bolhas. Geralmente surgem de 30 minutos a 8 horas após a administração. As lesões são mais comuns em mãos, pés, genitália e região perianal.

Qualquer medicamento pode desencadear o eritema fixo, porém os mais envolvidos são sulfonamidas, tetraciclinas, dipirona, ácido acetilsalicílico e fenazonas.

Padrões infrequentes

Pênfigo induzido por medicamentos

Quadro clínico semelhante ao pênfigo vulgar ou, mais frequentemente, ao foliáceo, desencadeado por D-penicilamina, penicilina, piroxicam e captopril.

Penfigoide bolhoso induzido por medicamento

Bolhas grandes e tensas que aparecem em pele normal ou eritematosa causadas por furosemida, espironolactona, penicilamina, penicilina, ciprofloxacino, sulfassalazina, enalapril, fluoxetina, fluorouracil e PUVA, clonidina e vacinação contra influenza e tétano.

Doenças Dermatológicas

Dermatose bolhosa por IgA linear

A resolução se segue à descontinuação dos medicamentos, como vancomicina (mais frequente), amiodarona, ampicilina, atorvastatina, captopril, carbamazepina, diclofenaco, furosemida, glibenclamida, lítio, penicilina e fenitoína.

Pustulose exantemática generalizada aguda (PEGA)

Eritema difuso de instalação aguda, em áreas intertriginosas ou na face, que evolui para pequenas pústulas não foliculares estéreis. O acometimento de mucosas ocorre em cerca de 20% dos pacientes, porém é usualmente leve e autolimitado, situando-se em apenas uma localização. Os sintomas cutâneos são quase sempre acompanhados por febre (acima de 38ºC), leucocitose (com eosinofilia em 1/3 dos pacientes). Após a suspensão do medicamento, regride em 4 a 10 dias, deixando descamação lamelar ou puntiforme.

Os agentes descritos que podem causar PEGA mais frequentemente são os β-lactâmicos (penicilinas, cefalosporinas), macrolídeos (azitromicina, eritromicina), ciclinas (doxiciclinas), sulfonamidas (trimetoprima, sulfassalazina), cloranfenicol, isoniazida, estreptomicina, vancomicina, quinolonas (ciprofloxacino, norfloxacino), itraconazol, terbinafina, alopurinol, carbamazepina, fenitoína, diltiazem, nifedipina, cromo picolinato, diclofenaco, enalapril, dissulfiram, furosemida, hidroxicloroquina, paracetamol, mercúrio, talidomida, inibidores da protease e bamifilina.

Erupções liquenoides

Geralmente simétricas, acometem o tronco e as extremidades e raramente as mucosas.

Alguns medicamentos apontados: sais de ouro, antimaláricos, penicilamina, diuréticos, betabloqueadores, inibidores da enzima conversora, metildopa, bloqueadores dos canais de cálcio, derivados fenotiazínicos, sulfonilureia, anti-inflamatórios não hormonais, sulfassalazina, antituberculosos, cetoconazol, quimioterápicos, metais pesados, tetraciclinas, carbamazepina, fenitoína, procainamida, alopurinol, dapsona, levamizol, flunarizina, cinarizina, carbamazepina.

Alopecia

Ver início deste capítulo.

Pseudolinfoma cutâneo

Lesões eritematopurpúricas, pápulas, nódulos, às vezes acompanhados por febre, linfadenopatia e artralgias, eosinofilia, hepatite, nefrite e alterações pulmonares. É causado por difenil-hidantoína, fenobarbital e carbamazepina.

Lúpus induzido por substâncias/medicamentos

Apenas 5% dos casos de lúpus eritematoso são induzidos por medicamentos. Há remissão total com a suspensão da substância/medicamento.

PRURIDO

Sintoma muito comum, pode estar associado a uma condição dermatológica específica ou doença sistêmica. A causa pode ser multifatorial ou decorrente de um único distúrbio. O tratamento com frequência é ineficaz, ao mesmo tempo que pode ser bastante debilitante em alguns pacientes.

A sensação do prurido é transmitida por delicadas fibras desmielinizadas (fibras C), distintas daquelas responsáveis pela transmissão da dor, as quais são caracterizadas por velocidade de condução lenta e muitos ramos terminais. Não existe um único receptor periférico para prurido. A especificidade do estímulo parece estar relacionada a conexões no nível da medula espinhal, onde está localizada uma classe específica de neurônios da coluna dorsal. Através desses neurônios, o estímulo segue ao tálamo via trato espinotalâmico lateral, daí ao córtex cerebral, onde causa a sensação de coceira. Parece haver múltiplos locais ativados no cérebro, o que sugere que não há uma área primariamente responsável pelo processamento do estímulo. Parece haver ativação substancial do córtex motor, levando muitos a acreditar que a sensação de prurido está ligada ao desejo de coçar em nível cortical.

Quatro categorias de prurido têm sido propostas com base no sítio de origem, incluindo *prurido pruritoceptivo* – originado na pele devido à irritação local; *prurido neuropático* – iniciado em algum ponto da via aferente, como visto na esclerose múltipla; *prurido neurogênico* – de origem central, sem qualquer patologia neural associada; e *prurido psicogênico*. Quando o prurido se origina na pele, ocorre estimulação do nervo sensorial na junção dermoepidérmica, e a liberação de histamina pelos mastócitos parece ter papel de grande importância, embora outras substâncias liberadas localmente (substância P, serotonina e interleucina II) pareçam também estar envolvidas no processo.

Prurido causado por doença sistêmica está tipicamente presente em pele aparentemente saudável, exceto pela possível presença de escoriação secundária. Existem inúmeras doenças sistêmicas, incluindo as malignidades (diagnóstico mais temido), que devem ser consideradas quando o paciente apresenta prurido generalizado sem qualquer manifestação dermatológica associada.

CAUSAS DE PRURIDO

- **Distúrbios primários da pele:**
  - **Xerose:** a causa mais comum de prurido na ausência de um *rash* evidente é a pele seca (xerose). Mais comumente vista no inverno, caracteriza-se por sensação de prurido em pele de aspecto ressecado e, às vezes, com descamação, mais frequente nas extremidades inferiores. Xerose grave pode precipitar eczema em pacientes com dermatite atópica. Fatores associados incluem: idade avançada, banhos frequentes (principalmente com água quente) e altas temperaturas com baixa umidade do ar.
- **Dermatite atópica:** o diagnóstico de dermatite atópica é predominantemente clínico. Prurido de curso crônico e recorrente, história familiar positiva para alergias e idade

Doenças Dermatológicas

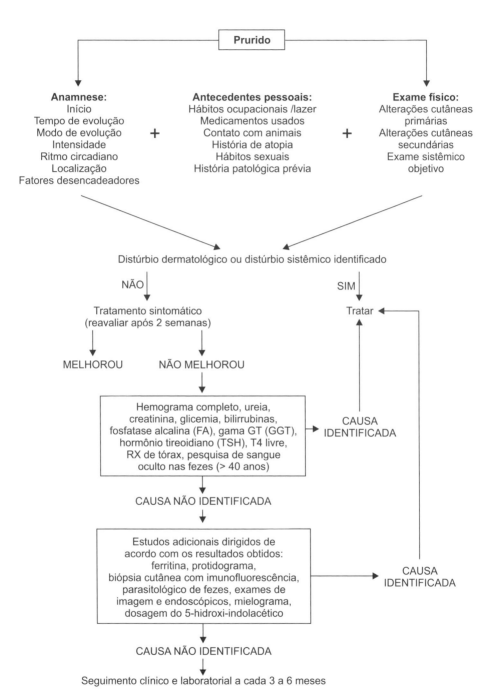

Adaptado de Vieira R et al. Prurido da etiopatogenia às estratégias diagnósticas e terapêuticas. Medicina Cutânea Ibero-Latino-Americana, 2003; 1:45-56.

400 Doenças Dermatológicas

de início precoce sugerem o diagnóstico. O padrão de distribuição e o conjunto das lesões são mais importantes do que a aparência individual das lesões. Outros achados clínicos que dão suporte ao diagnóstico de dermatite atópica incluem: xerose, dupla prega na pálpebra inferior (linhas de Dennie-Morgan), escurecimento periorbital, hiperlinearidade palmar e queratose pilar (acentuação folicular presente e mais frequentemente na superfície extensora dos membros superiores).

- **Dermatite de contato:** pode ser alérgica (DCA) ou induzida por irritante primário (DCI). Na DCA, o alérgeno induz uma resposta imune, enquanto que na DCI a própria substância é a responsável por dano direto à pele.
- **Urticária:** é uma doença comum que afeta mais de 25% da população. A lesão usual da urticária (urtica) é uma placa intensamente pruriginosa, circunscrita e perifericamente eritematosa com centro mais claro. Lesões individuais podem coalescer, formando placas maiores, que tipicamente desaparecem após algumas horas. A urticária aguda pode ser de natureza alérgica, enquanto a urticária crônica (surgimento regular de urticas ocorrendo por mais de 6 semanas) é raramente causada por alergia a substância externa. Também pode estar presente no contexto de outras doenças, como lúpus eritematoso sistêmico, crioglobulinemia, doença autoimune da tireoide e urticária/vasculite.

- **Dermatofitoses:** infecção por dermatófitos é causa frequente de prurido localizado. *Tinea cruris* se apresenta tipicamente de forma bilateral, com início em região inguinal, estendendo-se centrifugamente e, ocasionalmente, afetando a genitália. A lesão evolui frequentemente com clareamento central. Os fatores predisponentes incluem altas temperaturas, obesidade, umidade local e roupas apertadas. *Tinea pedis* (pé de atleta) se apresenta mais comumente como área de maceração entre os pododáctilos.
  - **Líquen simples crônico:** placa hiperceratósica localizada, caracterizada por intenso prurido, evoluindo secundariamente com liquenificação. O ciclo *hiperceratose e prurido* perpetua a lesão.
  - **Psoríase:** prurido generalizado, mais frequente à noite e com pobre resposta aos antipruriginosos, ocorre em cerca de 80% dos pacientes com psoríase.
  - **Notalgia parestésica:** distúrbio caracterizado pela presença de área pruriginosa de alguns centímetros localizada no dorso. Inicialmente estão ausentes manifestações cutâneas, mas hiperpigmentação e liquenificação podem surgir posteriormente.
  - **Escabiose:** o prurido é geralmente grave/intenso e piora à noite. A lesão essencial é uma pápula pequena, eritematosa, frequentemente escoriada e encimada por crostícula. A lesão nem sempre é facilmente vista. O túnel (estreita linha avermelhada ou amarronzada de, aproximadamente, 2 a 15mm) é um achado patognomônico, mas com frequência está ausente ou obscurecido por eczematização ou infecção secundária. Também podem estar presentes vesículas, pústulas e, raramente, bolhas.
  - **Pediculose/fitiríase:** caracterizados por marcado prurido, causado por reação de hipersensibilidade retardada à saliva do piolho. O diagnóstico é feito a partir da existência do piolho e/ou de suas lêndeas. Pediculose corpórea frequentemente ocorre em paciente com pobres hábitos de higiene. Fitiríase pode ser considerada primariamente como doença sexualmente transmissível.
- **Doenças sistêmicas:**
  - **Nefropatias:** prurido urêmico permanece como um dos sintomas mais frequentes, frustrantes e potencialmente incapacitantes em pacientes com nefropatia avançada.

Doenças Dermatológicas

Aproximadamente 60% dos pacientes em diálise (hemodiálise ou diálise peritoneal) se queixam de prurido, o qual é frequentemente generalizado e pode ser mais intenso em negros. Muitos pacientes pioram dos sintomas durante a diálise e em 25% dos pacientes os sintomas ocorrem durante e após a hemodiálise. Inúmeros fatores podem contribuir para o prurido urêmico, mas uma etiologia geral específica não tem sido identificada.

– **Colestase:** o prurido colestático tipicamente é generalizado, embora seja mais frequentemente visto em palmas e plantas. Pode ser observado na cirrose biliar primária, no prurido gravídico, na colangite esclerosante, nos quadros de hepatite viral, na colestase induzida por medicamento, bem como na icterícia obstrutiva. Na cirrose biliar primária, prurido é sintoma de apresentação da doença em 50% dos pacientes, e quase 100% vão apresentá-lo em algum momento. O mecanismo do prurido na colestase não está bem elucidado.

- **Neoplasias:** prurido generalizado pode ser um sinal de uma malignidade subjacente, porém a associação prurido-malignidade não é tão sugestiva. Assim, num estudo com 50 pacientes com prurido generalizado e causa desconhecida, 11 tinham uma doença sistêmica associada e quatro apresentavam malignidades. Em seis séries de casos publicados, num total de 378 pacientes referenciados a um serviço de dermatologia devido a prurido generalizado, 24 (6,3%) tinham uma malignidade subjacente, considerando-se ainda a alta incidência, uma vez que este era um grupo altamente selecionado.

  As malignidades mais comumente relacionadas a prurido incluem: doença de Hodgkin, policitemia *vera*, leucemias e linfomas, micose fungoide, discrasia de células plasmáticas e carcinoides gástricos:

  – **Doença de Hodgkin:** 30% dos pacientes com essa doença desenvolvem prurido, algumas vezes precedendo a apresentação de linfoma por até 5 anos. Tipicamente é associado à sensação de queimor e localizado nas extremidades inferiores. É frequentemente mais grave nos idosos e naqueles com doença avançada.

  – **Policitemia *vera*:** apresenta-se com prurido induzido por água em cerca de 2/3 dos casos. Os pacientes frequentemente se queixam de prurido após o banho. Como em outras malignidades, o prurido pode preceder a doença por vários anos.

  – **Micose fungoide:** prurido é manifestação frequente, não ocorrendo, geralmente, na ausência de outros achados cutâneos. Entretanto, há casos reportados em que o prurido precede o início das lesões na pele por anos.

  – **Outras malignidades hematológicas:** prurido é visto primariamente em linfoma não Hodgkin (3% dos pacientes), leucemia (mais comumente em leucemia linfoide crônica (LLC), mastocitose e mieloma múltiplo.

  – **Carcinoide gástrico:** ocorrência de um *flushing* "histamínico" intermitente associado a prurido, contrastando com o *flushing* intermitente não prurítico associado aos carcinoides intestinais.

- **Esclerose múltipla:** tem sido associada a "prurido paroxístico". Os pacientes podem experimentar episódios de prurido generalizado, embora este seja uma manifestação incomum da doença.

- **Tireoidopatias:** hipertireoidismo é causa frequente de prurido generalizado (80% a 90% dos pacientes), enquanto o hipotireoidismo não é causa habitual.

- **Diabetes:** prurido sem qualquer achado cutâneo associado está presente em 3% dos diabéticos. Mecanismos propostos incluem: alterações metabólicas, neuropatia diabé-

402

Doenças Dermatológicas

tica, disfunção autonômica (resultando em anidrose). Xerose cutânea e infecção por *Candida* e por dermatófitos também são frequentes nesses pacientes. Prurido localizado nas regiões genital e perianal pode ser referido.

- **Anemia por deficiência de ferro:** pode cursar com prurido generalizado numa proporção significativa de doentes.

- **HIV:** prurido está associado a condições primariamente cutâneas que são comuns nos pacientes com infecção pelo HIV (escabiose, psoríase, xerose) ou pode também estar associado a doença sistêmica (linfoma, nefropatia crônica, doença hepática). Entretanto, pode ser manifestação precoce da infecção pelo HIV. Foliculite eosinofílica, uma erupção papular perifolicular que envolve tronco superior, membros e face, é uma condição intensamente prurítica associada à doença avançada pelo HIV.

- **Alergias:** na ausência de urticárias, dermatite atópica ou dermatite de contato, a alergia é causa rara de prurido.

- **Prurido aquagênico:** variante de urticária crônica de ocorrência pouco comum em que tipicamente o contato com água, em qualquer temperatura, leva a intenso prurido na pele exposta com ou sem alteração visível. Pode ser idiopático ou estar relacionado, a doença de Hodgkin, carcinoma metastático cervical, síndromes de hipereosinofilia e mielodisplásica, xantogranuloma juvenil e uso de antimaláricos.

- **Doença psiquiátrica:** embora seja diagnóstico de exclusão, a doença psiquiátrica pode causar prurido. Também conhecidas por escoriações neuróticas, crostas lineares dispersas podem se localizar em qualquer região do corpo ao alcance do paciente, embora sejam mais frequentemente confinadas às extremidades. Em um estudo, 90% dos pacientes descreveram um conflito ou estresse precedendo o início da condição. Depressão maior também tem sido associada com prurido generalizado.

- **Prurido senil:** o prurido como um sintoma de senescência deve ser encarado como diagnóstico de exclusão. Persistente e disseminado, o prurido no idoso pode ser sintoma de uma doença de pele, manifestação de desordem sistêmica subjacente (doença renal, hepática ou doença maligna) ou reação adversa a medicamento. Entretanto, na maioria dos casos, é secundário à xerose cutânea. Na mulher, pode representar um sintoma da síndrome de pós-menopausa. Na senescência ocorrem diminuição na retenção de água, redução na produção do sebo, bem como alteração em sua constituição, podendo também ser ocasionado pela elevada frequência de banhos superaquecidos.

- **Prurido induzido por medicamentos:** vários são os mecanismos envolvidos: hepatotoxicidade colestática, hipersensibilidade imunológica, reações idiopáticas e idiossincráticas. São listados: antibióticos, anti-inflamatórios não esteroides, antimaláricos, sais de ouro, psicofármacos, bloqueadores de receptores adrenérgicos, bleomicina, inibidores da enzima de conversão, tiazídicos, diazóxido, amiodarona, furosemida, antitireoidianos de síntese, estrogênios/progestagênios, dexametasona, anabolizantes, anticoagulantes orais, heparina, insulina, alopurinol, colchicina, PUVA, retinoides, niacina, vitaminas do complexo B e substitutos do plasma.

PÚRPURAS

São manchas resultantes do extravasamento de sangue na pele. Quando são puntiformes ou têm até 1cm de diâmetro, denominam-se petéquias; até 4cm, equimoses; e as maiores, hematomas.

Doenças Dermatológicas

MECANISMOS PATOGÊNICOS DAS PÚRPURAS

- **Alterações plaquetárias:** diminuição do número de plaquetas ou anomalias qualitativas.
- **Distúrbios de coagulação:** deficiência ou alteração dos fatores de coagulação ou presença de substâncias que impedem a coagulação ou estimulam a fibrinólise.
- **Alterações vasculares:** lesões das paredes dos vasos ou aumento da permeabilidade vascular.
- **Perda do apoio tecidual:** defeitos ou alterações do tecido conectivo da derme. Em razão da perda do suporte, ocorrem rupturas dos vasos.
- **Disproteinemias:** anormalidades das proteínas plasmáticas.
- **Psicogênica:** desencadeada ou produzida por fatores emocionais.

Púrpuras por alterações plaquetárias

- **Púrpuras trombocitopênicas:** os sangramentos geralmente ocorrem quando o número de plaquetas está abaixo de 50.000/mm^3.
- **Púrpura de Wiskott-Aldrich:** doença hereditária recessiva, ligada ao cromossomo X, que afeta apenas o sexo masculino.
- **Anemia de Fanconi:** surge, geralmente, na primeira década de vida, sendo com frequência familiar. Há anemia, neutropenia e trombocitopenia, com aparecimento de púrpuras e infecções.
- **Púrpura neonatal:** caracteriza-se por petéquias, equimoses, hematomas e sangramentos no neonato.
- **Púrpura trombocitopênica idiopática (Werlhof):** as lesões purpúricas ocorrem difusamente com hemorragias frequentes nas mucosas, menstruações profusas e eventualmente hematúria.
- **Púrpura infecciosa:** pode surgir no decurso de infecções, principalmente nas graves, septicemias, febre tifoide, meningococcemia, endocardites bacterianas e outras. Pode ser devida trombocitopenia, distúrbios de coagulação ou lesões vasculares.
- **Púrpura neoplásica:** linfomas, leucemias e metástases por invasão medular, podendo surgir plaquetopenia.
- **Púrpura por medicamentos – toxinas – irradiações:** por agressão aos órgãos hematopoiéticos, por mecanismos imunes ou não imunes.
- **Púrpura em doenças autoimunes:** no LES é comum o aparecimento de púrpuras por trombocitopenia em razão de anticorpos anti-imunocomplexos. Também pode ser devida à corticoterapia.
- **Púrpura pós-transfusão:** púrpura trombocitopênica grave, que pode surgir em virtude da formação de anticorpos antiplaquetários dentro de 1 semana após a transfusão.

Púrpuras por anomalias plaquetárias

- **Púrpura tromboastênica (síndrome de Glanzmann-Naegeli):** rara, autossômica recessiva. Há anomalia plaquetária com falha na formação do coaágulo, mas o número é normal.
- **Púrpura trombocitêmica:** o número de plaquetas e o tempo de protrombina se encontram aumentados.

Púrpuras por distúrbios de coagulação

- **Síndrome de Kasabach-Merritt:** presença de hemangiomas cavernosos associados a trombocitopenia, petéquias e sangramentos de mucosas em neonatos e infantes. O quadro hemorrágico ocorre quando os tumores excedem 10% do peso corporal e é devido a uma coagulação intravascular disseminada (CIVD) com consumo de plaquetas, fibrinogênio e outros fatores de coagulação.
- **Doença hepática:** cirroses e hepatites podem causar diminuição de fatores da coagulação (complexo protrombina), possibilitando hemorragias e púrpuras.
- **Doença renal:** a insuficiência renal pode alterar os fatores de coagulação e a partir daí podem surgir sangramentos e púrpuras.
- **Deficiência de vitamina K:** a absorção deficiente da vitamina K, seja por causa intestinal, seja hepática, pode ser responsável pelo aparecimento de púrpuras e sangramentos.
- **CIVD:** ocorre uma ativação imprópria do sistema de coagulação, observada em infecções, tumores malignos, doenças sistêmicas graves, queimaduras e outras.
- **Púrpura *fulminans* ou síndrome de Waterhouse-Friderichsen:** forma grave de CIVD que ocorre particularmente em crianças. No decurso de septicemias, há liberação de endotoxinas com formação de microtrombos na pele e em outros órgãos, particularmente as suprarrenais.

PÚRPURAS VASCULARES

- **Telangiectasia hemorrágica hereditária (Rendu-Osler-Weber):** as púrpuras decorrem de rupturas das telangiectasias na pele e mucosas.
- **Púrpura *simplex*:** devida às rupturas de vasos, podendo haver fragilidade vascular. Eventualmente pode estar relacionada à ingestão de ácido acetilsalicílico (AAS). Desaparecem em alguns dias.
- **Púrpura hipostática:** em razão do aumento da pressão hidrostática intracapilar há o extravasamento de hemácias, com depósito de hemossiderina. É o quadro da dermatite de Ocre ou angiodermite pigmentar e purpúrica (Favre-Chaix). Não há regressão do quadro, que é um precursor ou está associado com a dermatite ou úlcera de estase.
- **Púrpura do escorbuto:** decorrente de alterações das paredes dos vasos em razão da avitaminose C.

Doenças Dermatológicas

- **Púrpura infecciosa**: ocorre lesão da parede vascular por ação direta do agente infeccioso ou por mecanismos imunológicos. Em geral, também está associada com distúrbios de coagulação.
- **Púrpura vascular por medicamentos:** é relativamente frequente a púrpura por alteração vascular exclusiva; entretanto, pode haver associação com fatores de coagulação. Importante é a história prévia de exposição a medicamentos (AAS, sulfas, cloroquina, digitoxina, quinino, quinidina, agentes citotóxicos e derivados cumarínicos). O desaparecimento após a retirada sugere o uso de medicamento como causa.
- **Púrpura por doença sistêmica:** podem ocorrer lesões vasculares em doenças como hipertensão grave, aterosclerose, nefropatia com uremia, hemocromatose e diabetes.
- **Capilaropatia de Willebrand:** rara, hereditária, devida à deficiência na hemostasia, por anomalia da contratilidade capilar.
- **Púrpura de Henoch-Schönlein:** também chamada de púrpura anafilactoide, é síndrome de hipersensibilidade vascular por infecções. Mais comum em crianças e costumeiramente observada após infecções, é um processo inflamatório que envolve particularmente vasos da derme e que constitui a vasculite leucocitoclástica. As petéquias geralmente se localizam nas nádegas e em extremidades.
- **Púrpuras pigmentares crônicas:** ocorre um infiltrado inflamatório pericapilar, com extravasamento de hemácias de depósito de hemossiderina. O aumento da pressão hidrostática é um fator contribuinte. É mais comum em homens adultos e a causa não é conhecida.
- **Moléstia de Schamberg:** caracteriza-se pelo aparecimento de petéquias isoladas ou agrupadas ao lado de manchas acastanhadas residuais. Localizam-se em tornozelos e pernas, de forma crônica e progressiva.
- **Púrpura anular telangiectásica de Majochi:** inicia-se nas pernas e pode atingir as coxas, com formato anular, arqueado ou circinado.
- **Dermatite purpúrica liquenoide de Gougerot-Blum:** petéquias associadas a pápulas liquenoides.
- **Púrpura eczematoide de Doukas-Kapetanakis:** petéquias e manchas acastanhadas, com discreta descamação, prurido mínimo ou acentuado e, eventualmente, leve liquenificação.

OUTRAS PÚRPURAS

Púrpuras por perda de apoio tecidual

- **Afecções congênitas ou hereditárias do conectivo:** aparecimento de púrpuras em razão da ruptura dos vasos, por falta de sustentação. Podem ocorrer nas síndromes de Ehlers-Danlos, Cushing, Marfan e pseudoxantoma elástico.
- **Púrpura senil:** a causa é a diminuição do suporte conjuntivo perivasal, em virtude da atrofia senil da pele; nas áreas expostas, é acrescida de fotolesão. Aparece após traumas, às vezes mínimos, não observados.

406 Doenças Dermatológicas

Púrpuras por disproteinemias

- **Púrpura hiperglobulinêmica:** há uma hipergamaglobulinemia policlonal. Caracteriza-se pelo aparecimento de petéquias, em surtos, geralmente nos membros inferiores.
- **Macroglobulinemia (Waldenström):** produção excessiva de IgM monoclonal com um quadro clínico de hiperviscosidade sanguínea que inclui púrpuras, hemorragias, anemia, lesões oculares e neurológicas.
- **Crioglobulinemia:** petéquias e equimoses, principalmente nas pernas. Em um terço dos pacientes, surge após exposição ao frio. Pode estar associada a linfomas, mieloma múltiplo, doenças do conectivo e infecções (leishmaniose, malária, hanseníase, doenças hepáticas crônicas).

Púrpuras psicogênicas

- **Síndrome de sensibilização autoeritrocitária (Gardner-Diamond):** equimoses e hematomas ocorrendo quase sempre em mulheres com problemas emocionais.
- **Púrpura artefata:** lesões purpúricas de aspecto insólito, contornos geométricos, simétricas, em locais que possam ser atingidos pelas mãos.

URTICÁRIAS

Trata-se de uma erupção caracterizada pelo súbito aparecimento de urticas, que são pápulas edematosas, de duração efêmera e extremamente pruriginosas. A urtica é produzida por liberação de mediadores, principalmente histamina, de mastócitos localizados em torno dos vasos da derme.

CAUSAS DE URTICÁRIAS

- **Medicamentos:** são a causa mais comum, ou por mecanismos imunes (reação tipos I e III), ou por atuação direta sobre os mastócitos. Os agentes mais comuns são as penicilinas, sulfas, sedativos, analgésicos, laxativos, hormônios e diuréticos.
- **Alimentos:** estão mais envolvidos nas urticárias agudas. São responsáveis não somente as proteínas intrínsecas do alimento, como também os aditivos, corantes, aromatizantes e preservativos. Os alimentos mais frequentes são ovos, peixes, nozes e frutos do mar. Quanto aos aditivos, os de maior importância são os salicilatos, ácido cítrico e azocorantes, especialmente a tartrazina.
- **Inalantes:** raramente estão implicados na produção de urticária. Devem ser considerados: inseticidas, poeira, laquês e desodorantes – desodorizantes, desinfetantes e outros produtos voláteis. Geralmente o mecanismo envolvido é o imunológico, com participação de IgE, ocorrendo mais frequentemente em atópicos.
- **Parasitoses em geral:** podem determinar urticária por mecanismos imunológicos e não imunológicos, pela ação de polímeros biológicos diretamente sobre os mastócitos.
- **Infecções:** bactérias, fungos e vírus, por meio de antígenos próprios, podem determinar urticária. Sinusite, otite, focos broncopneumônicos, dentários, gastrointestinais e urinários podem produzir urticas. Recentemente tem sido considerado também in-

Doenças Dermatológicas

fecções por *Helicobacter pylori* na gênese das urticárias, fato ainda não totalmente estabelecido. Leveduroses e dermatofitoses podem produzir urticária, assim como viroses tipo hepatite, coxsackioses e mononucleose.

- **Doenças sistêmicas:** não é frequente urticária como manifestação de doença interna, ainda que possa ocorrer em afecções como lúpus eritematoso sistêmico, linfomas e leucemias, câncer visceral, hipertireoidismo, febre reumática e artrite reumatoide juvenil.
- **Agentes físicos:** luz, calor, frio e pressão podem produzir urticárias de substrato imunológico e não imunológico.
- **Contactantes:** raramente a absorção de substâncias por via cutânea determina urticária. Pode ocorrer com alimentos, substâncias têxteis, pelos e saliva de animais, artrópodes, vegetais, medicamentos, cosméticos e antígenos em suspensão aérea. Aparecem cerca de 30 a 60 minutos após o contato com o agente causal e desaparecem após cerca de 24 horas.
- **Fatores psicogênicos:** geralmente são agravantes e só podem ser cogitados como agentes causais primários após exclusão de outros fatores etiológicos.
- **Alterações genéticas:** podem determinar formas especiais de urticárias, especificamente o edema angioneurótico hereditário.

VASCULITES

As vasculites são caracterizadas por um espectro variado de lesões cutâneas, mas a púrpura palpável é a lesão dermatológica mais comum.

Segundo Fiorentino, a etiologia das vasculites cutâneas pode ser atribuída estatisticamente às seguintes condições: idiopáticas (45% a 55%), infecções (15% a 20%), doenças inflamatórias (15% a 20%), medicamentos (10% a 15%) e malignidades (2% a 5%).

CAUSAS DE VASCULITES

- **Infecções**
  - *Bacterianas:* estreptococo beta-hemolítico do grupo A, *Staphylococcus aureus, Mycobacterium leprae.*
  - *Virais:* hepatites A, B, C, *Herpes simplex*, vírus *Influenzae.*
  - *Protozoários: Plasmodium malariae.*
  - *Helmintos: Schistosoma mansoni, Schistosoma haematobium, Onchocerca volvulus.*
- **Medicamentos:** anticoncepcionais hormonais, derivados do soro, vitaminas, vacina anti-influenza, sulfonamidas, fenolftaleína, AAS, estreptomicina, hidantoína, insulina, diuréticos tiazídicos, fenotiazina, estreptoquinase, tamoxifeno.
- **Produtos químicos:** inseticidas e derivados do petróleo.
- **Alérgenos alimentares:** proteínas do leite e glúten.
- **Neoplasias malignas:**
  - Doenças linfoproliferativas: micose fungoide.
  - Doença de Hodgkin, leucemia de células T do adulto.
  - Mieloma múltiplo, linfossarcoma.
  - Tumores sólidos: carcinoma de pulmão, mama, próstata, cólon.

408 Doenças Dermatológicas

- **Doenças sistêmicas:**
  - Artrite reumatoide.
  - Doença de Behçet.
  - Lúpus eritematoso sistêmico (LES).
  - Síndrome de Sjögren.
  - Síndrome do *bypass* intestinal.
  - Fibrose cística.
  - Cirrose biliar primária.
  - Retocolite ulcerativa.
  - Crioglobulinemia.
  - Estados de hipercoagulabilidade.
  - Soropositividade para HIV ou AIDS.

HANSENÍASE

Doença infectocontagiosa, de evolução insidiosa, é transmitida por uma micobactéria álcool-acidorresistente (*Mycobacterium leprae*), que acomete principalmente pele e nervos periféricos. Sua apresentação clínica está intimamente relacionada com a interação da resposta imune do hospedeiro à presença da bactéria.

A classificação mais utilizada é a proposta por Ridley e Jopling (1966), que reconhece cinco apresentações segundo características clínicas, histológicas e imunológicas:

- TT (tuberculoide-tuberculoide).
- BT ou DT (*borderline*-tuberculoide ou dimorfa-tuberculoide).
- BB ou DD (*borderline-borderline* ou dimorfa-dimorfa).
- BL ou DV (*borderline*-lepromatosa ou dimorfa virchowiana).
- LL ou VV (lepromatosa-lepromatosa ou virchowiana-virchowiana).

FORMAS CLÍNICAS DA HANSENÍASE

Hanseníase indeterminada

É a forma de apresentação inicial em que a evolução, a progressão para outra forma ou a regressão espontânea vão depender das características imunológicas do hospedeiro.

Clínica: máculas hipocrômicas ou eritêmato-hipocrômicas, bem delimitadas, em geral assintomáticas, porém podem ser hipoestésicas. Pode haver alopecia na área lesionada, bem como diminuição ou perda da sudorese. A intradermorreação de Mitsuda pode ser negativa ou positiva.

Hanseníase tuberculoide

Clínica: placas de conformação variada, eritematosas, castanhas ou castanho-violáceas, bem delimitadas. Geralmente, o número de lesões é pequeno e a distribuição

Doenças Dermatológicas

assimétrica. Há perda da sensibilidade local. Ocorre precocemente acometimento dos nervos periféricos, com espessamento. A intradermorreação de Mitsuda é positiva.

Hanseníase virchowiana

Clínica: infiltração difusa da pele com presença de pápulas, nódulos e placas extensas de cor ferruginosa. As lesões são muito numerosas, e o acometimento neural, embora difuso e simétrico, é menos intenso do que na forma tuberculoide. Pode-se observar infiltração de face e lóbulos de orelhas com madarose, aspecto conhecido por "face leonina". Há infiltração da mucosa nasal com rinorreia, epistaxe, perfuração do septo e desabamento da pirâmide nasal (nariz de anta). A intradermorreação de Mitsuda é sempre negativa.

Hanseníase dimorfa

Apresentação intermediária entre as formas tuberculoide e virchowiana.

Clínica: as lesões características apresentam bordas infiltradas ferruginosas e centro plano hipocrômico. As bordas gradativamente se difundem para a pele adjacente aparentemente normal (lesões em "fóvea" ou "queijo-suíço").

▬ HANSENÍASE E DIAGNÓSTICO DIFERENCIAL

Hanseníase indeterminada

Dermatite seborreica

Lesões eritematoescamosas, pruriginosas, localizadas em áreas ditas seborreicas: couro cabeludo, face (sobrancelhas, barba, região perinasal), regiões retro e intra-auriculares, tórax e áreas de dobras (axilas, virilhas e região inframamária).

Dermatose solar hipocromiante

Máculas brancas, pequenas (1 a 5mm de diâmetro), que atingem preferencialmente as regiões expostas das pernas e dos braços.

Hipocromias residuais

Alteração de coloração da pele (hipocromia) secundária a dermatoses prévias.

Nevo acrômico/hipocrômico

Mancha hipocrômica, existente ou não desde o nascimento, de conformação irregular (mapa geográfico), sem alteração da sensibilidade.

Pitiríase alba (eczemátide)

Máculas hipocrômicas, arredondadas, de bordas irregulares, que mais frequentemente se distribuem em face, tórax, dorso e membros superiores. Essas máculas podem apresentar pápulas foliculares, adquirindo um aspecto ceratósico. Pode haver ocorrência familiar, bem como história pessoal de asma, rinite e/ou eczema atópico.

410 Doenças Dermatológicas

Pitiríase versicolor

Micose superficial causada pelo fungo *Malassezia furfur*, caracteriza-se por máculas hipocrômicas, eritematosas ou acastanhadas e descamação furfurácea. É mais frequente na região cervical, tórax, membros superiores e áreas seborreicas. As lesões se tornam mais evidentes ao se realizar o estiramento da pele acometida (sinal de Zileri) ou após friccionar a lesão com a unha.

Vitiligo

Doença autoimune associada à destruição dos melanócitos na pele, é caracterizada pela presença de manchas acrômicas (manchas acrômicas, ou seja, sem pigmento, são de ocorrência rara na hanseníase).

Hanseníase tuberculoide

Dermatofitose

Micose superficial adquirida por meio do contato das pessoas com animais ou solo contaminado. A lesão apresenta tendência à cura central, assim como na MHT (forma tuberculoide de hanseníase), e progressão pelas bordas. Lesões menores podem confluir, formando lesões maiores. Na dermatofitose, o prurido, as escoriações e as crostículas e cicatrizes superficiais são importantes no diagnóstico diferencial com MHT. A sensibilidade está inalterada.

Doença de Jorge Lobo

Micose cutânea/subcutânea ocasionada pelo fungo *Lacazia loboi*. Alguns casos podem simular as placas da MHT.

Esclerodermia em placa

Lesões em placa, únicas ou múltiplas, isoladas ou confluentes. Inicialmente eritematosas, gradativamente assumem hipercromia com áreas esbranquiçadas. Apresentam consistência endurecida, de impossível pregueamento, mas com a evolução podem se tornar atróficas e pregueáveis. Podem estar presentes hipo--hidrose e hipoestesia. Muitas vezes a biópsia será necessária para esclarecimento diagnóstico.

Farmacodermia

Algumas lesões resultantes de reações alérgicas a medicamentos podem assumir aspecto semelhante à MHT. História de exposição medicamentosa prévia, tempo de evolução da lesão e pesquisa de sensibilidade ajudam no diagnóstico.

Granuloma anular

Doença granulomatosa de etiologia desconhecida que apresenta lesões em placa, anulares ou ovalares, com bordas elevadas e endurecidas, da cor da pele ou levemente rosadas. A sensibilidade está preservada.

Doenças Dermatológicas

Lúpus eritematoso discoide (LED)

As lesões têm preferência por áreas expostas: face, membros superiores, dorso e colo. O couro cabeludo e os pavilhões auriculares são acometidos na maioria dos casos. Tende a cicatrizar espontaneamente, deixando área hipocrômica/acrômica e atrófica. A sensibilidade está preservada.

Necrobiose lipoídica

Placas violáceas com centro amarelado e deprimido podem confluir, formando placas maiores de localização preferencial na face anterior das pernas.

Pitiríase rósea de Gibert

Lesão inicial eritematosa, arredondada, descamativa, em tronco ou membros, seguida por surgimento de outras lesões semelhantes, em geral menores, que predominam em tronco, raramente acometendo a face. Involuem espontaneamente em 1 a 2 meses, podendo ser assintomáticas ou acompanhadas por prurido.

PLECT (paracoccidioidomicose, leishmaniose, esporotricose, cromomicose, tuberculose cutânea)

Quando a manifestação é do tipo lesão em placas ou nódulos, pode haver confusão diagnóstica com MHT. A sensibilidade está normal.

Psoríase

Na psoríase em placas, observam-se lesões eritematoescamosas bem delimitadas, localizadas mais frequentemente em cotovelos, joelhos, tronco e couro cabeludo. A sensibilidade está preservada.

Sarcoidose

Em 25% dos casos há acometimento cutâneo que, tanto clínica como histopatologicamente, pode simular quadro de MHT. O quadro cutâneo é polimórfico, podendo apresentar lesões em placas infiltradas, erupções maculopapulosas e nódulos subcutâneos. As lesões não apresentam alteração da sensibilidade.

Sarcoma de Kaposi epidêmico (AIDS)

Algumas lesões em placa podem simular MHT, especialmente durante os quadros reacionais.

Sífilis

Lesões dos períodos secundários ou terciários podem simular MHT. Pesquisar história sexual prévia, bem como ocorrência de corrimento e úlceras em região genital.

412   Doenças Dermatológicas

Hanseníase virchowiana (HV)

Doença de Jorge Lobo

Micose cutânea/subcutânea ocasionada pelo fungo *Lacazia loboi*, que, em alguns indivíduos, causa lesões de difícil diferenciação com as da HV. Pápulas, tubérculos, nódulos e placas de cor marrom-escura, simulando queloides de localização preferencial em pavilhão auricular (acometimento unilateral) e membros.

Eritema nodoso infeccioso ou secundário à sarcoidose

Na hanseníase (quadros reacionais do tipo II), os nódulos tendem a generalizar-se, acometendo principalmente os membros inferiores, superiores e a face; surgem em episódios e duram poucos dias. Nas outras etiologias tendem a ser duradouros, com localização restrita aos membros inferiores (MMII), e não ocorrem surtos.

Farmacodermias

Vários medicamentos podem causar lesões cutâneas do tipo manchas eritematosas, placas, nódulos, pápulas, ulcerações que podem simular lesões de MHV (forma virchoviana de hanseníase). História de exposição medicamentosa prévia, tempo de evolução da lesão e pesquisa de sensibilidade ajudam no diagnóstico.

Ictioses

Tanto a própria doença como a clofazimina (agente utilizado no esquema de poliquimioterapia para tratamento da hanseníase) podem ser a causa do aspecto ressecado e ictiótico da pele do paciente; assim, as ictioses congênitas e adquiridas fazem parte do espectro de doenças que fazem diagnóstico diferencial com hanseníase. No idoso, a ictiose pode surgir como manifestação paraneoplásica.

Leishmaniose anérgica

A variedade anérgica da leishmaniose é rara (ocorre em indivíduos com deficiência seletiva do linfócito T) e se caracteriza por apresentar pápulas, tubérculos, placas isoladas ou confluentes disseminados. Clinicamente é muito semelhante à HV. A pesquisa direta do agente (*Leishmania amazonensis*) é positiva e o teste de Montenegro, negativo.

Linfomas/leucemias

Manifestações cutâneas (nódulos, placas infiltradas, úlceras) que podem simular quadro de HV. Inicialmente, o paciente pode ser assintomático ou oligossintomático (perda de peso, febre, astenia). Pesquisa de BAAR é negativa. Biópsia cutânea pode ser necessária para o diagnóstico.

Lipomatose

Múltiplas tumorações formadas por tecido adiposo, de tamanhos variados, consistência elástica e assintomáticas. Pode ter caráter familiar.

Doenças Dermatológicas

Lúpus eritematoso sistêmico (LES)

Colagenose que se manifesta por lesões cutâneas variadas e acometimento sistêmico (artralgia, febre, anorexia, alopecia, acometimento visceral). Alterações como hipergamaglobulinemia, hemossedimentação acelerada, presença de células de lúpus eritematoso, fator reumatoide e VDRL positivos podem fazer parte do quadro de ambas as doenças (LES e hanseníase). Muitas vezes, é necessário recorrer à pesquisa do bacilo, à pesquisa de sensibilidade e à biópsia para confirmar o diagnóstico.

Neurofibromatose (doença de Von Recklinghausen)

Lesões cutâneas caracterizadas por tumorações de consistência amolecida e elásticas (neurofibromas). Outras lesões cutâneas: máculas acastanhadas (manchas café com leite), múltipas efélides axilares e inguinais.

Sífilis secundária

Maculopápulas eritematosas, tendendo ao monomorfismo, com descamação periférica (roséola sifilítica). Além das lesões cutâneas, outros aspectos podem ser indistinguíveis com a HV. A madarose pode estar presente. Atentar para hábitos sexuais, surgimento de úlceras, condilomas (vulva, pênis, mucosa oral), lesões papulosas ou papuloceratósicas, simétricas nas palmas e plantas. VDRL positivo (inclusive em altos títulos) pode estar presente na hanseníase.

Xantomatose

Doença relacionada com alteração no metabolismo dos lípides. Caracteriza-se por pápulas ou nódulos amarelados. A dosagem de lipídios pode ajudar no diagnóstico.

MICOSES SUPERFICIAIS

Definição

As micoses superficiais englobam fungos sem poder queratolítico, que vivem sobre a pele, penetrando nos interstícios da camada córnea ou ao redor dos pelos. Utilizam como fontes de manutenção restos epiteliais ou produtos de excreção, sendo considerados comensais, e não determinam qualquer reação por parte do organismo. São incluídos nesse grupo as *piedras*, a tinha negra e a pitiríase *versicolor*.

Classificação das micoses superficiais

- *Piedra* **branca:** infecção crônica e assintomática, causada pelo fungo *Trichosporon beigelii*, leveduriforme, que infecta a bainha dos pelos axilares, pubianos ou da barba e, com menor frequência, o couro cabeludo. Apresenta-se como nódulos com até 1mm de diâmetro, brancos ou acastanhados, cinza ou marrons, moles e irregulares, localizados na porção distal da haste, de onde podem ser removidos

414   Doenças Dermatológicas

facilmente. A tricomicose genitoinguinal pode estar acompanhada por erupção eritematoescamosa pruriginosa.

- **Piedra negra:** infecção da haste do pelo causada pelo fungo *Piedrae hortae*, levando à formação de nódulos negros, superficiais e aderentes, muito mais frequente no couro cabeludo do que na barba e área púbica. Geralmente os nódulos são múltiplos, de forma oval, variando 1mm a mais.

- **Tinea nigra:** infecção fúngica estritamente superficial causada pelo fungo demáceo *Phaeoannellomyces werneckii*, que é inoculado na pele por meio de pequenos traumas, com período de incubação variando de 3 a 7 semanas. Acomete preferencialmente pacientes com hiperidrose. Afeta a pele das palmas e bordas dos dedos, causando o aparecimento de mácula marrom-acastanhada com bordos bem delimitados e de evolução centrífuga. Pode também acometer outras áreas, como plantas, cotovelos, face e tórax. Geralmente assintomática, com eventual prurido discreto, não apresenta involução espontânea.

- **Pitiríase *versicolor*:** infecção crônica, benigna, com tendência à recidiva, causada pela levedura antropofílica *Malassezia* spp., contando com, pelo menos, sete espécies diferentes com potencial para colonizar o homem. Clinicamente, encontram-se máculas arredondadas bem delimitadas, iniciando-se ao redor do folículo piloso com evolução centrífuga, mais frequentemente localizadas na porção superior do tronco, face, braços e regiões submamárias (não acometem palmas e plantas), assintomáticas, na grande maioria das vezes podendo ocorrer prurido nas afecções foliculares difusas. A confluência de lesões menores pode levar à formação de grandes manchas policíclicas. As lesões variam de coloração, podendo se apresentar eritematosas, hipo ou hiperpigmentadas. As lesões com atividade geralmente apresentam descamação após raspado (sinal da unha) ou quando a pele é esticada (sinal de Zileri). À lâmpada de *Wood*, as lesões apresentam coloração amarelo-ouro, sendo útil na detecção de lesões subclínicas.

DIAGNÓSTICO DIFERENCIAL DAS MICOSES SUPERFICIAIS

Pitiríase *versicolor*

Eritrasma

Placas vermelho-acastanhadas e descamativas, de bordas bem delimitadas, não pruriginosas. Localiza-se, em geral, na face medial da coxa, região crural, bolsa escrotal, pregas interdigitais, axilas, região inframamária e prega interglútea. À lâmpada de *Wood*, apresenta fluorescência vermelho-coral.

Pitiríase alba (eczemátide)

Descamação superficial e fina sobre áreas despigmentadas, circinadas ou ovais, de bordas irregulares que mais frequentemente se distribuem em face, tórax, dorso e membros superiores. Essas máculas podem apresentar pápulas foliculares, adqui-

Doenças Dermatológicas

rindo aspecto ceratósico. Pode haver ocorrência familiar, bem como história pessoal de asma, rinite e/ou eczema atópico.

Psoríase gutata

Subtipo de psoríase que apresenta lesões eritematopapulosas pequenas, com escamas finas, disseminadas, acometendo, principalmente, o tronco.

Dermatite seborreica

Lesões eritematoescamosas, pruriginosas, localizadas em áreas ditas seborreicas: couro cabeludo, face (sobrancelhas, barba, região perinasal), regiões retro- e intra-auriculares, tórax e áreas de dobras (axilas, virilhas e região inframamária).

Tinea corporis

Lesões eritematodescamativas circinadas, única ou várias, isoladas ou confluentes, de crescimento centrífugo. Vesículas e/ou pústulas podem estar presentes na borda das lesões. Localizam-se mais frequentemente em pernas, braços, coxas, pescoço e tronco.

Vitiligo

Alteração cutânea adquirida, idiopática, caracterizada por máculas, inicialmente hipocrômicas, que evoluem para acromia, de tamanho variado, em qualquer parte da pele e/ou mucosas. A etiopatogenia é desconhecida.

Hipomelanose macular idiopática múltipla

Múltiplas máculas pequenas, mosqueadas, confluentes, assintomáticas, nas regiões do dorso, abdome, lombar e sacra. Dermatose de etiologia desconhecida.

Tinea nigra

Nevo pigmentado melanocítico benigno (juncional)

Máculas ou placas ligeiramente elevadas, de coloração enegrecida. Encontradas em qualquer área do corpo.

Melanoma

Pode primariamente se apresentar como mácula, pápula ou nódulo pigmentado. As lesões são ligeiramente induradas. Coloração avermelhada é frequente. Por se tratar de neoplasia com capacidade elevada de gerar metástases é importante a suspeição para detecção precoce. Faz diagnóstico diferencial com *tinea nigra*.

Lentigo maligno melanoma (melanoma in situ)

Mácula pigmentada localizada em face, pescoço e membros superiores de indivíduos idosos, costuma apresentar lesões maiores do que 3cm de diâmetro; melanoma superficial expansivo – mácula ou maculopápula, pequena (maior do que 6mm, mas menor do que o lentigo maligno), de tons variados (castanho, preto, cinza, vermelho) e de bordas irregulares. É o tipo mais comum de melanoma, com localização mais frequente em tronco e membros inferiores (mulheres); melanoma acral (mácula negra), que pode evoluir para nódulo ou ulceração, localizado nas extremidades (palmoplantar, peri- ou subungueal).

Piedras

Pediculose

Prurido no couro cabeludo, em especial na nuca, é a principal manifestação. O diagnóstico é feito com base na identificação das lêndeas (ovos) aderidas ao pelo e/ou na localização do parasita em movimento. Lesões papulosas na nuca e no pavilhão auricular podem ser encontradas.

Moniletrix

Afecção rara e hereditária do pelo. Caracteriza-se por estreitamentos e dilatações alternados nos cabelos e pelos, determinando aspecto em rosário.

Tricorrexe nodosa

Caracteriza-se pela presença de pseudonodosidades nos pelos, por separação focal das fibras, ocasionando fratura. Pode ocorrer nos cabelos, nos pelos da barba e, às vezes, nos pelos pubianos. A causa é desconhecida. Traumas químicos ou mecânicos podem precipitar o surgimento.

Tricomicose axilar

Dermatose infecciosa bacteriana (bactérias do gênero *Corynebacterium*) que, sobretudo, acomete os pelos axilares. O suor se apresenta colorido (amarelo, vermelho ou negro). Os pelos são envolvidos por pequenas concreções sólidas, como um manto, de forma homogênea e contínua.

PSORÍASE

Apesar de usualmente ser fácil o diagnóstico clínico da psoríase, lesões ou quadros menos típicos devem ser diferenciados de muitas dermatoses, de acordo com a apresentação clínica da doença.

DIAGNÓSTICO DIFERENCIAL DA PSORÍASE

Dermatite seborreica

As lesões apresentam eritema menos intenso, são menos definidas e a descamação costuma ser menor. Geralmente é graxenta. Lesões figuradas no tronco e o intertrigo seborreico podem ser indistinguíveis se não houver lesões em outras áreas. No quadro generalizado de dermatite seborreica costuma ocorrer infecção bacteriana secundária, que é excepcional na psoríase. Nos casos raros da condição em adultos, pode ser necessária biópsia para o diagnóstico, se não houver antecedentes de lesões típicas de psoríase.

Doenças Dermatológicas

Eczemas

O eczema disidrosiforme de palmas e plantas pode ser confundido com pustulose palmoplantar. Quando nas palmas, a localização preferencial do quadro nas laterais dos quirodáctilos torna possível a diferenciação. Eczema hiperceratótico das palmas ou das plantas é diferenciado também com dificuldade. A presença de alterações ungueais características da psoríase pode ajudar no diagnóstico. Psoríase em grandes dobras e no pênis deve ser diferenciada da dermatite de contato. Líquen simples crônico com lesões nas pernas ou couro cabeludo pode ser indistinguível da psoríase daqueles pacientes que apresentam prurido nas lesões.

Micoses superficiais

O eritema na tinha costuma ser menos vivo e as bordas marginadas são características, podendo assim ser distinguido da psoríase. Casos iniciais de tinha microscópica no tronco, em que as lesões são pequenas e múltiplas e a marginação ainda não é evidente, podem lembrar psoríase em gotas.

Na tinha do couro cabeludo podem ocorrer placas descamativas, mas o exame cuidadoso sempre permite identificar tonsura. Na dúvida, torna-se necessário o exame micológico, que possibilita rapidamente estabelecer o diagnóstico.

Sífilis secundária

Pode se apresentar com lesões múltiplas psoriasiformes, em gotas ou em pequenas placas. Em geral, pode ser constatada também a presença de envolvimento de palmas, plantas e de lesões em áreas seborreicas na face. A presença de linfadenopatia, condilomas planos nas áreas perianais e genitais e as lesões mucosas permitem o diagnóstico. Em caso de dúvida, testes sorológicos devem ser realizados.

Pitiríase rubra pilar

Pode apresentar placas eritematoescamosas e envolvimento dos folículos pilosos com espículas córneas e hiperceratose palmoplantar.

Líquen plano

Lesões hipertróficas nas pernas podem exigir biópsia e exame histopatológico para diferenciação, uma vez que nas pernas a cor da lesão psoriática pode também ser violácea. A ocorrência de lesões orais no líquen plano e ungueais na psoríase, quando presentes, pode diferenciar as duas doenças.

Lúpus eritematoso

As lesões de lúpus subagudo podem ser semelhantes às lesões de psoríase; no entanto, são mais difusas em áreas expostas, acometendo, em geral, face e antebraços. Na ausência de sinais e sintomas, torna-se necessário o exame histopatológico.

Pitiríase liquenoide crônica

Frequentemente simula psoríase em gotas. Lesões em couro cabeludo são excepcionais.

418 — Doenças Dermatológicas

Doença de Bowen
Apresenta-se como placa eritematodescamativa simulando uma placa solitária de psoríase. Em geral, o exame histopatológico se faz necessário.

Acrodermatite enteropática
Localiza-se em joelhos e/ou cotovelos. Apresenta lesões bem úmidas e se diferencia pelo acometimento periorificial. Nos casos duvidosos, a dosagem do zinco sérico permite o diagnóstico.

Pênfigo foliáceo eritrodérmico
A pele do doente é mais úmida e tem um cheiro característico de ninho de rato.

Eritrodermia por medicamentos
Geralmente é um quadro súbito com história de exposição a medicamentos e não há relato de lesões prévias de psoríase.

Eritrodermia da micose fungoide
Costuma apresentar infiltração intensa, mas, em geral, o diagnóstico diferencial é difícil, a menos que haja história prévia de psoríase.

Pustulose subcórnea de Sneddon-Wilkinson
Raramente é tão generalizada quanto a psoríase pustulosa de *von Zumbusch* e não cursa com febre e comprometimento sistêmico.

Pustulose exantemática aguda generalizada
Pode ser idêntica à psoríase pustulosa generalizada. Costuma se iniciar pela face, com pústulas estéreis sobre pele eritematosa em doentes sem história prévia de psoríase e, na maioria dos casos, relacionada à exposição prévia a medicamentos, principalmente antibióticos.

Bibliografia

Azulay RD, Azulay DR. Dermatologia. 3ª ed. Rio de Janeiro: Guanabara Koogan, 2004.

Braunwald E, Fauci AS, Kasper DL et al. Medicina Interna de Harrison. Ed. McGraw-Hill/Artmed. 18ª ed. Vol. I/II. 2013.

Criado PR, Criado RFJ, Vasconcellos C, Ramos RO, Gonçalves AC. Reações Cutâneas Graves a Drogas – Aspectos Relevantes ao Diagnóstico – Parte I. An Bras Dermatol. 2004; 79(4):471-88.

Criado PR, Criado RFJ, Vasconcellos C, Ramos RO, Gonçalves AC. Reações Cutâneas Graves a Drogas – Aspectos Relevantes ao Diagnóstico – Parte II. An Bras Dermatol. 2004; 79(5):587-601.

Lacz CS, Porto E, Heins-Vaccari EM, Melo NT. Guia para Identificação de Fungos, Actinomicetos e Algas de Interesse Médico. 2ª ed. São Paulo: Sarvier, 2001.

Rotta O et al. Guia de Dermatologia: Clínica, Cirúrgica e Cosmiátrica. São Paulo: Manole, 2008.

Sampaio SAP, Rivitti EA. Dermatologia. 3ª ed. São Paulo: Artes Médicas, 2007.

Zaitz C, Ruiz LRB, Souza VM. Dermatoses associadas a leveduras do gênero Malassezia. An Bras Dermatol. 2000; 75(2):129-39.

Steiner D, Bedin V, Moraes MB, Villas RT, Steiner T. Vitiligo. An Bras Dermatol. 2004; 79 (3):335-51.

4. EXANTEMAS PURPÚRICOS
Diagnóstico Diferencial

Sylvio Rodrigues Torres Filho
Vera Lúcia Lopes dos Reis
Walter Tavares
Ana Beatriz Lima Marins

A expressão *exantema purpúrico* indica a presença de máculas hemorrágicas na pele e mucosas. Essas manchas purpúreas (arroxeadas ou vermelho-amarronzadas), de fácil visualização através da epiderme e que não desaparecem com a pressão digital, resultam do extravasamento sanguíneo decorrente da ruptura de capilares associada ou não a disfunções plaquetárias. Podem variar de tamanho, desde puntiformes ou lenticulares (petéquias) até extensões maiores, em placas ou lençóis (equimoses), assumindo algumas vezes disposição linear (víbices). Os contornos e limites são imprecisos e a duração oscila entre 1 e 2 semanas, exceto naqueles casos em que, havendo recidivas, subsistem por meses. Em sua involução a coloração purpúrica inicial se altera, ficando a mancha acastanhada, depois esverdeada e finalmente amarelada. O substrato histológico fundamental é o extravasamento de sangue, e a rapidez com que regride é influenciada pela ação de macrófagos que removem e metabolizam os pigmentos de eritrócitos desintegrados. Para as hemorragias mais profundas, identificáveis pelo aspecto nodular que assumem, reserva-se o termo de hematoma.

A associação entre púrpura e quadro febril pode ser determinada ou não por uma infecção e tal possibilidade deve ser sempre e rapidamente considerada.

Múltiplas são as causas e os mecanismos envolvidos na gênese dos exantemas purpúreos. A púrpura pode ser idiopática (ou essencial, ou primitiva), naqueles casos cuja causa é ignorada, ou sintomática (ou secundária), quando resulta de um ou vários agentes bem definidos. Dependendo da causa, as púrpuras resultam de defeitos vasculares (angiotaxis), de agressões capilares diretas por agente infeccioso ou processo imunológico, anormalidades da coagulação, incluindo alterações plaquetárias (hemotaxis), ou um misto de mais de um desses mecanismos, causado por um mesmo agente.

A tendência atual é a de que sejam consideradas como púrpuras somente as afecções relacionadas com lesões capilares e/ou deficiências plaquetárias quantitativas ou qualitativas. A perquirição da etiologia representa o ponto central da questão, suscitando uma série de hipóteses.

EXANTEMAS PURPÚREOS DE ACORDO COM A PATOGENIA

Fatores extravasculares

Congênitos (familiares)

Tipo arterial da síndrome de Ehlers-Danlos; pseudoxantoma elástico; hipoplasias mesenquimatosas (osteogênese imperfeita, síndrome de Marfan).

Adquiridos

Púrpura senil; caquexia; síndrome de Cushing.

Anomalias vasculares

Congênitas (familiares)

Hemofilia vascular de mecanismo complexo (von Willebrand); pseudo-hemofilia vascular; displasia ectodérmica anidrótica; telangiectasia hemorrágica hereditária (Rendu-Osler-Weber).

Adquiridas

* Deficiência do cimento intercelular endotelial: escorbuto.
* Com doença vascular sistêmica: hipertensão; aterosclerose; amiloidose; poliarterite.
* Com doenças crônicas: renais (uremia); cardíacas; hepáticas; diabetes; hemocromatose; síndrome de Cushing; neoplasias (embolia carcinomatosa).
* Com doenças imunológicas: púrpura de Henoch–Schönlein; eritema de Osler; púrpura anafilactoide; doença do soro.
* Fatores mecânicos: traumatismos (púrpura factícia) e obstruções venosas.
* Fragilidade capilar aumentada por capilarite: infecções e uso de medicamentos/substâncias.
* Agressão vascular por toxinas: venenos (cobras, insetos).
* Causa ignorada: púrpura simples.

Alterações plaquetárias

Trombocitopenias

Púrpura trombocitopênica idiopática ou doença de Werlhof (PTI), por aplasia medular (toxicomedicamentosa ou infecciosa), por infiltrações medulares (leucoses, carcinomas, sarcomas, lipoidose, esclerose, fibrose), em estados carenciais (deficiência de B_{12}, folatos), por hipersensibilidade (a medicamentos, corantes para cabelo, inseticidas e outros), nas leucopenias agudas ou fases avançadas das crônicas; nas anemias (aplástica-idiopática, mielotísica, perniciosa, hemolíticas adquiridas), nas afecções esplênicas (esplenomegalia congestiva, doença de Gaucher, doença de Hodgkin, síndrome de Felty), pela ação de isoanticorpos (colagenoses, púrpura trombótica trombocitopênica de Moschowitz-Singer), na uremia, por agentes físicos (raios X, outras radiações ionizantes, intermação, queimaduras extensas) e

Exantemas Purpúricos

vegetais (raiz de lírio, esporão de centeio), nas infecções, na CIVD por embolia de líquido amniótico, feto morto retido, infecções e outros; por defeitos congênitos (ausência do fator de maturação de megacariócitos circulantes, anomalia de Heggelin, síndrome de Wiskott-Aldrich, atrombia de Inceman).

Disfunções plaquetárias
De von Willebrand, uremia, hepatopatias, leucoses, trombastenia de Glanzmann, gamopatias, iatrogenias (anti-histamínicos, antibióticos, anti-inflamatórios, ácido acetilsalicílico, dextrose, psicotrópicos) e na CIVD.

Trombocitose
Acima de 1 milhão de plaquetas/mm^3: policitemia *vera*; leucemia mielocítica crônica e trombocitopenia essencial.

Deficiência de fatores plasmáticos da coagulação

Causas
Afibrinogenemias ou hipofibrinogenemias (congênitas e adquiridas), hemofilias, hipoprotrombinemias congênitas e adquiridas (hipovitaminose K, hepatopatias, uso de anticoagulantes e outros); aumento da atividade fibrinolítica (retenção de coágulos, choque, queimaduras).

Disglobulinemias

Causas
Mieloma múltiplo, púrpura hiperglobulinêmica nas formas benigna e crioglobulinêmica, macroglobulinemia.

Formas diversas

Causas
Púrpura fulminante, sangramento vicariante em mulheres, púrpura senil de Bateman, púrpura simples, púrpura ortostática, hematoma digital paroxístico, púrpura anular telangiectásica de Majocchi, dermatite pigmentar progressiva de Schamberg; angeíte purpúrica e pigmentar de Favre e Chaix; púrpura eczemátide-*like* (Doukas-Kapetanakis).

EXANTEMAS PURPÚRICOS DE ACORDO COM AGENTES CAUSAIS

Medicamentos
Sulfonamidas, arsenicais, quinina, quinidina, talidomida, cloranfenicol, oxitetraciclina, cefalosporinas, vancomicina, rifampicina, estreptomicina, novobiocina, griseofulvina, ristocetina, isoniazida, salicilatos, fenilbutazona, acetofenitidina, fenacetina, barbitúricos, ácido valproico, meprobamato, hidantoína, digitálicos, efedrina, estrógenos, insulina, tolbutamida, iodeto de potássio, sais de ouro, mercuriais,

sais de bismuto, mentol, atropina, sedormid, clorotiazida, hidroclorotiazida, acetazolamida, estibofeno, antipirina, tridiona, dinitrofenol, ergotina, clorpropamida, antimetabólitos, citostáticos, DDT, corante para cabelos etc.

Agentes físicos
Irradiação solar, raios X, radiações ionizantes, frio.

Agentes vegetais
Cogumelos venenosos, lírio, esporão de centeio, feijão, batata.

Agentes animais
Venenos: serpentes, insetos, aracnídeos, escorpiões, animais (peixes, aves, porcos).

Agentes infecciosos
Dengue, febre amarela e outras arboviroses, sarampo, mononucleose infecciosa, rubéola, varíola, vacínia, varicela, hepatite por vírus, enteroviroses, riquetsioses, leptospirose, lues secundária, meningococcemia, febre purpúrica brasileira por *Haemophilus aegyptius*, gonococcemia, endocardite infecciosa, sepse, febre tifoide, febre reumática, escarlatina, coqueluche, peste, difteria, tuberculose, toxoplasmose, malária, esquistossomose, candidíase, histoplasmose etc.

Outros
Deficiência vitamínica (C, P e K), estados tóxicos (hepatopatias, uremia, diabetes), discrasias sanguíneas e nas doenças com aplasia ou infiltração medular.

PATOGENIA E PATOLOGIA DOS EXANTEMAS INFECCIOSOS PURPÚREOS

Nas doenças infecciosas é frequente a participação de mecanismos imunológicos que causam lesão capilar e trombocitopenia com consequente manifestação hemorrágica. Além disso, são possíveis lesões vasculares e alterações dos elementos da coagulação, especialmente plaquetas, determinadas pelo próprio agente infeccioso ou pela ação de agentes antimicrobianos e de outros medicamentos. Dessa forma, na patogenia dos exantemas infecciosos purpúricos devemos considerar a participação de diferentes fatores:

- Vascularites desencadeadas pelo próprio agente infeccioso ou por um subproduto dele. São exemplos: difteria, meningococcemia, riquetsioses.
- Vascularites causadas por complexos imunes. Havendo excesso de antígeno, podem se formar complexos imunes solúveis circulantes, que se depositam no endotélio de pequenos vasos, principalmente nos pulmões, rins e pele. Esses complexos fixam complemento e induzem a agregação plaquetária com a liberação de aminas

vasoativas. Em decorrência desses fenômenos, ocorrem inflamação, hemorragia, necrose endotelial e depósito de fibrina. As consequências finais mais graves podem ser a CIVD e o choque.

- Vascularites decorrentes da ação de medicamentos, inclusive aqueles destinadas a agir especificamente contra o agente infeccioso, como os antibióticos e quimioterápicos. Tal alteração pode decorrer da ação direta do medicamento (anfotericina B, por exemplo), causando flebites, ou resultar de uma reação de hipersensibilidade.
- Trombocitopenia resultante da destruição de plaquetas circulantes pelo agente infeccioso ou pela ação de endotoxina ou por uma reação antígeno-anticorpo, como pode ocorrer na caxumba e na varicela.
- Plaquetopenia resultante de alterações quantitativas e qualitativas dos megacariócitos. É causada pelos agentes infecciosos das suas toxinas (por exemplo, sarampo, rubéola).
- Alterações qualitativas do funcionamento plaquetário por ação de medicamentos como a carbenicilina.
- Deficiência de fatores da coagulação por lesão dos órgãos produtores causada pelo agente infectante (hepatite viral, febre amarela, por exemplo).
- Plaquetopenia resultante de depressão, lesão ou ocupação medular e esplênica pelo agente infeccioso (calazar, tuberculose miliar, ação de endotoxinas, por exemplo).
- Exacerbação de um estado purpúrico quiescente e de filiação etiológica outra que não a doença infecciosa em questão.
- Fatores inespecíficos (senilidade e traumatismos, por exemplo).
- Somatório de dois ou mais dos fatores citados. São exemplos: CIVD com vascularite e consumo de plaquetas e de fatores plasmáticos da coagulação.

Os achados histopatológicos dos exantemas purpúreos são basicamente os de hemorragia subcutânea ou mucosa. Há degeneração do endotélio, depósito de material amorfo eosinofílico na parede vascular, degeneração da estrutura de sustentação vascular e infiltração perivascular com neutrófilos, eosinófilos ou células mononucleares, além de extravasamento de hemácias. Pode haver, ou não, obstrução vascular por microtrombos. Algumas vezes é possível detectar a presença de micro-organismos em células endoteliais (*Neisseria meningitidis*, *Salmonella typhi*, *Rickettsii*, por exemplo). Pelo exame com imunofluorescência direta, pode-se observar a presença de frações do complemento, de anticorpos, do antígeno (agente etiológico) ou de complexos imunes.

SITUAÇÕES CLÍNICAS

Os exantemas purpúreos podem ser observados em inúmeras doenças infecciosas. Em algumas, a púpura compõe o quadro clínico clássico da enfermidade; em outras, seu surgimento é pouco frequente.

424 — Exantemas Purpúricos

No quadro clínico de diversas doenças infecciosas pode haver a participação de fenômenos hemorrágicos, incluindo uma erupção petequial e outras manifestações purpúricas. Com frequência, essas manifestações denunciam uma maior gravidade do quadro clínico e se devem à agressão vascular pelo agente infeccioso ou seus produtos tóxicos, à vascularite por complexos imunes, à trombocitopenia determinada pelo agente infectante ou a mecanismos imunológicos, e a alterações de outra natureza dos fatores da coagulação. Assim, exantemas purpúricos podem eventualmente ser encontrados nas seguintes condições:

DOENÇAS INFECCIOSAS HABITUALMENTE PURPÚRICAS

Arboviroses

São doenças humanas causadas por vírus que mantêm ciclo em artrópodes, principalmente mosquitos e carrapatos, que os transmitem ao homem. Existem mais de 430 arbovírus descritos, sorologicamente divididos em diferentes grupos antigênicos (A, B, C e outros), além de haver alguns não classificados. Mais de 90 tipos antigênicos já foram isolados de infecções no homem, a maioria pertencente às famílias Togaviridae, Bunyaviridae, Reoviridae e Rhabdoviridae. Os responsáveis por doenças hemorrágicas estão quase todos no grupo antigênico B (correspondente ao gênero *Flavivirus*, da família Togaviridae) ou pendentes de classificação. Os exemplos mais importantes dentre as arboviroses hemorrágicas são:

- **Febre amarela:** enfermidade causada por um *Flavivirus*, é endêmica entre os paralelos 30º e 40º, com episódios epidêmicos de graves repercussões. Do ponto de vista epidemiológico, a doença é diferenciada por um tipo silvestre e outro urbano, ambos causados pelo mesmo agente, mas com vetores diferentes. Nas Américas, a febre amarela urbana é transmitida pelo mosquito *Aedes aegypti* e a fonte de infecção é o próprio homem doente; a febre amarela silvestre é transmitida por mosquitos do gênero *Haemagogus* e as fontes de infecção são o homem, os macacos e outros animais infectados. No Brasil, atualmente, existe a febre amarela silvestre na Região Amazônica (área enzoótica, compreendendo os estados das Regiões Norte e Centro-Oeste e o Maranhão). Existe, entretanto, uma área de transição (Minas Gerais, São Paulo, Paraná, Santa Catarina, Rio Grande do Sul, Piauí e Bahia, abrangendo 816 municípios) onde a existência do *A. aegypti* e uma população suscetível se constituem em elemento de risco para a reintrodução do vírus nas cidades e a possível ocorrência da febre amarela urbana.

  O período de incubação é variável, entre 4 e 6 dias, e em sua evolução típica a doença pode ser dividida em dois períodos: o primeiro, o congestivo, com início abrupto, febre alta, calafrios, mialgias e cefaleia intensas, pele e conjuntivas congestas, dor epigástrica, náuseas e vômitos, abatimento profundo e insônia, com duração de 3 ou 4 dias; no segundo período, a febre se mantém elevada, com pulso lento (sinal de Faget), há toxemia, albuminúria, icterícia, vômitos persistentes e hemorrágicos (vômito negro), melena, oligúria ou anúria. O exantema hemorrágico, habitualmente petequial, é notado nessa segunda fase, observando-se em cerca de 70% dos casos a ocorrência de lesões hemorrágicas puntiformes no palato mole. As formas graves ocorrem em cerca de 10% dos pacientes. A grande maioria apresenta infecção inaparente ou formas benignas em que há um quadro febril frustro e cefaleia, acompanhado ou não de manifestações digestivas.

O diagnóstico diferencial da febre amarela deve ser feito com diversas doenças febris em áreas endêmicas. Em nosso país, é particularmente importante a diferenciação com a leptospirose, a malária grave, a hepatite viral fulminante e as sepses. A febre amarela não tem tratamento específico, mas é evitável por uma vacina preparada com vírus vivos atenuados.

- **Dengue:** o dengue é também causado por um *Flavivirus*, do qual existem quatro sorotipos. Três deles (Den1, Den2 e Den3) se encontram atualmente disseminados no Brasil. A transmissão se dá por mosquitos da espécie *Aedes aegypti*. A doença ocorre em todas as faixas etárias e pode recorrer com a infecção por tipos diferentes do vírus, tendo um período de incubação de 6 a 8 dias. O início é abrupto, às vezes fulminante, com rápida elevação da temperatura, calafrios, dores generalizadas intensas, particularmente retro-orbitárias e nas grandes articulações ("febre quebra-ossos"), cefaleia, inapetência, insônia e alteração do paladar. Entre o terceiro e o quinto dia pode ocorrer um exantema pruriginoso, morbiliforme ou escarlatiniforme, ou mais raramente petequial, localizado em face, tórax ou dorso, podendo, inclusive, ser observado nas regiões palmares e plantares. O exantema regride em 24 ou 48 horas, mas pode persistir até a defervescência (9 ou 10 dias). A doença tem bom prognóstico na maioria dos casos; as formas mais graves podem evoluir para o óbito por choque e hemorragias.
- **Febres hemorrágicas:** além dos vírus da febre amarela e do dengue, diversos outros arbovírus são também causadores de febres hemorrágicas, alguns deles conhecidos na América do Sul. Dentre esses, se situam os agentes da febre hemorrágica argentina (febre de Junin), febre hemorrágica boliviana (vírus Machupo), febre de Lassa (África Ocidental), febres hemorrágicas de Omsk e da Crimeia, e outros.

É interessante referir que, no Brasil, um arbovírus do gênero *Alphavirus* conhecido como Mayaro pode causar uma doença febril com mialgias, cefaleia e artralgias que duram até 6 dias, seguindo-se um exantema maculopapular mais intenso no tórax, dorso e membros, com duração de 3 dias. Nessa infecção, não há o fator hemorrágico. A doença é benigna.

Hantaviroses

Várias espécies de *Hantavirus* podem causar infecção no homem sem manifestação clínica ou demonstrada por doenças febris indiferenciadas. Os quadros de maior gravidade são a febre hemorrágica com síndrome renal e a síndrome pulmonar por *Hantavirus*, que resultam primordialmente da localização dos vírus no endotélio vascular e da resposta imune a esses agentes infecciosos. Os reservatórios desses vírus são roedores que os eliminam na urina e fezes, e a transmissão ocorre pelo contato do homem diretamente com os excretas dos animais ou por inalação de aerossóis dos excrementos contaminados. O registro de hantaviroses no Brasil ocorreu principalmente nos estados das Regiões Sul e Centro-Oeste, em Minas Gerais e em São Paulo. A doença é aguda, surgindo após um período de incubação médio de 2 a 3 semanas. Na febre hemorrágica com síndrome renal há febre elevada abrupta, com mialgias, cefaleia, dor retro-orbital, e em seguida surgem hemorragias conjuntivais e petéquias, culminando com insuficiência renal e hemorragias digestivas e no sistema nervoso. O quadro clínico é similar ao que ocorre, sobretudo, na leptospirose e no dengue. Sem tratamento, a letalidade é elevada.

Riquetsioses

As riquetsioses humanas compõem um grupo de doenças endemoepidêmicas transmitidas por artrópodes e cujos agentes etiológicos são micro-organismos pleomórficos, com aspecto de cocos, cocobacilos e diplococos, Gram-negativos e imóveis, dos gêneros *Rickettsia* e *Coxiella*. São doenças com período de incubação variável de 8 a 14 dias, início brusco, com febre alta, cefaleia intensa, mialgias, artralgias ocasionais, adenomegalias, hepatoesplenomegalia discreta e manifestações respiratórias e neurológicas, inclusive meníngeas. O torpor constitui característica importante do quadro clínico, bem como o surgimento de exantema (com exceção da febre Q). O exantema surge entre o terceiro e o quinto dia da doença e pode durar de 7 a 15 dias. Sucedem-se, assim, dois períodos: pré-eruptivo ou neuromiálgico e exantemático. O exantema é em geral centrífugo, iniciando no tronco, exceto na febre maculosa, em que é centrípeto, iniciando mais frequentemente nos membros inferiores. A erupção é maculopapular, evoluindo, frequentemente, na febre maculosa e no tifo epidêmico, para lesões petequiais. A alteração histológica cutânea essencial é a de vascularite, comprometendo arteríolas, capilares e vênulas, encontrando-se as riquétsias parasitando o endotélio. Os parasitas do gênero *Rickettsia* induzem a formação de anticorpos aglutinantes contra certos tipos de *Proteus*, o que constitui o fundamento da reação de Weil-Felix, utilizada no diagnóstico das riquetsioses (com exceção da febre Q). O tratamento específico das riquetsioses é feito com as tetraciclinas ou o cloranfenicol, em doses terapêuticas habituais, por 10 a 14 dias. A profilaxia é feita basicamente pelo combate aos piolhos, pulgas e carrapatos transmissores. As riquetsioses de maior importância são:

- **Febre maculosa brasileira:** é causada pela *Rickettsia rickettsii* e transmitida por carrapatos (entre nós, especialmente o *Amblyomma cajannense*), os quais são também hospedeiros sadios da riquétsia. Além do homem, a infecção natural ocorre em outros animais, sobretudo cães e roedores selvagens. A doença é observada

Exantemas Purpúricos

em zonas periurbanas e rurais, sendo a mais frequente e grave das riquetsioses que ocorrem no Brasil.

A doença é de gravidade variável, podendo cursar de modo assintomático. O quadro clínico habitual é comum a outras riquetsioses. O início, após um período de incubação de 5 a 12 dias desde a picada do carrapato, é súbito. Ocorrem febre elevada, cefaleia, mialgia intensa e prostração. Segue-se um exantema com aspecto maculopapular ascendente, a partir de membros inferiores, o qual, sem tratamento, evolui para púrpura com petéquias, equimoses e hematomas. O exantema costuma ser evidente nos pés e nas mãos. Nas formas graves, podem ocorrer comprometimento meníngeo, renal, hepático, cardíaco, cerebral e outros, em decorrência do processo de vascularite causada pelo micro-organismo. Nos casos mais dramáticos ocorrem fenômenos hemorrágicos graves, insuficiência renal aguda, choque e CIVD. O diagnóstico diferencial é particularmente importante com meningite meningocócica, leptospiroses, febre tifoide, sepses, sarampo, mononucleose infecciosa, malária, febre amarela e outras riquetsioses. O método diagnóstico padrão é a reação de imunofluorescência indireta (RIFI), que utiliza antígenos específicos de *Rickettsia rickettsii*. Amostras únicas com título a partir de 1/64 ou elevação do título de pelo menos quatro vezes, numa segunda amostra coletada pelo menos 2 semanas após a primeira, são consideradas confirmatórias do diagnóstico. Outros métodos de diagnóstico são a reação em cadeia da polimerase (PCR) e a imuno-histoquímica.

Meningococcemia (doença meningocócica)

Costuma ser uma enfermidade aguda. Nos raros casos de meningococcemia crônica, caracterizada por ciclos recorrentes de febre, artralgia e exantema, petéquias surgem em pequeno número e estão concentradas nos membros inferiores, lembrando histologicamente vasculites de hipersensibilidade. Na doença aguda, o exantema, a princípio maculopapular, se torna purpúrico (petéquias e equimoses). O *rash* se concentra no tronco e nos membros inferiores e, pela confluência das lesões, surgem placas hemorrágicas (sufusões) ou necróticas. Histologicamente, a característica é a vascularite, sendo possível o isolamento ocasional do meningococo. As cepas dos grupos A e C se associam a surtos epidêmicos e as dos grupos B, X, Y e Z são mais comuns em casos isolados. Na meningite meningocócica, o exantema purpúrico ocorre em 50% a 60% dos casos. Essas mesmas lesões podem ocorrer em doenças causadas por *Haemophilus, Staphylococcus aureus* e *Streptococcus* do grupo A de Lancefield. Na síndrome de Waterhouse-Friderichsen, a lesão endotelial precipita um estado de hipercoagulabilidade (CIVD) com manifestações hemorrágicas cutaneomucosas e viscerais, incluindo ou não o córtex das suprarrenais. O choque é o resultado final da CIVD e da vasodilatação em consequência da liberação de histamina pelos mastócitos.

Febre purpúrica brasileira (FPB)

Doença infecciosa aguda descoberta em 1984 no município paulista de Promissão, onde ocorreram 10 óbitos com quadro semelhante ao da meningococcemia. Seguiram-se registros semelhantes em Londrina, no Paraná, e atualmente está descrita em mais de 15 municípios de São Paulo, no Mato Grosso e no Mato Grosso do Sul. Em 1986 foram diagnosticados os únicos casos descritos fora do Brasil, na Região Central da Austrália (Alice-Springs). O agente etiológico, *Haemophilus influenzae*, biogrupo *aegyptius*, que nunca havia sido associado a qualquer doença invasiva, foi isolado do sangue de pacientes naquele ano.

Sua transmissão se dá pelo contato direto com pessoa que esteja com conjuntivite ou indiretamente, por intermediação mecânica (insetos, toalhas, mãos). O intervalo de tempo entre o início da conjuntivite e a febre é, em média, de 7 a 16 dias (variando de 1 a 60 dias).

A FPB, doença fulminante associada à liberação de toxinas pela bactéria, acomete crianças após conjuntivite e dura, em geral, 1 a 3 dias, com letalidade que varia de 40% a 90%. O início é abrupto, com febre alta (acima de 38,5°C), taquicardia e hipotensão sistólica, além de erupção cutânea macular difusa, com petéquias, púrpuras e outras sufusões hemorrágicas. Náuseas, vômitos, dor abdominal, enterorragia e diarreia, mialgias, sinais de insuficiência renal (oligúria e anúria), agitação, sonolência, cefaleia e convulsão, cianose e taquidispneia, consequente à acidose, completam o quadro dessa grave enfermidade cujas complicações terminais são o choque séptico, com CIVD e gangrena com ou sem mutilações.

A suspeita diagnóstica feita em base clinicoepidemiológica pode ser confirmada mediante cultura de sangue, material da conjuntiva, do liquor e de raspado de lesão de pele ou pela reação de contraimunoeletroforese usando o soro ou líquido cefalorraquidiano (LCR). Dentre os exames inespecíficos, o hemograma revela plaquetopenia e leucopenia com linfocitose, ou leucocitose com linfocitopenia. Devem ser também solicitados coagulograma, provas de função renal e gasometria.

Gonococcemia

A *Neisseria gonorrhoeae* é causadora de uretrite, prostatite, cervicite, vaginite, bartolinite, conjuntivite, doença inflamatória pélvica (salpingite, peritonite, abscessos), peri-hepatite e infecção subaguda disseminada (gonococcemia) com endocardite, glomerulonefrite, meningite e artrite séptica destrutiva. Nos primeiros 7 dias da gonococcemia, alguns pacientes se queixam de artralgia migratória (grandes articulações) e desenvolvem um exantema de interessante significado diagnóstico (síndrome dermatite-artrite). Surgem de 5 a 40 pequenas lesões nas extremidades. Em geral são pústulas com base eritematosa, mas podem ser pápulas, petéquias, vesículas com conteúdo hemorrágico ou lesões necróticas. Aceita-se que as lesões cutâneas sejam mediadas imunologicamente, ainda que, algumas vezes, seja possível isolar gonococos a partir delas.

Exantemas Purpúricos

Sepses

Representa um grande número de infecções sistêmicas graves decorrentes da formação de focos infecciosos, dos quais, contínua ou periodicamente, partem micro-organismos para a corrente circulatória e para outros sítios do organismo, originando novos focos (focos metastáticos ou secundários) que são evidenciados objetiva ou subjetivamente e causados pelo meningococo e o gonococo, respectivamente. Além desses germes, outras bactérias (e também fungos e vírus) causam quadros septicêmicos, destacando-se, pela frequência, as sepses estafilocócicas, pneumocócicas e por bacilos Gram-negativos, especialmente *Escherichia coli*, *Klebsiella*, *Salmonella* e *Pseudomonas aeruginosa*. O quadro clínico das sepses é pleomórfico, dependendo da localização do foco infeccioso; contudo, febre alta, adinamia, cefaleia, calafrios, torpor, taquicardia, hepatoesplenomegalia e fácies toxêmica habitualmente fazem parte da sintomatologia das sepses de qualquer etiologia, sendo frequentes, ainda, sintomas respiratórios e anemia. Manifestações cutâneas de diferentes tipos podem estar presentes, desde o exantema eritematoso até a formação de bolhas, pústulas e abscesso. Nas formas graves, geralmente ocorrem fenômenos hemorrágicos, com hemoglobinúria, gengivorragia, epistaxe, enterorragia e outros, inclusive púrpura. Esta pode se apresentar sob a forma de petéquias, geralmente resultantes de êmbolos sépticos, ou como sufusões hemorrágicas e necróticas indicativas de vascularite.

Endocardite infecciosa (EI)

Doença que acomete o endocárdio que pode ter um curso acelerado, lento ou longo, dependendo do tempo de sobrevida (semanas, 3 meses e mais de 3 meses, respectivamente). No primeiro caso, os agentes mais comuns são *Staphylococcus aureus* coagulase-positivo, *Streptococcus pneumoniae*, *Streptococcus* beta-hemolítico e *Neisseria gonorrhoeae*. Nos dois outros tipos, os principais agentes são: *Streptococcus viridans*, enterococo, estafilococo coagulase-negativo. Outros agentes são: bactérias Gram-negativas, anaeróbios, fungos e leveduras.

As endocardites habitualmente evoluem com febre alta ou moderada, adinamia, anemia, sopros cardíacos, taquicardia, hematúria microscópia e esplenomegalia. Petéquias ocorrem em 20% a 40% dos casos de EI, sendo mais observadas em surtos na conjuntiva ocular, mucosa oral, palato mole e extremidades. Nódulos de Osler (pequenos nódulos dolorosos, avermelhados, encontrados geralmente nos dedos das mãos e pés) estão presentes em 10% a 20% dos pacientes; manchas de Janeway (manchas hemorrágicas observadas nas palmas das mãos e plantas dos pés) são frequentes na EI estafilocócica; manchas de Roth (hemorragias retinianas arredondadas com centro claro) podem ser vistas em cerca de 5% dos casos; hemorragias lineares (em *splinter*) são comuns nas unhas das mãos e dos pés, especialmente nos casos arrastados. Nenhuma dessas lesões é patognomônica da EI, podendo ser observadas em doentes com leucemias, colagenoses

430

Exantemas Purpúricos

e outras enfermidades, e até mesmo em consequência da senilidade ou de traumatismos. Contudo, junto a um quadro clínico febril, com sorologia, contribuem para o diagnóstico da EI. As manchas de Janeway, as hemorragias em *splinter* e equimoses e sufusões hemorrágicas são atribuídas a êmbolos sépticos, os quais podem originar outro tipo de lesão, a púrpura pustulosa. Já as manchas de Roth, as petéquias e os nódulos de Osler são atribuídos principalmente à vascularite, pela deposição de complexos imunes, podendo ainda haver a participação de microtrombos infectados.

Tanto as petéquias como as demais manifestações hemorrágicas são mais comuns nas EI de curso arrastado; entretanto, em pessoas idosas as petéquias são mais raras. Nas endocardites que atingem próteses valvulares em geral não se nota a ocorrência de petéquias, sendo relativamente comum, por outro lado, a embolização arterial de material trombótico. Nos toxicômanos, em regra geral, a EI tem evolução rápida e raramente são registradas petéquias.

Peste

A peste é causada pela *Yersinia pestis*, bacilo Gram-negativo transmitido de roedores ao homem pela pulga do roedor e de homem a homem (forma pulmonar) por gotículas de Pflugge. No Brasil, a doença é endêmica em focos circunscritos em alguns estados do Nordeste, Minas Gerais e Rio de Janeiro. O período de incubação é curto (24 horas na forma pulmonar; 5 a 6 dias na forma bubônica), o início é agudo, com febre alta, cefaleia, mialgias, profundo mal-estar e sinais de toxemia. Náuseas, vômitos, calafrios, insônia, confusão mental, delírios, taquicardia e hipotensão arterial compõem o quadro clínico. Na peste bubônica surge inflamação aguda de gânglios linfáticos (bubão), principalmente nas regiões inguinais, axilares e cervicais; na peste pulmonar ocorrem manifestações respiratórias, com tosse, dor e constrição torácica, respiração superficial e cianose; na peste septicêmica existem sinais de toxemia grave. Sem tratamento, a letalidade é elevada, ocorrendo o óbito rapidamente.

Manifestações hemorrágicas ocorrem com frequência nas formas graves, seja septicêmica, pulmonar ou bubônica, e são atribuídas à ação de endotoxina sobre os vasos, podendo haver até lesões arteriolares obstrutivas e consequente necrose da região não irrigada correspondente (peste negra). Petéquias, equimoses e sufusões hemorrágicas podem, portanto, acompanhar o quadro clínico, bem como pode haver outras manifestações hemorrágicas, como epistaxe, hematêmese, melena, hematúria e hemorragia pulmonar.

O diagnóstico é estabelecido pela evidência e isolamento do agente no material do bubão, escarro e sangue.

Carbúnculo ou antraz sistêmico

O carbúnculo é uma doença aguda grave, de caráter septicêmico, causada pelo *Bacillus anthracis*. Ocorre com certa frequência entre os animais e, ocasionalmente, no homem. Neste, a lesão mais comum consiste na formação de uma vesícula pustulosa na pele que evolui para formação de escara negra, acompanhada de edema local. A partir dessa lesão pode haver celulite, linfangite e sepse, com manifestações hemorrágicas e choque. A doença é rara no Brasil. Descrevem-se, ainda, uma forma de antraz pulmonar, resultante da inalação do bacilo, e uma forma gastrointestinal, pela ingestão do germe; ambas apresentam alta gravidade.

DOENÇAS INFECCIOSAS EVENTUALMENTE PURPÚRICAS

Doenças virais

Nas hepatites por vírus tipos A, B, C e não A e não B, erupções purpúricas são observadas naqueles pacientes com grave insuficiência hepática. Na mononucleose infecciosa, o *rash* petequial é raro, mas um enantema sob a forma de petéquias pode ser observado no palato mole. Nas enteroviroses a púrpura é excepcional, mas ocorre nas infecções pelos vírus ECHO-9 e Coxsáckie A-9. Na rubéola pós-natal, a púrpura não está presente, exceto em raros casos; mas na forma congênita, nos casos com a síndrome da rubéola ampliada, a púrpura trombocitopênica é frequente. No sarampo atípico grave, o exantema hemorrágico se associa a outras hemorragias (gengiva, nariz, intestino, pulmão e outros locais), sendo mau o prognóstico (sarampo hemorrágico), mas é possível, em casos habituais de sarampo, a ocorrência de uma púrpura trombocitopênica, de prognóstico favorável. Na varicela, a presença de petéquias, equimoses e vesículas hemorrágicas indica gravidade do caso. São geralmente pessoas com comprometimento de sua imunidade (leucoses, linfomas, uso de corticosteroides e imunossupressores). Na caxumba, a púrpura trombocitopênica é também rara, sendo bom o prognóstico.

Doenças bacterianas

A leptospirose pode cursar com manifestações de gravidade em que se incluem as hemorragias, especialmente na conjuntiva, epistaxe, gengivorragia, hematúria; petéquias e equimoses ocorrem em menos de 10% dos casos. Na escarlatina, raramente o exantema assume um caráter petequial, quase sempre nas formas hipertóxicas. Na difteria, também nas formas graves, podem surgir manifestações hemorrágicas diversas, inclusive petéquias e equimoses em decorrência da capilarite tóxica. Na sífilis secundária é extremamente rara a ocorrência de exantema purpúrico, do mesmo modo que na tuberculose miliar. Na coqueluche, hemorragias nas conjuntivas e petéquias na face podem resultar da estase venosa produzida pelos acessos de tosse. Na febre por mordedura de rato, tanto na causada pelo *Streptobacillus moniliformis* como na causada pelo *Spirillum minus*, é frequente o surgimento de um exantema maculopapular que pode assumir um aspecto purpúrico. Também a infecção por *Helicobacter pylori* pode se acompanhar de púrpura trombocitopênica.

432

Exantemas Purpúricos

Doenças por protozoários e helmintos

Na toxoplasmose adquirida, o exantema (quando presente) pode ser de natureza purpúrica decorrente de capilarite por complexos imunes. Também na malária grave por *Plasmodium falciparum* podem ocorrer fenômenos vasculares inflamatórios e isquêmicos com manifestações hemorrágicas mais intensas em nível visceral, sendo raras na pele e mucosas. Na esquistossomose aguda podem ocorrer fenômenos de hipersensibilidade, com urticária, sendo raro o encontro de petéquias, as quais são ainda mais raras em outras helmintíases agudas.

Diagnóstico

Sendo a púrpura um padrão reacional comum a várias doenças, para o diagnóstico são fundamentais uma história clínica cuidadosamente colhida, a valorização de dados epidemiológicos, a realização de um exame físico cuidadoso e provas laboratoriais que orientarão quanto à etiologia da infecção e sobre o estado de resistência globular, a integridade vascular, o número e a função das plaquetas e as alterações dos fatores da coagulação.

Na anamnese é importante saber se o distúrbio hemorrágico surgiu após o quadro clínico atual, após ingestão ou uso de substâncias/medicamentos, ou se já ocorrera em ocasiões anteriores. Deve-se investigar se há história familiar ou casos entre pessoas conhecidas.

No exame físico, além dos elementos essenciais ao diagnóstico da infecção, devem ser avaliadas a localização e a extensão da púrpura, a morfologia das lesões cutâneas e mucosas e a ocorrência de outras manifestações hemorrágicas. Nas púrpuras decorrentes de vascularite e/ou de trombocitopenia predominam petéquias e equimoses, enquanto nas coagulopatias inexistem petéquias e o quadro é dominado por hematomas. Abundância de lesões mucosas graves sugere leucose ou trombocitopenia idiopática ou hepatopatia cirrótica.

O estudo laboratorial exige metodologia cada vez mais complexa. Dentre as provas realizadas mais frequentemente na prática médica se situam:

a) **Prova de resistência capilar** – Dá-se pelo método de Rumpel-Leede (prova de estase com laço ou com esfigmomanômetro) e prova de sucção com o angiosterômetro de Parrot. A positividade dessas provas, traduzida pelo aparecimento de petéquias, ocorre na trombocitopenia e em algumas diáteses hemorrágicas angiopáticas. Nas coagulopatias ambas as provas dão resultados negativos.

b) **Tempo de sangramento** – Dá-se pelos métodos de Duke (incisão de 5mm no lóbulo da orelha e com tempo de sangramento normal de até 5 minutos) e de Ivy (incisão de 2mm no antebraço mantendo o esfigmomanômetro a 40mmHg no braço e com tempo de sangramento normal de 8 a 12 minutos). O tempo de sangramento prolongado ocorre na trombocitopenia, nas doenças acompanhadas de vascularites (pode ser normal), nas coagulopatias e na hemofilia, onde pode ocorrer sangramento secundário.

Exantemas Purpúricos

c) Tempo de coagulação – Dá-se pela técnica clássica de *Lee-White*, em que o tempo normal é inferior a 11 minutos. Nas trombocitopenias e nas vascularites, o tempo é normal; aumento normal é indicativo de coagulopatia.

d) Contagem de plaquetas – Demonstrará a plaquetopenia, devendo-se ter o cuidado de se coletar o sangue em seringas e tubos próprios.

e) Tempo de protrombina e teste de tromboplastina parcial (PTT) – As alterações são indicativas da falta ou consumo de fatores da coagulação.

f) Punção e biópsia medular – O estudo realizado pelo hematologista poderá fornecer indicações sobre os fatores envolvidos na púrpura ou estabelecer o diagnóstico de doenças hematológicas.

g) Outros exames – Retração do coágulo, tempo de trombina, dosagem de fibrinogênio, provas de fibrinólise, eletroforese de proteínas séricas.

Tratamento

Nas púrpuras decorrentes de processos infecciosos, são fundamentais o afastamento da(s) causa(s) e o tratamento da doença de base, por meio de antibióticos e/ou quimioterápicos específicos, quando indicados. Nas vascularites, o processo costuma ser limitado pela regressão da causa infecciosa, o mesmo ocorrendo nas trombocitopenias virais. Contudo, poderá ser necessário o emprego de transfusões sanguíneas, de papa de hemácias, de concentrado de plaquetas ou de fatores da coagulação ou plasma anti-hemofílico, sendo desejável o acompanhamento pelo hematologista, sobretudo nos casos de maior gravidade.

Bibliografia

Alanis A, Weinstein AJ. Adverse Reactions Associated with the Use of Oral Penicillins and Cephalosporins. Med Clin North Am, 1983; 67:113-29.

Boehlen F, Balavoine JF, de Moerloose P. Severe Thrombocytopenic Purpura due to Rubella Infection in a Patient with Systemic Lupus Erythematosus. Lupus 2003; 12:144-6.

Braunwald E, Fauci AS, Kasper DL et al. Medicina Interna de Harrison. Ed. McGraw-Hill/Artmed. 18ª ed. Vol. I/II. 2013.

Carneiro RD, Couto AA, Gonçalves AJR. Endocardite Infecciosa. Rio de Janeiro: Atheneu, 1983.

Carter L. Platelet Levels in Infectious Mononucleosis. Blood, 1965; 25:817-21.

Castro A. Púrpuras – Considerações Fisiopatológicas, Clínicas e Conduta Terapêutica. J Bras Med, 1963; 7:715.

Charkes ND. Purpuric Chickenpox. Ann Int Med, 1961; 54:745-59.

Childers BJ, Cobanov B. Acute Infectious Purpura Fulminans: A 15-year Retrospective Review of 28 Consecutive Cases. Am Surg, 2003; 69:86-90.

Christian CL, Sergent JS. Vasculitis Syndromes: Clinical and Experimental Models. Am J Med, 1976; 61:385-92.

Espinoza C, Kuhn C. Viral Infection of Megakaryocytes in Varicella Purpura. Am J Clin Pathol, 1974; 61:203-8.

Farreras P, Rozman C. Medicina Interna. 9ª ed. Barcelona: Marin, 1978.

Graham DY, Brown CH, Benrey JL et al. Thrombocytopenia – A Complication of Mumps. JAMA, 1974; 227:1.162-4.

Handsfield HH, Wiesner PJ, Holmes KK. Treatment of the Gonococcal Arthritis–Dermatitis Syndrome. Ann Int Med, 1976; 84:661-7.

Mackel SE. Treatment of Vasculitis. Med Clin North Am, 1982; 66:941-54.

Mandell GL Bennett J, Dolin R. Principles and Practice of Infectious Diseases. Churchill Livingstone, 2000; I e II.

Myllylla G, Vaheri A, Vesikari T et al. Interaction Between Human Blood Platelets, Viruses and Antibodies. IV – Postrubella Thrombocytopenic Purpura and Platelet Aggregation by Rubella Antigen Antibody Interaction. Clin Exp Immunol, 1969; 4:323-32.

Nakajima H, Takaji H, Yamazakiy et al. Immune Thrombo Cytopenic Purpura in Patients with Hepatitis C Virus Infection. Hepatogastroenterology 2005; 52:1197-200.

Neefjes VM, Heijboer H, Tamminga RY. H. pylori infection in childhood chronic immune thrombocytopenic purpura. Haematologica, 2007; 92:576.

Neves J. Diagnóstico e Terapêutica das Doenças Infecciosas e Parasitárias 2ª ed. Rio de Janeiro: Guanabara Koogan, 1983.

Ozsoylu S, Kanra G, Savaş G. Thrombocytopenic Purpura Related to Rubella Infection. Pediatrics. 1978; 62:567-9.

Paola D. Mecanismos Básicos de Doenças. Rio de Janeiro: Atheneu, 1977.

Sahud MA, Bachelor MM. Cytomegalovirus-induced thrombocytopenia. Arch Intern Med, 1978; 138:1573-5.

Shattuck GC. Diseases of the Tropics. New York: Appleton Century Crofts, 1951.

Takechi T, Unemoto J, Ishihara M et al. Idiopathic Thrombocytopenic Purpura Associated with Helicobacter Pylori Infection. Pediatr Int 2006; 48:76-8.

Tavares W, Dias M, Barros IM et al. Púrpura Trombocitopênica por Caxumba. Arq Bras Med, 1984; 58:213-6.

Veronesi R. Doenças Infecciosas e Parasitárias. 7ª ed. Rio de Janeiro: Guanabara Koogan, 1982.

Wintrobe MM. Hematologia Clínica. 4ª ed. Buenos Aires: Inter-Médica, 1979.

5. FEBRE
Diagnóstico Diferencial

Renato Satovschi Grinbaum
Sylvia Lemos Hinrichsen

Febre ou pirexia é a elevação da temperatura do corpo humano acima dos limites considerados normais (36ºC a 37,4ºC) encontrados em cerca de 95% da população sadia (Quadro 5.1). A febre não é doença, mas sintoma que representa um papel de defesa orgânica.

Geralmente ocorre em resposta a substâncias pirogênicas (interleucinas 1 a 6) secretadas pelos macrófagos como resposta inflamatória em uma ação para que liberem prostaglandinas que irão agir no centro termorregulador, o hipotálamo anterior, reconfigurando o *set point* da termorregulação para uma temperatura mais alta, e, ao fazê-lo, evoca os mecanismos de aumento de temperatura do corpo, levando-o a aumentar a temperatura em níveis acima do normal (níveis homeostásicos).

A febre pode ser causada por diversos fatores, como infecções, sequela de lesão tecidual, inflamação, rejeição a enxerto e processo maligno, entre outros.

São causas não infecciosas de febre: transfusões sanguíneas incompatíveis e doenças reumáticas e autoimunes.

Pacientes graves internados em unidades de terapia intensiva (UTI) apresentam várias causas de febre, não só por suas doenças de base, mas também por infecções relacionadas à assistência à saúde (IRAS).

Quadro 5.1. Valores normais de temperatura

Temperatura axilar: 35,5°C a 37°C, com média de 36°C a 36,5°C
Temperatura bucal: 36°C a 37,4°C
Temperatura retal:* 36°C a 37,5°C, isto é, 0,5°C maior do que a axilar

*A temperatura retal maior do que a axilar em valores acima de 1°C é indicativa de processo inflamatório abdominal baixo ou pélvico.

ROTEIRO DIAGNÓSTICO NA FEBRE DE ORIGEM OBSCURA (FOO)

Define-se como *febre de origem obscura* qualquer tipo de febre com duração superior a 21 dias sem sinais ou sintomas de localização, com exames complementares de rotina inconcludentes. Várias são as causas:

- **Causas bacterianas:** tuberculose (TB) (miliar, peritoneal, retroperitoneal, espondilite tuberculosa), febre tifoide, endocardite, abscesso hepático/esplênico, colecistite crônica, brucelose, sífilis, outras.

436 Febre

- **Causas protozooses:** calazar, toxoplasmose, outras (menos comuns).
- **Causas fúngicas:** blastomicose (retroperitoneal), histoplasmose.
- **Causas virais:** mononucleose (Epstein-Barr), citomegalovírus (CMV).
- **Colagenoses.**
- **Neoplasias (20%):** cânceres de fígado, colo, vesícula, estômago, rim, pâncreas, retroperitoneal, outros.
- **Miscelânea (20%):** cirrose hepática (álcool, vírus B e C), hipertireoidismo, sarcoidose, retocolite ulcerativa, litíase do colédoco com infecção, doença granulomatosa.
- **Outras causas/causas não diagnosticadas (5%):** psicogênica, periódica.

No roteiro diagnóstico são importantes:

- Obter curva térmica de preferência a cada 4 horas, respeitando o sono.
- Solicitar e monitorar exames: hemograma, VHS, PCR (tem prognóstico de evolução), creatinina, sumário de urina, enzimas hepáticas (TGO/TGP), PPD--intradermorreação (se negativo, não afasta TB), hemoculturas, raios X, ultrassonografia/tomografia computadorizada (USG/TC), provas de colágeno, antiestreptolisina O (ASO), alfaglicoproteínas ácidas, VDRL, sorologias para citomegalovírus (CMV), Epstein-Barr (EB), toxoplasmose (IgM), além do vírus das hepatites B e C e vírus A (IgM) e *Brucella/Listeria*.
- Incluir: marcadores tumorais, colonoscopia (se possível), eletroforese das proteínas, ecocardiograma transesofágico.
- Iniciar prova terapêutica empírica, quando esgotada investigação:
  - PPD único dado positivo (>15mm).
  - Esquema tríplice por 1 mês; se não houver cessado a febre, não é TB.
  - Quando houver forte suspeita para endocardite bacteriana, com três culturas negativas (repetidas), pode-se iniciar teste terapêutico com penicilina cristalina por 10 dias; se não houver resposta, descartar essa hipótese diagnóstica.

CAUSAS DE FEBRES PROLONGADAS DE NATUREZA INFECCIOSA/NÃO INFECCIOSA

- **Infecções virais:** mononucleose infecciosa (pelo vírus Epstein-Barr), que em 3% dos paciente pode prolongar-se por mais de 1 mês, síndrome da imunodeficiência adquirida (AIDS), pneumonias virais, CMV, exantemas virais (rubéola, sarampo, varicela, infecção primária por HIV).
- **Outras infecções:** endocardite infecciosa (EI), leptospirose, *Mycoplasma pneumoniae*, *Chlamydias*, *Rickettsias* (febre botonosa mediterrânea, tifo murino, febre Q), doença dos legionários, tuberculose, listeriose, infecções entéricas (*Salmonella typhi*), hanseníase, gonococcemia e meningococcemia, sífilis secundária, brucelose, infecções fúngicas (histoplasmose, blastomicose sul-americana, criptococose), infecções bacterianas abscedadas e não abscedadas (pericardite, colangite, osteo-

Febre

mielite, pielonefrite, anexite, diverticulite, otite, sinusiste, infecções dentárias), infecções por protozoários (malária, doença de Chagas, toxoplasmose, *Pneumocystis jirovecii*), infecções helmínticas (estrongiloidíase, filarioses, esquistossomose), exantema por elaboração de toxinas microbianas (choque tóxico estreptocócico), necrose tóxica epidérmica (síndrome da pele escaldada ou Ritter Von Rittersheim).

* **Causas neoplásicas:** linfomas, hepatomas, hipernefromas, câncer de pâncreas ou intestino.
* **Causas inflamatórias/doenças do colágeno:** arterite de células gigantes (especialmente em idosos), polimialgia reumática, poliarterite nodosa, artrite reumatoide, doenças granulomatosas (sarcoidose), doença de Crohn do intestino.
* **Causadas por medicamentos/drogas:** penicilinas, cefalotina, cefaloridina, novobiocina, isoniazida; anfotericina B, sulfonamidas, anti-histamínicos, barbitúricos, cocaína e derivados, atropina, difenil-hidantoína, metildopa, procainamida, quinidina, cumarínicos, iodados, mercuriais.

São causas infecciosas de febre em unidade de terapia intensiva (UTI)

• **Infecção da corrente sanguínea**	• **Infecção urinária**
– Infecção relacionada ao cateter	
– Bacteriemia primária *(são as duas fontes mais frequentemente associadas)*	• **Infecção do sítio cirúrgico**
	– Infecções profundas ou específicas
– Endocardite	– Infecções superficiais em geral não
– Tromboflebite séptica	associadas à febre
• **Infecção respiratória**	• **Diarreia**
– Pneumonia	– Diarreia causada pelo *Clostridium difficile*
– Sinusite	• **Úlcera de pressão infectada**
– Empiema pleural	

São causas não infecciosas de febre em UTI

Abstinência	Hemorragia subaracnóidea
Febre pós-operatória (48 horas)	Embolia pulmonar
Febre pós-transfusão	Trombose venosa profunda
Febre medicamentosa	Embolia gordurosa
Acidente vascular cerebral	Rejeição ao transplante
Insuficiência suprarrenal	Gota/pseudogota
Pancreatite	Hematoma
Infarto do miocárdio	Cirrose (sem peritonite)
Colecistite acalculosa	Sangramento digestivo
Intestino isquêmico	Flebite/tromboflebite
Pneumonite aspirativa	Insuficiência cardíaca
Síndrome da angústia respiratória do adulto (tanto na fase aguda como na tardia fibroproliferativa)	Neoplasia
	Reação a contraste
	Úlcera de pressão

INVESTIGAÇÃO DE FEBRE EM PACIENTES EM UTI

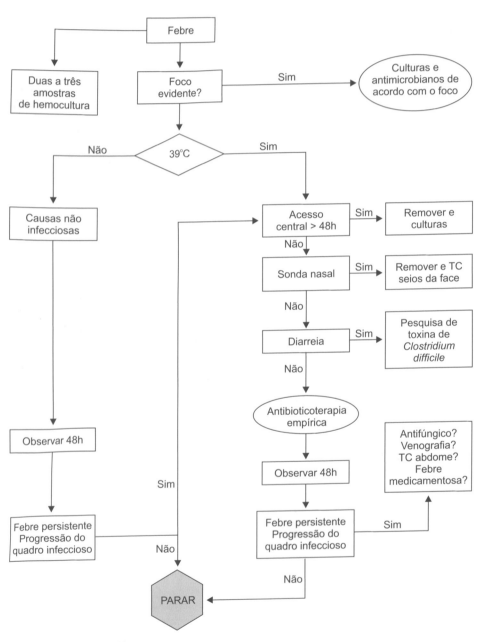

Marik PE. Chest, 2000; 855:69.

Diagnóstico de febre por pneumonia associada a ventilação mecânica em UTI – Escore clínico

Parâmetro	Pontos		
	0	1	2
Temperatura	< 37,5°C	37,5 a 38,9°C	> 38,9°C
Leucócitos	4.000 a 11.000	< 4.000 > 11.000	> 50% formas jovens
Secreção traqueal	Ausente	Não purulenta	Purulenta
Infiltrado radiológico	Ausente	Intersticial ou difuso	Lobar
Progressão do infiltrado	Não		Sim
Cultura	Negativa Contagem baixa	Contagem moderada	Mesmo organismo que no Gram

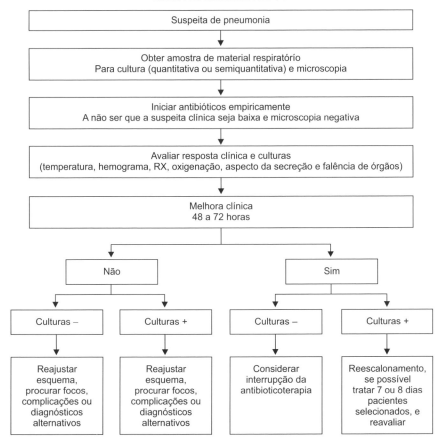

Guidelines for the Management of Adults with Hospital-acquired, Ventilator-associated, and Healthcare-associated Pneumonia. Am Respir Crit Care Med, 2005; 171:388-416.

Febre e infecção relacionada à infusão

Fonte	Patógenos
Água destilada	*Pseudomonas cepacia* e *Acinetobacter* spp.
Solução glicosada	*Klebsiella* spp.
Solução de Ringer + lactato	*Pseudomonas aeruginosa* *Enterobacter* spp. *Serratia* spp.
Soro fisiológico	Diversas bactérias *Candida* spp.
Aminoácidos a 25%	Crescimento lento de *Candida* spp..
Lipídios a 10%	Quaisquer bactérias ou fungos, inclusive *Malassezia furfur*
Sangue e hemoderivados	*Yersinia* spp, *Enterobacter* spp., *Pseudomonas fluorescens* Estafilococos

FEBRE E INFECÇÃO DO TRATO URINÁRIO

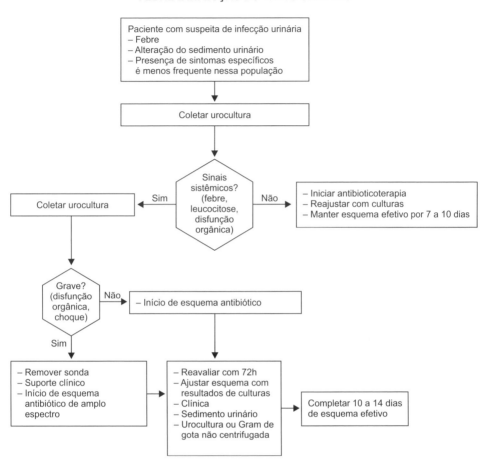

FEBRE E CANDIDÚRIA

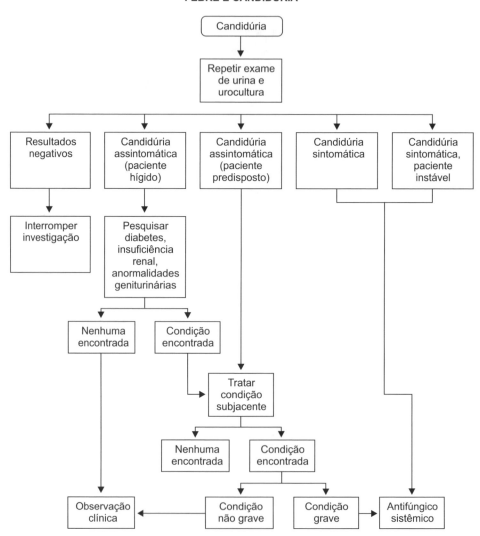

Fisher. Current Infectious Disease Reports. 2000; 2:523-30.

Bibliografia

Abdelkefi A, Achour W, Ben Othman T et al. Difference in Time to Positivity is Useful for the Diagnosis of Catheter-related Bloodstream Infection in Hematopoietic Stem Cell Transplant Recipients. Bone Marrow Transplant 2005; 35(4):397-401.

Chen WT, Liu TM, Wu SH, Tan TD, Tseng HC, Shih CC. Improving Diagnosis of Central Venous Catheter-related Bloodstream Infection by Using Differential Time to positivity as a Hospital-wide Approach at a Cancer Hospital. J Infect 2009; 59(5):317-23.

Cicalini S, Palmieri F, Noto P, Boumis E, Petrosillo N. Diagnosis of intravascular Catheter-related Infection. J Vasc Acess 2002; 3(3):114-9.

Claridge JA, Golob JF Jr., Leukhardt WH et al. The "Fever Workup" and Respiratoty Culture Pratctice in Critically III Trauma Patients. J Crit Care; 25(3):493-500.

Dionigi R, Dionigi G, Rovera F, Boni L. Postoperative Fever. Sur Infect (Larchmt) 2006; 7 Suppl 2:S17-20.

Ferguson A. Evaluation and Treatment of Fever in Intensive Care Unit Patients. Crit Care Nurs Q 2007; 30(4):347-63.

Goede MR, Coopersmith CM. Catheter-related Bloodstream Infection. Surg Clin North Am 2009; 89(2):463-74.

Hanna R, Raad II. Diagnosis of Catheter-related Bloodstream Infection. Curr Infect Dis Rep 2005; 7(6):423-9.

Hinrichsen SL. DIP. Doenças Infecciosas e Parasitárias. Rio de Janeiro. Guanabara Koogan/Medsi. 2005.

Hinrichsen SL. Qualidade e Segurança do Paciente. Gestão de Riscos. 1 ed. Rio de Janeiro: Medbook. 2012.

Jones CA. Central Venous Cateter Infection in Adults in Acute Hospital Setting. Br J Nurs 2006; 15(7):362, 364-8.

Jorda Marcos R, Torres Marti A, Ariza Cardenal FJ, Alvarez Lerma F, Barcenilla Gaite F. Recommendations for the Treatment of Severe In-hospital Pneumonia. Spanish Society of Critical, Coronary, and Intensive Medicine. Spanish Society for Respiratory Tract Pathology. Spanish Society of Infectious Diseases and Clinical Microbiology. Enferm Infecc Microbiol Clin 2004; 22(8):471-85.

Laupland KB, Shahpori R, Kirkpatric AW, Ross T, Gregson DB, Stelfox HT. Occurrence and Outcome of Fever in Critically III Adults. Crit Care Med 2008; 36(5):1531-5.

Laupland KB. Fever in the Critically III Medical Patient. Crit Care Med. 2009; 37(7 Suppl):S273-8.

Lauzier F, Ruest A, Cook D et al. The Value of Pretest Probability and Modified Clinical Pulmonary Infection Score to Diagnose Ventilator-associated Pneumonia. J Crit Care 2008; 23(1):50-7.

Macambira RP, Thüler LCS, Joia PFF. Febre Prolongada de Origem Obscura. Abordagem Prática. Rio de Janeiro: Atheneu 1989.

Marik PE. Fever in the ICU. Chest. 2000; 117(3):855-69.

O'Grady NP, Barie PS, Bartlett JG et al. Guidelines for Evaluation of New Fever in Critically III Adult Patients: 2008 Update from the American College of Critical Care Medicine and the Infectious Diseases Society of American College of Critical Care Medicine and the Infectious Diseases Society of America. Crit Care Med 2008; 36(4):1330-49.

Pile JC. Evaluating Postoperative Fever: A Focused Approach. Cleve Clin J Med 2006; 73 Suppl 1:S62-6.

Rijnders BJ, Verwaest C, Peetermans WE et al. Difference in Time to Positivity of Hub-blood Versus Nonhub-blood Cultures is not Useful for the Diagnosis of Catheter-related Bloodstream Infection in Critically III Patients. Crit Care Med 2001; 29(7):1399-403.

Singh N, Rogers P, Atwood CW. Short-course Empiric Antibiotic Therapy for Patients with Pulmonary Infiltrates in the Intensive Care Unit: a Proposed for Indiscriminate Antibiotic Prescription. An J Respir Crit Care Med 2000; 162:505-11.

Worth LJ, Brett J, Bull AL, McBryde ES, Russo PL, Richards MJ. Impact of Revisisng the National Nosocomial Infection Surveillance System Definition for Catheter-related Bloodstream Infection in ICU: Reproducibility of the National Healthcare Safety Network Case Definition in an Australian Cohort of Infection Control Professionals. Am J Infect Control 2009; 37(8):643-8.

6. INFECÇÕES DA CORRENTE SANGUÍNEA
Diagnóstico Diferencial

Sylvia Lemos Hinrichsen
Maria Tereza de Freitas Tenório

As infecções da corrente sanguínea (ICS) apresentaram aumento significativo na sua incidência, nos últimos anos, em virtude do aprimoramento das técnicas diagnósticas e terapêuticas, aliado ao consequente aumento da sobrevida dos pacientes criticamente enfermos.

Os pacientes idosos, imunocomprometidos, diabéticos, portadores de insuficiência renal dialítica, alcoólatras e internados em unidades de terapia intensiva (UTI) são os principais grupos de risco para o desenvolvimento dessas infecções.

Estima-se que, a cada ano, pelo menos 250 mil pacientes internados nos hospitais americanos desenvolvam uma infecção hematogênica.

O resultado dessa complicação, além dos custos, é o aumento do tempo de permanência hospitalar, em média de 7 dias, podendo chegar aos 24 dias, quando os pacientes acometidos estão internados em UTI.

A letalidade é sempre elevada e pode variar de 12% a 81%, dependendo da gravidade da população acometida. Estima-se que para uma média de 27% de letalidade atribuída, a ICS poderá ser responsável por mais de 62.500 mortes nos hospitais americanos, anualmente.

No Brasil, a situação não é diferente, sendo provavelmente mais grave em algumas instituições.

O diagnóstico diferencial precoce das diversas manifestações clínicas relacionadas a essa infecção poderá trazer os benefícios necessários para melhorar o desfecho das ICS.

DIFERENTES MANIFESTAÇÕES CLÍNICAS DAS INFECÇÕES DA CORRENTE SANGUÍNEA

Bacteriemias e fungemias

São termos essencialmente microbiológicos, podendo ou não estar relacionados a sintomas clínicos de infecção. A decisão sobre a instituição, ou não, de antibioticoterapia dependerá da duração e da evolução clínica do paciente. Caracterizam-se pela presença de bactérias ou de fungos (geralmente *Candida* spp.) na corrente sanguínea, identificados por meio de métodos laboratoriais manuais ou automatizados. Resultam da falha do hospedeiro em conter o agente infeccioso, permitindo a invasão do micro-organismo na circulação.

Infecções da Corrente Sanguínea

Principais características das bacteriemias e fungemias quanto à fisiopatogenia

Sob o ponto de vista fisiopatogênico, as bacteriemias podem ser consideradas transitórias, intermitentes ou contínuas:

- **Bacteriemia transitória:** pode surgir de atividades simples, como escovação dentária ou mastigação, resultar da manipulação de tecidos colonizados ou infectados durante a realização de procedimentos invasivos, como endoscopia e extração dentária, ou ainda decorrer de infecções localizadas em outros sítios, como: meningite, pneumonia e endocardite.
- **Bacteriemia intermitente:** Relaciona-se a uma fonte de infecção extravascular, principalmente osteomielite, artrite piogênica e abscessos.
- **Bacteriemia contínua:** resulta de foco intravascular, especialmente aneurismas infectados, cateteres ou fístulas arteriovenosas e endocardite.

Principais características das bacteriemias e fungemias quanto à origem do foco infeccioso

As bacteriemias podem ainda ser classificadas de acordo com a sua origem, em primárias ou secundárias, com base na identificação do foco infeccioso:

- **Bacteriemias primárias:** ocorrem em pacientes sem focos infecciosos aparentes, exceto o próprio sistema vascular. Relacionam-se principalmente ao acesso vascular ou ao uso de soluções endovenosas contaminadas, sendo, portanto, definidas como infecções relacionadas à assistência, podendo o paciente estar hospitalizado ou submetido a cuidados domiciliares.
- **Bacteriemias secundárias:** são decorrentes de uma infecção documentada pelo mesmo micro-organismo em outra topografia, sendo mais frequente o trato geniturinário (25% dos casos), seguido pelo trato respiratório (20%), partes moles (10%), ferida cirúrgica (10%) e o trato biliar (10%). Em 25% dos casos a origem é indefinida.

Estudos revelam que a origem das bacteriemias ou das fungemias não pode ser identificada em cerca de um quarto a um terço dos casos. São entendidas como extensão ou complicação de processo infeccioso preexistente, não sendo, portanto, classificadas como nosocomiais. As infecções como meningites cursam com bacteriemia em 50% a 80% dos casos, com pneumonias entre 5% e 30%, artrites piogênicas entre 20% e 70% e osteomielites entre 30% e 50% dos casos.

A presença de estruturas fúngicas na corrente sanguínea obedece à mesma classificação das bacteriemias e são denominadas fungemias ou, mais especificamente, candidemias.

Pseudobacteriemias

Podem ser responsáveis por mais de 50% das hemoculturas positivas. A causa mais comum de pseudobacteriemia é a assepsia inadequada durante a coleta do sangue, sendo, portanto, passível de prevenção.

446　　　　　　　　　　　　　　　　　　　　　　　　　Infecções da Corrente Sanguínea

Os micro-organismos mais comumente relacionados a essa quebra de técnica são os estafilococos coagulase-negativos (ECN), considerados contaminantes, apesar de estudos recentes demonstrarem que em algumas situações uma única cultura positiva para esses patógenos pode estar relacionada com relevantes episódios de infecções da corrente sanguínea, quando existe correlação com a clínica.

Sepse

Em 1987, o National Nosocomial Infections Surveillance System (NNISS) introduziu a classificação das infecções da corrente sanguínea nos hospitais americanos, estratificando-as em sepse clínica e laboratorialmente confirmada. Desde então, sepse laboratorialmente confirmada foi responsável por 95% de todas as infecções da corrente sanguínea reportadas pelo Centers for Disease Control and Prevention (CDC).

Para uniformização dos conceitos e estabelecimento do diagnóstico diferencial entre as diversas apresentações clínicas do quadro evolutivo da sepse, os quais resultam em diferentes abordagens terapêuticas, o American College of Physicians e a Society of Critical Care Medicine elaboraram, em 1991, um consenso para definições da sepse e suas variações clínicas (Quadro 6.1).

Em 2003, uma nova Conferência Internacional sobre Definição de Sepse manteve as definições propostas pelo consenso anterior, porém ampliou a lista de possíveis sinais clínicos e laboratoriais da sepse, subdivididas em cinco variáveis: gerais, inflamatórias, hemodinâmicas, disfunção de órgãos e perfusão tecidual.

Quadro 6.1. Definições da sepse e variações clínicas

Sepse: caracteriza-se pela presença da síndrome de resposta inflamatória sistêmica (SRIS), resultante de um processo infeccioso. A SRIS é definida por pelo menos dois dos seguintes sinais: temperatura acima de 38°C (hipertermia) ou menor do que 36°C (hipotermia); frequência cardíaca acima de 90/min (taquicardia); frequência respiratória acima de 20/min ou $PaCO_2$ menor do que 32mmHg; contagem de leucócitos acima de 12.000/mm³ ou menor do que 4.000/mm³ ou com mais de 10% de formas imaturas

Choque séptico: é a sepse associada a disfunção orgânica, anormalidade na perfusão e hipotensão que não reverte após a administração rápida de fluidos por via parenteral, exigindo o uso de agentes vasoativos

Síndrome da disfunção de múltiplos órgãos: definida como sepse grave, caracteriza-se pela presença de alterações na função de um ou mais órgãos de paciente agudamente enfermo, de modo que a homeostase não possa ser mantida sem intervenção terapêutica

EPIDEMIOLOGIA

O real impacto das ICS e o estudo comparativo dos dados fornecidos pelos levantamentos epidemiológicos ainda são pouco conhecidos, em virtude da diversidade dos conceitos e definições dessa patologia, o que dificulta o diagnóstico diferencial entre suas várias manifestações clínicas e diversas outras doenças febris de origem infecciosa e não infecciosa.

A sepse pode apresentar distintas situações clínicas dentro do aspectro evolutivo da mesma condição fisiopatológica. A padronização da conduta clínica adequada e o prognóstico do paciente acometido também ficam seriamente comprometidos na ausência da uniformização destes conceitos (Quadro 6.2).

A taxa de ocorrência de sepse grave pode variar de 0,26%, quando em pacientes de enfermaria, a 27%, quando em pacientes de UTI, com a taxa de mortalidade relacionada à sepse em torno de 30%.

PREVENÇÃO DE INFECÇÕES DA CORRENTE SANGUÍNEA/SEPSE

No sentido de estabelecer medidas que sistematizem intervenções que melhorem a segurança do paciente, o Institute of Healthcare Improvement (IHI) vem introduzindo o conceito de *bundle* (pacote de medidas) como uma iniciativa de melhoria assistencial.

Um *bundle*, forma estruturada de melhorar os processos e os resultados dos cuidados ao paciente, é um conjunto pequeno e simples de práticas com base em evidências (em geral 3 a 5) que, quando executadas coletivamente, de maneira uniforme e de forma confiável, melhora os resultados para os pacientes.

Para que os resultados desses *bundles* sejam obtidos e tenham consistência é fundamental o envolvimento das equipes multidisciplinares para que seja possível mudar e reduzir os riscos oriundos das práticas assistenciais e dos sinais de gravidade do paciente.

Na prevenção de processos infecciosos/sepse é fundamental que manter-se alerta às possíveis causas de infecções, incluindo os sítios de entrada e as medidas preventivas que possam ser implantadas e sistematizadas no sentido de evitar a infecção (Quadros 6.3 e 6.4).

448   Infecções da Corrente Sanguínea

Quadro 6.2. Critérios para identificação de processo infeccioso e determinação da topografia das infecções em adultos e crianças com mais de 28 dias de vida

SEPSE PRIMÁRIA LABORATORIAL

DIAGNÓSTICO: caracteriza-se pela presença do critério principal A ou um critério principal B + um secundário

CRITÉRIOS PRINCIPAIS	CRITÉRIOS SECUNDÁRIOS
A. Hemocultura positiva para germe não contaminante, não relacionado a foco infeccioso definido. Exceção feita à presença de cateteres ou dispositivos intravasculares B.1. Paciente > 12 meses com temperatura axilar > 38°C ou calafrio ou hipotensão B.2. Paciente ≤ 12 meses com temperatura axilar > 38°C ou < 36°C ou apneia ou bradicardia ou hipotensão	Realizadas em momentos diferentes, duas hemoculturas positivas para germes da flora cutânea (*Difteroides, Bacillus* spp., *Propionibacterium* spp., estafilococo coagulase-negativo, micrococo), em foco provável Uma hemocultura positiva para germe de pele em pacientes com cateter vascular no qual é instituída a terapêutica

SEPSE PRIMÁRIA CLÍNICA

DIAGNÓSTICO: caracteriza-se pela presença de um critério principal + três secundários

CRITÉRIOS PRINCIPAIS	CRITÉRIOS SECUNDÁRIOS
Paciente > 12 meses com pelo menos um dos sintomas ou sinais a seguir, sem causa definida: temperatura axilar > 38°C, hipotensão (pressão sistólica ≤ 90mmHg) ou oligúria Paciente ≤ 12 meses que apresente pelo menos um dos sintomas ou sinais a seguir, sem causa definida: temperatura axilar > 38°C ou < 36°C ou bradicardia	Cultura não realizada ou negativa Sem foco infeccioso aparente Instituída a terapêutica para a sepse

SEPSE RELACIONADA AO CATETER

DIAGNÓSTICO: caracteriza-se pela presença de um critério principal + dois secundários

CRITÉRIOS PRINCIPAIS	CRITÉRIOS SECUNDÁRIOS
>12 meses: febre, dor, eritema ou calor no sítio vascular ≤ 12 meses: febre, hipotermia, apneia ou letargia	Cultura semiquantitativa dos 5cm distais do cateter com mais de 15 unidades formadoras de colônias (UFC) Hemocultura não realizada ou negativa ou o mesmo germe isolado no sangue e no cateter

Infecções da Corrente Sanguínea

Quadro 6.3. Pacote de medidas (*bundles*) para evitar sepse

Na sepse, o foco deve estar no diagnóstico precoce e na padronização de medidas terapêuticas, objetivando redução da mortalidade por meio de:

1 – Pacote de 6 horas:
   a) obter lactato arterial
   b) coleta de hemoculturas
   c) antibioticoterapia endovenosa em até 1 hora da identificação da sepse e após a coleta de hemoculturas
   d) reanimação guiada por metas e identificação do foco infeccioso e planejamento de medidas de controle, se indicado

2 – Pacote de 24 horas:
   a) corticoide para pacientes com hipotensão refratária à reposição de cristaloides e noradrenalina
   b) controle glicêmico, utilizando protocolos de insulinoterapia
   c) ventilação mecânica com estratégia protetora

Disponível em: http://www.sepsisnet.org/Pages/Home.aspx.

Quadro 6.4. Pacote de medidas (*bundles*) para evitar processos infecciosos relacionados à assistência (IRAS)*

Bundle – **Pacote de medidas para prevenir:**
Controle de infecção associada a cateter venoso central (CVC):
• Higienização das mãos
• Seleção do melhor local para passagem do CVC
• Revisão diária da necessidade de permanência do CVC
• Implantar cateter guiado por ultrassonografia

Bundle – **Pacote de medidas para prevenir:**
Infecção por *Staphylococcus aureus* resistente à meticilina (MRSA)
• Higienização das mãos
• Descontaminação do ambiente e equipamentos
• Vigilância ativa
• Precauções de contato para pacientes colonizados e infectados
• *Bundle* de cateter central e *bundle* de ventilação mecânica (PAV)

Bundle – **Pacote de medidas para prevenir:**
Pneumonia associada à ventilação mecânica (PAV)
• Elevar a cabeceira da cama entre 30 e 45º
• Interrupção diária da sedação e avaliação diária das condições de extubação
• Profilaxia de úlcera péptica (úlcera de estresse)
• Profilaxia de tromboembolismo venoso (TEV), a menos que contraindicado

---

*Hinrichsen SL. 2012; Institute of Healthcare Improvement (IHI).

(*continua*)

450 Infecções da Corrente Sanguínea

Quadro 6.4. Pacote de medidas (*bundles*) para evitar processos infecciosos relacionados à assistência (IRAS) (*continuação*)

***Bundle* – Pacote de medidas para prevenir:**
Infecção de sítio cirúrgico (ISC)
• Uso adequado de antibióticos profiláticos – 60 minutos antes da incisão
• Tricotomia adequada (uso de clipadores em vez de lâminas para remoção de pelos antes da cirurigia)
• Controle glicêmico (6h da manhã) para pacientes em pós-operatório de cirurgia cardíaca
• Manutenção da normotermia em pós-operatório imediato de pacientes submetidos a cirurgia colorretal
***Bundles* – Pacote de medidas para prevenir:**
Infecção do trato urinário (ITU)
• Inserção e manutenção asséptica do cateter
• Remoção precoce do cateter – colocar lembretes
• Ultrassonografia da bexiga – pode evitar cateterização vesical
• Só cateterizar quando extremamente necessário

Bibliografia

Costa IC; Hinrichsen, SL, Alves JL et al. Prevalência e Custos de Processos Infecciosos em Unidade de Terapia Intensiva. RAS 2003; 5(20):7-16.

Hinrichsen SL. Qualidade e Segurança do Paciente. Gestão de Riscos. 1 ed. Rio de Janeiro: Medbook. 2012.

Hinrichsen SL. Biossegurança e Controle de Infecções. Risco Sanitário Hospitalar. 2 ed. Rio de Janeiro: Grupo Gen/Guanabara Koogan. 2013.

IHI. Institute of Healthcare Improvement. What is a bundle? Disponível em: < http://www.ihi.org/IHI/Topics/CriticalCare/IntensiveCare/ImprovementStories/WhatIsaBundle.htm>.

Wachter, RM. Compreendendo a Segurança do Paciente. Porto Alegre: Artmed 2010.

7. MAU HÁLITO (HALITOSE)
Diagnóstico Diferencial

Renata Cimões
Estela Santos Gusmão
José Thadeu Pinheiro

O mau hálito significa odor desagradável do ar exalado através da boca ou das fossas nasais. O termo *halitose* é sinônimo de mau hálito. Nos últimos anos esse tema tem sido alvo de muitas pesquisas e se tornou de grande interesse para os clínicos. Em consultórios odontológicos, o mau hálito oral ou respiratório é encontrado com frequência, em especial entre os pacientes atendidos por periodontistas, pois a gengivite e a periodontite relacionadas à placa são causas comuns dessa condição.

A halitose é um problema que já preocupava os povos antigos, havendo referências que datam de 1550 a.C. Hipócrates dizia que toda moça devia ter um hálito agradável, sempre lavando a boca com vinho, erva-doce e sementes de endro e murta. O dramaturgo romano Titus Maccius Plautus (254-184 a.C.) classificou o "fedor da boca" como um dos principais motivos para a infidelidade conjugal. Assim, o mau hálito é uma condição que limita o indivíduo, pois causa constrangimento social, emocional e angústia psicológica, reduzindo a autoestima, a autoimagem e a autoconfiança. Além disso, pode influenciar diretamente a qualidade de vida de seus portadores.

Um mau hálito transitório pode ser observado ao se acordar pela manhã, o que se deve ao fato de haver xerostomia durante o sono, e a decomposição intraoral contínua explica o mau hálito quando se acorda, desaparecendo logo após a ingestão de alimento ou líquido. A degradação de proteínas por bactérias específicas culmina com a produção dos compostos sulfurados voláteis.

A preocupação deve ser com o mau hálito que continua por todo o dia. Muitas pessoas desenvolvem uma condição denominada halitofobia, que é imaginar que tem halitose. Essa condição tem sido associada a transtorno obsessivo-compulsivo ou hipocondria, podendo ser também denominada halitose imaginária ou halitose psicossomática. Pacientes que apresentam alteração no olfato (disosmia) podem apresentar esse distúrbio.

Existem dados limitados sobre a prevalência de halitose na população em geral. Algumas pesquisas mostram uma variação de 2% a 49%, o que se deve ao uso de metodologias diferentes para medir e definir o mau hálito. A Associação Dentária Americana estimou que cerca de 50% da população adulta já teve pelo menos uma queixa de halitose ocasional, enquanto 25% têm um problema grave e crônico.

ETIOLOGIA

A maioria dos casos de halitose tem origem na própria cavidade bucal, primariamente como resultado do metabolismo bacteriano, em que compostos sulfurados voláteis (CSV) e outros compostos voláteis são produzidos. Cerca de 85% a 90% dos casos podem ser atribuídos à presença de cáries, doença periodontal, infecções bucais e, principalmente, saburra lingual. Entre 10% e 15% dos pacientes o mau hálito tem causa extraoral, e, nesses casos, os metabólitos do mau odor podem ser formados ou absorvidos em qualquer local do corpo, podendo ser transportados pela corrente sanguínea até os pulmões, com subsequente exalação dos compostos voláteis, causando a halitose.

As causas podem ser locais ou sistêmicas, envolvendo muitos fatores intra- e extraorais, mas os fatores locais são os grandes responsáveis pela halitose. Ao contrário do que muitos pensam, o estômago não causa mau hálito (Quadro 7.1).

Quadro 7.1. Causas mais comuns de mau hálito intra- e extraorais

Locais	Condições*
Nariz e garganta	Faringite crônica
	Sinusite purulenta
	Gotejamento pós-nasal
Pulmões	Bronquite crônica
	Bronquiectasia
	Carcinoma brônquico
Trato gastrointestinal	Divertículo de Zenker
	Hérnia gástrica
	Produção de gás intestinal
Outras causas sistêmicas	Insuficiência renal (uremia)
	Insuficiência pancreática (acetona)
	Insuficiência hepática
Intraorais	Gengivite
	Periodontite
	Saburra lingual
	Má higiene bucal
	Cáries

*Condições que podem favorecer o surgimento de halitose e sua localização.

A halitose também pode ser provocada por alimentos, como alho, cebola, condimentos, jejum prolongado, bebidas alcoólicas ou devido à produção de ácidos e outros compostos voláteis que são excretados pelos pulmões. Esse tipo de mau hálito é transitório. Pode surgir também o mau hálito decorrente do uso de medicações como o metronidazol.

Mau Hálito (Halitose)

O mau odor bucal é considerado como originado primariamente da micro-biota da língua e dos cinco patógenos periodontais (*Prophyromonas gingivalis, Tannerella forsythia, Prevotella intermedia, Prevotella nigrescens* e *Treponema denticola*), com forte associação à produção de CSV.

A halitose de origem fisiológica é, principalmente, oriunda do dorso posterior da língua, e o mau odor é derivado da saburra lingual, composta por células epiteliais descamadas, células sanguíneas e bactérias, sendo que mais de 100 bactérias podem estar aderidas a uma única célula epitelial sobre o dorso da língua. A superfície do dorso da língua é o local ideal para o crescimento de bactérias anaeróbias responsáveis pela halitose. Como causas da saburra podem ser citados aumento da produção de mucina, redução do fluxo salivar (sono, desidratação, estresse, uso de medicamentos xerostômicos, quimioterapia, radioterapia, doenças sistêmicas) e aumento da descamação, além da fisiológica (por questões traumáticas ou sistêmicas). Pacientes com periodontite apresentam seis vezes mais saburra lingual do que pacientes com periodonto saudável.

Alguns fatores podem influenciar o surgimento do mau hálito, sendo a desidratação uma causa importante, pois provoca a redução do fluxo salivar. A saliva se torna mais viscosa e há precipitação de depósitos saburroides na língua, o que pode ocorrer em diversas ocasiões, como após exercícios físicos, baixa ingestão de líquidos, diarreias, vômitos e em casos de febre. O aumento da descamação da língua também favorece a formação de saburra, podendo esse aumento da descamação ser ocasionado por:

- **Causas traumáticas:** respiração bucal, xerostomia, bruxismo, mordida da bochecha e mordiscamento da comissura labial, uso de aparelho ortodôntico com braquetes, uso de bebidas alcoólicas e/ou bochecho de alto teor alcoólico, fumo e drogas.
- **Causas sistêmicas:** alterações hormonais da pré-menstruação, alterações hormonais da menopausa, deficiência de vitaminas D e A, na alimentação, deficiência de função hepática, renal ou falta de banho de sol, uso de Xenical® e outros do mesmo gênero, uso de óleo mineral Nujol®.

Nos diabéticos é possível observar um hálito cetônico (de origem sistêmica). Em pacientes idosos é frequente a presença de halitose, o que se deve geralmente à hipossalivação, sendo um fato importante o uso de medicação com efeito xerostômico. Muitos medicamentos podem ser incluídos, como antiácidos, laxantes, anticonvulsivos, atropínicos, hipotensores, soníferos, hipnóticos, diuréticos, antialérgicos, antineoplásicos, analgésicos narcóticos, para mal de Parkinson, tranquilizantes, sedativos, antiespasmódicos, antieméticos, anoréticos, descongestionantes, calmantes, antidepressivos e quimioterapia.

DIAGNÓSTICO

Os indivíduos são incapazes de detectar sua própria halitose. Para que seja estabelecido seu diagnóstico pode-se lançar mão de um questionário, de um exame clínico intraoral, da CSV e do teste organoléptico. Os escores organolépticos, ou seja, o uso do nariz para cheirar e classificar a intensidade dos odores emanados pela boca, são o padrão-ouro para medir os maus odores bucais.

A anamnese do paciente que se queixa de halitose é de extrema importância, pois devem ser questionadas a característica do mau hálito e a frequência do odor, a hora do dia em que surge, se outros identificaram o problema, se faz uso de medicação, se observou ressecamento da boca, hábitos alimentares, saúde geral, entre outros.

A saburra lingual pode ser definida como a camada que se deposita na língua e é formada por células epiteliais descamadas da mucosa oral, microbiota, restos alimentares, além de micro-organismos e leucócitos das bolsas periodontais. Devido à sua grande importância no surgimento da halitose, há um método para determinar sua extensão (Quadro 7.2).

É extremamente importante definir o tipo de halitose que o paciente apresenta e classificá-la segundo a necessidade de tratamento para cada tipo de halitose detectada (halitose verdadeira, que pode ser subclassificada em fisiológica ou patológica; pseudo-halitose, que ocorre quando o paciente acredita que há o mau hálito, mas este não é detectado no exame; e a halitofobia, que é caracterizada pela persistência do paciente em acreditar que apresenta mau hálito, apesar do tratamento). O exame organoléptico pode ser aplicado para classificar os odores bucais, o qual consiste simplesmente em sentir o cheiro do ar exalado pela boca do paciente (Quadro 7.3).

Para realização do exame organoléptico é necessário solicitar ao paciente que não utilize xampu, loção corporal, não faça uso de cigarro, álcool ou alho até 12 horas antes do exame, e o profissional que irá avaliar também deverá tomar os mesmos cuidados (Quadro 7.4).

Além do exame organoléptico, deve ser observada a orofaringe, na qual deve ser procurada inflamação gengival, na mucosa e embaixo de próteses, em extrações recentes, se há retenção alimentar interdentária, presença de tonsilas inflamadas. Caso seja observado mau odor nas narinas, o paciente dever ser encaminhado a um médico especialista.

Quadro 7.2. Escores para determinação da halitose

Escore	Característica*
0	Sem saburra aparente
1	Menos de 1/3 da área da língua com saburra
2	Entre 1/3 e 2/3 da área da língua com saburra
3	Mais de 2/3 da área da língua com saburra

*Classificação da presença da saburra lingual.
Adaptado de Liu et al., 2006.

Mau Hálito (Halitose)

Quadro 7.3. Classificação dos odores bucais

Categoria	Descrição*
0 – Ausência de mau odor	Mau odor não é detectado
1 – Odor questionável	O odor é detectado, embora o examinador possa não reconhecer como mau odor
2 – Suave mau odor	O odor é considerado no limiar de reconhecimento do mau hálito
3 – Moderado mau odor	O mau odor é definitivamente detectado
4 – Forte mau odor	Forte mau odor é detectado, mas pode ser tolerado pelo examinador
5 – Intenso mau odor	Um terrível mau odor é detectado e não pode ser tolerado pelo examinador (o examinador, instintivamente, retira o nariz)

*Classificação do exame organoléptico.
Adaptado de Yaegaki e Coil, 2000.

Quadro 7.4. Bases do exame organoléptico

Odor da cavidade bucal – Solicita-se que o paciente abra a boca e prenda a respiração. O examinador aproxima o nariz da boca do paciente

Mau hálito – O paciente respira pela boca, o examinador sente o cheiro no início (originado por fatores sistêmicos e da cavidade bucal) e no final (originado dos brônquios e dos pulmões) do ar expirado

Raspagem da saburra lingual – O examinador cheira a saburra da língua e também apresenta o odor ao paciente ou ao seu acompanhante para verificar se o cheiro da saburra está associado ao mau hálito

Mau hálito quando se respira pelo nariz – Quando o ar expirado pelo nariz é malcheiroso, mas o ar expirado pela boca não o é, deve-se suspeitar de etiologia nasal ou paranasal

Existem métodos que medem o grau de halitose ao detectar a presença de compostos sulfurados voláteis em *ppb* (parte por bilhão). Os CSV mais relacionados ao mau hálito são: o sulfeto de hidrogênio, o metilmercaptana e, em menor extensão, o dimetilsulfeto. O instrumento aspira o ar por meio de um canudo e analisa a concentração de sulfeto de hidrogênio e metilmercaptana. Devido ao seu alto custo, esse equipamento não é acessível ao clínico.

Após a classificação do odor do paciente, é necessário classificar o tipo de halitose e verificar a necessidade de seu tratamento (Quadros 7.5 e 7.6).

456 Mau Hálito (Halitose)

Quadro 7.5. Classificação do tipo de halitose

Classificação	Necessidade de tratamento*	Descrição
I. Halitose verdadeira		Mau odor óbvio, com intensidade além do nível socialmente aceitável, é percebido
A – Halitose fisiológica	NT-1	A halitose surge por meio de processos putrefativos dentro da cavidade oral. Nem doença específica ou condição patológica que possa causar halitose é diagnosticada
		A origem é principalmente na região do dorso posterior da língua
		Halitose temporária devida a fatores da dieta (ex.: alho) deve ser excluída
B – Halitose patológica		
Oral	NT-1 e NT-2	Halitose causada por doença, condição patológica ou mau funcionamento dos tecidos orais
		Halitose derivada da saburra lingual, modificada por condição patológica (ex.: doença periodontal, xerostomia), está incluída nessa subdivisão
Extraoral	NT-1 e NT-3	Mau odor originado das regiões nasal, paranasal e/ou laríngea
		Mau odor originado do trato pulmonar ou trato digestivo superior
		Mau odor originado de distúrbios em qualquer lugar do corpo, com o odor transferido pelo sangue e emitido via pulmão (ex.: diabetes melito, cirrose hepática, uremia, sangramento interno)
II. Pseudo-halitose	NT-1 e NT-4	O óbvio mau odor não é percebido por outras pessoas, embora o paciente insista em queixar-se de sua existência
		A condição é melhorada por aconselhamento (usando suporte da literatura, educação e explicação do resultado dos exames) e medidas simples de higiene oral
III. Halitofobia	NT-1 e NT-5	Após o tratamento para halitose verdadeira ou pseudo-halitose, o paciente persiste em acreditar que tem halitose
		Não existe evidência física ou social para sugerir que a halitose esteja presente

*Ver Quadro 7.6 para descrição da necessidade de tratamento.

Mau Hálito (Halitose)

Quadro 7.6. Classificação da halitose com a correspondente necessidade de tratamento

Categoria	Descrição*
NT-1	Explicação sobre halitose e instruções para higiene oral (apoio e reforço ao paciente sobre seu próprio autocuidado para melhorar novamente sua higiene oral)
NT-2	Profilaxia oral, limpeza profissional e tratamento das doenças orais, especialmente doenças periodontais
NT-3	Encaminhamento a um médico ou médico especialista
NT-4	Explicação dos dados do exame, nova instrução profissional, educação e reafirmação
NT-5	Encaminhamento a um psicólogo, psiquiatra ou outro especialista psicológico

*Necessidade de tratamento para mau odor oral.
Adaptado de Yaegaki e Coil, 2000.

Bibliografia

Al-Ansari J, Boodai H, Al-Sumait N, Al-Khabbaz A, Al-Shammari KF, Salako N. Factors Associated with Self-reported Halitosis in Kuwait Patients. Journal of Dentistry 2006; 34:444-9.

Albuquerque JAP, Santos AA, Gonçalves SRJ, Bomfim AMA, Calado AA, Santos JA. A Importância do Cirurgião-Dentista na Prevenção, Diagnóstico e Tratamento da Halitose. Odontologia Clínico-Científica 2004; 3(3):169-72.

American Dental Association. Oral Malodor. Journal of the American Dental Association 2003; 134:209-14.

Bosy A. Oral Malodor: Philosophical and Practical Aspects. Journal Canadian Dental Association 1997; 63(3):196-201.

Carvalho MD, Tabchoury CM, Cury JA, Toledo S, Nogueira Filho GR. Impact of Mouthrinses on Morning Bad Breath in Healthy Subjects. Journal Clinical of Periodontology 2004; 31:85-90.

Dixon B. Bad Breath Tied to Tongue. The Lancet 2005; 5:672.

Donaldson AC, Riggio MP, Rolph HJ, Bagg J, Hodge PJ. Clinical Examination of Subjects with Halitosis. Oral Diseases 2007; 13:63-70.

Elias MS, Ferriani MGC. Aspectos Históricos e Sociais da Halitose. Revista Latino-Americana de Enfermagem 2006; 14(5).

Faveri M, Hayacibara MF, Pupio GC, Cury JA, Tsuzuki CO, Hayacibara RM. A Cross-over Study on the Effect of Various Therapeutic Approaches to Morning Breath Odour. Journal Clinical of Periodontology 2006; 33:555-60.

Goldberg S, Kozlovsky A, Gordon A, Gelernter I, Sintov A, Rosenberg M. Cadaverine as a Putative Component of Oral Malodor. Journal Dental Research 1994; 73(6):1168-72.

Hinrichsen SL. DIP. Doenças Infecciosas e Parasitárias. Rio de Janeiro: MEDSI-Guanabara Koogan, 2005.

Iwakura M, Yasuno Y, Shimura M, Sakamoto S. Clinical Characteristics of Halitosis: Differences in Two Patient Groups with Primary and Secondary Compaints of Halitosis. Journal Dental Research 1994; 73(9):1.568-74.

Lee PPC, Mak WY, Newsome P. The Etiology and Treatment of Oral Halitosis: An Update. Hong Kong Medicine Journal 2004; 10(6):414-8.

Loesche WJ, Kazor C. Microbiology and Treatment of Halitosis. Periodontology 2000–2002; 28:256-79.

Liu XN, Shinada K, Chen KC, Zhang BX, Yaegaki K, Kawaguchi Y. Oral Malodor-related Parameters in the Chinese General Population. Journal Clinical of Periodontology 2006; 33:31-6.

Nadanovsky P, Carvalho LBM, Ponce de Leon A. Oral Malodour and Its Association with Age and Sex in a General Population in Brazil. Oral Diseases 2007; 13:105-9.

Norfleet RG. Helicobacter Halitosis. Journal of Clinical Gastroenterology 1993; 16:274.

Oxtoby A, Field EA. Delusional Symptoms in Dental Patients: a Report of Four Cases. British Dental Journal 1994; 176:140-2.

Peruzzo DC, Jandiroba PFCB, Nogueira Filho GR. Use of 0,1% Chlorine Fioxide to Inhibit the Formation of Morning Volatile Sulphur Compounds (VSC). Brazilian Oral Research 2007; 21(1):70-4.

Quirynen M, Mongardini C, De Soete M, Pauwels M, Couke W, Van Steenberghe D. The Role of Chlorexidine in the One-stage Full-mouth Disinfection Treatment of Patients with Advanced Adult Periodontites. Long-term Clinical and Microbiological Observations. Journal of Clinical Periodontology 2000; 27:578-89.

Quirynen M. Mongardini C, Van Steenberghe D. The Effect of a 1-stage-full-mouth Disinfection Treatment on Oral Malodor and Microbial Colonization of the Tongue in Periodontitis Patients. A Pilot Study. Journal of Periodontology 1998; (69):374-82.

Rosenberg M, Kulkarni GV, Bosy A, McCulloch CAG. Reproducibility and Sensitivity or Oral Malodor Measurements with a Portable Sulfide Monitor. Journal of Dental Research 1991; 70(11):1436-40.

Suarez FL, Furne JK, Springfield J, Levitt MD. Morning Breath Odor: Influence of Treatments on Sulfur Gases. Journal Dental Research 2000; 79(10):1773-7.

Tanaka M, Anguri H, Nishida N, Ojima M, Nagata H, Shizukuishi S. Reliability of Clinical Parameters for Predicting the Outcome of Oral Malodor Treatment. Journal Dental Research 2003; 82(7):518-22.

Tanaka M, Yamamoto Y, Kuboniwa M, Nonaka A, Nishida N, Maeda K, Kataoka K et al. Contribution of Periodontal Pathogens on Tongue Dorsa Analyzed with Real-time PCR to Oral Malodor. Microbes and Infection 2004; 6:1078-83.

Tárzia O. Halitose por saburra lingual. In: Paiva JS, Almeida RV. Periodontia: A Atuação Clínica Baseada em Evidências Científicas. São Paulo: Artes Médicas 2005.

Van Den Velde S, Quirynen M, Hee PV, Van Steenberghe D. Halitosis Associated Volatiles in Breath of Healthy Subjects. Journal of Cromatography 2007; 853:54-61.

Van Steenberghe D, Quirynen M. Mau Hálito. In: Lindhe J. Tratado de Periodontia e Implantologia Oral. 4 ed. Rio de Janeiro: Guanabara Koogan 2005.

Villanueva CC, Romero RMD, Alarcón CC, Pérez RR, Gasman AN. Halitosis en Pacientes con Problemas Periodontales. Revista de la Asociación Dental Mexicana 2002; 59(6):207-10.

Yaegaki K, Coil J. Examination, Classification and Treatment of Halitosis; Clinical Perspectives. Journal Canadian Dental Association 2000; 66:257-61.

Yaegaki K, Sanada K. Volatile Sulfur Compounds in Mouth air from Clinically Healthy Subjects and Patients with Periodontal Disease. Journal of Periodontal Research 1992; 27:233-8.

8. PARASITOSES INTESTINAIS
Diagnóstico Diferencial

Alexandre Leite de Souza
Angel Escobedo
Sérgio Cimerman

As doenças parasitárias intestinais representam um crítico desafio para o universo da saúde pública nos países em desenvolvimento, a exemplo do Brasil. Globalmente, segundo a Organização Mundial da Saúde (OMS), há bilhões de seres humanos servindo como hospedeiros para diferentes helmintos e protozoários intestinais. No entanto, múltiplos fatores epidemiológicos, clínicos e fisiopatogênicos dessas moléstias parasitárias se revelam negligenciados ou inexplorados pela comunidade científica e médica. Além disso, observa-se uma anêmica vontade política para equacionar essa significativa questão.

No Brasil, uma pesquisa sobre verminoses realizada no final da década de 1980 revelou uma taxa de 55% de parasitismo infantil. Além disso, expressivo percentual dos indivíduos parasitados hospedava inúmeros helmintos e protozoários. Nesse estudo, as principais afecções parasitárias causadas por helmintos foram as seguintes: 56,5% de ascaridíase, 51% de tricuríase e 11% de ancilostomíase, aproximadamente. Inúmeros estudos correlacionam as enfermidades parasitárias a um drástico efeito deletério no desenvolvimento cognitivo e físico infantil. Além disso, as moléstias parasitárias estão envolvidas em um amplo espectro de fenômenos imunológicos, hematológicos, digestivos, neoplásicos e inflamatórios, como os que se seguem: doença da reconstituição imunológica, asma, vasculites, artrite, câncer no trato biliar, hematêmese urticária, exantema, anemia, eosinofilia, assim como meningite e sepse por Gram-negativos. Igualmente inquietante é o fato de esses agentes parasitários invadirem múltiplos compartimentos anatômicos de nosso organismo, incluindo sistema nervoso central, árvore respiratória e sistema cardiovascular.

DOENÇAS POR PROTOZOÁRIOS INTESTINAIS

Segundo a OMS, os protozoários que parasitam o sistema digestivo ocasionam 58 milhões de casos diarreicos anualmente, causando crítico impacto na morbidade e mortalidade infantil (Quadro 8.1).

460

Parasitoses Intestinais

Quadro 8.1. Protozoários intestinais

Amebíase

Etiologia – Está correlacionada ao complexo *Entamoeba histolytica/díspar que, por* biologia molecular (PCR), se difrerencia das espécies *E. histolytica* e *E.dispar*. A *E. histolytica* parece ter natureza patogênica, enquanto a *E. dispar* é normalmente um agente comensal, habitando o ser humano sem produzir distúrbios patogênicos.

Epidemiologia – As taxas de prevalência das afecções amebianas flutuam entre 5% e 80%, dependendo da área pesquisada, apresentando maior frequência nos trópicos. Globalmente, existem 50 milhões de pacientes com expressão clínica, gerando uma mortalidade anual entre 40.000 e 100.000 casos. De fato, a amebíase é a segunda doença mais letal no mundo associada com protozoários.

A ingestão de alimentos ou produtos hídricos poluídos com os cistos de *E. histolytica* e a via fecal-oral direta, por intercurso sexual, são as rotas de transmissão da doença, incidindo tanto nos adultos como nas crianças, porém há preponderância na faixa etária entre 1 e 5 anos.

No Brasil, há maiores taxas de ocorrência em áreas com condições de saneamento básico precárias, enquanto nos países industrializados os potenciais grupos de risco são os de imunocomprometidos, institucionalizados, homens que fazem sexo com homens, emigrantes e segmentos carentes da população.

Etiopatogenia – Subsequentemente à ingestão dos cistos por via oral, há a eclosão dos mesmos e a liberação dos trofozoítas de *E. histolytica* na luz do trato digestivo. Esses então se conectam às células do epitélio intestinal, colonizando-as. Em condições favoráveis, os trofozoítas submergem na mucosa intestinal, induzindo um drástico processo de destruição tecidual. Desenvolvem-se então as clássicas lesões ulceradas. Esse evento é caracterizado por uma tênue resposta inflamatória do hospedeiro, pois a ação patogênica da *E. histolytica* tem natureza citolítica. Os achados histológicos típicos de colite amebiana são os que se seguem: mucosa intestinal inflamada com sítios necróticos, acompanhada por usuais zonas ulceradas, as quais têm o dramático potencial de convergir para perfuração intestinal. As ulcerações se localizam normalmente no cólon transverso, sigmoide e reto. Posteriormente, após invadirem a mucosa intestinal, esses trofozoítas podem alcançar a árvore vascular sistêmica e se difundir para múltiplos compartimentos anatômicos. Virtualmente, quando esses patógenos migram para a circulação portal via veia mesentérica, podem induzir a formação de abscessos hepáticos.

Quadro clínico – Habitualmente, a maioria dos hospedeiros de *E. histolytica* não apresenta quadro clínico expressivo, embora sejam observados cistos nas amostras de fezes.

Nos indivíduos sintomáticos há dor abdominal (cólica) e recrudescimento do número de evacuações. Pode haver disenteria, a qual é caracterizada por tenesmo e pela presença de leucócitos, hemácias e muco nas fezes. As cruciais complicações são as que se seguem: ameboma (diagnóstico diferencial com carcinoma de cólon), abscesso hepático, megacólon tóxico, perfuração intestinal e peritonite. Habitualmente, doentes com abscesso hepático têm um quadro clínico de toxemia, febre exacerbada, ausência de icterícia, dor à palpação de hipocôndrio direito e hepatomegalia. Na radiografia (RX) de tórax usual, observa-se elevação da cúpula diafragmática direita.

Virtualmente, a *E. histolytica* também pode penetrar o compartimento do sistema nervoso central e induzir um severo quadro de encefalite.

Existe relato de um caso humano de encefalite evocada por *E. histolytica*, o qual foi diagnosticado por PCR no líquido cefalorraquidiano (LCR).

(continua)

Parasitoses Intestinais   461

Quadro 8.1. Protozoários intestinais (*continuação*)

Giardíase

Etiologia – *Giardia lamblia* ou *Giardia intestinalis*

Epidemiologia – É uma zoonose causada por um protozoário com ampla distribuição mundial. Embora acometa adultos e crianças, observa-se um predomínio em crianças menores de 10 anos. Classicamente, a *Giardia lamblia* é um dos primeiros patógenos entéricos a contagiar lactentes. Ao mesmo tempo, a giardíase é uma causa crítica de diarreia crônica em crianças com agamaglobulinemia ligada ao cromossomo X. As taxas de prevalência se situam entre 0,5% e 50%, globalmente. Em um estudo clínico realizado em 200 pacientes com AIDS, a taxa de prevalência foi de 16%.

Apresenta o potencial de parasitar castores, gatos e cães, os quais, por sua vez, excretam cistos em meio às suas fezes, poluindo reservas hídricas e alimentos utilizados pelo homem. Está correlacionada a fenômenos diarreicos associados com água contaminada por cistos. A rota de transmissão é a água ou alimentos poluídos com cistos. Há também relatos de transmissão por via fecal-oral direta, tanto por autoinfecção quanto por determinadas práticas sexuais.

Quadro clínico – As manifestações clínicas variam de quadros assintomáticos até diarreia crônica, acompanhada de síndrome de má absorção. O período de incubação varia entre 7 e 14 dias. Classicamente, os doentes sintomáticos apresentam diarreia, dor abdominal em cólica e perda ponderal. Ocasionalmente, há fenômenos de esteatorreia, assim como manifestações sistêmicas, tais como as seguintes: hipertermia, eosinofilia, artrite, exantema ou urticária. Há relatos de artralgias correlacionadas à giardíase. Na infância, a forma crônica pode debilitar tanto o desenvolvimento físico quanto o cognitivo.

Criptosporidíase

Etiologia – Oocistos de *Cryptosporidium* spp.

Há múltiplas espécies de *Cryptosporidium* spp., incluindo determinados tipos que parasitam peixes, répteis e aves. No ser humano, o *Cryptosporidium parvum* é a espécie responsável pela enfermidade, sendo dividida em duas subespécies: *C. hominis* (anteriormente denominado *C. parvum* genótipo 1) e *C. parvum* (anteriormente cognominado genótipo 2). O *C. hominis* é exclusivamente parasita do homem, sendo o *C. parvum* encontrado tanto no homem quanto em outros animais.

Epidemiologia – Classicamente, a criptosporidíase é uma antropozoonose associada com substancial mortalidade em indivíduos imunocomprometidos ou imunossuprimidos. Todavia, essa moléstia também afeta pessoas com *status* imunológico aparentemente normal. Inicialmente, imaginou-se que o *Cryptosporidium* spp. fosse unicamente patogênico para indivíduos imunocomprometidos e apenas ocasionalmente afligisse pessoas imunocompetentes. Entretanto, sabe-se hoje que é um crítico protozoário causador de diarreia globalmente, inclusive em imunocompetentes. Na década de 1980, durante a explosiva onda epidêmica de AIDS, a criptosporidíase teve crucial impacto na morbidade e mortalidade dos pacientes com HIV/AIDS, apresentando uma taxa de prevalência de até 50% no Haiti e nos países africanos. No Brasil, teve também um dramático efeito na morbidade e mortalidade dos doentes com AIDS. Em um estudo clínico realizado no final da década de 1990 (1999) em pacientes HIV/AIDS com quadro diarreico foi alta a incidência de criptosporidíase.

(*continua*)

462

Parasitoses Intestinais

Quadro 8.1. Protozoários intestinais (*continuação*)

A via de transmissão é a água. Contudo, há descrição da transmissão interpessoal em ambientes com aglomerações humanas, tais como creches. Ambientes aquáticos poluídos com oocistos também estão associados com o contágio de praticantes de atividades recreacionais em piscinas e lagos, podendo causar diversos surtos, inclusive em países desenvolvidos.

Os cistos são naturalmente resistentes à cloração usual, transformando as piscinas em críticas fontes de surtos. Potencialmente, o contato sexual via anal-oral também transmite os cistos. No Brasil, a incidência flutua em função da área observada. Em São Paulo, a prevalência se encontra entre 12% e 25%.

A criptosporidíase é caracterizada como uma zoonose, pois o *Cryptosporidium* spp. parasita vários animais, peculiarmente o gado, podendo a partir deste contaminar o ser humano. Atualmente se destaca o papel substancial das moscas domésticas no ciclo epidemiológico dessa parasitose. De fato, esses artrópodes são habituais vetores do *Cryptosporidium* spp., contaminando alimentos e fontes hídricas. Dessa forma, esses artrópodes também colaboram expressivamente para expansão e perpetuação dessa enfermidade.

Quadro clínico – O período de incubação está compreendido entre 2 e 14 dias. A criptosporidíase apresenta amplo espectro clínico, desde formas assintomáticas até dramáticos quadros diarreicos. Classicamente, o protozoário *Cryptosporidium* spp. produz uma diarreia intermitente e aquosa, associada com dor abdominal, flatulência e perda ponderal. Esse quadro clínico pode se perpetuar por meses. Excepcionalmente, ocorrem febre, leucocitose ou eosinofilia. Nos pacientes com AIDS, o início do quadro pode ser insidioso e se agravar em função do *status* imunológico do paciente (contagem de células CD4), ocorrendo múltiplas defecações diariamente. Esse profuso quadro diarreico pode induzir críticas desordens hidroeletrolíticas, assim como distúrbios ácido-básicos.

DOENÇAS POR HELMINTOS INTESTINAIS

Mundialmente há bilhões de indivíduos parasitados por helmintos intestinais. Esses vermes se correlacionam com uma mortalidade humana que flutua entre 12.000 e 135.000 casos por ano. São seres pluricelulares e sua natureza exige hospedeiros para completarem seu ciclo biológico. Embora sejam tipicamente negligenciados pela comunidade médica e científica, esses seres vivos produzem crítico efeito deletério nos seres humanos, como doença da reconstituição imunológica (asma, vasculites, artrite), câncer no trato biliar, hematêmese, urticária, exantema, anemia, eosinofilia, assim como meningite e sepse por Gram-negativos. Dentro desse universo de parasitas, os vermes que apresentam expressivas taxas de prevalência são os seguintes: *Ascaris lumbricoides*, ancilostomídeos e *Trichiuris trichiura*.

Ancilostomíase

Etiologia: *Ancylostoma duodenale* e *Necator americanus.*

Epidemiologia

Trata-se de uma parasitose bastante comum em nível global, particularmente nas áreas tropicais e subtropicais. No Brasil também é conhecida como "amarelão".

A rota de transmissão é a via cutânea, especialmente quando se anda descalço em terrenos habitados pelas larvas desses vermes, que penetram pela pele e alcançam a circulação sistêmica. Nos pulmões, as larvas amadurecem e, posteriormente, ascendem pela árvore respiratória para serem deglutidas e alcançarem a luz do sistema digestivo, onde se estabelecem no intestino delgado

Etiopatogenia

O processo fisiopatogênico da ancilostomíase se fundamenta na espoliação de sangue da mucosa intestinal, onde esses vermes inserem seus aparelhos bucais e absorvem sangue do hospedeiro humano, além de criarem orifícios hemorrágicos na parede entérica ao se deslocarem para novos pontos de fixação.

Quadro clínico

Em geral, os parasitados são assintomáticos. A principal manifestação clínica é a anemia (hipocrômica e microcítica), a qual é clinicamente caracterizada por palidez, astenia, sonolência e, nas formas graves, taquicardia. A magnitude do evento anêmico está diretamente correlacionada ao número de vermes. Outros fenômenos clínicos se vinculam ao ciclo biológico do parasita (urticária localizada no sítio de penetração cutâneo ou quadro pulmonar durante sua migração pela árvore respiratória – síndrome de Loeffler).

Tricuríase

Etiologia: *Trichuris trichiura*.

Epidemiologia e etiopatogenia

A faixa etária de maior ocorrência se situa entre os 5 e os 15 anos, observando-se um declínio na fase adulta.

Esse verme, em sua forma embrionária, necessita de determinadas condições ambientais no solo, tais como calor e umidade, para amadurecer e se transformar em um ovo contendo larvas infectantes. Os humanos se tornam hospedeiros ao ingerirem ovos via água e alimentos contaminados. Subsequentemente à ingestão dos ovos maduros, estes eclodem na luz do intestino delgado e liberam as larvas infectantes, as quais migram para o cólon ascendente e o ceco, onde se tornam vermes adultos.

Quadro clínico

A maior parte dos pacientes é assintomática. Em crianças pode haver déficit físico e cognitivo. São manifestações clínicas frequentes: diarreia, flatulência, epigastralgia e prolapso retal.

464 Parasitoses Intestinais

Estrongiloidíase

Etiologia: *Strongyloides stercoralis* (nematoide).

Uma vez hospedeiro do *Strongyloides stercoralis*, o ser humano pode ser continuamente parasitado via autoinfestação, isto é, tanto por penetração das larvas através da mucosa intestinal (autoinfestação interna) quanto pela região perianal (autoinfestação externa). Há até mesmo indivíduos que desenvolvem quadros de hiperinfestação 50 anos depois de abandonarem a zona endêmica. Pode invadir múltiplos compartimentos anatômicos do ser humano, como sistema nervoso central (neuroestrongiloidíase), pulmões, ovários, olhos, pele, coração, músculos, rins e pâncreas.

Há dois conceitos fundamentais associados à etiopatogenia da doença que merecem apropriada diferenciação conceitual:

* **Hiperinfestação:** caracteriza-se pela presença de um elevado número de vermes no hospedeiro humano. Além disso, os vermes se localizam em compartimentos anatômicos que habitualmente estão envolvidos no ciclo biológico do parasita, tais como trato intestinal, peritônio e árvore pulmonar.
* **Forma disseminada:** caracteriza-se pela migração larvária para sítios anatômicos que não são rotas típicas do ciclo biológico do verme, tais como sistema nervoso central, parênquima hepático ou renal.

Epidemiologia

Apresenta-se endemicamente na América Latina, Ásia e África, por causa do clima, da natureza do solo e das condições precárias de saneamento/higiene. O doente é parasitado ao caminhar descalço, possibilitando que a forma larvária (filarioide) penetre pela pele. Há também infestação em razão do consumo de água poluída com larvas filarioides. Vários estudos epidemiológicos indicam uma conexão significativa entre estrongiloidíase e indivíduos infectados pelo vírus linfotrópico de células T (HTLV-I). As formas disseminadas ou quadros de hiperinfestação ocorrem em indivíduos imunodeprimidos ou imunossuprimidos por corticoides ou fármacos imunomoduladores e são frequentemente acompanhados por fenômenos sépticos secundários a um mecanismo de transporte de bactérias ou fungos feito por meio da parede da mucosa intestinal para dentro do compartimento vascular sistêmico, durante o movimento migratório do verme.

Quadro clínico e etiopatogenia

Os indivíduos parasitados, em geral, são assintomáticos. Nos pacientes hígidos, os sintomas habituais são de amplo espectro, como artrite, tosse seca, exacerbação de quadros asmáticos, astenia, epigastralgia, náuseas, vômitos, flatulência e diarreia. Há também manifestações dermatológicas, como exantema, urticária e a clássica *"larva currens"*, assim como casos com fenômenos purpúricos. Hemorragia digestiva pode ser observada, bem como síndrome nefrótica e de má

Parasitoses Intestinais

absorção. Em pacientes imunodeprimidos ou imunossuprimidos, observa-se a síndrome de hiperinfestação, caracterizada pelo elevado número de vermes no compartimento da árvore respiratória e trato digestivo, induzindo dispneia, tosse produtiva, hemoptise e até mesmo síndrome da angústia respiratória do adulto (SARA). Existe um potencial de mimetizar quadros asmáticos ou de embolia pulmonar.

A forma disseminada se caracteriza pela migração do verme para sítios que não fazem parte de seu ciclo biológico habitual, tais como cérebro, fígado ou rins. Particularmente, quadros de hiperinfestação ou disseminação da doença deverão ser conjecturados nos seguintes grupos: indivíduos portadores de HTLV-I, enfermos reumatológicos pulsados com corticoterapia, pacientes com neoplasias em uso de quimioterápicos e transplantados utilizando terapia imunossupressora, especialmente quando oriundos de áreas endêmicas.

Todo imunodeprimido ou imunossuprimido com quadro séptico deverá ser investigado quanto à estrongiloidíase.

Classicamente, nos pacientes com infestação disseminada por *Strongyloides stercoralis* e meningite, a cultura de LCR pode expor os seguintes patógenos bacterianos: *Streptococcus bovis, Enterococcus faecalis, Escherichia coli, Proteus mirabilis* e *Klebsiella pneumoniae*. Frequentemente, nesses quadros de meningite não existe eosinorraquia, porém, nos enfermos com infecção disseminada por estrongiloides e sepse, a hemocultura pode isolar os seguintes agentes etiológicos: *Enterococcus faecalis, Klebsiella pneumoniae, Escherichia coli, Proteus mirabilis, Pseudomonas, Streptococcus bovis, S. pneumoniae* e *Candida*.

Ascaridíase

Etiologia: *Ascaris lumbricoides*.

Epidemiologia

Tem distribuição mundial e infesta cerca de 25% da população. Habitualmente, ocorre maior incidência na infância, na faixa etária entre 2 e 10 anos. A rota de transmissão é via alimentos ou água contaminados por ovos e a prática de geofagia.

Etiopatogenia

Subsequentemente à ingestão dos ovos por via oral, estes eclodem e liberam as larvas dentro da luz do intestino delgado, as quais migram em primeiro lugar para o parênquima hepático. As larvas então seguem por dentro do compartimento vascular ou linfático até alcançarem os pulmões, onde se processa seu amadurecimento. Depois de 30 dias, ascendem pela árvore respiratória, são deglutidas pelo hospedeiro e alcançam outra vez a luz do sistema digestivo, onde finalmente se transformam em parasitas adultos e também sexualmente maduros. Depois de 2 meses da gênese do ciclo biológico do verme, há início da excreção de ovos pelas fezes.

Quadro clínico

A maior parte dos infestados é assintomática. Contudo, durante o processo migratório do parasita através dos tecidos humanos ocorrem várias reações inflamatórias, incluindo quadros de broncoespasmo e pneumonite, particularmente nas crianças. Além disso, a presença de múltiplas larvas no intestino delgado pode induzir distensão abdominal e dor, podendo convergir para quadros de obstrução intestinal. A ascaridíase também está relacionada a distúrbios de má absorção alimentar, como intolerância à lactose e deficiência de absorção de vitaminas, assim como perda de proteínas e lipídios.

Enterobíase (oxiuríase)

Etiologia: *Enterobius vermicularis.*

Epidemiologia e etiopatogenia

De ampla distribuição mundial, ocorre com maior frequência onde há conglomerados humanos vivendo sob precárias condições de higiene, tais como penitenciárias ou creches. Há um predomínio na faixa etária compreendida entre 5 e 14 anos.

As rotas de aquisição são por via fecal-oral, interpessoal e inalatória. Os ovos excretados por via fecal podem se conservar nas roupas de cama, nas roupas do hospedeiro, sob as unhas e em diferentes apetrechos. Esse verme não é um geo-helminto, isto é, seus ovos não necessitam de um estágio no solo para sofrer maturação e se tornarem infectantes. Assim sendo, pode haver uma via de transmissão direta, isto é, pelo contato físico entre as pessoas ou com objetos contaminados. Esses ovos, ao serem ingeridos, eclodem no intestino delgado, liberando as larvas, que amadurecem no intestino grosso. Durante o período noturno, as fêmeas migram para os sítios perianal e perineal para depositarem seus ovos.

Quadro clínico

O sintoma mais comum é o prurido retal provocado pelas fêmeas quando migram do intestino grosso, onde vivem e se acasalam, até a região retal, para realizarem a postura dos ovos.

Teníase

Etiologia: *Taenia solium* (suína) e *Taenia saginata* (bovina).

Epidemiologia e etiopatogenia

Tem ampla distribuição mundial, sendo endêmica em regiões de criação de gado bovino (*Taenia saginata*) e suíno (*Taenia solium*). Há cerca de 50 milhões de pessoas com teníase no mundo, resultando em milhares de mortes, particularmente devido aos quadros de neurocisticercose. A rota de transmissão da teníase é via ingestão de cisticercos existentes na carne malcozida de boi ou porco infectado. Ambas as espécies de *Taenia* habitam o intestino delgado humano. Contudo, quando o ser humano ingere os ovos de *Taenia solium* via água ou alimentos poluídos com fezes humanas, há uma forma distinta da enfermidade, designada de cisticercose. A cisticercose pode emergir em diferentes tecidos humanos, sendo potencialmente fatal quando ocorre no sistema nervoso central (neurocisticercose). O manuseio da neurocisticercose e suas características fisiopatológicas não serão abordados neste capítulo em razão de sua maior complexidade e especificidade. Todavia, o clínico deve ter em mente o diagnóstico diferencial de neurocisticercose ao admitir um paciente com quadro convulsivo ou histórico de epilepsia, especialmente se for oriundo de áreas rurais com presença de porcos.

Quadro clínico

Em geral, os infestados são assintomáticos ou oligossintomáticos, podendo demonstrar sinais ou sintomas inespecíficos (cefaleia, epigastralgia, náuseas, vômitos, emagrecimento, urticária e astenia). Há relato de hematêmese recorrente em um paciente com teníase, sendo o verme visualizado por endoscopia digestiva alta. Há características distintas entre as duas espécies de *Taenia*. As proglótides de *T. saginata* são móveis. Assim, o doente pode referir a excreção espontânea de proglótides por via retal para a pele ou roupas, acompanhada de intenso prurido anal. Já na teníase causada pela *T. solium*, a excreção das proglótides ocorre concomitantemente com as fezes.

Esquistossomose

Etiologia: *Schistosoma* spp.

Existem cinco espécies de esquistossomas que parasitam o homem: *Schistosoma haematobium*, *S. mansoni*, *S. intercalatum*, *S. mekongi* e *S. japonicum*. Os vermes adultos vivem em média 5 anos e não se multiplicam dentro do hospedeiro humano.

Epidemiologia

Estima-se que existam 200 milhões de indivíduos infestados pelo esquistossoma no mundo, dentre os quais 250 mil evoluem para óbito. Naturalmente, a infestação ocorre na infância. No Brasil, na Venezuela e nas ilhas do Caribe, o *S. mansoni* é a espécie indutora dessa patologia no trato gastrointestinal, conservando-se com taxas endêmicas em diferentes áreas do nosso país.

Etiopatogenia

A gênese do ciclo biológico do esquistossoma ocorre quando as larvas denominadas cercárias penetram a pele. Tipicamente, esse evento ocorre em lagoas onde habita o caramujo do gênero *Biomphalaria* sp. No interior do caramujo (hospedeiro intermediário), os miracídios sofrem um processo de multiplicação assexuada, gerando centenas de cercárias (forma infectante). Subsequentemente, em condições propícias, as cercárias penetram pela pele ao frequentarmos determinados lagos ou lagoas (popularmente cognominados de "lagoas de coceira"). No interior do organismo, as cercárias se transformam em esquistossômulos, os quais migram sequencialmente para pulmão, coração e fígado. Neste último, completam a maturidade. Finalmente, a fêmea do esquistossoma principia a excreção de ovos no interior dos vasos mesentéricos. Após 6 semanas da gênese do ciclo biológico do parasita, inicia-se a síntese dos ovos, a qual se perpetua por toda a vida adulta do verme. Normalmente, o parasita adulto vive de 3 a 5 anos. Os ovos são excretados no interior do compartimento vascular venoso e migram para múltiplos tecidos: parede do cólon e reto, fígado, pele, pulmão, cérebro, medula espinhal (mielite transversa), suprarrenal e músculos. Os ovos também são eliminados com as fezes, quando atravessam o endotélio da parede vascular venosa para dentro do lúmen intestinal. Por fim, quando o hospedeiro humano defeca em lagoas, permite que os ovos alcancem a água e liberem os miracídios, reiniciando o ciclo vital do parasita.

Quadro clínico

Existem três síndromes descritas: dermatite cercariana, esquistossomose aguda ou febre de *Katayama* e esquistossomose crônica.

A dermatite cercariana é induzida pela penetração das cercárias no tecido cutâneo, sendo descrita como uma erupção maculopapular pruriginosa.

A esquistossomose aguda é mediada por imunocomplexos e tipicamente ocorre entre 4 e 8 semanas, podendo refletir a gênese da deposição de ovos nos tecidos do hospedeiro. Nessa forma há febre, hepatoesplenomegalia dolorosa, eosinofilia, exantema maculopapular, mialgia, sintomas respiratórios (pneumonite intersticial), cefaleia e dor abdominal e, excepcionalmente, meningite asséptica.

A esquistossomose crônica se desenvolve após vários anos, originada pela própria resposta inflamatória do hospedeiro, a qual foi perpetuada ao longo dos anos pela contínua deposição de ovos nos tecidos e pela secreção ativa de antígenos pelo verme. Em nosso meio, o acometimento da parede intestinal e do tecido hepático constitui o fenômeno patológico mais encontrado. Clinicamente, a forma intestinal é caracterizada pela dor em fossa ilíaca esquerda e/ou região hipogástrica, diarreia alternada com obstipação, presença de sangue oculto nas fezes e enteropatia perdedora de proteínas, e nas formas graves pode ocorrer estenose de cólon ou reto.

Também é observada a fibrose de *Symmers,* consequente ao elevado número de ovos na veia porta e periportal, juntamente com áreas de fibrose e prejuízo do fluxo sanguíneo da veia porta. A hipertensão portal desencadeia o desenvolvimento das varizes esofágicas e/ou de fundo gástrico, as quais emergem clinicamente através de hemorragia digestiva alta (hematêmese). No pulmão, os granulomas promovem arterite pulmonar e hipertensão pulmonar com subsequente *cor pulmonale.* Quadros de epilepsia e mielite transversa são atípicos, mas podem ocorrer quando há migração dos ovos para o sistema nervoso central.

Agradecimentos

Nossos sinceros agradecimentos às senhoras Wilma Assunção Iuliano e Aparecida Marisa da Rocha, da seção técnica de Parasitologia do Instituto de Infectologia Emílio Ribas (IIER), assim como à enfermeira Zaira Araújo Silva, da Divisão Científica do IIER, pelo constante apoio oferecido para o desenvolvimento deste recente estudo de revisão.

Bibliografia

Barsoum RS. Parasitic Infections in Transplant Recipients. Nat Clin Pract Nephrol, 2006; 2(9):490-503.

Bethony J, Brooker S, Albonico M, Geiger SM, Loukas A, Diemert D, Hotez PJ. Soil-transmitted Helminth Infections: Ascariasis, Trichuriasis, and Hookworm. Lancet, 2006; 367(9521):1521-32.

Boscolo M, Bisoffi Z. Dissemination: The Fatal Risk for a Missed Diagnosis of Strongyloides Stercoralis Infection. J Infect 2007; 55(3):284-5.

Boulware DR, Stauffer WM, Hendel-Paterson BR et al. Maltreatment of Strongyloides Infection: Case Series and Worldwide Physicians-in-training Survey. Am J Med 2007; 120(6):545.e1-8.

Braundwald E, Fauci AS, Kasper DL et al. Medicina Interna de Harrison. 18ª ed. Vol I/II. São Paulo: McGraw Hill/Artmed, 2013.

Campos R, Briques W, Belda Neto M et al. Levantamento Multicêntrico de Parasitoses Intestinais no Brasil. Rhodia – Grupo Rhône-Poulen, 1988.

Carpio A. Neurocysticercosis: An Update. Lancet Infect Dis, 2002; 2(12):751-62.

Centers for Disease Control and Prevention (CDC). Cryptosporidiosis Outbreaks Associated with Recreational Water Use-five States, 2006. MMWR Morb Mortal Wkly Rep, 2007; 56(29):729-32.

Cimerman S, Cimerman B. Protozooses Intestinais. In: Cimerman S, Cimerman B. Condutas em Infectologia, 2004.

Cimerman S, Cimerman B. Atualização em Giardíase: Diagnóstico e Tratamento. Pediatr Mod 1996.

Cimerman B, Cimerman S. Giardíase. In: Tratado de Infectologia. Veronesi & Focaccia. 1.ed. Rio de Janeiro: Atheneu, 1996.

Cimerman B, Cimerman S, Giardíase. In: Parasitologia Humana e seus Fundamentos Gerais. 2.ed. Rio de Janeiro: Atheneu 2001.

Cimerman S, Cimerman B, Lewi DS. Prevalence of Intestinal Parasitic Infections in Patientes with Acquired Immunodeficiency Syndrome in Brazil. Int J Infect Dis, 1999; 3:203-6.

Espinosa-Cantellano M, Martinez-Palomo A. Pathogenesis of Intestinal Amebiasis: From Molecules to Disease. Clin Microbiol Rev 2000; 13(2):318-31.

Fardet L, Genereau T, Poirot JL, Guidet B, Kettaneh A, Cabane J. Severe Strongyloidiasis in Corticosteroid-treated Patients: Case Series and Literature Review. J Infect 2007; 54(1):18-27.

Gill GV, Welch E, Bailey JW, Bell DR, Beeching NJ. Chronic Strongyloides Stercoralis Infection in Former British Far East prisoners of War. QJM 2004; 97(12):789-95.

Graczyk TK, Knight R, Tamang L. Mechanical Transmission of Human Protozoan Parasites by Insects. Clin Microbiol Rev 2005; 18(1):128-32.

Heukelbach J, Poggensee G, Winter B, Wilcke T, Kerr-Pontes LR, Feldmeier H. Leukocytosis and Blood Eosinophilia in a Polyparasitised Population in North-eastern Brazil. Trans R Soc Trop Med Hyg 2006; 100(1):32-40.

Heukelbach J, Winter B, Wilcke T et al. Selective Mass Treatment with Ivermectin to Control Intestinal Helminthiases and Parasitic Skin Diseases in a Severely Affected Population. Bull World Health Organ 2004; 82(8):563-71.

Hinrichsen SL. DIP. Doenças Infecciosas e Parasitárias. Rio de Janeiro: MEDSI-Guanabara Koogan, 2005.

Hinrichsen SL. Qualidade e Segurança do Paciente. Gestão de Riscos. 1 ed. Rio de Janeiro: Medbook. 2012.

Hirata T, Kishimoto K, Kinjo N, Hokama A, Kinjo F, Fujita J. Association Between Strongyloides Stercoralis Infection and Biliary Tract Cancer. Parasitol Res 2007; 101(5):1345-8.

Hotez PJ, Ferris MT. The Antipoverty Vaccines. Vaccine 2006; 24(31-32):5787-99.

Keiser PB, Nutman TB. Strongyloides Stercoralis in the Immunocompromised Population. Clin Microbiol Rev 2004; 17(1):208-17.

Kalb RE, Grossman ME. Periumbilical Purpura in Disseminated Strongyloidiasis. JAMA 1986; 256(9):1170-1.

Kuzucu A. Parasitic Diseases of the Respiratory Tract. Curr Opin Pulm Med 2006; 12(3):212-21.

Lawn SD, Wilkinson RJ. Immune Reconstitution Disease Associated with Parasitic Infections Following Antiretroviral Treatment. Parasite Immunol 2006; 28(11):625-33.

Liao WS, Bair MJ. Images in Clinical Medicine. Taenia in the Gastrointestinal Tract. N Engl J Med 2007; 357(10):1028.

Loukas A, Bethony J, Brooker S, Hotez P. Hookworm Vaccines: Past, Present, and Future. Lancet Infect Dis 2006; 6(11):733-41.

Ly MN, Bethel SL, Usmani AS, Lambert DR. Cutaneous Strongyloides Stercoralis Infection: an Unusual Presentation. J Am Acad Dermatol 2003; 49 (2 Suppl Case Reports):S157-60.

Newberry AM, Williams DN, Stauffer WM, Boulware DR, Hendel-Paterson BR, Walker PF. Strongyloides Hyperinfection Presenting as Acute Respiratory Failure and Gram-negative Sepsis. Chest, 2005; 128(5):3681-4.

Ribeiro LC, Rodrigues Junior EN, Silva MD, Takiuchi A, Fontes CJ. Purpura in Patient with Disseminated Strongiloidiasis. Rev Soc Bras Med Trop, 2005; 38(3):255-7.

Richter J, Muller-Stover I, Strothmeyer H, Gobels K, Schmitt M, Haussinger D. Arthritis Associated with Strongyloides Stercoralis Infection in HLA B-27-positive African. Parasitol Res, 2006; 99(6):706-7.

Roberts M, Cross J, Pohl U, Lucas S, Dean A. Cerebral Schistosomiasis. Lancet Infect Dis, 2006; 6(12):820.

Ross AG, Bartley PB, Sleigh AC, Olds GR, Li Y, Williams GM, McManus DP. Schistosomiasis. N Engl J Med, 2002; 346(16):1212-20.

Stanley SL Jr. Amoebiasis. Lancet 2003; 361(9362):1025-34.

Verdonck K, Gonzalez E, Van Dooren S, Vandamme AM, Vanham G, Gotuzzo E. Human T-lymphotropic Virus 1: Recent Knowledge About an Ancient Infection. Lancet Infect Dis 2007; 7(4):266-81.

Villamizar E, Mendez M, Bonilla E, Varon H, de Onatra S. Ascaris Lumbricoides Infestation as a Cause of Intestinal Obstruction in Children: Experience with 87 Cases. J Pediatr Surg 1996; 31(1):201-4.

Walker MD, Zunt JR. Neuroparasitic Infections: Nematodes. Semin Neurol 2005; 25(3):252-61.

9. PERITONITE
Diagnóstico Diferencial

Sylvia Lemos Hinrichsen

Define-se como peritonite a inflamação do peritônio (membrana serosa que reveste parte da cavidade abdominal e que contém algumas vísceras), localizada ou generalizada, aguda, podendo ser ou não de causa infecciosa. Normalmente é uma emergência cirúrgica.

Os principais sintomas da peritonite são dor abdominal aguda e sensibilidade no abdome, que são exacerbadas ao se mover o peritônio (por exemplo, por tosse ou quando o quadril é flexionado).

A localização desses sintomas depende se a peritonite é localizada ou difusa por todo o abdome. Em cada caso a dor tipicamente começa como uma dor abdominal generalizada e pode ficar localizada depois.

São sinais e sintomas colaterais: rigidez abdominal difusa, febre, taquicardia sinusal e desenvolvimento de íleo paralítico (paralisia intestinal), o que pode causar náusea e vômito.

São complicações da peritonite: (1) sequestro de fluidos e eletrólitos, que pode causar distúrbios eletrolíticos e hipovolemia (diminuição do volume sanguíneo), os quais podem resultar em choque e insuficiência renal aguda; (2) formação de abscesso peritoneal; (3) desenvolvimento de sepse; e (4) entrada de fluidos no diafragma, o que pode causar dificuldades para respirar.

CAUSAS DE PERITONITE

Peritonite não infecciosa

Vazamento de fluidos corporais estéreis para o peritônio por: (1) sangue (endometriose, trauma abdominal); (2) suco gástrico (úlcera péptica, carcinoma gástrico); (3) bile (biópsia hepática); (4) urina (trauma pélvico); (5) mênstruo (salpingite); (6) suco pancreático (pancreatite); e (7) conteúdo de um cisto dermoide roto (a princípio esses fluidos são estéreis, mas podem causar peritonite infecciosa dentro de 24 a 48 horas).

Peritonite infecciosa

A perfuração de uma parte do trato gastrointestinal é a causa mais comum de peritonite: perfuração do esôfago distal (síndrome de Boerhaave); do estômago (úlcera péptica, carcinoma gástrico); do duodeno (úlcera péptica); do intestino restante (apendicite, diverticulite, divertículo de Meckel, doença inflamatória intestinal [IBD]); infarto intestinal; estrangulamento intestinal; carcinoma colorretal; peritonite meconial ou da vesícula biliar (colecistite); trauma abdominal; ingestão de corpo estranho afiado (espinha de peixe, palito ou vidro *shard*); perfuração por endoscópio ou cateter; e deiscência de anastomose.

A ruptura do peritônio, mesmo na ausência de perfuração de uma víscera oca, também pode causar infecção simplesmente ao deixar micro-organismos na cavidade peritoneal (trauma, ferida cirúrgica, diálise peritoneal ambulatorial contínua ou intraperitoneal de quimioterapia).

A peritonite bacteriana espontânea (PBE) é uma forma de ocorrência de peritonite – na ausência de uma fonte óbvia de contaminação – que ocorre em pacientes com ascite, principalmente em crianças.

Terapia intraperitoneal em diálise peritoneal predispõe a infecção ("peritonite terciária").

Também as infecções sistêmicas (tuberculose) com localização peritoneal (rara) causam peritonite.

▦— CLASSIFICAÇÃO DAS PERITONITES

PRIMÁRIA	É uma forma espontânea, ocorrendo em crianças e/ou em adultos portadores de cirrose hepática
	Tem quadro clínico inespecífico, especialmente em cirróticos que não apresentam dor, vômitos, febre ou irritação peritoneal, mas podem evoluir por descontrole da ascite, com encefalopatia, astenia, hemorragia digestiva e piora da função hepática
	Agentes etiológicos – Enterobactérias (*Klebsiella* sp., *Escherichia coli*)
DECORRENTE DE PROCEDIMENTOS DIALÍTICOS	Ocorre em pacientes nefropatas crônicos em programas de diálise peritoneal contínua
	Agentes etiológicos – *Staphylococcus* sp., *Streptococcus* sp., *Pseudomonas aeruginosa*
SECUNDÁRIA	Em geral, é decorrente da perda da integridade do trato gastrointestinal (TGI)
	Apresenta altas taxas de letalidade (média de 30%) e o nível de gravidade tem relação com a etiologia da peritonite (1- decorrente da apendicectomia e úlceras pépticas perfuradas; 2- decorrente de perfurações do trato gastrointestinal; 3- pós-cirúrgicas, decorrentes de deiscências anastomóticas).
	Agentes etiológicos – polimicrobiana (Gram-positivos e negativos e anaeróbios – *Bacteroides fragilis*)

TERCIÁRIA	Usualmente decorrente das peritonites secundárias, em que houve persistência ou recorrência da infecção, mesmo após o tratamento adequado
	Há persistência do quadro infeccioso, a despeito da terapêutica, mas sem coleções volumosas ou abscessos intraperitoneais (ao contrário, há pouco líquido sero-hemático)
	Tem taxa de mortalidade de 50% a 80%
	Agentes etiológicos: Staphylococcus sp., *Pseudomonas* sp., *Enterococcus* sp., fungos (*Candida* sp., *Cryptococcus* sp.)

Bibliografia

Albert-Braun S, Venema F, Bausch J et al. Cryptococcus Neoformans Peritonitis in a Patient with Alcoholic Cirrhosis: Case Report and Review of the Literature. Infection, 2005; 33:282-8.

Aslam N, Bernardini J, Fried L, Burr R, Piraino B. Comparison of Infectious Complications Between Incident Hemodialysis and Peritoneal Dialysis Patients. Clin J Am Soc Nephrol 2006; 1:1226-33.

Choi SH, Soo Kim Y, Chung JW et al. Clinical Significance of Untreated Candida Species Isolated from Ascites in Cirrhotic Patients. Scand J Infect Dis 2004; 36:649-55.

Cure E, Senol A, Kaya O et al. A Spontaneous Fungal Peritonitis in a Case with Cryptogenic Cirrhosis. Case Rep Clin Pract Rev 2007; 8:197-9.

Fernandes N, Bastos MG, Cassi HV et al. The Brazilian Peritoneal Dialysis Multicenter Study (BRAZPD): Characterization of the Cohort. Kidney Int 2008; 73:145-51.

Lacerda CM, Reis T. Peritonites. In: Melo HRL, Brito CAA, Filho DBM et al. Condutas em Doenças Infecciosas. Rio de Janeiro: Medsi 2004.

Lippincott Willians & Wilkins. Manual de sinais e sintomas. 4ª ed. São Paulo: Gen/Roca, 2012.

Nair S, Kumar KS, Sachan P et al. Spontaneous Fungal Peritonitis (Candida Glabrata) in a Patient with Cirrhosis. J Clin Gastroenterol 2001; 32:362-4.

Narci A, Karaman I, Karaman A, Erdogan D, Cavusoglu YH, Aslan MK et al. Is Peritoneal Drainage Necessary in Childhood Perforated Appendicitis? A Comparative Study. J Pediatr Surg 2007; 42(11):1864-8.

News Medical. O que causa peritonite. Disponível: <http://www.news-medical.net/health/What-Causes-Peritonitis-(Portuguese).aspx>.

10. VIAS AÉREAS SUPERIORES – INFECÇÕES
Diagnóstico Diferencial

Sylvia Lemos Hinrichsen
Maria da Conceição Lira

As infecções de vias aéreas superiores são importantes causas de adoecimento e apresentam várias etiologias relacionadas (Quadro 10.1).

Quadro 10.1. Causas de infecções de vias aéreas superiores

RESFRIADO COMUM	Os principais agentes são os rinovírus, coronavírus, influenza, parainfluenza e vírus respiratório sincicial
	Ocorre mais nos períodos de frio
	Crianças são o principal reservatório de vírus, bem como os adultos que convivem com elas
	A transmissão se faz mediante a inalação de gotículas de saliva ou autoinoculação por uso da "mão e aspiração pelo nariz", após o manuseio de secreções
	Os sintomas são: espirros, congestão nasal, coriza, sensação de queimação ou arranhão na faringe, os quais surgem entre 16 e 72 horas após a inoculação, durando de 1 a 2 semanas
FARINGOAMIGDALITES	São definidas como processos infecciosos e/ou inflamatórios da mucosa do tecido linfático da faringe
	A maioria das faringoamigdalites (75%) tem origem viral, sendo o adenovírus o agente mais frequente. Entretanto, outros vírus podem ser envolvidos: *Coxsackie*, Epstein-Barr, vírus do sarampo, *Herpes simplex*, HIV
	Bactérias também podem ser causas de faringoamigdalites: *Corynebacterium diphtheriae* (difteria), *Salmonella typhi* (febre tifoide), *Streptococcus* β-hemolítico grupo A (escarlatina), *Mycobacterium tuberculosis* (tuberculose), *Neisseria gonorrhoeae*, *Chlamydia pneumoniae*, *Mycoplasma pneumoniae*, *Streptococcus* sp. (abscesso peritonsilar) e *Borrelia vincenti* (angina de Vincent)
	Fungos em pacientes imunodeprimidos são importantes causas de faringoamigdalites (candidíase, histoplasmose, blastomicose)

Vias Aéreas Superiores – Infecções   475

Quadro 10.1. Causas de infecções de vias aéreas superiores (*continuação*)

LARINGOTRAQUEÍTES	As principais alterações clínicas observadas são: rouquidão, disfonia, tosse seca ou produtiva (do tipo mucoide, purulenta ou pio-hemática), dor, que pode ser local ou referida, obstrução da via aérea, causando estridor, disfagia e odinofagia
EPIGLOTITE AGUDA (supraglotite)	É uma celulite progressiva da epiglote e dos tecidos adjacentes na via aérea supraglótica, o que pode causar obstrução aguda das vias aéreas Os principais agentes etiológicos são bactérias (*Haemophilus influenzae, Streptococcus pneumoniae, Staphylococcus aureus*) As principais queixas são disfagia, odinofagia e febre, podendo haver rouquidão
LARINGOTRAQUEOBRONQUITE	Há edema em região subglótica, estendendo-se pela traqueia e os brônquios, com envolvimento variável das cordas vocais, com espasmo. A epiglote é poupada São queixas: tosse incoercível, com timbre metálico, com ou sem estridor, e rouquidão Os principais agentes etiológicos são vírus (influenza) e bactérias (*Mycoplasma pneumoniae, Chlamydia pneumoniae, Bordetella pertussis*)
LARINGITE TUBERCULOSA	Em geral está associada a um foco pulmonar e à disseminação broncogênica. Pode haver formação de granulomas ao longo de toda a via aérea O quadro clínico é o da tuberculose pulmonar acompanhada de rouquidão e dispneia com estridor
RINOSSINUSITES	Trata-se de uma resposta inflamatória da membrana mucosa que reveste a cavidade nasal e os seios paranasais São classificadas em aguda, subaguda, crônica, recorrente, agudizada e complicada São fatores predisponentes: infecção viral das vias aéreas superiores (IVVAS), rinites (alérgicas e não alérgicas), hipertrofia das adenoides, alterações estruturais (pneumatização da concha média, alterações das células etmoidais e polipose nasal) Os agentes etiológicos mais frequentes são: *Streptococcus pneumoniae* e *Haemophilus influenzae*. Com menor frequência encontram-se *Moraxella catarrhalis, Staphylococcus aureus* e *Streptococcus* β-hemolítico

Bibliografia

Barteltt J. Approach to Acute Pharyngitis in Adults. Up To Date, 10.2 – 2002.

Barbosa ES. Infecções das Vias Aéreas Superiors. In Melo HRL, Brito CAA, Filho DBM et al. Condutas em Doenças Infecciosas. Rio de Janeiro: Medsi, 2004:215-21.

Braundwald E, Fauci AS, Kasper DL et al. Medicina Interna de Harrison. 18ª ed. Vol I/II. São Paulo: McGraw Hill/Artmed, 2013.

Leão MS, Leão Junior MS, Goretti S et al. Infecções das Vias Aéreas Superiores. In: Hinrichsen SL. DIP – Doenças Infecciosas e Parasitárias. Rio de Janeiro: Medsi – Guanabara Koogan, 2005.

11. SÍNDROMES E DOENÇAS
Epônimo
Diagnóstico Diferencial

Sylvia Lemos Hinrichsen

Epônimo (de origem grega) é o termo que designa um vocábulo criado a partir do nome de algum personagem, real ou fictício.

O termo *síndrome* (reunião) descreve o grupo ou agregado de sinais e sintomas associados a uma mesma patologia (doença) que em seu conjunto definem o diagnóstico e o quadro clínico de uma mesma condição de saúde.

Normalmente são sintomas e/ou sinais de causa desconhecida ou em estudo, ou conhecida posteriormente, que são classificados geralmente com o nome do pesquisador que os descreveu ou o nome que este lhes atribui (epônimo).

Uma síndrome não caracteriza necessariamente uma só doença, mas um grupo da mesma patologia ou da mesma condição clínica (médica).

Várias são as síndromes descritas (Quadro 11.1).

478 Síndromes e Doenças – Epônimo

Quadro 11.1. Síndromes e doenças

ADDISON, **Doença de**	Também conhecida como insuficiência suprarrenal crônica ou hipocortisolismo. É uma doença endócrina, rara, descrita pelo britânico *Thomas Addison* (1855). Pode ser decorrente de autoanticorpos dirigidos às células suprarrenais, contendo 21-hidroxilase (enzima envolvida na produção de cortisol e aldosterona), ou por tuberculose, HIV, sarcoidose, amiloidose, hemocromatose, câncer metastático (para as glândulas suprarrenais), hemorragia suprarrenal (síndrome de *Waterhouse*) e hiperplasia suprarrenal congênita. Pode estar associada a hipotireoidismo, diabetes melito tipo 1, vitiligo, alopecia e doença celíaca. Evolui de forma insidiosa com sintomas leves ou ausentes até que ocorra uma situação de estresse ou interrupção aguda de corticoides (exógeno). Principais sinais e sintomas: fadiga crônica progressiva, fraqueza muscular, anorexia, perda de peso, náuseas/vômitos, diarreia, hipotensão (ortostática), hiperpigmentação da pele (melasma suprarrenal), irritabilidade, depressão, vontade de ingerir alimentos salgados, hipoglicemia, ciclo menstrual irregular ou ausente, tetania (após tomar leite devido ao excesso de fosfato), adormecimento das extremidades (podendo evoluir para paralisia devido ao excesso de potássio), eosinofilias, poliúria, déficit de atenção e confusão mental. A crise addisoniana se caracteriza por: coloração marrom na língua e dentes devido ao acúmulo de ferro (por hemólise); dor súbita e penetrante nas pernas, região lombar ou abdome; vômitos, diarreia (resultando em desidratação), hipotensão (podendo levar ao choque hemodinâmico), coma, hipoglicemia, perda de memória, fraqueza (progressiva) e até morte.
AHUMADA-DEL **CASTILLO,** **Síndrome**	Doença endocrinológica rara, decorrente de alterações da função do hipotálamo e da glândula pituitária. Caracteriza-se pela produção de leite fora de período normal de lactação e amenorria em decorrência de parada de ovulação. Geralmente resulta da presença de pequenos tumores na pituitária e hipotálamo.
ALBERS- **-SCHÖNBERG,** **Doença**	Descrita em 1904, por *Heinrich Ernst Albers Schönberg*, um radiologista alemão que relatou o primeiro caso de osteopetrose em um homem de 26 anos com esclerose óssea generalizada e múltiplas fraturas. É uma doença rara, de caráter hereditário e que pode se manifestar de várias formas e em qualquer idade. Sua etiologia ainda não está bem definida. Não há predomínio por raça, porém acomete ligeiramente mais o sexo masculino. Aproximadamente 20% dos casos derivam de casamentos consanguíneos. A fisiopatologia é explicada por um defeito básico na diferenciação das células precursoras em osteoclastos. O osso contém número aumentado de osteoclastos estruturalmente anômalos.

(continua)

Síndromes e Doenças – Epônimo **479**

Quadro 11.1. Síndromes e doenças (*continuação*)

ALBRIGHT/ MCCUNE- -ALBRIGHT, Síndrome	Foi descrita pela primeira vez por *McCune* e *Albright* em 1936 e 1937. É uma doença genética (mutação do tipo mosaico) caracterizada por pigmentação da pele (manchas café com leite), displasia fibrosa poliostótica e hiperfunção endócrina (puberdade precoce).
ALDRICH (WISKOTT- -ALDRICH), Síndrome	Caracteriza-se por imunodeficiência infantil ligada ao cromossomo X, manifestada exclusivamente em meninos. Clinicamente há infecções de repetição (otite, pneumonia), plaquetopenia, eczemas (tom purpúrico) e sangramentos espontâneos (nasais e gengivares).
ALPORT, Síndrome	É uma doença genética (cromossomo X) caracterizada por perda progressiva das funções renal, auditiva e visual. Foi identificada pela primeira vez, em uma família inglesa, por *Arthur Cecil Alport* (1927). Para o diagnóstico da síndrome, existem 10 critérios que deverão estar presentes: <ul><li>História familiar de nefrite</li><li>Hematúria persistente, sem que haja evidência de outra possibilidade de nefropatia hereditária</li><li>Surdez sensorineural (bilateral) antes de 30 anos</li><li>Mutação no gene *COL4An*, em que *n* é igual a 3, 4 ou 5</li><li>Evidência imuno-histoquímica da ausência parcial ou total do epítopo na membrana basal dos glomérulos ou membrana basal epidérmica ou em ambas</li><li>Anormalidades estruturais da membrana basal glomerular</li><li>Lesões oculares</li><li>Progressão gradual para falência crônica renal (em pelo menos dois membros da família)</li><li>Macrotrombocitopenia (ou inclusões granulocíticas)</li><li>Leiomiomatose difusa do esôfago ou da genitália feminina, ou ambas</li></ul>
ALZHEIMER, Doença	Caracteriza-se por atrofia cerebral senil, dominada por um quadro de demência. O mal de Alzheimer, doença de Alzheimer (DA) ou simplesmente Alzheimer é uma doença do tipo degenerativa que com tratamento pode-se ter melhora da saúde, retardo do declínio cognitivo, que oferece controle das alterações de comportamento, que oferece conforto e qualidade de vida ao idoso e sua família. Foi descrita pela primeira vez em 1906, pelo psiquiatra alemão *Alois Alzheimer*, de quem herdou o nome. É a principal causa de demência em pessoas com mais de 60 anos, sendo mais de duas vezes mais comum do que a demência vascular, embora em 15% dos casos ocorram simultaneamente. Atinge 1% dos idosos entre 65 e 70 anos, mas sua prevalência aumenta exponencialmente com os anos, sendo de 6% aos 70, 30% aos 80 anos e mais de 60% depois dos 90 anos.

(*continua*)

480 Síndromes e Doenças – Epônimo

Quadro 11.1. Síndromes e doenças (*continuação*)

ALZHEIMER, Doença (*cont.*)	Cada caso de Alzheimer apresenta a doença de forma única, mas existem pontos em comum, como, por exemplo, o sintoma primário mais costumeiro que é a perda de memória. Muitas vezes os primeiros sintomas são confundidos com problemas de idade ou de estresse. Quando a suspeita recai sobre o mal de Alzheimer, o paciente é submetido a uma série de testes cognitivos e radiológicos. Com o avançar da doença, vão aparecendo novos sintomas, como confusão mental, irritabilidade e agressividade, alterações de humor, falhas na linguagem, perda de memória a longo prazo, e o paciente começa a desligar-se da realidade. Antes de se tornar totalmente aparente, o mal de Alzheimer vai-se desenvolvendo por um período indeterminado e pode se manter não diagnosticado e assintomático durante anos. A evolução da doença está dividida em fases (I, II, III e IV).
ARDMORE, Doença	É uma doença infecciosa de etiologia desconhecida que apresenta como elementos febre, processo inflamatório das vias aéreas superiores, rinite, faringite, dores torácicas, dor no abdome superior, mialgias generalizadas, hepato e esplenomegalia dolorosas, provas de função hepática normais, linfadenopatia generalizada, disfagia e náusea. Apresenta duração de vários meses com tendência a recidivas.
ASHERMAN, Síndrome	Também chamada de sinéquias uterinas ou adesões intrauterinas, é a condição caracterizada pela presença de adesões e/ou fibrose no interior da cavidade uterina em razão de cicatrizes. Mulheres que fazem aborto têm mais probabilidade de ter a síndrome de Asherman, pois essas mulheres têm mais chances de evoluir com problemas uterinos devido ao aborto. As que também tiveram hemorragias uterinas dão margem a que a síndrome evolua.
AYERZA, Síndrome	Doença primária de artérias e arteríolas pulmonares com hipertensão pulmonar, insuficiência pulmonar secundária, cianose e policitemia (negros cardíacos). Foi descrita no princípio do século XX pelo argentino *Abel Ayerza* (Buenos Aires, 20 de agosto de 1901). São fatores que contribuem para o seu desenvolvimento: hiperplasia da artéria pulmonar, enfisema e fibrose.
BARBER, Doença	É um distúrbio do metabolismo de aminoácidos caracterizado por cirrose congênita, raquitismo, resistência à vitamina D e esteatorreia. Há também perda urinária de todos os aminoácidos plasmáticos e mais a tirosina.
BÁRÁNY, Doença (nistagmo)	Em 1914, o Dr. *Robert Bárány* recebeu o Prêmio Nobel em Medicina por seus estudos na fisiologia e fisiopatologia do aparelho vestibular humano, a partir de estudos iniciados em 1905 sobre nistagmo e vertigem. A doença de Bárány se caracteriza por vertigem postural ou posicional, frequentemente acompanhada de nistagmo e secundária a lesões labirínticas por trauma, oclusão vascular, infecção, tumor ou sem causa aparente.

(*continua*)

Síndromes e Doenças – Epônimo **481**

Quadro 11.1. Síndromes e doenças (*continuação*)

BARSONY-POLGR-TESCHENDORFF, Síndrome	É um distúrbio de motilidade do esôfago, levando a disfagias intermitentes com crises de sufocação por espasmo segmentar do esôfago causado por emoções ou por fator irritante.
BECKER, Doença	Doença incluída no grupo das cardiopatias de origem obscura, própria da África do Sul, caracterizada por febre, embolias, leucocitose sem eosinofilia e angiite verrucosa.
BEHÇET, Doença	É uma vasculite (inflamação dos vasos sanguíneos) sistêmica (envolve órgãos internos) de causa desconhecida (idiopática), caracterizada por úlceras (aftas) orais e genitais recorrentes, e com envolvimento dos olhos, articulações, pele, vasos sanguíneos e sistema nervoso. Recebeu o nome de um médico turco, Prof. Dr. *Hulusi Behçet,* que foi o primeiro a descrevê-la, em 1937. Está associada a uma predisposicão genética em determinados marcadores (haplótipo HLA-B5) essencialmente em pacientes originários do Mediterrâneo e do Extremo Oriente. Têm sido descritos alguns casos na mesma família.
BELL, Paralisia	Caracteriza-se por uma paralisia facial aguda, unilateral, de início súbito, sem ptose e de etiologia ainda desconhecida, embora se acredite que alguns vírus estabeleçam uma infecção persistente (ou latente) sem sintomas, como o vírus herpes-zóster da face e o vírus *Epstein-Barr*, ambos da família *Herpes*. A reativação de uma infecção viral existente tem sido sugerida como causa da paralisia de Bell aguda. Uma nova ativação poderia ser precedida por trauma, fatores ambientais e transtornos metabólicos ou emocionais, sugerindo que, por fim, diversas condições possam desencadear a reativação. A paralisia de Bell é caracterizada por uma flacidez facial no lado afetado, devida à má função do nervo facial (VII nervo craniano), que controla os músculos da face. Pode-se observar o sinal de Bell (movimento do olho para cima e para fora no lado afetado, quando o paciente tenta piscar). A paralisia ou fraqueza é frequentemente precedida ou acompanhada de dor próxima à região do ouvido.
BENCE JONES, Proteinúria	Comum no mieloma múltiplo, amiloidose primária, macrogrobulinemia de Waldenström e outras desordens linfoproliferativas malignas. Foi pela primeira vez descrita pelo patologista *Bence Jones*, em 1945, em uma paciente com mieloma múltiplo. Já foram descritos casos de pacientes com proteinúria de Bence Jones idiopática, benigna. A proteinúria (proteína anormal, que se precipita a 45°C) ocorre devido ao excesso de síntese e secreção de proteínas de cadeias leves monoclonais livres, anormais. Quando presente, há indicação para eletroforese de proteínas urinárias.

(*continua*)

482 Síndromes e Doenças – Epônimo

Quadro 11.1. Síndromes e doenças (*continuação*)

BERARDININELLI, Síndrome	Enfermidade caracterizada pela presença de gigantismo acromegálico infantil, hipergenitalismo, flebomegalias, hepatomegalia gordurosa e ânus lombar ou dorsal.
LAURENCE-MOON- -BIEDL E BIEDL, Síndrome	Em 1866, *Laurence* e *Moon* descreveram uma condição genética na qual os pacientes exibiam retardo mental, baixa estatura, hipogenitalismo, ataxia, paraplegia espástica e nistagmo. Alguns apresentavam retinose pigmentar, enquanto outros tinham atrofia coroidiana. Mais tarde, *Bardet* e *Biedl* descreveram, independentemente, uma síndrome que consistia em obesidade, polidactilia, retinose pigmentar, retardo mental e atresia anal. Pouco tempo depois, *Solis-Cohen* e *Weiss* relataram a síndrome de *Laurence-Moon-Biedl* acreditando que esta seria uma desordem única com achados semelhantes aos descritos pelos outros autores. É, portanto, uma desordem genética rara, caracterizada por obesidade, retinite pigmentosa, polidactilia, atresia anal, retardo mental, hipogonadismo e insuficiência renal.
BINSWANGER, Doença	É uma encefalopatia subcortical progressiva crônica, rara, na qual a substância branca subcortical se torna subagudamente infartada. Há áreas periventriculares de rarefação da substância branca e gliose, além do frequentemente acidente vascular cerebral (AVC) lacunar ou embólico associado. A doença de *Binswanger* é uma das causas de incapacidade de andar e de abulia nos idosos.
BLACKFAN- -DIAMOND, Síndrome	Doença rara, constitucional, com aplasia de células vermelhas. Surge na infância e, em 25% dos casos, é acompanhada de outras anomalias congênitas (hidrocefalia, retardo de crescimento, hipoplasia muscular, disestatismos e oligofrenia). A etiologia é desconhecida, sendo também descrita como doença de *Benjamin-Blackfan*.
BLAND, WHITE E GARLAND, Doença	Malformação congênita com desenvolvimento deficiente do septo aorticopulmonar, o que faz com que a artéria coronária esquerda se origine da pulmonar em vez da aorta. Apresenta alta letalidade nos primeiros meses de vida.
MARCHIAFAVA- -BIGNAMI, Doença	Também conhecida como "degeneração primária do corpo caloso", é uma doença mais comumente definida pelos aspectos patológicos do que clínicos. A principal alteração é encontrada na porção medial do corpo caloso: uma diminuição da densidade do tecido, com leve depressão avermelhada ou amarelada, dependendo do tempo da lesão. Do ponto de vista microscópico, observam-se, claramente, zonas de desmielinização com abundância de macrófagos, embora não haja alterações inflamatórias. Menos consistentes, lesões de natureza similar são encontradas na porção central das comissuras anterior e posterior e na ponte.

(continua)

Síndromes e Doenças – Epônimo

Quadro 11.1. Síndromes e doenças (*continuação*)

MARCHIAFAVA--BIGNAMI, Doença (*cont.*)	É uma doença rara que afeta pessoas mais idosas e, com poucas exceções, todos os pacientes acometidos são dependentes de álcool. Alguns apresentam, no estágio terminal, quadros de estupor e coma, e outros, sintomas compatíveis com quadro de intoxicação crônica e síndrome de abstinência. Em alguns casos, descreveram-se quadros de demência progressiva, com sintomas como disartria, movimentos vagarosos e instáveis, incontinência esfincteriana transitória, hemiparesia e afasia. Sugere síndrome de *Marchiava-Bignami* a ocorrência, em paciente dependente de álcool, de sintomas semelhantes à síndrome do lobo frontal, à doença de *Alzheimer* ou, ainda, de sintomas semelhantes a quadros de tumor na região frontal, mas que remitam espontaneamente, e exames de imagem auxiliarão o diagnóstico. Entretanto, a etiologia e a patologia desse quadro não foram bem esclarecidas até o momento.
BRAHAM, Sinal	Caracteriza-se pela queda da frequência cardíaca ao se comprimir a artéria no local de uma fístula arteriovenosa.
BUDD-CHIARI, Síndrome	É uma síndrome rara que resulta da obstrução das veias hepáticas maiores ou da veia cava inferior. Caracteriza-se por hipertensão portal com hepatomegalia causada pela obstrução venosa do sistema de drenagem do fígado, frequentemente evoluindo com varizes esofágicas, encefalopatia hepática e coagulopatia por insuficiência hepática. A síndrome apresenta a tríade clássica de dor abdominal, ascite e hepatomegalia. Pode evoluir de forma fulminante, aguda, crônica ou assintomática. Ocorre em 1 a cada 100.000 pessoas, sendo mais comum em mulheres. Pode ser causada por trombose de veia hepática, policitemia *vera*, síndromes mieloproliferativas, hemoglobinúria paroxística noturna, anticoncepcionais orais e outros estados de hipercoagulabilidade, que ocorrem também por invasão tumoral e por obstrução membranosa idiopáticada da veia cava inferior.
BUERGER/LEO BUERGER, Doença	É uma tromboangiite obliterante caracterizada por alterações inflamatórias em artérias e veias de pequeno e médio calibres, principalmente nas extremidades, comprometendo predominantemente homens fumantes.
BUERGER-GRÜTZ, Síndrome	Caracteriza-se por hepatoesplenomegalia, pancreatite, dor abdominal, xantomas eruptivos em crianças com hiperlipemia essencial (incluindo triglicerídeos), familiar (recessiva autossômica), idiopática.
BURNETT, Síndrome	Também conhecida como síndrome do leite e alcalinos. Caracteriza-se por hipercalcemia e suas consequências, em razão da abundante e prolongada ingestão de leite e alcalinos por pacientes portadores de dispepsia ou úlcera péptica.

(*continua*)

484 Síndromes e Doenças – Epônimo

Quadro 11.1. Síndromes e doenças (*continuação*)

CAPLAN, Síndrome	É uma combinação de artrite reumatoide e pneumoconiose manifestada por nódulos intrapulmonares, homogêneos e bem definidos, tendo sido descrita pela primeira vez em 1953, pelo Dr. *Caplan*, em Cardiff, capital do País de Gales.
	Pode ser diagnosticada entre trabalhadores expostos à sílica e entre pacientes com silicose, pneumoconiose dos mineiros de carvão e asbestose.
	A maior prevalência ocorre entre os silicóticos, apesar de ter sido descrita inicialmente em mineiros de carvão com pneumoconiose.
CHARCOT/ CHARCOT-MARIE- -TOOTH, Doença	A doença de Charcot-Marie-Tooth (CMT), também conhecida como atrofia peroneal muscular (APM), é um conjunto de neuropatias de causa genética que afetam os nervos periféricos, de sintomatologia variada.
	A CMT atinge os nervos periféricos, que conectam a medula espinhal aos músculos, ocasionando uma perturbação na condução dos impulsos nervosos.
	Embora relativamente rara, constitui um dos grupos mais comuns de neuropatias motoras e sensitivas hereditárias (NMSH); em sua forma hipertrófica, apresenta-se na infância (NMSHI).
	É uma doença do tipo desmielinizante que provoca danos à bainha de mielina dos neurônios dos nervos periféricos e degeneração dos axônios responsáveis pela condução dos impulsos elétricos.
	Há debilidade e atrofia muscular progressiva da panturrilha (atrofia muscular fibular), podendo ocasionar incapacidade progressiva, com déficits sensitivomotores e problemas ortopédicos (pé cavo).
	Pode acometer homens ou mulheres, como um caráter recessivo ou associado ao cromossomo X.
	Em geral, a CMT evolui lentamente, mas também pode progredir em surtos.
CHEDIAK-HIGASHI, Síndrome	É doença autossômica recessiva que afeta várias partes do corpo e surge de uma mutação do gene regulador de transporte lisossomal. Ocorre em humanos, bovinos, tigres brancos, gatos persas azuis e em orcas albinas.
	É uma condição que afeta vários sistemas do corpo, principalmente o sistema imune, propiciando infecções repetidas, graves e persistentes, desde a infância.
	É causada pela mutação no gene regulador de transporte lisossomal.
CHIARI-FROMMEL, Síndrome	É caracterizada pela presença de amenorreia pós-gestacional, relacionada com altos níveis de prolactina (galactorreia) e diminuição do GnRH, com consequentes alterações nos níveis de estrogênio e progesterona.

(continua)

Síndromes e Doenças – Epônimo

485

Quadro 11.1. Síndromes e doenças (continuação)

CHRISTIAN/HAND- -SCHÜLLER- -CHRISTIAN, Doença	A histiocitose X (também chamada de *Hand-Schüller-Christian*) é um distúrbio do sistema reticuloendotelial, caracterizado pela proliferação de macrófagos de aspecto normal, com ou sem reação inflamatória associada de eosinófilos, neutrófilos e células mononucleares, envolvendo o tegumento, o osso e as vísceras. Sua etiologia é desconhecida. As três síndromes clínicas conhecidas – granuloma eosinófilo do osso, síndrome de Hand-Schüller-Christian e síndrome de Letterer-Siwe – compartilham uma patologia semelhante. A gravidade varia desde uma forma benigna, em pacientes com lesões ósseas solitárias ou multifocais, até deterioração progressiva e morte em lactentes com comprometimento visceral. A doença não costuma ter característica familiar. É observada com mais frequência em crianças e jovens. A tríade clássica de defeitos osteolíticos nos ossos membranosos, exoftalmia e diabetes insípido só ocorre em pequena porcentagem de casos, embora sua presença seja diagnóstica. A doença não costuma ser fatal, mas é crônica e, algumas vezes, progressiva.
CHRISTMAS, Doença	Também conhecida como hemofilia B, é uma doença causada pela mutação no gene do fator IX. Recebeu esse nome em homenagem a *Stephen Christmas*, o primeiro paciente descrito com essa doença. Caracteriza-se por hemorragias nas articulações (hemartroses), hematomas, sangramentos constantes e dores intramusculares. Os dados clínicos e de laboratório são similares aos da hemofilia do tipo A.
CGAYFFARD/ STILL- -CHAUFFARD, Doença	É uma forma de artrite juvenil idiopática, caracterizada por febre alta e erupções cutâneas passageiras, descrita pelo médico inglês *Sir George Frederic Still* (1861-1941). A doença foi descoberta primeiro em crianças, mas agora também se sabe que acontece, menos comumente, em adultos. Há várias teorias sobre a causa da doença de *Still*, que pode ser causada por uma infecção microbacteriana, embora a real causa da doença permaneça desconhecida. Sua patogênese parece ser do tipo autoimune.
CLAUDE BÉRNARD- -HORNER, Doença	Foi descrita pelo fisiologista francês *Claude Bérnard* em 1852 e pelo oftalmologista suíço *Johann Friedrich Horner* em 1869. Caracteriza-se pela seguinte tríade – enoftalmia, miose e estreitamento da fenda palpebral – devida a uma afecção unilateral do nervo simpático cervical. Pode também se manifestar por perturbações da secreção lacrimal, diminuição da tensão ocular e rubor acompanhado por sudorese profusa do mesmo lado da lesão (sinônimo de síndrome ocular simpática).

(continua)

486 — Síndromes e Doenças – Epônimo

Quadro 11.1. Síndromes e doenças (*continuação*)

COGAN, Síndrome	Está classificada como fazendo parte do grupo de "vasculites sistêmicas", mas também como sendo do grupo de "doenças raras sistêmicas e reumatológicas".
	É uma afecção multissistêmica rara que se caracteriza por ceratite intersticial não sifilítica associada a alteração audiovestibular de surgimento abrupto e, geralmente, bilateral.
	Foi descrita pela primeira vez em 1934 por *Morgan* e *Baumgartner* e, em 1945, o oftalmologista *David Glendenning Cogan* relatou cinco casos dessa enfermidade, passando a doença a receber esse nome em sua homenagem.
	Comumente acomete indivíduos entre 20 e 40 anos de idade e sua etiologia e fisiopatologia ainda não são totalmente esclarecidas; no entanto, sabe-se que existe associação com infecções das vias áreas superiores anteriormente ao aparecimento do quadro característico da síndrome de *Cogan* e hipóteses de prováveis agentes virais, embora exista a hipótese de ser uma doença do tipo autoimune.
CONCATO, Doença	Caracteriza-se por polisserosite, usualmente com derrame pleural e ascite.
COOLEY, Anemia	É também chamada de talassemia beta, descrita pelo pediatra norte-americano *Themas Cooley* em 1925.
	É uma anemia do tipo hemolítica (hipocrômica e microcítica) que ocorre em pacientes homozigotos.
CORI (Forbe), Doença	É decorrente da deficiência de amilo-1-6-glicosidase.
	Caracteriza-se por hepatomegalia assintomática em criança.
CORINO DE ANDRADE, Doença	Também chamada de polineuropatia amiloidótica familiar (PAF) ou doença dos pezinhos.
	É uma polineuropatia neurodegenerativa rara, de transmissão genética autossômica dominante, descrita pela primeira vez pelo neurologista português *Mário Corino da Costa Andrade*, nos anos 1950.
	Manifestando-se em média após os 20 anos de idade, caracteriza-se por dores, parestesias e fraqueza muscular, bem como disfunção autonômica. Os rins e o coração são afetados em fase terminal, sendo invariavelmente fatal, na ausência de transplante hepático.
COSTEN, Síndrome	Foi descrita pelo otorrinolaringologista *Costen* (1934), sendo conhecida também como síndrome dolorosa da articulação temporomandibular (ATM).
	São sintomas frequentes: otalgia (dor nos ouvidos), sintomas acústicos (ruídos ou zumbidos), cefaleias (dores de cabeça), rigidez temporomandibular, dor miofascial às vezes acompanhada de maloclusão dentária, bruxismo, limitação de abertura bucal ou *clicks* na ATM.

(continua)

Síndromes e Doenças – Epônimo

Quadro 11.1. Síndromes e doenças (*continuação*)

CRIGLER-NAJJAR, Síndrome	Também conhecida como síndrome de Arias, é um raro distúrbio do metabolismo da bilirrubina (elevação da forma não conjugada dessa substância no sangue).
	Resulta em uma forma hereditária de icterícia não hemolítica e muitas vezes pode levar a danos cerebrais em recém-nascidos (RN).
	A síndrome é dividida em dois tipos: tipo I, ausência total da enzima glicuroniltransferase; e tipo II, menos grave, no qual a deficiência da enzima é parcial.
	O nome da síndrome é uma homenagem ao pediatra norte-americano *John Fielding Crigler* e ao libanês radicado nos Estados Unidos, *Victor Assad Najjar*.
CROHN, Doença	Foi descrita pela primeira vez em 1932 pelo Dr. *Burril B. Crohn,* da Cidade de Nova York, como uma inflamação crônica no intestino delgado que deixa cicatrizes na parede intestinal.
	Apesar de o processo inflamatório poder ocorrer em qualquer porção intestinal, o segmento terminal do delgado (íleo) é preferencialmente afetado.
	Pode se manifestar em qualquer idade, mesmo em crianças. Entretanto, é normal que os primeiros sintomas surjam no adulto jovem.
	Em crianças, se o distúrbio não for diagnosticado, a doença inflamatória não tratada pode desencadear desordens no crescimento e atraso na puberdade.
	Dores estomacais inexplicáveis e diarreia são os primeiros sintomas descritos; contudo, um súbito ataque com uma aguda e grave dor na "boca do estômago" é também possível.
	Além da dor, que lembra uma câimbra, a maior parte das pessoas afetadas tem diarreias. Febre também ocorre irregularmente e os enfermos reclamam de perda de peso e de apetite (desnutrição) e fístulas intestinais.
	O curso da doença é contínuo, com intermitência sendo interrompida por intervalos mais ou menos longos de pouca ou nenhuma sintomatologia.
CUSHING, Síndrome	A síndrome de Cushing ou hipercortisolismo ou hiperadrenocorticismo é uma desordem endócrina causada por níveis elevados de cortisol no sangue.
	Foi descoberta pelo médico americano *Harvey Cushing*, sendo descrita por ele em 1932.
	Os principais sintomas são o aumento de peso, com a gordura se depositando no tronco e no pescoço, preenchendo a região acima da clavícula e a parte detrás do pescoço, local onde se forma um importante acúmulo denominado "giba". A gordura também se deposita no rosto, na região malar ("maçãs do rosto"), onde a pele fica também avermelhada, formando-se uma face conhecida como de "lua cheia".

(*continua*)

Quadro 11.1. Síndromes e doenças (*continuação*)

CUSHING, Síndrome (*cont.*)	Ocorre também afilamento dos braços e das pernas com diminuição da musculatura e, consequentemente, fraqueza muscular, manifestada principalmente quando o paciente caminha ou sobe escadas.
	A pele é fina e frágil, fazendo com que surjam hematomas sem o paciente notar que bateu ou se contundiu no local.
	Sintomas gerais, como fraqueza, cansaço fácil, nervosismo, insônia e labilidade emocional, também podem ocorrer. Nas mulheres são muito frequentes as alterações menstruais e o surgimento de pelos corporais na face, no tórax, no abdome, nos braços e nas pernas.
	Grande parte dos pacientes desenvolve hipertensão arterial e diabetes. Quando ocorre aumento importante dos pelos, pode ser observado também o surgimento de espinhas (acne) na face e no tronco, e nas mulheres podem surgir mudança na voz, queda do cabelo semelhante à calvície masculina e diminuição das mamas. Esses sintomas se associam com tumores de suprarrenal.
	No abdome e no tórax podem ser observadas estrias de cor avermelhada e violeta, algumas vezes com vários centímetros de largura. Algumas pessoas apresentam também pedras nos rins e, consequentemente, cólica renal. A osteoporose é frequente, provocando dores na coluna e, às vezes, fraturas nos braços, pernas e na coluna.
DANLOS/ EHLERS-DANLOS, Síndrome	É um defeito hereditária de causas distintas. Pode ser um defeito na atividade do procolágeno peptidase na remoção das extremidades não helicoidais do procolágeno, resultando na formação de fibrilas colágenas defeituosas, como também uma mutação do gene que codifica a enzima lisil-hidroxilase, necessária para a modificação pós-transacional da lisina em hidroxilisina, resultando na diminuição da resistência da molécula de colágeno (hiperelasticidade cutânea, hiperextensibilidade de articulações).
	São descritas várias formas dessa síndrome. A gravidade varia e as características principais são o aumento da mobilidade articular e da elasticidade da pele.
	Foram descritas em 1901 por *Ehlers*, e a fragilidade cutânea, em 1908, por *Danlos*.
	A hereditariedade dessas formas é autossômica.
	Dois sinais clínicos úteis no diagnóstico são o sinal de *Meténie*r (eversão fácil das pálpebras superiores) e o sinal de *Gorlin* (capacidade de tocar o nariz com a língua). A hipermobilidade articular permite dobrar passivamente o punho e o polegar até o antebraço, assim como chegar ao umbigo com o braço por trás das costas.
	A maioria das crianças com essa síndrome é identificada na infância pela laxidão articular e a hipotonia muscular. Outros sinais associados são a predisposição para a formação fácil de equimoses e a presença de cicatrizes devido à fragilidade cutânea.

(continua)

Síndromes e Doenças – Epônimo

Quadro 11.1. Síndromes e doenças (*continuação*)

DARIER, Doença	É uma genodermatose rara, de herança autossômica dominante, que se caracteriza por uma alteração da queratinização da epiderme, unhas e membranas mucosas. Tem seu início geralmente na primeira ou na segunda década de vida, afetando igualmente ambos os sexos. Consiste em uma erupção cutânea "teimosa" que normalmente afeta tórax, pescoço, orelhas e testa, mas pode se desenvolver em outras áreas do corpo. Foi descoberta pelo dermatologista francês *Ferdinand-Jean Darier.*
DI GUGLIELMO, Doença	É uma hiperplasia neoplásica de tecidos eritro e leucoblástico (eritroleucemia), geralmente de início agudo, caracterizada por anemia grave, hepatoesplenomegalia moderada, eritroblastos atípicos no sangue e fenômenos hemorrágicos.
DRESSLER, Síndrome	É um distúrbio decorrente da inflamação do miocárdio, resultado de uma lesão anterior do músculo cardíaco, que leva à presença de sangue no saco pericárdico. Caracteriza-se por dores do tipo pleuropericárdica e febre. Ocorre geralmente de 3 a 4 semanas ou meses depois de um infarto agudo do miocárdio.
DUBIN-JONHSON, Doença	É uma doença recessiva autossômica, rara, que causa um aumento de bilirrubina sem elevação das enzimas do fígado (ALT, AST), geralmente diagnosticada na infância.
EBSTEIN, Doença	É uma cardiopatia congênita, caracterizada por uma malformação da válvula tricúspide, cuja abertura é deslocada em direção ao ventrículo direito, o que leva a uma atrialização deste. A sintomatologia vai desde uma fadiga até um quadro de insuficiência cardíaca congestiva.
FABRY, Doença	Também conhecida como doença de Anderson-Fabry, caracteriza-se por ser de evolução crônica, causando uma isquemia cardíaca cerebrovascular e renal. É uma doença de depósito lisossômico (DDL) grave, progressiva e potencialmente fatal, causada pela deficiência ou ausência de uma enzima lisossômica, a alfagalactosidase.
FANCONI, Síndrome	Caracteriza-se por ser uma tubulopatia renal proximal complexa rara, gravíssima, na qual são observados distúrbios na reabsorção de glicose, aminoácidos, fosfato, bicarbonato e potássio, além de proteinúria tubular, deficiente concentração urinária e distúrbios no processo de acidificação. Pode ser hereditária ou ser causada pelo uso de metais pesados ou de outros agentes químicos, pela deficiência de vitamina D, pelo transplante de rim, pelo mieloma múltiplo ou pela amiloidose. O uso de tetraciclina fora de validade também pode causar síndrome de *Fanconi.* Os sintomas normalmente iniciam durante a infância, quando se observam aumento da excreta de urina (concentrações elevadas de glicose, fosfato, bicarbonato, ácido úrico, potássio e sódio), fraqueza e dores ósseas.

(continua)

490 — Síndromes e Doenças – Epônimo

Quadro 11.1. Síndromes e doenças (*continuação*)

FELTY, Síndrome	É um distúrbio caracterizado pela combinação de artrite reumatoide (AR), esplenomegalia e neutropenia. Em alguns casos, podem-se apresentar hepatomegalia, anemia, trombocitopenia, febre e linfonodomegalia. Ocorre em menos de 1% dos pacientes com AR.
FORDYCE/FOX--FORDYCE, Doença	Também conhecida como miliária apócrina, é um entupimento crônico dos ductos das glândulas sebáceas, com uma resposta inflamatória secundária, não bacteriana, às secreções e fragmentos celulares nos cistos. Caracteriza-se por hipertrofia de glândulas sebáceas, com pequenas lesões miliares branco-amareladas que afetam lábios e orifícios de abertura do conduto de Stenon, de evolução assintomática.
FREY, Síndrome	É uma sequela observada após parotidectomia, caracterizada pela presença da tríade clássica – sudorese, calor e hiperemia na face – durante a alimentação (Lucja Frey, 1923).
FRIDERICHSEN/ WATERHOUSE--FRIDERICHSEN, Síndrome	É uma doença das glândulas adrenais (ou suprarrenais) mais comumente causada pela bactéria *Neisseria meningitidis*. Trata-se de quadro dramático, caracterizado por hemorragia maciça de uma ou (mais comumente) ambas as suprarrenais acompanhada de menigococcemia, hipotensão arterial, choque, coagulação intravascular, púrpura, de evolução rápida e progressiva, e insuficiência suprarrenal aguda.
FRIEDREICH, Síndrome	É uma doença neurodegenerativa com hereditariedade autossômica recessiva, provocada pela presença em homozigotia de uma mutação dinâmica no gene FRDA, que origina um déficit de frataxina, proteína mitocondrial envolvida no metabolismo do ferro. É a causa mais frequente de ataxia hereditária. Manifesta-se em geral na infância, com ataxia, disartria, escoliose e deformidades dos pés. Dois terços dos doentes têm miocardiopatia hipertrófica, 10% têm diabetes e 20% têm anomalias da homeostase da glicose. A sobrevida média é de 35 anos; a causa de morte tem geralmente origem na cardiopatia ou por complicações do diabetes. Não interfere na capacidade mental, memória ou controle emocional, pois as partes correspondentes do cérebro não são afetadas.
GARDNER, Síndrome	É um transtorno genético caracterizado pela presença no cólon de pólipos múltiplos, que podem predispor a câncer de cólon, em associação com tumores fora dele (osteomas do crânio, câncer de tireoide, cistos epidermóides, fibromas e cistos sebáceos). Podem também crescer no estômago, duodeno e intestino.

(*continua*)

Síndromes e Doenças – Epônimo 491

Quadro 11.1. Síndromes e doenças (*continuação*)

GAISBOCK, Síndrome	Também conhecida como policitemia relativa, eritrocitose, estresse e pseudopolicitemia, caracteriza-se por um baixo volume plasmático, embora o volume de glóbulos vermelhos seja normal. É frequente em homens de meia-idade ativos, estressados e ansiosos, sem controle de dieta e que não praticam exercícios físicos regulares.
GAUCHER, Doença	É uma doença genética progressiva, de infiltração lipídica, com hepatoesplenomegalia, hiperpigmentação cutânea, hemorragia mucocutânea e espessamento castanho-amarelado (pinguécula) das conjuntivas, decorrente da falta da enzima β-glicosidase ácida, ou glicocerebrosidase, tendo sido descrita por *Philippe Ernest Gaucher* em 1882. Os sintomas mais comuns são: fadiga (em razão da anemia), sangramentos, principalmente de nariz (por causa da redução do número de plaquetas), dores nos ossos, fraturas espontâneas (provocadas pelas anormalidades ósseas), cirrose, fibrose, varizes de esôfago e desconforto abdominal (em razão do tamanho aumentado do fígado e/ou do baço).
GILBERT, Doença	Caracteriza-se por icterícia do tipo intermitente na ausência de hemólise ou hepatopatia subjacente. São observadas consideráveis variações diárias e sazonais, e os níveis de bilirrubina em algumas ocasiões podem ser normais em até um terço dos pacientes. Pode ser precipitada por desidratação, jejum, períodos menstruais ou estresse, como uma doença intercorrente ou exercício vigoroso. Os pacientes podem se queixar de desconforto abdominal vago e de cansaço geral, para os quais não se encontra causa. Esses episódios se resolvem espontaneamente, não sendo necessário tratamento, exceto de suporte. A síndrome de Gilbert (descrita em 1901) não é contagiosa e não causa doença no fígado nem complicações a longo prazo.
GOODPASTURE, Síndrome	A síndrome de Goodpasture (também conhecida como doença de Goodpasture e doença antimembrana basal glomerular) é caracterizada por rápida destruição dos rins e hemorragia dos pulmões. Recebe o nome em homenagem ao patologista norte-americano Dr. *Ernest Goodpasture* que, em 1919, descreveu pela primeira vez a doença. É mais comum na população branca, especialmente na faixa etária dos 30 aos 60 anos. A maior parte dos pacientes apresenta glomerulonefrite, que progride rapidamente associada à hemorragia alveolar, podendo ser observado em 30% a 40% dos casos acometimento renal, caracterizado por hematúria, proteinúria leve a moderada ou até insuficiência renal aguda. O acometimento dos pulmões é mais comum em indivíduos jovens do sexo masculino, com quadro clínico de dispneia e tosse, com ou sem hemoptise.

(*continua*)

492 Síndromes e Doenças – Epônimo

Quadro 11.1. Síndromes e doenças (*continuação*)

GRONBLAD--STRANDBERG, Síndrome	Também conhecida como pseudoxantoma elástico, é uma doença congênita rara, displásica, do tecido conjuntivo, caracterizada por uma mineralização anormal e progressiva calcificação distrófica do tecido elástico e colágeno. É doença autossômica que afeta tecidos ricos em fibras elásticas e vários sistemas do organismo, como os tecidos cutâneo (pseudoxantoma elástico), ocular (estrias angioides), vascular (doença oclusiva vascular) e gastrointestinal.
GRUTZ/ BUERGER-GRUTZ, Síndrome	É uma forma rara de hiperlipoproteinemia (dislipidemia) primária do tipo familiar.
GUILLAIN-BARRÉ, Síndrome	Doença desmielinizante, é caracterizada por uma inflamação aguda com perda da mielina (membrana de lipídios e proteína que envolve os nervos e facilita a transmissão do estímulo nervoso) dos nervos periféricos e, às vezes, de raízes nervosas proximais e de nervos cranianos. Tem caráter autoimune. As manifestações clínicas são: dor nos membros inferiores, seguida por fraqueza muscular progressiva de distribuição geralmente simétrica e distal, que evolui para diminuição ou perda dos movimentos de maneira ascendente, com flacidez dos músculos, além de perda dos reflexos profundos de início distal, bilateral e simétrico a partir das primeiras horas ou primeiros dias. Sintomas sensitivos (dor neurogênica, queimação e formigamento distal) podem ocorrer, assim como alteração da deglutição, em virtude de acometimento dos nervos cranianos XII, X e IX, e paralisia facial por acometimento do VII par craniano, e que pode ser bilateral. Com a evolução, pode haver comprometimento dos centros respiratórios, com risco de parada respiratória, assim como sinais de disfunção do sistema nervoso autônomo traduzidos por variações da pressão arterial, aumento da frequência ou arritmia cardíaca, transpiração e, em alguns casos, alterações do controle vesical e intestinal. Há também alteração dos movimentos dos olhos decorrente de acometimento do III, IV e VI nervos cranianos e ataxia cerebelar associada a ptose palpebral e perda dos reflexos, sobretudo na variante Miller-Fisher.
HAFF, Doença	Doença comum na Escandinávia, em pescadores, em razão da intoxicação por arsina (hidreto de arsênio) presente na água. Clinicamente se manifesta por quadro agudo com astenia acentuada, dor nos membros inferiores e mioglobinúria.

(*continua*)

Síndromes e Doenças – Epônimo

Quadro 11.1. Síndromes e doenças (*continuação*)

HAKIM-ADAMS, Síndrome	A hidrocefalia de pressão normal (HPN) é caracterizada pela tríade clássica (também chamada de tríade de Hakim) *demência, ataxia* e *incontinência urinária.* A hidrocefalia se associa a diferentes combinações ou graus de cada um desses sintomas, sendo geralmente necessárias a ocorrência de ataxia e mais um sintoma para o diagnóstico seja considerado.
	A HPN pode ser idiopática ou secundária a condições que interfiram na absorção liquórica, como meningite ou hemorragia subaracnoide. O déficit cognitivo, geralmente frontal e subcortical, é frequentemente leve e de início insidioso, e é tipicamente precedido por distúrbio de marcha e incontinência urinária.
	Ocorrem apatia, impulsividade, euforia, perda leve a moderada de memória, confusão, bradipsiquismo e tremores apendiculares. A associação com doença cerebrovascular ocorre em 60% dos pacientes.
	Nas etapas avançadas podem ocorrer sinais de hiper-reflexia e espasticidade.
HARRISON e McNEE, Síndrome	A necrose adiposa subcutânea do recém-nascido é uma dermatose pouco comum e foi descrita, pela primeira vez, por *Harrison* e *McNee*, em 1926.
	Corresponde a uma paniculite típica do recém-nascido, em que ocorrem necrose e calcificação da gordura subcutânea provocadas por um parto traumático, do qual resulta hipoperfusão do tecido celular subcutâneo.
	Tem um curso benigno e é autolimitada, com resolução no primeiro ano de vida. Pode, no entanto, ser complicada por hipercalcemia, o que obriga a um seguimento periódico desses pacientes.
HARTNUP, Doença	É uma condição genética autossômica recessiva rara que acomete principalmente crianças entre 5 e 15 anos, descrita por *Baron e cols.* em 1956.
	Sua fisiopatologia está relacionada a defeito no transporte tubular proximal renal e intestinal jejunal de aminoácidos neutros, sendo a gênese de suas manifestações clínicas atribuída à queda dos níveis de niacina (vitamina B_3), ocasionada pela diminuição da absorção de seu precursor, o triptofano.
	Múltiplas formas de apresentação podem ser reconhecidas, desde indivíduos totalmente assintomáticos, passando pela forma mais frequentemente identificada, dermatite fotossensível do tipo pelagroide, associada a ataxia cerebelar intermitente e sintomas neuropsíquicos, podendo até mesmo, em alguns casos, desenvolver quadros mais graves, com lesões neurodegenerativas progressivas e morte.
	Exposição à luz solar, febre, uso de sulfonamidas, estresse emocional, infecções intercorrentes e dieta irregular ou inadequada são fatores descritos como possíveis desencadeantes dos sinais e sintomas.

(*continua*)

Quadro 11.1. Síndromes e doenças (*continuação*)

HASHIMOTO, Doença/Tireoidite	É uma doença autoimune caracterizada por bócio progressivo e que pode evoluir para compressão de órgãos próximos ou hipotireoidismo.
HEVERHILL, Doença/Febre	Causada pelo *Streptobacillus moniliformis*, é geralmente transmitida pela mordida de rato, sendo aguda, com febre intermitente, erupção eritematosa maculopapular, mono ou poliartrite não migratória, com leucocitose.
HENOCH/ SCHÖNLEIN- -HENOCH, Síndrome	Também conhecida como púrpura alérgica, é uma vasculite sistêmica caracterizada pela deposição de complexos imunes contendo o anticorpo IgA na pele e no rim. Ocorre principalmente em crianças jovens. Os sintomas incluem púrpura palpável (pequenas hemorragias na pele), dores articulares e dor abdominal. A maioria dos casos é autolimitada e não necessita de tratamento além do controle dos sintomas, mas a doença pode retornar e causar lesão renal irreversível. A causa exata da púrpura de Henoch-Schönlein é desconhecida, embora possa ocorrer após algumas infecções virais e bacterianas, assim como uma reação de efeito adverso a algumas medicações. Também pode evoluir com glomerulonefrite. É uma das causas de púrpura não trombocitopênica na infância.
HODGKIN, Doença	É uma doença maligna do sistema linfático (ganglionar). Foi descrita em 1832 por *Thomas Hodgkin*. Caracteriza-se pela presença da clássica célula de Reed-Sternberg, que possui em geral citoplasma abundante, apresentando-se binucleada com dois nucléolos grandes e se projetando com aparência de olhos de coruja. Pode ocorrer em qualquer faixa etária; no entanto, é mais comum na idade adulta jovem (5 aos 40 anos), atingindo maior frequência entre 25 e 30 anos. São sintomas: adenomegalia (sintoma inicial em mais de 50% dos casos), febre, perda de peso, prurido e dor nos linfonodos desencadeada por ingestão de álcool e esplenomegalia (60% a 65% dos casos).
HUNTINGTON, Doença/Coreia	De origem hereditária, crônica e progressiva, é caracterizada por distúrbios emocionais e intelectuais, podendo evoluir para a demência.
HURLER, Síndrome	É um distúrbio hereditário do metabolismo mucopolissacarídico, com deformidades ósseas, hepatoesplenomegalia, cardiomegalia, hérnia umbilical e inguinal, opacidade corneana e retardo mental.

(continua)

Síndromes e Doenças – Epônimo

495

Quadro 11.1. Síndromes e doenças (*continuação*)

JACOB, Síndrome	É um distúrbio cerebral caracterizado por perda da memória, tremores, alterações da marcha, postura rígida, ataques epilépticos e paralisia facial devida a uma rápida perda de células cerebrais causada por uma proteína transmissível chamada príon. Normalmente aparece na meia-idade, com pico de incidência entre 50 e 70 anos. As duas manifestações cardinais são demência rapidamente progressiva e mioclonia.
JEGHERS/PEUTZ--JEGHERS, Síndrome	É uma rara condição de base genética que integra quatro aspectos *major*: (1) pólipos gastrointestinais múltiplos, tipo hamartoma; (2) pigmentação melânica mucocutânea; (3) transmissão autossômica dominante; e (4) risco significativo de malignização em múltiplos órgãos.
JERVELL-LANGE, Síndrome	É uma doença autossômica recessiva. Síndrome do QT longo, faz com que o músculo cardíaco demore mais tempo do que o habitual para recarregar entre as batidas, caracterizadas por arritmias, desmaios, convulsões e até morte súbita, podendo também contribuir para a perda auditiva.
JOSEPH, Síndrome	Caracteriza-se por convulsões, hiperproteinorraquia e excesso urinário de prolina e glicina. É um erro congênito do metabolismo.
KAPOSI, Doença/ Sarcoma	É um tumor maligno de endotélio linfático. A doença foi descrita, em 1872, pelo médico húngaro *Moritz Kaposi*. Caracteriza-se por placas e nódulos vermelhos-azulados infiltrados, de vários tamanhos, localizados nos pés, pernas, mãos e antebraços, podendo ocorrer em qualquer órgão (trato digestivo, respiratório e gânglios linfáticos).
KARTAGENER, Síndrome	Também conhecida como discinesia ciliar primária. O defeito na estrutura do cílio ocasiona seus batimentos incoordenados e não efetivos, alterando a remoção de secreção de muco e das partículas inaladas e causando renites, sinusites, otites, bronquites e pneumonia recorrente e persistente. Bronquiectasia é a complicação predominante. Pode haver tosse produtiva crônica e infecções respiratórias recorrentes, comprometimento progressivo da função pulmonar e baqueteamento digital (alteração congênita caracterizada pelo aumento do diâmetro das falanges distais e alterações das unhas em pacientes mais velhos). *Situs inversus* pode ser encontrado em aproximadamente 50% dos pacientes.
KLEINE-LEVIN, Síndrome	Caracteriza-se pela trilogia dos sintomas: hipersônia (diurna e noturna), hiperfagia e hipersexualidade. Ainda podem ser acrescentadas à trilogia clássica a irritabilidade e a apatia. Foi descrita, entre 1925 e 1929, por *Kleine* e *Levin*. É uma perturbação crônica (com duração variável, em torno de 8 anos), paroxística (com períodos críticos de "ataques", que persistem por cerca de 10 dias e que recorrem três a quatro vezes por ano) e bastante incapacitante (tanto para as tarefas intelectuais quanto para a vida profissional e social), embora seja "autolimitada" quanto ao tempo de evolução, isto é, terminando espontaneamente com ou sem tratamento. É bastante rara, mas se acredita que seja subdiagnosticada.

(*continua*)

496 — Síndromes e Doenças – Epônimo

Quadro 11.1. Síndromes e doenças (*continuação*)

KLINEFELTER, Síndrome	Foi descrita por *Harry Klinefelter* em 1942. É causa frequente de hipogonadismo e infertilidade em homens. A causa genética da síndrome foi descoberta em 1959, por *P. A. Jacobs* e *J. A. Strong*. As pessoas com síndrome de Klinefelter, do sexo masculino, têm um cromossomo X adicional (47, XXY), estatura elevada, algum desenvolvimento do tecido mamário e testículos pequenos. Também é possível encontrar pessoas com outros cariótipos, como: 48, XXXY, 48, XXYY ou 49, XXXXY.
KLIPPEL-FEIL, Síndrome	É uma doença congênita caracterizada por um número reduzido de vértebras cervicais ou por múltiplas hemivértebras fundidas em uma massa óssea única. Como consequência, o pescoço é curto, a pessoa possui mobilidade limitada e o cabelo está presente na nuca e, por vezes, até nos ombros. Há sintomas como torcicolo, assimetria facial, escoliose, dificuldade em respirar e engolir, fissura palatina, deficiência mental, surdez, estrabismo, quadriplegia espástica e várias anormalidades de natureza muscular. Em geral, as mulheres são afetadas com maior frequência. Apesar de sua existência multissecular (o faraó Tutankhamon tinha comprovados sinais dessa síndrome) sua etiologia é desconhecida.
KLIPPEL – -TRENAUNAY, Síndrome	A síndrome de Klippel-Trenaunay (SKT) é caracterizada por uma tríade: mancha vinho do Porto, varizes e hipertrofia óssea e dos tecidos moles, envolvendo, na maioria das vezes, apenas uma extremidade. As lesões podem estar presentes já ao nascimento e, em cerca de 75% dos pacientes, podem se manifestar antes dos 10 anos. A origem dessa síndrome continua a ser elucidada, embora existam diversas teorias. Alguns autores acreditam que as alterações venosas desenvolvidas são consequência de uma obstrução venosa profunda ou, mesmo, de uma atresia das veias profundas, causando edema e hipertrofia do membro.
KORSAKOFF, Síndrome/Psicose	É uma síndrome confusional em que predominam a amnésia de fixação, a fabulação e os falsos reconhecimentos, aos quais se associa uma polineurite. A característica mais importante é a polineurite dos membros inferiores. A causa mais frequente desta síndrome é o alcoolismo crônico. Também aparecem como causas frequentes a tuberculose, os tumores cerebrais, os traumatismos cranianos e as intoxicações por estupefacientes, ou por medicamentos, principalmente aqueles que contêm óxido de carbono. A fase inicial se caracteriza por um intenso estado confusional, com cefaleias, insônia, transtornos do humor e no caminhar, e dores diversas. Esses sintomas podem ser o primeiro estágio de uma caquexia fatal (debilidade ou extrema fraqueza do indivíduo).

(continua)

Síndromes e Doenças – Epônimo

497

Quadro 11.1. Síndromes e doenças (*continuação*)

KOYANAGI/ VOGT-KOYANGI, Síndrome	É uma enfermidade rara que atinge os tecidos que contêm melanócitos, como olhos, sistema nervoso central, orelha interna e pele. Alguns grupos étnicos têm maior propensão para desenvolver a doença, como asiáticos, indianos e latino-americanos, e o gênero mais acometido é o feminino.
	O quadro evolui para a fase uveítica, com sintomas oculares constituídos por fotofobia, hiperemia conjuntival, redução da acuidade visual ou borramento visual e dor ocular. Essa fase pode durar semanas a meses e comumente é a responsável pela procura de atendimento médico.
	Clinicamente, há uveíte posterior bilateral associada a edema retiniano, hiperemia e edema de disco óptico, com eventual descolamento de retina.
	Frequentemente, há acometimento da câmara anterior ocular com precipitados ceráticos em sebo de carneiro e nódulos irianos. A pressão intraocular pode estar elevada.
	Nessa fase, em uma parcela dos pacientes, são encontradas manifestações otorrinolaringológicas.
LAURENCE- -MOON-BARDET- -BIEDL (LMBB), Síndrome	Trata-se de duas síndromes semelhantes e fáceis de serem confundidas clinicamente.
	A LMBB é uma doença que afeta várias partes do corpo, incluindo a retina. Surge na infância, quando a retinose pigmentar é diagnosticada. Outros sintomas são definidores da síndrome: polidactilia (dedos extras nas mãos ou nos pés), obesidade, alterações renais, além de dificuldades de aprendizado e de desenvolvimento emocional, podendo apresentar, em alguns casos, traços de atraso mental. Tem padrão de herança autossômico recessivo.
	Os afetados pela síndrome de Laurence-Moon (LM) apresentam problemas neurológicos e só raramente apresentam polidactilia.
	Os casos de LM são bastante raros, sendo mais comuns os de Bardet-Biedl, em que a polidactilia é um traço definidor da síndrome.
LÉRICHE, Síndrome	Caracteriza-se por uma obstrução da aorta terminal, mais comum em homens. Clinicamente, são observadas: fadiga nos quadris, coxas ou panturrilhas ao exercício, ausência de pulsação nas artérias femorais, impotência, palidez e frieza das extremidades inferiores.
LESCH-NYHAM, Síndrome	É uma doença metabólica que acomete mais os homens e que, clinicamente, se caracteriza por retardo mental, comportamento agressivo, automutilação e insuficiência renal. Bioquimicamente, há excesso de produção de ácido úrico, decorrente da ausência de enzima essencial para o metabolismo das purinas (hipoxantina guanina fosfoboxiltransferase [HPG]).

(*continua*)

Quadro 11.1. Síndromes e doenças (*continuação*)

LETTERER-SIWE, Síndrome	Também denominada doença de Hand-Schüller-Christian, forma aguda de histiocitose X ou granuloma eosinófilo do osso. É constituída pela formação de granulomas por presença de histiócitos nas vísceras e ossos, manifestando-se antes dos 3 anos de idade, de gravidade variável. Clinicamente, observam-se hepatoesplenomegalia, adenomegalia, infiltração pulmonar e lesões maculopapulosas de pele, ânus e vagina. Há melhora clínica com uso de corticosteroides.
LÖFFLER, Síndrome/Doença	É uma doença caracterizada pelo acúmulo de eosinófilos no pulmão em resposta a uma parasitemia. Descrita pela primeira vez em 1932 por *Wilhelm Löffler* em casos de pneumonia eosinofílica causada por *Ascaris lumbricoides*, *Strongyloides stercoralis* e ancilostomídeos (*Ancylostoma duodenale* e *Necator americanus*). São sintomas: tosse, febre, dificuldade de respirar e suor à noite, além de infiltrado pulmonar e eosinofilia acentuada.
LOWE, Síndrome	É uma doença hereditária, rara, associada ao cromossomo X, caracterizada por alterações oculares (catarata e glaucoma), hipotonia generalizada com hiporreflexia e atraso mental acentuado, além de disfunção tubular progressiva com acidose e hiperacidaminúria.
LUDER-SHELDON, Síndrome	É um erro congênito do metabolismo que pode cursar de forma assintomática ou com raquitismo leve, glicosúria e hiperaminoacidúria de todos os aminoácidos plasmáticos e acidose tubular renal.
MAJOCCHI, Doença	Também conhecida como púrpura anular telangiectásica de Majocchi, é uma capilarite de etiologia desconhecida que ocorre principalmente em adolescentes e adultos jovens. As lesões consistem em pequenas placas de 1 a 3cm em diâmetro, as quais são anulares em configuração, frequentemente com centro claro ou atrofia. As placas purpúreas, amareladas ou amarronzadas consistem em telangiectasias e impregnação por hemossiderina na pele, distribuídas em qualquer lugar do corpo. O tratamento é geralmente inefetivo e a erupção geralmente persiste por meses a anos.
MALLORY-WEISS, Síndrome	Decorre do sangramento proveniente de lacerações da mucosa, na junção do estômago com o esôfago, normalmente em virtude do esforço ao tossir ou vomitar. Frequentemente é associada ao alcoolismo e a distúrbios alimentares e, em alguns casos, à hérnia de hiato (uma condição predisponente).
MARCHIAFAVA--BIGNAMI, Doença	É uma rara complicação do alcoolismo crônico, de difícil diagnóstico clínico, e caracterizada por degeneração e necrose do corpo caloso. Observam-se tremores, disartria, alterações da conduta, agressividade, estados paranoides, convulsões e demência.

(*continua*)

Síndromes e Doenças – Epônimo

499

Quadro 11.1. Síndromes e doenças (*continuação*)

MARCHIAFAVA- **-MICHELI,** **Síndrome**	A hemoglobinúria paroxística noturna (HPN) ou doença de Marchiafava-Micheli é uma doença clonal rara do tecido hematopoético que pode afetar todas as suas linhagens. A incidência exata não é conhecida e a síndrome ocorre em qualquer idade, especialmente no adulto jovem, afetando igualmente ambos os sexos. A doença é resultado da mutação somática do gene PIG-A localizado no cromossomo X de uma célula pluripotencial.
MARFAN, Síndrome	Também conhecida como aracnodactilia, é uma desordem do tecido conjuntivo caracterizada por membros longos, dedos alongados, alta estatura, dolicocefalia, fraqueza ligamentar, *pectus excavatum,* miopia, insuficiência aórtica e aneurisma dissecante. *Antoine Marfan,* um pediatra francês, foi quem primeiro a descreveu, em 1896. A prevalência é de aproximadamente 1 em 5.000 indivíduos.
MARINESCO- **-SJÖGREN,** **Síndrome**	É uma doença autossômica recessiva, rara, caracterizada por ataxia cerebelar, disartria, baixa estatura, catarata e retardamento mental.
McARDLE, Síndrome	É uma deficiência da fosforilase musculoesquelética do glicogênio, do tipo autossômica recessiva. Manifesta-se na idade adulta como intolerância ao exercício físico intenso, o que causa câimbras.
MEIGS, Síndrome	Descrita inicialmente em 1936, é definida como uma tríade envolvendo: (1) fibroma ovariano, (2) ascite e (3) derrame pleural, que se resolve após ressecção da lesão ovariana. Os casos envolvendo outros tumores ovarianos benignos, além do fibroma, são denominados pseudo-Meigs.
MELKERSON, **Síndrome**	É uma doença neurológica rara, de causa desconhecida (predisposição genética), caracterizada por paralisia facial recorrente, com inchaço da face e lábios (superiores) e pregas no sulco da língua, e que surge na infância ou no início da adolescência. Pode estar associada à doença de Crohn ou à sarcoidose.
MÉNÈTRIER, **Síndrome**	Também conhecida como gastroenteropatia hipertrófica, foi descrita em 1888 e se caracteriza pela hipertrofia das pregas do fundo e corpo gástrico, além da hipersecreção da mucosa, com consequente gastroenteropatia perdedora de proteína. É mais comum em adultos, rara em crianças e frequente no sexo masculino.

(continua)

500 Síndromes e Doenças – Epônimo

Quadro 11.1. Síndromes e doenças (*continuação*)

MÉNIÈRE, Síndrome	É um complexo de sintomas de etiologia desconhecida que podem afetar a audição e o equilíbrio. Seu nome provém do físico francês *Prosper Ménière*, que a descreveu em 1861. Caracteriza-se por surdez, zumbido e vertigem (tontura), iniciando-se geralmente na meia-idade e, quando não tratada, persiste indefinidamente, com períodos ocasionais de remissão. É unilateral em aproximadamente 90% dos casos.
MICHELI/ MARCHIAFAVA- -MICHELI, Síndrome	Também conhecida como hemoglobinúria paroxística noturna (HPN), é uma doença rara, adquirida, potencialmente fatal, caracterizada por anemia hemolítica, hemoglobinúria (urina vermelha) e trombose.
MICKULICZ, Síndrome	É a infiltração linfocitária das glândulas parótidas e lacrimais, secundária a linfomas, com xerostomia e ausência de lágrimas.
MILROY, Doença	É uma doença familiar caracterizada por linfedema, habitualmente nas pernas e causada por anormalidades congênitas no sistema linfático. É também conhecida como linfedema hereditário.
MONDOR, Doença	É uma doença rara, autolimitada, de fisioetiologia desconhecida e de natureza benigna, que se caracteriza pela tromboflebite de veias superficiais da mama, podendo também acometer, com menor frequência, outros sítios anatômicos. Há relatos de sua associação com câncer de mama. Manifesta-se clinicamente como um cordão fibroso e doloroso no subcutâneo, o que corresponde ao trajeto venoso comprometido.
MOON/LAURENCE- -MOON-BIEDL, Síndrome	É uma condição genética herdada que afeta aproximadamente 1 em cada 100.000 nascidos vivos. Os sintomas primários (mais comuns na síndrome) são: deficiência visual causada por cones e bastonetes, distrofia muitas vezes diagnosticada como retinite pigmentosa; polidactilia, obesidade, dificuldades de aprendizagem, genitália subdesenvolvida no sexo masculino (hipogonadismo). São sintomas secundários: atraso no desenvolvimento; problemas de fala; má coordenação; diabetes tipo 2; dificuldade em controlar os músculos (ataxia).
MOSSE, Síndrome	É uma condição que envolve a associação de cirrose hepática com policitemia, uma desordem crônica mieloproliferativa caracterizada pela produção excessiva de células vermelhas do sangue, principalmente pela medula óssea. Caracteriza-se pelo aumento, no sangue, do nível de hemácias, leucócitos e plaquetas, além do aumento do volume sanguíneo e sua espessura. São observados: ascite, hipertensão portal, cefaleia, fraqueza, tontura, zumbido, prurido, hepatoesplenomegalia, aumento da parótida, encefalopatia hepática, varizes esofágicas, aranhas, nevos e icterícia.

(*continua*)

Síndromes e Doenças – Epônimo **501**

Quadro 11.1. Síndromes e doenças (*continuação*)

NAJJAR/GRIGLER- **-NAJJAR, Síndrome**	É um raro distúrbio do metabolismo da bilirrubina que provoca a elevação da forma não conjugada dessa substância no sangue.
	Resulta em uma forma hereditária de icterícia não hemolítica e muitas vezes pode levar a danos cerebrais em bebês.
	É dividida em dois tipos: tipo I, ausência total da enzima glicuroniltransferase; e tipo II, menos grave, na qual a deficiência da enzima é parcial.
NIEMANN-PICK, **Doença**	Refere-se a um grupo de distúrbios metabólicos herdados (autossômicos recessivos) que estão incluídos na família maior de doenças de depósito lisossômico (DDL).
	Caracteriza-se pelo acúmulo de esfingomielina no retículo endotelial das células nervosas.
	Dividi-se em cinco subtipos (A a E):
	• **Tipo A** (forma clássica infantil): causada pela deficiência da esfingomielina-fosfodiesterase que surge entre os 6 e os 12 meses de vida, com progressiva hepatomegalia e deterioração neurológica.
	• **Tipo B** (forma não neuronopática): que ocorre na infância com hepatomegalia e infiltração pulmonar.
	• **Tipo C** (forma neuronopática crônica): causada por um defeito no transporte intracelular de colesterol, é dividida em infantil, juvenil e neonatal.
	• **Tipo D** (nova variável "Scotian"): é fenotipicamente parecida com o tipo C.
	• **Tipo E**: forma adulta não neuronopática.
ORMOND, Síndrome	Também conhecida como fibrose retroperitoneal, condição lentamente progressiva de etiologia desconhecida, caracteriza-se pela deposição de tecido fibroso no espaço retroperitoneal, compreendendo ureter, grandes vasos, ducto biliar e outras estruturas.
PAGET, Doença	Doença de Paget do osso é um distúrbio benigno, sistêmico, que altera a velocidade do metabolismo ósseo. A velocidade da reabsorção e construção ósseas (ações osteolíticas e osteoblásticas) está aumentada, causando a destruição progressiva de ossos do organismo e a posterior reconstrução de um osso desorganizado. Em geral é assintomática.
	Doença de Paget da mama é uma doença que tem aparência externa de eczema com mudanças envolvendo a pele dos mamilos. Ocorre quando as células de Paget, que são grandes e irregulares, se formam na pele do mamilo. Embora as células de Paget não sejam cancerosas, são quase sempre um indicador de câncer de mama (0,5% a 4,3% como primeiro sinal).

(*continua*)

502 Síndromes e Doenças – Epônimo

Quadro 11.1. Síndromes e doenças (*continuação*)

PANCOAST, Síndrome	Caracteriza-se por lesões destrutivas da entrada torácica com envolvimento dos plexo braquial e simpatético ou com carcinoma do ápice do pulmão. Observa-se dor na região do ombro, que se irradia ao longo da axila e da escápula. Há distúrbios sensoriais e motores, esvaecimento dos músculos das mãos, síndrome de Bernard-Horner e compressão dos vasos sanguíneos por edema.
PARKINSON, Síndrome	Foi descrita pela primeira vez por *James Parkinson*, em 1817. Caracteriza-se por uma desordem progressiva do movimento em razão da disfunção dos neurônios secretores de dopamina nos gânglios da base, que controlam e ajustam a transmissão dos comandos conscientes vindos do córtex cerebral para os músculos do corpo humano. Não somente os neurônios dopaminérgicos estão envolvidos, mas outras estruturas produtoras de serotonina, noradrenalina e acetilcolina estão envolvidas na gênese da doença. Clinicamente é caracterizada pela combinação de três sinais clássicos: tremor de repouso, bradicinesia e rigidez, além de acinesia, micrografia, expressões como máscara, instabilidade postural, alterações na marcha e postura encurvada para a frente. O sintoma mais importante a ser observado é a bradicinesia (perda de movimentos suplementares).
PEUTZ-JEGHERS, Síndrome	É uma rara condição autossômica dominante, caracterizada pela associação de polipose gastrointestinal (hamartomas), pigmentação mucocutânea e risco acrescido de neoplasias em múltiplos órgãos. Ocorre mais em crianças. É resultante das complicações associadas à presença de pólipos, sobretudo ao nível do intestino delgado.
PICK, Doença	Também conhecida como PiD, é uma doença neurodegenerativa frontotemporal rara. É causa de 0,4% a 2% de toda demência e afeta mais mulheres do que homens, além de determinar a destruição progressiva de células nervosas no cérebro e acumulação de proteínas *tau* nos "corpos" de Pick. Aparece na idade adulta, em pessoas entre 40 e 60 anos, embora possa ocorrer em adultos de qualquer idade. São sintomas: afasia, depressão, irritabilidade, agressão, paranoia e comportamento infantil.
PICKWICK, Síndrome	Também conhecida como síndrome de obesidade-hipoventilação, consiste em um quadro de hipersônia durante as horas do dia, letargia, obesidade e baixa amplitude dos movimentos toracoabdominais, além de sinais de hipertensão pulmonar.

(*continua*)

Síndromes e Doenças – Epônimo

Quadro 11.1. Síndromes e doenças (*continuação*)

PLUMMER–VINSON, Síndrome	Também conhecida como síndrome de Patterson-Kelly, caracteriza-se por disfagia, deficiência de ferro e presença de membrana esofágica. É uma síndrome rara, incomum antes dos 30 anos, e afeta, principalmente, mulheres brancas entre 40 e 70 anos.
	Está associada a processos autoimunes, como artrite reumatoide, anemia perniciosa, tireoidite, e também à predisposição genética, doença celíaca, mucosa gástrica ectópica e a fatores nutricionais e infecciosos.
RAMSAY-HUNT, Síndrome	É definida como uma neuropatia periférica aguda facial associada à erupção eritematosa vesicular da pele do canal auditivo, aurícula (também denominada herpes-zóster ótico [do ouvido]), e/ou membrana mucosa da orofaringe.
	Foi descrita pela primeira vez em 1907, por *James Ramsay Hunt*, em um paciente que teve otalgia associada com erupções cutâneas e das mucosas, atribuídas à infecção do gânglio geniculado por herpesvírus humano 3 (varicela-zóster).
RAYNAUD, Doença	É uma condição que afeta o fluxo sanguíneo nas extremidades do corpo humano, mãos e pés, assim como os dedos, nariz, lóbulos das orelhas, quando submetidos a uma mudança de temperatura inferior ou estresse. Foi nomeada por *Maurice Raynaud*, médico francês, em 1862.
	A doença de Raynaud (ou Raynaud primário) é diagnosticada quando ocorre sozinha, não associada a outras doenças. Essa forma de Raynaud é hereditária.
	O fenômeno de Raynaud (ou Raynaud secundário) ocorre subsequentemente a um grande grupo de doenças, principalmente aquelas ligadas a desordens do tecido humano, como artrite e esclerodermia, entre muitas outras. No entanto, essa forma de Raynaud pode progredir para necrose e gangrena dos dedos.
	A maioria dos casos ocorre em mulheres da faixa etária entre 15 e 25 anos, para a doença; e acima dos 35 anos, para o fenômeno.
REFSUM, Doença	É uma alteração hereditária rara em que o ácido fitânico, um produto do metabolismo das gorduras, se acumula nos tecidos, o que causa lesões dos nervos e da retina, movimentos espasmódicos e alterações ósseas e cutâneas.
	O tratamento consiste em evitar o consumo de frutas verdes e de vegetais que contenham clorofila.

(*continua*)

504   Síndromes e Doenças – Epônimo

Quadro 11.1. Síndromes e doenças (*continuação*)

REITER, Síndrome	É uma condição rara de distribuição universal que acomete preferencialmente indivíduos adultos do sexo masculino. Caracteriza-se por poliartrite periférica soronegativa, com duração mais longa do que 1 mês, manifestando-se geralmente após quadro infeccioso disentérico ou urogenital. Há acometimento mucocutâneo, uretrite, conjuntivite e artrite.
RENDU-OSLER- -WEBER, Doença	Ou telangiectasia hemorrágica hereditária (autossômica dominante), é uma rara displasia fibrovascular sistêmica que tem como defeito básico uma alteração da lâmina elástica e da camada muscular da parede dos vasos sanguíneos, o que os torna mais vulneráveis a traumatismos e rupturas espontâneas. Observam-se: telangiectasias em face, mãos e cavidade oral, epistaxes recorrentes, malformações arteriovenosas, com comprometimento visceral. Tem histórico familiar. O diagnóstico é confirmado na presença de pelo menos três dessas manifestações.
REYE, Síndrome	É uma doença grave, de rápida progressão e muitas vezes fatal, que acomete o cérebro e o fígado, ocorrendo em crianças e estando relacionada ao uso de salicilatos em presença de infecção viral. É caracterizada por um quadro viral, como gripe ou varicela (catapora), uso de salicilatos para controle dos sintomas e depois encefalopatia metabólica progressiva, com edema cerebral e hipertensão intracraniana (cefaleia, vômitos e irritabilidade, evoluindo para alteração do nível de consciência e coma), e esteatose hepática microvesicular com insuficiência hepática. Evolui com falência neurológica e hepática, seguida de falência de múltiplos órgãos e óbito. Não há tratamento específico, apenas suporte intensivo.
RIEDEL, Doença/ Tireoidite	É uma doença inflamatória crônica da tireoide, reconhecida por *Bernhard Riedel* em 1883, que posteriormente publicou, em 1896, a descrição de dois pacientes com comprometimento traqueal compressivo secundário à tireoide fibrótica. Possíveis lesões associadas são a fibrose retroperitoneal e mediastinal, a colangite esclerosante, o pseudotumor orbitário e o envolvimento de parótidas.
ROTOR, Doença	É uma doença rara, relativamente benigna, na qual há um distúrbio metabólico que provoca a elevação dos níveis de bilirrubina direta no sangue. Seu nome é uma homenagem ao médico *Filipino Arturo Belleza Rotor*.
SCHILDER, Doença	Doença rara, desmielinizante e progressiva, geralmente ocorre na infância. Caracteriza-se por placas gigantes de desmielinização que afetam grandes áreas do córtex cerebral. Os sintomas incluem demência, afasia, convulsões, mudanças na personalidade, desatenção, tremores, problemas de desequilíbrio, incontinência, fraqueza muscular, dor de cabeça, vômito e prejuízo na fala e na visão. A doença é uma variante da esclerose múltipla.

(continua)

Síndromes e Doenças – Epônimo

Quadro 11.1. Síndromes e doenças (*continuação*)

SCHÖNLEIN-HENOCH, Síndrome/Púrpura	É uma vasculite sistêmica (inflamação dos vasos sanguíneos) caracterizada pela deposição de complexos imunes contendo o anticorpo IgA na pele e no rim.
	Ocorre principalmente em crianças, e os sintomas típicos incluem púrpura palpável (pequenas hemorragias na pele), dores articulares e dor abdominal.
	A maioria dos casos é autolimitada e não necessita de tratamento além do controle dos sintomas, mas a doença pode retornar em um terço dos casos e causar lesão renal irreversível em cerca de um caso a cada mil.
	A causa exata é desconhecida, embora possa ocorrer após algumas infecções virais e bacterianas, assim como uma reação de efeito adverso a algumas medicações.
	Também pode evoluir com glomerulonefrite. É uma das causas de púrpura não trombocitopênica na infância.
SHAMBERG, Doença	É uma capilarite com a participação de linfócitos T, queratinócitos, citocinas e moléculas de adesão.
	É condição rara que envolve predominantemente as extremidades inferiores com a presença de lesões purpúricas não dolorosas.
SHEFHAN, Síndrome	Também conhecida como hipopituitarismo pós-parto ou necrose pituitária pós-parto, é causada pela necrose da glândula devido à perda de sangue e ao choque hipovolêmico durante ou depois do parto.
	É uma complicação rara da gravidez que ocorre depois de uma perda excessiva de sangue.
	Caracteriza-se por palidez, astenia, atrofia mamária, hipotricose, atrofia genital e amenorreia.
SHELDON/ LUDER-SHELDON, Síndrome	A síndrome de Fanconi, em sua forma adulta (Luder-Sheldon *syndrome*) é uma síndrome caracterizada por defeituosa reabsorção tubular proximal de glicose e aminoácidos, caracterizada por glicosúria, hipofosfatemia, aminoacidúria e acidose sistêmica.
SJÖGREN, Síndrome	É um distúrbio autoimune (células imunes atacam e destroem as glândulas exócrinas que produzem lágrimas e saliva).
	Seu nome é uma homenagem ao oftalmologista sueco *Henrik Sjögren*, que a descreveu pela primeira vez.
	Está associada a distúrbios reumáticos, como a artrite reumatoide, e é positiva para fator reumatoide em 90% dos casos.
	São observados: boca seca (xerostomia) e olhos secos, além de secura da pele, nariz e vagina, podendo afetar outros órgãos do corpo (rins, vasos, pulmões, fígado, pâncreas e cérebro).
	É mais comum entre mulheres, e a idade média de início da síndrome é o final da quarta década de vida. No entanto, pode ocorrer em todas as faixas etárias e em ambos os sexos.
	É a segunda doença reumática autoimune mais comum.

(*continua*)

Quadro 11.1. Síndromes e doenças (*continuação*)

SOTOS, Síndrome	Também conhecida como gigantismo cerebral, é um distúrbio genético raro, caracterizado pelo crescimento físico excessivo durante os primeiros 2 a 3 anos de vida. O distúrbio pode ser acompanhado de retardamento mental, motor, desenvolvimento cognitivo e social, hipotonia e prejuízos de fala, além de macrocefalia.
STEIN-LEVENTHAL, Síndrome	Conhecida como síndrome do ovário policístico (SOP), é a endocrinopatia mais comum entre as mulheres, sendo caracterizada por oligomenorreia ou amenorreia, sinais clínicos ou bioquímicos de hiperandrogenia e ovários policísticos, além de hirsutismo, acne, obesidade, acantose *nigricans*, calvície androgênica, hipertensão arterial e resistência à insulina.
STOKES-ADAMS, Síndrome	É uma síndrome caracterizada por episódios de síncopes súbitas (desmaios com períodos de inconsciência de 30 segundos), com ocasionais convulsões, decorrentes de uma arritmia cardíaca (pausa temporária do ritmo cardíaco). Recebeu esse nome em homenagem aos médicos irlandeses *Robert Adams* (1791-1875) e *William Stokes* (1804-1877).
STURGE-WEBER, Doença	Também chamada de angiomatose encefalotrigeminal, é uma facomatose (anomalia embrionária resultante de erros mesodérmicos e do desenvolvimento ectodérmico, sem tendência hereditária) rara, congênita, neurológica, com desordem de pele associada a glaucomas, manchas de coloração vinhosa, ataques apopléticos, retardamento mental e angioma leptomeningeal ipsilateral. É causada por má formação arteriovenosa que acontece em um dos hemisférios do cérebro, do mesmo lado dos sinais físicos descritos acima. Em geral, só um lado da cabeça é afetado.
TAKAYASU, Doença/Artrite	É uma doença inflamatória de causa desconhecida que afeta a aorta e seus ramos, já relatada em todo o mundo, mas com maior ocorrência entre mulheres asiáticas jovens, geralmente entre os 15 e os 30 anos. O quadro clínico da doença varia conforme a localização, a intensidade e a velocidade com que o processo patológico se desenvolve. Consideram-se duas fases: uma pré-oclusiva, em que predominam sintomas gerais próprios de uma doença inflamatória, e uma pós-oclusiva, em que predominam os sintomas isquêmicos causados pelo estreitamento arterial. Entre essas duas fases pode ocorrer um período misto com manifestações clínicas de ambas.

(continua)

Síndromes e Doenças – Epônimo

Quadro 11.1. Síndromes e doenças (*continuação*)

TAY-SACHS, Doença	Gangliosidose GM2 que apresenta padrão de herança autossômico recessivo, é caracterizada por distúrbio neurodegenerativo no qual ocorre um acúmulo intralisossomal do gangliosídeo GM2 em razão da deficiência da enzima hexosaminidase A, particularmente nas células neuronais.
	Pode ser descoberta na gestação ou evoluir clinicamente sem sintomas, algum tempo depois (4 a 6 meses) na criança, quando então se observa na mácula dos olhos uma mancha em forma de cereja-vermelha.
	Aos 3 ou 4 anos de idade já há comprometimento grave do sistema nervoso, evoluindo para o óbito.
THIBIERGE-WEISSENBACH, Síndrome	A síndrome CREST, no passado chamada de *Thibierge-Weissenbach syndrome*, é uma forma limitada de esclerodermia, uma doença autoimune rara que, em alguns casos, pode se manifestar inicialmente com alterações nas articulações, simulando o princípio de uma artrite reumatoide.
TIETZE, Síndrome	Inflamação benigna de uma ou mais cartilagens costais, foi descrita pela primeira vez em 1921 pelo cirurgião alemão *Alexander Tietze* (1864-1927).
	Pode ser referida como se fosse um infarto do miocárdio; entretanto, a síndrome não progride e não causa dano a nenhum órgão.
	Também pode ser referida como dor mamária, não cíclica, classificada como pseudomamária, pois é uma dor referida na mama, sem, no entanto, apresentar alteração orgânica ou funcional nesta.
TROTTER, Síndrome	Caracteriza-se por surdez homolateral, dor na zona sensorial do ramo mandibular do nervo trigêmeo (neuralgia), imobilidade do palato ipsilateral e trismo, em razão da invasão maligna.
USHER, Síndrome	É doença genética que causa surdez e cegueira (retinite pigmentosa) de caráter progressivo.
	É autossômica recessiva, afetando uma em cada 10 mil pessoas.
VOGT-KOYANAGI, Síndrome	É doença sistêmica rara, caracterizada pela associação de uma panuveíte crônica, bilateral e granulomatosa, com o envolvimento do sistema nervoso central, da orelha interna, de pele e fâneros. Sua etiologia não é definida, mas é sabido que a resposta autoimune mediada por linfócitos T contra proteínas formadoras de melanina é um evento associado.
	Ocorre mais frequentemente em pessoas com pigmentação escura de pele, sobretudo naquelas de origem asiática, latina ou africana, e se apresenta, em geral, entre a segunda e a quinta décadas de vida, sendo o caso de menor idade descrito o de uma criança de 4 anos.
	Envolvimento neurológico associado à uveíte pode ser observado.

(*continua*)

Síndromes e Doenças – Epônimo

Quadro 11.1. Síndromes e doenças (*continuação*)

VON GIERKE, Doença	É um distúrbio metabólico hereditário autossômico recessivo do acúmulo de glicogênio. Caracteriza-se por deficiência da enzima glicose-6-fosfatase, que causa grave hipoglicemia, além de déficit do crescimento, hepatomegalia, hiperlipemia, osteoporose e obesidade.
VON HIPPEL--LINDAU, Doença	Também chamada de VHL, é uma angioblastomose cerebelorretiniana autossômica dominante, com 100% de penetrância, rara, e que envolve o crescimento anormal de tumores em partes do corpo irrigadas por sangue. Caracteriza-se por hemangioblastomas e carcinoma renal (carcinoma renal de células claras), anormalidades suprarrenais, pancreáticas e escrotais. Acomete igualmente homens e mulheres, surgindo na segunda e terceira décadas de vida.
WAARDENBURG, Síndrome	É um distúrbio auditivo-pigmentário, com perda auditiva neurossensorial congênita não progressiva, telecanto, distúrbios pigmentares de íris, cabelo e pele. As pessoas com a doença podem ter maior risco de defeitos no tubo neural, fendas labial e palatina, anormalidades nos membros e doença de Hirschsprung. O diagnóstico é clínico, sendo necessários dois critérios maiores ou um maior e dois menores. PAX3 é o único gene conhecido associado à síndrome, sendo, entretanto, mais usado no aconselhamento genético.
WEBER-CHRISTIAN, Doença	A doença de Weber-Christian foi pela primeira vez descrita em 1936. O nome é uma homenagem aos autores que definiram a síndrome, caracterizada por paniculite nodular, idiopática, não supurativa, recidivante e febril.
WEIL, Doença	É uma doença bacteriana que afeta seres humanos e animais. Foi identificada em 1886, pelo patologista alemão *Adolf Weil*. Apresenta-se nas formas: (1) anictérica ou com poucos sintomas, benigna e presente em 90% dos doentes; (2) ictérica ou doença de Weil grave, que acomete 10% dos doentes e pode ser fatal.
WEISS/MALLORY--WEISS, Síndrome	Caracteriza-se por hematêmese precedida por vômitos explosivos de material não hemorrágico, com hemorragia se originando de lacerações situadas na junção esofagogástrica e podendo se exteriorizar também com melena ou hematêmese associada a melena.
WERNER, Síndrome	Também conhecida como "progeria", é doença muito rara, autossômica recessiva, caracterizada pelo aparecimento prematuro de envelhecimento. Clinicamente se observam falta de crescimento, embranquecimento do cabelo, voz rouca, pele espessada, diabetes melito, catarata, hipogonadismo, aterosclerose (infarto) e câncer.

(continua)

Síndromes e Doenças – Epônimo **509**

Quadro 11.1. Síndromes e doenças (*continuação*)

WERNICKE- -KORSAKOFF, Doença	É uma neuropatologia associada à carência de vitamina B_1 (tiamina), traumatismo craniano, encefalite herpética, intoxicação pelo monóxido de carbono e alcoolismo agudo (pela incapacidade de o organismo absorver vitamina B_1). São sintomas observados: amnésia anterógrada, amnésia retrógrada e confabulação, além de desorientação temporoespacial. Há importante apatia, desinteresse e incapacidade de ter consciência da própria condição.
WHIPPLE, Doença	É doença infecciosa rara, sistêmica, causada por uma bactéria (*Tropheryma whipplei*), descrita em 1907 por *George Hoyt Whipple*. Clinicamente se caracteriza por uma desordem gastrointestinal (principalmente má absorção), embora possa afetar outros órgãos (coração, pulmões, cérebro, articulações e olhos), além de apresentar perda de peso, diarreia, dores articulares e artrites, que são sintomas comuns. É mais frequente em homens, com prevalência de 87%.
WILSON, Doença	Trata-se de uma degeneração hepatolenticular, hereditária (autossômica recessiva), cuja principal característica é o acúmulo tóxico de cobre nos tecidos, especialmente no cérebro e no fígado. Clinicamente se manifesta por sintomas neuropsiquiátricos e hepáticos.
WISSLER, Doença	Chamada de doença de Still do adulto, é também denominada Wissler-Fanconi e consiste em um reumatismo inflamatório raro, caracterizado principalmente por picos de febre durante os quais surgem erupções cutâneas, acompanhadas ou não de dores articulares. Dores de garganta também são costumeiramente associadas à doença. Apresenta manifestações clínicas variáveis e episódios pouco frequentes, com crises crônicas ou esporádicas.
ZIEVE, Síndrome	É uma condição aguda metabólica que pode ocorrer ante a retirada do uso prolongado de álcool. É caracterizada por anemia hemolítica, hiperlipoproteinemia, icterícia e dor abdominal.
ZOLLINGER- -ELLISON, Síndrome	É um distúrbio que apresenta níveis aumentados do hormônio gastrina, que faz com que o estômago produza ácido clorídrico em excesso, com consequente aumento da acidez e desenvolvimento de múltiplas úlceras pépticas no estômago e no duodeno.

510 · 11 Síndromes e Doenças – Epônimo

Bibliografia

Amancio A. Causas de... um guia de diagnóstico diferencial. 2ª ed. Rio de Janeiro: Atheneu. 1988.

Braundwald E, Fauci AS, Kasper DL et al. Medicina Interna de Harrison. 18ª ed. Vol I/II. São Paulo: McGraw Hill/Artmed, 2013.

Dicionário Etimológico. Epónimo. Disponível em: <etimologias.dechile.net/?epo.nimo>.

Epônimos A. Epônimos em Medicina. Disponível em: <www.eponimos.com.br/a.html>.

Gorina AB. A Clínica e o Laboratório. Interpretação de Análises e Provas Funcionais. 12ª ed. Rio de Janeiro: Guarnabara Koogan, 1984.

Tierney Jr. LM, McPhee SJ, Papadakis MA. Diagnóstico e Tratamento. São Paulo: Atheneu, 1998.

Wikipédia. Disponível em: <http://pt.wikipedia.org/wiki/Doen%C3%A7a_de_Raynaud>.

COMENTÁRIOS FINAIS

Sylvia Lemos Hinrichsen

> *"Na hora da avaliação, se as coisas não se encaixarem direito, é preciso ampliar a lista. O que não se deve fazer é ficar preso a uma hipótese inicial e tentar encaixar todas as manifestações dos pacientes nessa hipótese."*
>
> John Sotos, 1991
> Zebra Cards: An Aid To Obscure Diagnosis

A elaboração de um diagnóstico clínico é uma atividade que instiga o raciocínio do profissional de saúde para a obtenção de respostas aos sintomas e sinais apresentados pelo paciente. E para este paciente é sempre um momento de apreensão, que piora quando resultados sugerem algum tipo de problema relacionado com sua vida.

Erros diagnósticos podem estar presentes desde o momento em que são concebidas as hipóteses diagnósticas, até mesmo os relacionados com a falta de comunicação entre equipes, identificação das solicitações e/ou amostras de exames, assim como seus armazenamentos e/ou acondicionamentos, bem como se o uso de medicamentos, dietas, preparos de exames e padrões de qualidade e segurança institucional que poderão interferir nos resultados.

O movimento de segurança do paciente começou com a publicação do *Institute for Healthcare Improvement* (IHI) sobre erros relacionados com a assistência à saúde, *To Err is Human: Building a Safer Health System* [Errar é Humano: Construindo um Sistema de Saúde mais Seguro], em 1999. A partir desses estudos, várias foram as conquistas institucionais relativas à qualidade e a segurança do paciente quanto aos riscos clínicos e não clínicos (Hinrichsen SL. *Qualidade e Segurança do Paciente*, 2012).

Nesse contexto, os erros diagnósticos são de extrema importância para a vida de pacientes e profissionais envolvidos na formulação de hipóteses/cuidados.

Para um bom diagnóstico devem ser aplicados testes de hipótese e interativo e raciocínio *bayesiano*, que diz que cada teste deve ser interpretado sob suas perspectivas, observando: (1) o quão acurado é o teste e (2) qual a probabilidade de esse paciente ter a doença que esse teste está procurando e que evita armadilhas cognitivas e vieses (Wachter RM. *Compreendendo a Segurança do Paciente*, 2010).

Assim, todo profissional de saúde deverá melhorar, a cada dia, o raciocínio diagnóstico, buscando sistematicamente *as causas de...* sintomas/sinais de seu paciente, além de ter um exaustivo cuidado com as hipóteses formuladas, que deverão ser testadas para que não fiquem presas às influências da memória de casos anteriores, deferência destemida a pessoas e/ou tecnologias, ou à preconcepção e/ou crença absoluta em uma única ideia.

"Decidir se uma pista clínica deve ser levada adiante ou descartada e ponderar se o tratamento proposto envolve mais risco do que a própria doença são julgamentos essenciais...

... combinação de conhecimento, intuição, experiência e bom julgamento define a arte da medicina, que é tão necessária ao exercício da profissão."

(Harrison's Principles of Internal Medicine, 16ª edição, McGraw-Hil Professional, 2004).

"... ELA considerava iniciar uma obra, como algo francamente difícil e que, muitas vezes, ficava horas encarando a máquina de escrever e mordiscando um lápis, esperando uma ideia, o que lhe dava intenção de desistir, mas a autora dizia ser encorajada... a continuar.

Em qualquer lugar recebia inspiração para escrever, possuía um caderno, que levava sempre consigo para anotar suas ideias referentes a enredos, venenos fatais ou crimes que lia nos jornais.

Em algumas ocasiões chegou a provocar sua mente, dizendo que viveria com a obra até que ela estivesse pronta... a todo momento ajustava os detalhes da trama."

Agatha Christie, escritora, romancista policial britânica, publicou em 1920 seu primeiro livro, *O Misterioso Caso de Styles*, protagonizado pelo detetive belga Hercule Poirot, um dos mais famosos personagens de toda a história da literatura.

"Definir um diagnóstico...
é um processo investigativo"

Sylvia Lemos Hinrichsen

Índice Remissivo

A

Abdome agudo, 3
- causas, 4
- colagenose, 4
- definição, 3
- doenças
- - aparelho urinário, 4
- - cardiovasculares, 4
- - endócrinas, 4
- - hematológicas, 4
- - metabólicas, 4
- - neurológicas, 4
- - respiratórias, 4
- infecções, 4
- intoxicações e envenenamentos, 4
- tipos de dor, 3
- - hemorrágica, 3
- - inflamatória, 3
- - obstrutiva, 3
- - perfurante, 3
- - referida ou irradiada, 3
- - sintomática, 3
- - vascular, 3
- - visceral, 3
Acantose nigricante, 139
Acloridria, 361
Acrodermatite enteropática, 418
Adenoma, 38
Adenomegalia, 5
- generalizada, 5
- localizada, 5
Adinamia, 112
Aerofagia, 6
Aftas, 367-374

- citomegalovírus, 369
- classificação, 372
- colite ulcerativa, 370
- dermatite herpetiforme, 370
- doença(s)
- - Behçet, 368
- - celíaca ou de Crohn, 368, 370
- - dermatológicas, 371
- - gastroenterológicas, 371
- - hematológicas, 368, 371
- - imunológicas, 372
- enteropatia sensível ao glúten, 370
- etiologia, 368
- fungos, 369
- gengivite ulcerativa necrosante aguda, 369
- herpes simples, 369
- herpesvírus 8 (sarcoma de Kaposi), 369
- induzidas por drogas, 372
- infecções, 368
- - bactérias, 371
- - fungos, 371
- - protozoários, 371
- - vírus, 371
- líquen plano, 370
- lúpus eritematoso sistêmico (LES), 368
- *major*, 367
- malignidades, 372
- micobactérias, 369
- neoplasias da cavidade oral, 369
- pênfigo, 370
- refluxo gastroesofágico, 370
- sialometaplasia necrosante, 370
- *Treponema pallidum*, 369
- vírus Epstein-Barr, 369

Ageusia, 233
Água, intoxicação, 182
- causas, 183
- poluentes e micropoluentes
- - minerais, 183
- - orgânicos, 182
Alanina aminotransferase (ALT), 348
Alargamento gengival, manifestações orais associadas à terapêutica, 374
Albinismo oculocutâneo, 150, 151
Albumina, 291
Alergias, prurido, 402
Alopecia, 8, 385
- androgenética, 387
- *areata*, 386
- causas, 8
- cicatricial, 8
- - centrífuga central, 390
- - ceratose folicular espinulosa decalvante, 390
- - foliculites, 390
- - líquen plano, 390
- - lúpus eritematoso cutâneo discoide (LECD), 389
- - não específica, 391
- - pseudopelada de Brocq, 390
- classificação, 385
- congênita, 387
- cosmética, 387
- eflúvio
- - anágeno, 386
- - telógeno, 386
- endócrina, 388
- fibrosante frontal, 390
- induzida por fármacos, 388
- - ácido bórico, 389
- - betabloqueadores, 388
- - bleomicina, 388
- - bromocriptina, 389
- - chumbo, 389
- - ciclofosfamida, 388
- - cimetidina, 389

- - citarabina, 388
- - clofibrato, 389
- - colchicina, 388
- - contraceptivos orais, 389
- - dacarbazina, 388
- - dactinomicina, 388
- - daunorrubicina, 388
- - doxorrubicina, 388
- - etoposida, 388
- - etretinato, 389
- - fluorouracil, 388
- - heparina, 388
- - hidroxiureia, 388
- - IECA, 388
- - ifosfamida, 388
- - isotretinoína, 389
- - levodopa, 389
- - lítio, 389
- - mecloretamina, 388
- - melfalan, 388
- - mercúrio, 389
- - metotrexato, 388
- - mitomicina, 388
- - mitoxantrona, 388
- - nitroureia, 388
- - procarbazina, 388
- - tálio, 389
- - tiotepa, 388
- - trimetadiona, 389
- - varfarina, 388
- - vimblastina, 388
- - vincristina, 388
- mucinosa, 390
- não cicatricial, 8
- pressão, 387
- síndrome do anágeno frouxo, 386
- tricotilomania, 387
Amarelão, 463
Amaurose, 12
- causas, 13
- sintomas, 13

Índice Remissivo

Amebíase
- epidemiologia, 460
- etiologia, 460
- etiopatogenia, 460
- quadro clínico, 460
Amenorreia, 14
- causas, 14
Amilase sérica, 276
- alterada, causas, 277
- roteiro diagnóstico, 276
Amiloidose, 16
- hereditária, 16
- primária, 16
- secundária, 16
- senil, 16
Aminotransferases, 348
Anacusia, 262
Anafilaxia, 393
Anamnese, 1
Anasarca, 85
Ancilostomíase, 462
- epidemiologia, 463
- etiopatogenia, 463
- quadro clínico, 463
Androgênio, excesso, 159
Anemia(s), 18
- Cooley, 486
- deficiência de ferro, prurido, 402
- macrocíticas, 18
- - causas, 19
- microcíticas, 18
- - causas, 20
- - definição, 19
- normocíticas, 18
- - causas, 20
- - definição, 20
Anemias hemolíticas, 124
Aneurisma, 22
- causas, 22
Angiite, 23
Angioedema, 393
Anidrose, 260

Anorexia nervosa, 10
Anosmia, 219
Antraz sistêmico, 430
Antropozoonoses, 375
- brucelose, 378
- hantaviroses, 381
- leptospirose, 375
- raiva, 379
Apetite, alterações, 10
- aumento, 11
- causas, 11
- diminuição, 11
- perversão, 11
Arboviroses, 424
Arsênico, exposição crônica, 138
Artrite, 25
- causas, 25
Ascaridíase, 465
- epidemiologia, 465
- etiopatogenia, 465
- quadro clínico, 466
Ascite, 27
- causas, 27
Aspartato aminotransferase (AST), 348
Asterixe - *flapping*, 29
- causas, 29
Atrito, 31
- causas, 31
Aumento do baço (esplenomegalia), 99
Axonopatias distais, 208

B

Baço, aumento (esplenomegalia), 99
Bactérias
- doenças, 431
- infecção da corrente sanguínea, 444
- úlceras orais, 371
Baqueteamento dos dedos, 147
Bilirrubina, 308
Boca seca, 32
- causas, 32
Boqueira, 186

Bromoidrose, 260
Brucelose
- diagnóstico, 378
- - diferencial, 379
- - imunológico, 379
- epidemiologia, 378
- etiologia, 378
- profilaxia, 379
- quadro clínico, 378
Bulimia, 10
- manifestações orais, 373
Bundle, 447
Bursite acromial, 81

C

Cacogeusia, 233
Cacosmia, 219
Câimbras, 33
- causas, 33
Calcificação(ões), 35
- causas, 36
- distrófica, 35
- metastáticas, 35
Cálcio, 278
- alterado, causas, 279
- - hipercalcemia, 279
- - hipercalciúria, 280
- - hipocalcemia, 279
- - hipocalciúria, 280
- definição, 278
- roteiro diagnóstico, 278
Cálculo urinário, 193
Câncer, 37
- suspeitas, 38
Candidíase, manifestações orais associadas à
   terapêutica, 374
Capilaropatia de Willebrand, 405
Carbúnculo, 430
Carcinoide gástrico, 401
Carotenemia, 281
- alterada, causas, 281
- roteiro diagnóstico, 281

Carotenoides, 281
Carotenos, 281
Catarata, 39
- causas, 39
- congênita, 39
- secundária, 39
- senil, 39
Cefaleia, 41
- causas, 42
Ceratoacantoma, 187
Ceratose folicular espinulosa decalvante, 390
Choque séptico, 446
Cianose, 43
- alteração da hemoglobina, 44
- causas, 44
- central, 43
- mista, 44
- periférica, 44
Cinetose, 272
Circulação pulmonar, 74
Cirrose biliar, manifestações orais, 373
Citomegalovírus, infecção, úlceras orais, 369
Cloro, 283
- alterações, causas, 283
- roteiro diagnóstico, 283
Cofose, 262
Colagenoses, abdome agudo, 4
Colestase, 401
Colesterol, 285
- alterações, causas, 285
- definição, 285
- roteiro diagnóstico, 285
Colite ulcerativa, manifestações orais,
   370, 373
Coma, 45
- causas, 46
Constipação, 47
- ambiental, 47
- autoinduzida, 47
- causas, 48, 49
- doenças
- - anorretais, 48

Índice Remissivo

- - cólon, 47
- - emocionais, 48
- - endócrinas e metabólicas, 48
- - neurológicas, 48
Convulsões, 50
- causas, 50
Cor pulmonale, 74
Coriza, 52
- causas, 52
Coxsackie, 238
Coxsackievírus, infecção, úlceras
    orais, 368
Crescimento, 54
- alterações, 54
- - causas, 55
Crioglobulinemias, 287, 406
- causas, 288
- roteiro diagnóstico, 287
Criptosporidíase
- epidemiologia, 461
- etiologia, 469
- quadro clínico, 462
Cromidrose, 260

D
Deficiência de fatores plasmáticos da
    coagulação, 421
Delírio, 56
- causas, 56
Demência, 58
- causas, 58
Dengue, 425
Dermatite
- atópica, 398
- contato, 400
- exfoliativa, 394
- herpetiforme, manifestações orais,
    370, 373
- purpúrica liquenoide de
    Gougerot-Blum, 405
- seborreica, 409, 415, 416

Dermatofitoses, 400, 410
Dermatose
- bolhosa por IgA linear, 397
- solar hipocromiante, 409
Derrame pleural, 59
- causas, 60
- exsudatos, 61
- transudatos, 60
Desidrogenase láctica, 289
- alterações, causas, 290
- definição, 289
- roteiro diagnóstico, 289
Diabetes, 62
- insípido, 63
- - causas, 64
- melito, 62
- - causas, 63
- prurido, 401
Diagnóstico clínico, 1
- causas obscuras, 65
- decisões diagnósticas, 273
- definições usadas, 2
- diferencial, 2
- estabelecimento, 365
- exames laboratoriais usados, 274
Diarreias, 66
- causas, 68
- distúrbios da motilidade, 66
- etiopatogenia, 67
- inflamatória, 67
- não infecciosa, 67
- secretora, 66
Disacusia, 262
Disfagia, 69
- causas, 70
- mecânica, 69
- motora, 70
Disfunção
- erétil, 164
- plaquetária, 421
Disglobulinemias, 421
Disosmia, 220

Dispneia, 72
- causas, 73
Disproteinemias, 291
- causas, 292
- definição, 291
- roteiro diagnóstico, 291
Distúrbios circulatórios pulmonares, 74
- causas, 75
Doença(s), 2
- Addison, 138, 139, 478
- Albers-Schönberg, 478
- Alzheimer, 479
- aparelho urinário, abdome agudo, 4
- Ardmore, 480
- Bárány, 480
- Barber, 480
- Becker, 481
- Behçet, 481
- - úlceras orais, 368
- Binswanger, 482
- Bland, White e Garland, 482
- Bowen, 418
- Buerger, 483
- cardiovasculares, abdome agudo, 4
- celíaca, doenças orais, 368
- Cgayffard/Still-Chauffard, 485
- Charcot-Marie-Tooth, 484
- Claude Bérnard, 485
- Concato, 486
- Cori, 486
- Corino de Andrade, 486
- Crohn, 487
- - manifestações orais, 370, 373
- Darier, 489
- Di Guglielmo, 489
- Dubin-Jonhson, 489
- Ebstein, 489
- endócrinas, abdome agudo, 4
- Fabry, 489
- Fordyce/Fox-Fordyce, 490
- Gaucher, 491
- Gilbert, 491

- Haff, 492
- Hartnup, 493
- Hashimoto, 494
- hematológicas
- - abdome agudo, 4
- - úlceras orais, 368
- Henoch Schönlein, 505
- hepática congênita, manifestações
  orais, 373
- Heverhill, 494
- Hodgkin, 494
- - prurido, 401
- Huntington, 494
- infecciosas purpúricas, 422
- - antraz sistêmico, 430
- - arboviroses, 424
- - bacterianas, 431
- - carbúnculo, 430
- - endocardite infecciosa, 429
- - febre purpúrica brasileira, 428
- - gonococcemia, 428
- - hantaviroses, 425
- - helmintos, 432
- - meningococcemia, 427
- - peste, 430
- - protozoários, 432
- - riquetsioses, 426
- - sepses, 429
- - virais, 431
- Jorge Lobo, 410, 412
- Majocchi, 498
- Marchiafava-Bignami, 482, 498
- Ménière, 271
- meningocócica, 427
- metabólicas, abdome agudo, 4
- Milroy, 500
- Mondor, 500
- neurológicas, abdome agudo, 4
- Niemann-Pick, 501
- ouvido médio, 272
- Paget, 501
- Pick, 502

Índice Remissivo

- Raynaud, 503
- Refsum, 503
- Rendu-Osler, 504
- Riedel, 504
- Rotor, 504
- Schilder, 504
- Shamberg, 505
- Sturge-Weber, 506
- Takayasu, 506
- Tay-Sachs, 507
- von Gierke, 508
- von Hippel-Lindau, 508
- von Recklinghausen, 413
- Weber-Christian, 508
- Weil, 508
- Werlhof, 420
- Wernicke-Korsakoff, 509
- Whipple, 509
- Wilson, 509
- Wissler, 509
Dor
- abdome agudo, 3
- cabeça, 41
- costas, 77
- - associada ao espasmo muscular, 77
- - causas, 78
- - dorsalgia radicular, 77
- - local, 77
- - origem na coluna vertebral, 77
- - referida ao dorso, 77
- olho, 79
- - causas, 80
- ombro, 81
- - causas, 81
- torácica, 83
- - causas, 83

E
Eczemas, 417
Edema, 85
- anasarca, 86
- cacifo, 85

- causas, 87
- vespertino, 86
Efélides, 138
Emagrecimento, 89
- causas, 90
Endocardite infecciosa, 91, 429
- causas, 92
- diagnóstico, 92
- prognóstico, 92
Enfermidade, 2
Enterobíase, 466
- epidemiologia, 466
- etiopatogenia, 466
- quadro clínico, 466
Enteropatia sensível ao glúten, manifestações
    orais, 370, 373
Enurese noturna, 212
- causas, 214
Enxaqueca, 41
Eosinofilia, 293
- causas, 294
- definição, 293
- roteiro diagnóstico, 293
Eosinopenia, 295
- causas, 295
- definição, 295
- roteiro diagnóstico, 295
Epiglotite aguda, 475
Epistaxe, 94
- causas, 94
Epônimo, 477
Epstein-Barr, vírus, úlceras orais, 369
Eritema, 96
- causas, 97
- indurado, 96
- multiforme, 96, 394
- nodoso, 96
- - infeccioso ou secundário à
    sarcoidose, 412
- pigmentar fixo, 396
Eritrasma, 414
Eritrócitos, 124

Eritrodermia, 394
- induzida por medicamentos, 418
- micose fungoide, 418
Erupções liquenoides, 397
Escabiose, 400
Escara, 103
Esclerodermia em placa, 410
Esclerose
- múltipla, 272
- - prurido, 401
- tuberosa, 150, 151
Espaço pleural, 59
Esplenomegalia, 99
- causas, 100
- exame clínico, 99
- sintomas, 99
Esquistossomose, 467
- epidemiologia, 467
- etiopatogenia, 467
- quadro clínico, 468
Estado vegetativo, 45
Estrongiloidíase
- epidemiologia, 464
- etiologia, 464
- etiopatogenia, 464
- quadro clínico, 464
Estupor, 45
Exame(s)
- clínico, 1
- complementares, 1
- laboratoriais
- - fezes, 274
- - líquido cefalorraquidiano (LCR), 274
- - sangue, 274
- - urina, 274
Exantema(s), 102
- agudo, 102
- aspectos morfológicos, 103
- causas, 103
- configuração, 103
- discoide, 102
- exame, 103

- máculas, 102
- malar, 102
- pápulas, 102
- placas urticadas, 102
- purpúrico(s), 419
- - adquiridos, 420
- - alterações plaquetárias, 420
- - congênitos, 420
- - deficiência de fatores plasmáticos da
  coagulação, 421
- - doenças infecciosas, 424-433
- - impalpável, 102
- - induzido
- - - agentes diversos, 422
- - - medicamentos, 421
- - infecciosos, 422
- - palpável, 103
- - situações clínicas, 423
- pústulas, 102
- substâncias/medicamentos, 393
- úlcera, 103
- vesículas, 102
Exoftalmia, 104
- causas, 104
Expectoração hemoptoica, 127
Exsudatos, 61

F

Fadiga crônica, 112
Faringoamigdalites, 474
Farmacodermias, 391, 410, 412
Febre, 435
- amarela, 424
- hemorrágica, 425
- Katayama, 468
- maculosa brasileira, 426
- origem obscura (FOO), 105
- - associada ao HIV, 105
- - causas, 108
- - clássica, 105
- - contínua, 106
- - diagnóstico, 107, 435

Índice Remissivo

- - intermitente, 106
- - irregular ou séptica, 106
- - neutropênica, 105
- - nosocomial, 105
- - recorrente ou ondulante, 106
- - remitente, 106
- prolongada de natureza infecciosa/não infecciosa, 436
- purpúrica brasileira, 428
- relacionada à infusão, 440
- unidade de terapia intensiva (UTI), 437
Fenilcetonúria, 150, 151
Fenômeno de Raynaud, 249
- causas, 249
- definição, 249
Fibrose cística, manifestações orais, 373
Fístula(s) arteriovenosa(s), 109
- anal, 109
- causas, 110
- pulmonar, 109
Fitiríase, 400
Foliculite
- decalvante, 390
- dissecante do couro cabeludo, 390
- necrótica, 390
- queloidiana, 391
Fome, 10
Forças de Starling, 85
Fosfatase
- ácida, 296
- - aumentada, causas, 296
- - definição, 296
- - roteiro diagnóstico, 296
- alcalina, 298
- - alterada, causas, 299
- - definição, 298
- - roteiro diagnóstico, 298
Fósforo sérico, 300
- alterado, causas, 301, 361
- definição, 300
- roteiro diagnóstico, 300

Fotofobia, 111
- causas, 111
Fraqueza, 112
- causas, 113
Fungos
- infecções da corrente sanguínea, 444
- úlceras orais, 369, 371

G

Galactorreia, 114
- causas, 115
- classificação, 114
Gangrena, 116
- causas, 117
- Fournier, 116
- gasosa, 116
- seca, 116
- úmida, 116
Gengivite ulcerativa necrosante aguda, 369
Giardíase, 461
- epidemiologia, 461
- etiologia, 461
- quadro clínico, 461
Ginecomastia, 119
- causas, 121
- classificação, 120
Glândulas
- parótidas, 236
- salivares menores, 236
- sublinguais, 236
- submandibulares, 236
Glicosúria, 302
- causas, 303
- definição, 302
- roteiro diagnóstico, 302
Glossite, 186
Gonococcemia, 428
Granuloma anular, 410

H

Halitose, 122, 451
- causas, 123, 452

- classificação, 455-457
- diagnóstico, 453
- escores para determinação, 454
- etiologia, 452
- exame organoléptico, 455
Hanseníase, 408
- dimorfa, 409
- indeterminada, 408, 409
- tuberculoide, 408, 410
- virchowiana, 409, 412
Hantaviroses, 425
- diagnóstico, 382
- - diferencial, 383
- epidemiologia, 381
- etiologia, 381
- profilaxia, 383
- quadro clínico, 382
Helmintos, doenças, 432
- ancilostomíase, 462
- ascaridíase, 465
- enterobíase, 466
- esquistossomose, 467
- estrongiloidíase, 464
- intestinais, 462
- teníase, 466
- tricuríase, 463
Hematêmese, 130
Hematúria, 304
- causas, 305
- definição, 304
- roteiro diagnóstico, 304
Hemocromatose, 138
Hemoglobinúria, 306
- causas, 306
- definição, 306
- roteiro diagnóstico, 306
Hemólise, 124
- causas, 125
Hemoptise, 127
- causas, 129
- classificação, 127
- maciça, 127

- origem
- - parênquima pulmonar, 128
- - traqueobrônquica, 127
- - trato respiratório inferior, 57
- - vascular primária, 128
Hemorragia, 130
- causas, 131
- digestiva, 130, 132
- gengival, 132
- nasal, 94
- uterina, 130
Hepatite C, manifestações orais, 373
Hepatomegalia, 134
- causas, 134
Herpangina, 368
Herpes simplex, úlceras orais, 369
Herpes-zóster/varicela, 136
- causas, 137
Herpesvírus 8, úlceras orais, 369
Hiperbilirrubinemia, 161, 308
- causas, 309
- definição, 308
- roteiro diagnóstico, 308
Hipercalcemia, 279
Hipercalciúria, 280
Hipercalemia, 339
Hiperfagia, 10
Hiperfosfatemia, 301
Hiperglicemia, 310
- causas, 310
- definição, 310
- roteiro diagnóstico, 310
Hiperglobulinemia, 312
- causas, 312
- definição, 312
- roteiro diagnóstico, 312
Hiperidrose, 260
Hipermelanoses, 138
Hipernatremia, 346
Hiperosmia, 219
Hiperpigmentação cutânea e oral, 138
- causas, 140-142

Índice Remissivo

- doença de Addison, 138
- efélides, 138
- exposição crônica ao arsênico, 138
- hemocromatose, 138
- lentigos, 138
- manchas café com leite, 138
- melasma, 138
- pós-inflamatória, 139
Hipertensão
- arterial, 143
- - essencial, 144
- - sistólica, 145
- portal, 143, 145
- - causas, 146
Hiperuricemia, 314
- causas, 315
- definição, 314
- excreção diminuída, 314
- ingestão aumentada, 314
- produção aumentada, 314
- roteiro diagnóstico, 314
Hipoacusia, 262
Hipocalcemia, 278, 279
Hipocalciúria, 280
Hipocalemia, 338
Hipocratismo digital, 147
- causas, 148
Hipocromias residuais, 409
Hipofibrinogenemia, 362
Hipofosfatemia, 300
Hipogeusia, 233
Hipoglicemia, 316
- causas, 316
- definição, 316
- roteiro diagnóstico, 316
Hipoidrose, 260
Hipomelanose(s), 138
- Ito, 150
- macular idiopática múltipla, 415
Hiponatremia, 345
Hipopigmentação cutânea e pilosa, 150
- albinismo oculocutâneo, 150

- causas, 152
- esclerose tuberosa, 150
- fenilcetonúria, 150
- piebaldismo, 150
- pitiríase alba, 150
- vitiligo, 150
Hiposmia, 219
Hipotensão arterial ortostática, 153
- causas, 154
- idiopática, 153
Hipotermia, 155
- causas, 157
- fatores predisponentes, 157
Hipovitaminose D, 228
Hirsutismo, 159
- causas, 159
HIV, infecção
- prurido, 402
- úlceras orais, 368

I

Icterícia, 161
- causas, 163
Ictioses, 412
Impotência sexual, 164
- causas, 166
Inchaço, 85
Inchume, 85
Incontinência urinária, 167
- causas, 168
- estresse, 167
- transbordamento, 167
- urgência, 167
Índice de massa corpórea (IMC), 215
Infecção(ões), 169
- abdome agudo, 4
- aérea, 171
- comunitária, 169
- corrente sanguínea, 444
- - bacteriemias, 444
- - epidemiologia, 447
- - fungemias, 444

- - prevenção, 447
- - pseudobacteriemias, 445
- - sepse, 466
- criptogênica, 171
- direta, 171
- endógena, 171
- exógena, 171
- focal, 171
- indireta, 171
- micro-organismos associados, 171
- nosocomial (IN), 170
- oportunista, 171
- puerperal, 171
- relacionadas à assistência à saúde (IRAS), 169, 171
- repetição, causas, 173
- secundária, 171
- séptica ou septicemia, 171
- terminal, 171
- úlceras orais, 368
- vias aéreas superiores, 474
- - epiglotite aguda, 475
- - faringoamigdalites, 474
- - laringite tuberculosa, 475
- - laringotraqueítes, 475
- - laringotraqueobronquite, 475
- - resfriado comum, 474
- - rinossinusites, 475
Insuficiência
- cardíaca, 174
- - causas, 176, 177
- renal, 177
- - aguda (IRA), 177
- - - causas, 178
- - crônica (IRC), 177
Insulina: reações e resistência, 180
- causas, 181
Intoxicação pela água, 182
- causas, 183
- poluentes e micropoluentes
- - minerais, 183
- - orgânicos, 182
Intoxicações, abdome agudo, 4

J
Jacob, síndrome, 495
Jervell-Lauge, síndrome, 495
Jones, Bence (proteinúria), 343
Joseph, síndrome, 495

K
Kartagener, síndome, 495
Kasabach-Merritt, síndrome, 404
Katayama, febre, 468
Kleine-Levin, síndrome, 495
Klinefelter, síndrome, 496
Klippel-Feil, síndrome, 496
Klippel-Trenaunay, síndrome, 496
Korsakoff, síndrome, 496

L
Lábio (doenças), 185
- causas, 188
Labirintite, 271
Lactato desidrogenase (LDH), 289
Lágrimas, 189
- causas, 190
Laringite tuberculosa, 475
Laringotraqueítes, 475
Laringotraqueobronquite, 475
Leishmaniose anérgica, 412
Lentigo(s), 138, 139
- maligno melanoma, 415
Leptospirose, 431
- diagnóstico, 376
- - diferencial, 378
- epidemiologia, 375
- etiologia, 375
- profilaxia, 378
- quadro clínico, 376
Letargia, 45
Leucemias, 412
Leucoplasia pilosa oral, manifestações orais associadas à terapêutica, 374
Linfedema, 191
- causas, 192

Índice Remissivo

- primário, 191
- secundário, 192
Linfocitose, 318
- causas, 319
- definição, 318
- roteiro diagnóstico, 318
Linfoma não Hodgkin, úlceras orais, 369
Linfopenia, 320
- causas, 321
- definição, 320
- roteiro diagnóstico, 320
Lipídios, 285
Lipomatose, 412
Líquen
- plano, 417
- - pilar, alopecia, 390
- - úlceras orais, 370
- simples crônico, 400
Litíase urinária, 193
- causas, 193
Lues, 196
Lúpus eritematoso, 417
- cutâneo discoide, alopecias, 389
- discoide (LED), 411
- induzido por
   substâncias/medicamentos, 397
- sistêmico, 413
- - úlceras orais, 368

M

Má digestão, 255
Macrocitose, 322
- causas, 323
- definição, 322
- roteiro diagnóstico, 322
Macroglobulinemias, 362, 406
Macroglossia, 197
- causas, 197
- linfática, 197
- muscular, 197
- neurofibromatosa, 197
Máculas, 102

Manchas café com leite, 138, 139
Massas mediastínicas, 198
- causas, 198
Mau hálito, 451
- causas, 452
- diagnóstico, 453
- etiologia, 452
Mediastinite, 200
- causas, 200
Mediastino, 198
Melanoma, 415
- *in situ*, 415
Melasma, 138, 139
Melena, 130
Melitúria não diabética, 362
Meninges, 201
Meningite, 201
- achados no liquor, 202
- asséptica, 201
- infecções
- - bactérias, 201
- - espiroquetas, 201
- - fungos, 201
- - vírus, 201
Meningococcemia, 427
Micobactérias, úlceras orais, 369
Micose(s)
- fungoide, 401
- superficiais, 413, 417
- - diagnóstico diferencial, 414
- - *piedra*
- - - branca, 413
- - - negra, 414
- - pitiríase versicolor, 414
- - *tinea nigra*, 414
Microcitose, 324
- anemia ferropênica, 324
- anemias das doenças crônicas, 324
- causas, 324
- determinação, 324
- roteiro diagnóstico, 324
- talassemia *minor*, 324

Mielinopatias, 208
Miocardiopatia(s), 176, 203
- causas, 204
- dilatada, 203
- hipertrófica, 203
- idiopáticas, 203
- isquêmica, 203
- restritiva, 204
Moléstia de Schamberg, 405
Moniletrix, 416
Monocitose, 326
- causas, 326
- definição, 326
- roteiro diagnóstico, 326
Mononucleose infecciosa, 318
Morte súbita (não traumática), 206
- adultos, 206
- arritmias cardíacas, 206
- cardíaca, 206
- crianças, 206
- vinculada a fatores de riscos, 207

N
Necrobiose lipoídica, 411
Necrólise epidérmica tóxica (NET), 395
Nefropatias, 400
Neisseria gonorrhoeae, 428
Neoplasia, 37
- cavidade oral, 369
- prurido, 401
Neoplasma, 37
Neurite vestibular, 271
Neurofibromatose, 413
Neuronopatias, 208
Neuropatia periférica, 208
- axonopatias distais, 208
- causas, 208
- generalizada, 208
- mielinopatias, 208
- neuronopatias, 208
Neutrofilia, 328
- causas, 329

- definição, 328
- roteiro diagnóstico, 328
Neutropenia, 331
- causas, 332
- definição, 331
- roteiro diagnóstico, 331
Nevo
- acrômico, 409
- hipocrômico, 409
- pigmentado, 152
Nictúria, 212, 241
Nistagmo, 210
- causas, 210
Noctúria, 212
Notalgia parestésica, 400

O
Obesidade, 215
- causas, 217
- definição, 215
- fatores
- - atividade física, 217
- - genéticos, 216
- - metabolismo basal, 216
- - necessidade energética ou biológica, 216
- - psicológicos/hedônicos, 216
- - termogênese, 217
Obnubilação, 45
Olfato alterado, 219
- anosmia, 219
- cacosmia, 219
- causas, 220
- definição, 219
- disosmia, 220
- hiperosmia, 219
- hiposmia, 219
- parosmia, 219
Olho, 79
- anatomia, 79
- dor, 79
Oligúria, 222
- causas, 222

Índice Remissivo

Ombro, dor, 81
Orquite, 224
- causas, 224
- definição, 224
Osteoartropatia hipertrófica, 226
- causas, 227
- definição, 226
Osteomalacia, 228
- causas, 228
Osteopenia, 230
Osteoporose, 230
- causas, 231
- fatores de risco, 231
Oxiuríase, 466

P

Paladar alterado, 232
- causas, 233
- definição, 232
Palato, 186
- duro, 186
- mole, 186
Pancitopenia, 363
Pápulas, 102
Paracoccidioidomicose, 187
Parageusia, 233
Paralisia facial, 234
- Bell, 481
- causas, 234
- central, 234
- definição, 234
- periférica, 234
Parasitoses intestinais, 459
- helmintos, 462
- - ancilostomíase, 462
- - ascaridíase, 465
- - enterobíase (oxiuríase), 466
- - esquistossomose, 467
- - estrongiloidíase, 464
- - teníase, 466
- - tricuríase, 463

- protozoários, 459
- - amebíase, 460
- - criptosporidíase, 461
- - giardíase, 461
Paresia, 112
Parosmia, 219
Parótida, 236
- aumento, 236
- - causas, 236
Patologia, 2
Pediculose, 400, 416
Pênfigo
- foliáceo eritrodérmico, 418
- induzido por medicamentos, 396
- úlceras orais, 370
Penfigoide bolhoso induzido por
    medicamento, 396
Pericardite, 238
- aguda
- - fibrinosa, 239
- - hemorrágica, 239
- - purulenta, 239
- - serosa, 239
- bacteriana, 238
- causas, 240
- constritiva crônica, 238, 239
- definição, 238
- fúngica, 239
Peritonite(s), 471
- complicações, 471
- decorrentes de procedimentos dialíticos, 472
- infecciosa, 471
- não infecciosa, 471
- primária, 472
- secundária, 472
- sinais e sintomas, 471
- terciária, 473
Peste, 430
Piebaldismo, 150
Piedra
- branca, 413
- negra, 414

Pigmentação lingual, manifestações orais associadas à terapêutica, 374

Pirexia, 435

Pitiríase
- alba, 150, 151, 409, 414
- liquenoide crônica, 417
- rósea de Gibert, 411
- rubra pilar, 417
- versicolor, 410, 414

Placas urticadas, 102

Plaquetopenia, 352

Plaquetose, 350

PLECT (paracoccidioidomicose, leishmaniose, esporotricose, cromomicose, tuberculose cutânea), 411

Pneumatúria, 242
- causas, 242

Pneumopericárdio, 243

Pneumoperitônio, 242
- causas, 242

Pneumotórax, 243
- espontâneo, 243
- iatrogênico, 244
- traumático, 244

Polaciúria, 241

Policitemia, 334
- causas, 335
- definição, 334
- relativa, 334
- roteiro diagnóstico, 334
- secundária, 334
- *vera*, 334, 401

Policromasia, 336
- causas, 336
- definição, 336
- roteiro diagnóstico, 336

Poliúria, 241
- causas, 241

Potássio, 338
- alterações, 339
- - hipercalemia, 339
- - hipocalemia, 340

- definição, 338
- roteiro diagnóstico, 338

Presença de ar, 242
- pneumatúria, 242
- pneumopericárdio, 243
- pneumoperitônio, 242
- pneumotórax, 243

Pressão
- hidrostática, 87
- oncótica, 87

Propedêutica, 1

Proteína de Bence Jones, 343
- causas, 344
- definição, 343
- roteiro diagnóstico, 343

Proteinúria, 341
- Bence Jones, 481
- causas, 342
- definição, 341
- roteiro diagnóstico, 341

Protozoários
- doenças, 432
- - intestinais, 459
- - - amebíase, 460
- - - criptosporidíase, 461
- - - giardíase, 461
- úlceras bucais, 371

Prurido, 245, 398
- alergias, 402
- anemia por deficiência de ferro, 402
- aquagênico, 402
- carcinoide gástrico, 401
- causas, 245
- colestase, 401
- definição, 245
- dermatite
- - atópica, 398
- - contato, 400
- dermatofitoses, 400
- diabetes, 401
- doença
- - Hodgkin, 401
- - psiquiátrica, 402

Índice Remissivo

- escabiose, 400
- esclerose múltipla, 401
- fitiríase, 400
- HIV, 402
- induzido por medicamentos, 402
- líquen simples crônico, 400
- micose fungoide, 401
- nefropatias, 400
- neoplasias, 401
- neurogênico, 398
- neuropático, 398
- notalgia parestésica, 400
- pediculose, 400
- policitemia *vera*, 401
- pruritoceptivo, 398
- psicogênico, 398
- psoríase, 400
- senil, 402
- tireoidopatias, 401
- urticária, 400
- xerose, 398
Pseudobacteriemias, 445
Pseudolinfoma cutâneo, 397
Pseudopelada de Brocq, 390
Psoríase, 400, 411
- diagnóstico diferencial, 416
- *gutata*, 415
Púrpura(s), 402
- afecções congênitas ou hereditárias, 405
- alterações
- - plaquetárias, 403
- - vasculares, 403
- anemia de Fanconi, 403
- anular telangiectásica de Majochi, 405
- artefata, 406
- capilaropatia de Willebrand, 405
- causas, 246
- CIVD, 404
- crioglobulinemia, 406
- deficiência de vitamina K, 404
- definição, 246
- dermatite purpúrica liquenoide de Gougerot-Blum, 405

- disproteinemias, 403, 406
- distúrbios da coagulação, 403, 404
- doença(s)
- - autoimunes, 403
- - hepática, 404
- - renal, 404
- - sistêmica, 405
- eczematoide de Doukas-Kapetanakis, 405
- escorbuto, 404
- *fulminans*, 404
- Henoch-Schönlein, 405
- hiperglobulinêmica, 406
- hipostática, 404
- impalpável, 102
- induzida por medicamentos, 403, 405
- infecciosa, 403, 405
- macroglobulinemia, 406
- moléstia de Schamberg, 405
- neonatal, 403
- neoplásica, 403
- palpável, 103
- perda do apoio tecidual, 403, 405
- pigmentares crônicas, 405
- pós-transfusão, 403
- psicogênica, 403, 406
- senil, 405
- simplex, 404
- síndrome
- - Kasabach-Merritt, 404
- - sensibilização autoeritrocitária, 406
- telangiectasia hemorrágica hereditária, 404
- tromboastênica, 404
- trombocitêmica, 404
- trombocitopênicas, 403
- - idiopática, 403, 420
- vasculares, 404
- Wiskott-Aldrich, 403
Pústulas, 102
Pustulose
- exantemática generalizada aguda, 397, 418
- subcórnea de Sneddon-Wilkinson, 418

Q

Queilite
- actínica, 186
- angular, 186
- contato, 186
Queilose, 186
Quilúria, 248
- causas, 248
- definição, 248

R

Raiva
- diagnóstico, 381
- - diferencial, 381
- epidemiologia, 379
- etiologia, 379
- profilaxia, 381
- quadro clínico, 380
Raquitismo, 228
Rash, 427
Raynaud, fenômeno, 249
Reações
- alérgicas, 393
- - alopecia, 397
- - anafilaxia, 393
- - angioedema, 393
- - dermatite exfoliativa, 394
- - dermatose bolhosa por IgA linear, 397
- - eritema
- - - multiforme, 394
- - - pigmentar fixo, 396
- - eritrodermia, 394
- - erupções liquenoides, 397
- - exantemas, 393
- - hipersensibilidade medicamentosa, 396
- - lúpus induzido por substâncias/
  medicamentos, 397
- - necrólise epidérmica tóxica, 395
- - pênfigo induzido por
  medicamentos, 396
- - penfigoide bolhoso induzido por
  medicamento, 396

- - pseudolinfoma cutâneo, 397
- - pustulose exantemática generalizada
  aguda, 397
- - síndrome de Stevens-Johnson, 395
- - urticária, 393
- - vasculites por hipersensibilidade, 394
- hipersensibilidade, 391
Refluxo gastroesofágico
- manifestações orais, 370, 373
Resfriado comum, 474
Retenção de urina, 251
Rigidez de nuca, 251
Rim, 177, 241
Rinossinusites, 475
Riquetsioses, 426
Rouquidão, 252

S

Saburra lingual, 454
Saciedade, 10
Sarcoidose, 411
Sarcoma de Kaposi, 495
- epidêmico (AIDS), 411
- úlceras orais, 369
Semiologia, 1
Sepses, 429, 446
Sialometaplasia necrosante, 370
Sialorreia, 254
Sífilis, 196, 411
- secundária, 413, 417
Sinal, 2
- Braham, 483
Síncope, 254
- causas, 255
Síndrome, 2, 477
- Ahumada-Del Castillo, 478
- Albright/McCune-Albright, 479
- Aldrich (Wiskott-Aldrich), 479
- Alport, 479
- Asherman, 480
- Ayerza, 480
- Barsony-Polgr-Teschendorff, 481

Índice Remissivo

- Berardininelli, 482
- Blackfan-Diamond, 482
- Budd-Chiari, 483
- Buerger-Grütz, 483, 492
- Burnett, 483
- Caplan, 484
- Chediak-Higashi, 484
- Chiari-Frommel, 484
- Christian-Hand-Schüller-Christian, 485
- Christmas, 485
- Cogan, 486
- Costen, 486
- Crigler-Najjar, 487
- Cushing, 487
- disfunção de múltiplos órgãos, 446
- Dressler, 489
- Ehlers-Danlos, 488
- Fanconi, 489
- Felty, 490
- Frey, 490
- Friedreich, 490
- Gaisbock, 491
- Gardner, 490
- Goodpasture, 491
- Grigler-Najjar, 501
- Gronblad-Strandberg, 492
- Guillain-Barré, 492
- Hakim-Adams, 493
- Harrison e McNee, 493
- Hurler, 494
- Jacob, 495
- Jervell-Lange, 495
- Joseph, 495
- Kartagener, 495
- Kleine-Levin, 495
- Klinefelter, 496
- Klippel-Feil, 496
- Klippel-Trenaunay, 496
- Korsakoff, 496
- Laurence-Moon-Biedl, 482, 497, 500
- Lériche, 497
- Lesch-Nyham, 497
- Letterer-Siwe, 498
- Löffler, 498
- Lowe, 498
- Luder-Sheldon, 498, 505
- má absorção, 255
- - causas, 257
- Mallory-Weiss, 498, 508
- Marchiafava-Micheli, 499, 500
- Marfan, 499
- Marinesco-Sjögren, 499
- McArdle, 499
- Meigs, 499
- Melkerson, 499
- Ménètrier, 499
- Mickulicz, 500
- Mosse, 500
- Ormond, 501
- Pancoast, 502
- Parkinson, 502
- Peutz-Jegher, 495, 502
- - manifestações orais, 373
- Pickwick, 502
- Plummer-Vinson, 503
- Ramsay-Hunt, 503
- Reiter, 504
- Reye, 504
- Schönlein-Henoch, 494
- Shefhan, 505
- Sjögren, 505
- Sotos, 506
- Stein-Leventhal, 506
- Stevens-Johnson, 395
- Stokes-Adams, 506
- - Thibierge-Weissenbach, 507
- Tietze, 507
- Trotter, 507
- Usher, 507
- Vogt-Koyanagi, 497, 507
- Waardenburg, 151, 508
- Werner, 508
- Zieve, 509
- Zollinger-Ellison, 509

Índice Remissivo

Sintomas, 2
Sódio, 345
- alterações, 346
- - hipernatremia, 346
- - hiponatremia, 33
- definição, 345
- roteiro diagnóstico, 345
Soluço, 258
- causas, 258
- definição, 258
Sonolência, 45
Sudorese noturna, 260
Suor, 260
- anormalidades, 260
- - anidrose, 260
- - bromoidrose, 260
- - hiperidrose, 260
- - sudorese noturna, 260
Surdez, 262
- causas, 262
- definição, 262
- súbita e vertigem, 272

T
Taxa metabólica de repouso (TMR), 216
Telangiectasia hemorrágica
    hereditária, 404
Temperatura corporal, valores normais, 435
Teníase, 466
- epidemiologia, 466
- etiopatogenia, 466
- quadro clínico, 467
Tetania, 264
Tinea
- *corporis*, 415
- *cruris*, 400
- *nigra*, 414, 415
- *pedis*, 400
Tireoidopatias, prurido, 401
Tontura, 271
Tórax, dor, 83
- causas, 83

Torpor, 45
Toxoplasmose, 432
Transaminases no sangue, 348
- causas de elevação, 348
- definição, 348
- roteiro diagnóstico, 348
Transpiração, 260
Transudatos, 60
Tremor, 264
Treponema pallidum, 196
- úlceras orais, 369
Trepopneia, 72
Tricomicose axilar, 416
Tricorrexe nodosa, 416
Tricuríase, 463
- epidemiologia, 463
- etiopatogenia, 463
- quadro clínico, 463
Triglicerídios, 285
Trismo, 265
Trombocitopenia(s), 352, 420
- causas, 353
- roteiro diagnóstico, 352
Trombocitose, 350, 421
- causas, 351
- definição, 350
- roteiro diagnóstico, 350
Trombose venosa, 267
- causas, 268
Tumor, 37

U
Úlceras, 102
- orais, 367
- - bactérias, 371
- - citomegalovírus, 369
- - colite ulcerativa, 370
- - coxsackievírus, 368
- - dermatite herpetiforme, 370
- - doença
- - - Behçet, 368
- - - celíaca, 368

Índice Remissivo

- - - Crohn, 370
- - - dermatológicas, 371
- - - gastroenterológicas, 371
- - - hematológica(s), 368, 371
- - - imunológicas, 372
- - enteropatia sensível ao glúten, 370
- - Epstein-Barr, vírus, 369
- - fungos, 369, 371
- - gengivite ulcerativa necrosante aguda, 369
- - herpes simplex, 369
- - herpesvírus 8, 369
- - HIV, 368
- - idiopáticas, 368
- - induzidas por drogas, 372
- - infecções, 368
- - linfoma não Hodgkin, 369
- - líquen plano, 370
- - lúpus eritematoso sistêmico, 368
- - malignidade, 372
- - micobactérias, 369
- - neoplasias da cavidade oral, 369
- - pênfigo, 370
- - refluxo gastroesofágico, 370
- - sialometaplasia necrosante, 370
- - traumáticas, 368
- - *Treponema pallidum*, 369
- - vírus, 371
- péptica, 269
- - causas, 269
- - definição, 269
Uremia, 359
- causas, 359
- definição, 359
- roteiro diagnóstico, 359
Urina, 193
- alterações da coloração, 356
- - alaranjada, 357
- - amarela e verde-amarelada, 358
- - amarelo-acastanhada, 358
- - causas, 357
- - definição, 356

- - escura, 357
- - leitosa, 358
- - roteiro diagnóstico, 356
- - verde-azulada, 358
- - vermelha e púrpura, 358
- fósforo alterado, 361
Urticária, 393, 400, 406
- agentes físicos, 407
- alimentos, 406
- alterações genéticas, 407
- contactantes, 407
- doenças sistêmicas, 407
- fatores psicogênicos, 407
- inalantes, 406
- infecções, 406
- medicamentos, 406
- parasitose, 406

V

Varicela, 136
Vasculite, 23, 407
- causas, 407
- hipersensibilidade, 394
Velocidade de hemossedimentação, 354
- causas de alteração, 355
- definição, 354
- roteiro diagnóstico, 354
Vertigem postural paroxística benigna, 271
Vertigem, 271
- causas, 271
- definição, 271
- doenças que podem acometer os sistemas vestibular e auditivo, 271
Vesículas, 102
Vias aéreas superiores, infecções, 474
- epiglotite aguda, 475
- faringoamigdalites, 474
- laringite tuberculosa, 475
- laringotraqueítes, 475
- laringotraqueobronquite, 475
- resfriado comum, 474
- rinossinusites, 475

Vírus
- doenças, 431
- úlceras orais, 371
- varicela-zóster (VZV), 136
Vitiligo, 150, 410, 415
Volume corpuscular médio (VCM), 322
- alcoolismo, 322
- anemias megaloblásticas, 322
- hepatopatias, 322

W
Weber-Christian, doença, 508
Weil, doença, 508
Werlhof, doença, 420
Wernicke-Korsakoff, doença, 509
Whipple, doença, 509
Willebrand, capilaropatia, 405
Wilson, doença, 509

Wiskott-Aldrich, síndrome, 403
Wissler, doença, 509

X
Xantomatose, 413
Xeroderma, 139
Xerose, 398
Xerostomia, 32
- causas, 32
- manifestações orais associadas à
  terapêutica, 374

Y
Yersinia pestis, 430

Z
Zieve, síndrome, 509
Zollinger-Ellison, síndrome, 509